药 物 化 学 进 展

Progress in Medicinal Chemistry

主　编　彭司勋
副主编　赵守训　廖清江　张奕华

化学工业出版社

·北京·

本书是"药物化学进展"系列图书的第 10 卷，收录了 16 篇文章，邀请国内外药物化学和有关学科的专家从各自研究或熟悉的领域撰写具有前瞻性和指导性的综述性论文，多侧重于新药的新理论、新靶点、新成果和新方法的介绍，旨在便于读者了解新药研究的前沿动态，有助于扩展视野，开拓思路。

图书在版编目（CIP）数据

药物化学进展 . 10 / 彭司勋主编 . —北京：化学工业出版社，2015.2
ISBN 978-7-122-22709-6

Ⅰ.①药…　Ⅱ.①彭…　Ⅲ.①药物化学-进展-世界
Ⅳ.①R914-11

中国版本图书馆 CIP 数据核字（2015）第 002177 号

责任编辑：杨燕玲　张　赛　孙小芳　　　　　　　　装帧设计：张　辉
责任校对：边　涛

出版发行：化学工业出版社（北京市东城区青年湖南街 13 号　邮政编码 100011）
印　　刷：北京永鑫印刷有限责任公司
装　　订：三河市胜利装订厂
787mm×1092mm　1/16　印张 21¾　彩插 1　字数 555 千字　2015 年 4 月北京第 1 版第 1 次印刷

购书咨询：010-64518888（传真：010-64519686）　售后服务：010-64518899
网　　址：http://www.cip.com.cn
凡购买本书，如有缺损质量问题，本社销售中心负责调换。

定　　价：98.00 元

前　言

　　《药物化学进展》于 2000 年出版第 1 卷后，迄今已出版 10 卷。由于生命科学发展很快，学科间的交叉融合形成许多新兴学科，药物化学的内容也已从过去以化学为主的体系，演变为以生物学与化学紧密结合的体系。我们编写《药物化学进展》旨在反映药物化学和相关学科的研究前沿、重要成就和发展趋势，邀请国内外药物化学和有关学科的专家、教授从各自研究或熟悉的领域撰写具有前瞻性、指导性的综述性论文，以促进学科渗透，开拓思路，扩展学术视野，提高新药研究水平。

　　光阴荏苒，岁月如梭。十余年来，各位作者在百忙之中为本系列丛书撰稿、组稿、审稿，出版社给予大力支持，使本书的质量不断提高。在此，我代表编写组表示衷心的感谢！

　　本卷是《药物化学进展》第 10 卷，共收载 16 篇综述文章，其中抗肿瘤药物 7 篇，抗肿瘤耐药和细菌耐药 2 篇，抗糖尿病药物 2 篇，脑部疾病药物 2 篇，其余 3 篇分别是抗菌肽类药物、糖类药物、一氧化氮供体药物。

　　抗肿瘤药物（1～7）：

　　1　信号转导与转录激活因子 3（STAT3）在人类多种癌症中起着至关重要的调控作用，已成为抗肿瘤药物的重要靶点，STAT3 抑制剂有望成为新型的抗肿瘤药物。

　　2　表皮生长因子受体（EGFR）过度激活或突变与肺癌尤其是非小细胞肺癌密切相关，故 EGFR 已成为其治疗的有效靶点。作者着重综述了第三代 EGFR 抑制剂的研究进展，并提出了自己的研究见解。

　　3　FMS-样酪氨酸激酶 3（FLT3）基因突变与急性髓细胞白血病的发生和发展密切相关，FLT-ITD 是 FLT 基因突变的最常见形式。由于 FLT3-ITD 呈现阳性，化疗后容易复发，预后不良，因此研发抑制 FLT3-ITD 的抗癌药物具有必要性和迫切性。

　　表观遗传学作为一门新兴学科，是指在不改变 DNA 序列的前提下，通过对核苷酸或染色体的可逆性修饰（这种修饰是可遗传的），以调节基因的表达。表观遗传学常通过 DNA 的甲基化、RNA 相关沉默和组蛋白修饰等方式调控基因的表达。其中，组蛋白的修饰包括甲基化、乙酰化、磷酸化、羟基化、泛素化等。下述 3 篇综述（4～6）涉及有关表观遗传学方面的抗肿瘤药物研究。

　　4　组蛋白去甲基化酶对多种肿瘤的发生起着重要作用。作者分别介绍了两类酶（LSD 和 JmjC）的组成及其功能，综述了两类酶抑制剂近年来的研究进展，并对今后的发展方向提出了自己的设想。

　　5　组蛋白去乙酰化酶对肿瘤的发生也发挥重要作用，目前已发现四大类（Ⅰ～Ⅳ）含 18 个亚型的组蛋白去乙酰化酶。作者综述了 Ⅰ、Ⅱ 和 Ⅳ 类 Zn^{2+} 依赖性组蛋白去乙酰化酶抑制剂的研究进展。

　　6　第 Ⅲ 类组蛋白去乙酰化酶抑制剂需要 NAD^+ 才能发挥作用，属于 NAD^+ 依赖性蛋白酶，作者综述了该类抑制剂的研究进展。

以上两篇综述将使读者全面了解组蛋白去乙酰化酶抑制剂，对今后深入研究具有一定的启发作用。

7 NF-κB 作为核转录因子，调控信号通路方式复杂而多样，IKK 激酶复合物（IKKs）为关键中枢节点。研究与开发 IKKs 选择性抑制剂有可能具有预防或治疗肿瘤的作用，并有助于探讨基于 NF-κB 节点的炎癌转化机制。

肿瘤耐药和细菌耐药的药物（**8**，**9**）：

8 肿瘤细胞微环境缺氧会部分抵消肿瘤药物的治疗作用，容易产生对化疗药物的耐药。缺氧诱导肿瘤细胞耐药主要是由转录因子介导，其中最重要的是缺氧诱导因子（HIF）家族。作者对耐药分子机制及其相关药物进行了综述，重点介绍了肿瘤细胞中 HIF 对缺氧的应答过程以及 HIF 对细胞凋亡、细胞衰老、细胞自噬、P53 基因以及线粒体活动的作用机制，为耐药肿瘤细胞的治疗提供了新的思路。

9 萜类化合物因分布广泛以及结构和活性多样而受到重视。萜类化合物除了具有抗肿瘤活性外，还具有抗肿瘤耐药和细菌耐药活性。作者综述了某些单萜、二萜及三萜类化合物对由 ABC 转运蛋白超家族成员 P-糖蛋白（P-gp）、多药耐药相关蛋白（MRP）介导的肿瘤/细菌多药耐药具有较好的逆转或抑制作用。作者指出，通过利用细菌细胞、肿瘤细胞和正常细胞细胞膜之间的差异，有可能开发出选择性作用于这些细胞的多药耐药逆转剂。

抗菌肽类药物：

10 抗菌肽不仅对革兰阳性菌和阴性菌具有高效的抑杀活性，对真菌、原虫、病毒以及肿瘤细胞也有一定的抑杀作用。此外，抗菌肽还能促进伤口愈合，具有免疫及抗炎活性等。由于抗菌肽不易受细菌耐药机制的影响，因此抗菌肽作为新型的抗菌药已成为研究的热点。作者介绍了抗菌肽的作用机制和特点，并基于提高活性、稳定性，降低毒性等考虑，从理化性质、非天然氨基酸的引入、形成环肽和末端修饰等方面对其进行结构修饰，设计新化合物，并展望了该类抗菌药物的发展前景，对进一步研发此类药物具有参考意义。

抗糖尿病药物（**11**，**12**）：

11 糖尿病是一种常见的能量代谢性疾病，严重威胁人类的健康，寻找新型作用机制的抗糖尿病药物是研究的热点。肾脏中葡萄糖的重吸收主要是通过钠-葡萄糖协同转运蛋白（SGLTs）完成的，其中 SGLT2 发挥重要作用。这种不依赖胰岛素的降糖作用机制使 SGLT2 抑制剂成为抗糖尿病药物研究的新方向。该类抑制剂研究始于天然产物根皮苷的结构改造，其后发展了 O-糖苷类、C-糖苷类、N-糖苷类和非糖苷类抑制剂等。C-糖苷由于不被葡萄糖苷酶识别，体内生物利用度较高，成为目前研究最广泛的一类。作者综述了近年来此类药物的研究进展，对新糖尿病药物研究有一定的启迪作用。

12 G 蛋白偶联受体（GPCRs）能调节多种生理活动，具有广泛的生理功能。GPR40 和 GPR120 是以游离脂肪酸为内源性配体的 GPCRs。GPR40 可以增强葡萄糖刺激的胰岛素分泌，并具有血糖依赖性，其激动剂已进入临床研究。GPR120 可以介导 GLP-1 和 CCK 的释放，发挥抗炎效应，增加胰岛素敏感性等。因此，对 GPR40 和 GPR120 调节剂的研究有可能获得新型抗糖尿病药物。作者提出了研制二者双重激动剂的设想，可能成为糖尿病研究的新领域。

脑部疾病药物（**13**，**14**）：

13 阿尔茨海默病（AD）是严重威胁老年人口健康的重大疾病，目前临床上还没有令人满意的治疗药物。抗 AD 药物的研发难点主要基于其复杂的病理机制。作者介绍了近年来在 AD 病因学上取得的进展和已经上市或处于研究阶段的各类抗 AD 药物的疗效及存在的问题，并对此类药物的发展趋势进行了展望。

14 脑部疾病严重危害人们的身体健康，且难以根治。究其原因，除药物本身的治疗作用不够理想外，另一个重要因素是由于血脑屏障的存在，使对中枢神经系统有疗效的药物难以透过血脑屏障并在脑内呈现出有效浓度，从而较难发挥中枢神经系统治疗作用。因此，脑靶向性给药已经成为近年来治疗脑部疾病的研究重点。作者重点综述了几类载体转运系统介导的脑靶向药物，并对其优缺点进行比较，为透过血脑屏障脑靶向给药研究提供参考。

糖类药物：

15 糖类与核酸、蛋白质和脂类组成生命有机体的四大基本物质。其中，糖类参与细胞与细胞、细胞与活性分子之间的相互作用，涉及众多重要的生命活动，尤其是在生命基础活动和重大疾病过程中起着特异性的识别、介导与调控作用。因此，糖类物质作为新药开发的重要来源已进入后基因组时代的前沿研究领域。作者综述了糖类药物在预防和治疗肿瘤、糖尿病、炎症、感染性疾病、神经系统疾病方面的研究进展，对相关新药的研发具有参考价值。

一氧化氮供体药物：

16 一氧化氮（NO）作为信使物质或效应分子在体内多个系统发挥着极其重要的生理功能，NO 生成不足或 NO 信号传导异常与多种疾病的形成和发展密切相关。设计和研究 NO 供体型药物正是在这一背景下应运而生的新药研究领域。鉴于 NO 的生理作用极其广泛，此类药物研究应考虑如何选择性地在某靶部位释放 NO，而在正常组织器官中不释放或者仅释放少量的 NO，以避免 NO 引起的副作用。NO 供体型化合物有多种结构类型，其中偶氮鎓二醇盐在靶向释放 NO 方面优势明显，作者重点介绍了它的相关化学和 O^2-保护策略及其在肿瘤、心血管、炎症等方面的研究进展，可能为 NO 供体型药物研究开辟新的领域。

彭司勋

2014 年 12 月于中国药科大学

目　录

1 信号转导与转录激活因子3（STAT3）抑制剂及其抗肿瘤研究进展

Progress in the Research of STAT3 Inhibitors as Anticancer Agents

余文颖 李 洋 孔令义 ❶

1.1 引言

　　1994 年 Darnell 在研究干扰素诱导基因转录时发现了一类胞浆蛋白家族，命名为信号转导及转录活化因子（Signal transducer and activator of transcription，STAT）蛋白家族[1~4]。研究表明，该家族的主要成员有 STAT1（α/β）、STAT2、STAT3（α/β/γ）、STAT4、STAT5（a/b）和 STAT6 等。其中 STAT1 与心血管疾病紧密相关，STAT3、STAT5 在肿瘤的发生、发展过程中起重要作用，STAT2、STAT4、STAT6 的作用机制目前尚不完全清楚。已知在人类多种癌症中，包括实体瘤、白血病和淋巴瘤，如头颈癌、脑肿瘤、乳腺癌、胰腺癌、结肠癌、非小细胞性肺癌、卵巢癌、前列腺癌、恶性黑色素瘤、多发性骨髓瘤、肉瘤和各种白血病等，STAT3 起着至关重要的调控作用[5]。由于 STAT3 的表达水平与多种肿瘤细胞生长呈正相关，因此，在美国 FDA 临床研究中，STAT3 被作为一部分抗肿瘤药物药效评价的重要指标之一。

　　近年来，STAT3 已成为抗肿瘤药物的重要靶点。研究发现，抑制 STAT3 的过度表达或持续性激活，可以抑制多种肿瘤的生长。因此，STAT3 抑制剂有可能成为一种广谱抗肿瘤药，其"一药多治"的实用价值已成为多个国际顶级研究机构和药厂争相研究的巨大推动

　　❶ 通讯作者，孔令义，中国药科大学（江苏南京，210009），教授，博士生导师。研究方向：中药化学和天然药物化学。电话：025-83271402，E-mail：cpu_lykong@126.com。

力。研究还表明，STAT3 抑制剂既可抑制肿瘤生长，还可消除炎症、减少癌症患者的肌肉损失等。因此，STAT3 抑制剂有望成为新型的抗肿瘤药物。

本文就 STAT3 生物学与肿瘤的关系，STAT3 抑制剂的发现和设计及其抗肿瘤研究进展做一综述。

1.2 STAT3 生物学与肿瘤

1.2.1 STAT3 蛋白的三维结构

STAT3 是一类具有信号转导和转录活化双重功能的蛋白，其生物学特征与其蛋白结构有着密切关系。STAT3 蛋白由 750～800 个氨基酸组成，通常分子质量在 86～91kDa，p-STAT3α 的分子质量是 91kDa，p-STAT3β 的分子质量是 86kDa。STATs 家族成员共享一套保守的结构和功能区域，包括氨基端、卷曲螺旋区、连接区、SH2 酪氨酸多肽臂和羧酸端的转录激活区（见图 1-1）。氨基端是 STAT3 最为保守的区域，含 130 个氨基酸，有 4 个 α 螺旋，为转录因子和调节蛋白提供作用位点，辅助 DNA 的结合[6]。β 片层和连接区与 DNA 的特异性结合直接相关。β 片层具有特异性针对活性 γ-干扰素（IFN-γ）回文序列（GAS）元件的结合序列；连接区则有稳定 DNA 结合域的作用。STAT3 蛋白 SH2 区的 3D 结构与 STAT 家族其他蛋白的 3D 结构十分类似，含有三股平行排列的 β 片层，用于 STAT3 蛋白的二聚化。STAT3 蛋白既可以同源聚合成二聚体也可以异源聚合成二聚体，例如，STAT3-STAT3、STAT1-STAT3、STAT5-STAT3 二聚体等。酪氨酸（Tyr705）多肽臂位于 SH2 区域和羧酸端区域之间，可与 SH2 区域结合形成二聚体。（见图 1-2）羧酸端区域可调节 DNA 的转录活化、转录激活区内的丝氨酸（Ser727）的磷酸化和接近羧酸端的酪氨酸（Tyr705）的磷酸化，从而调节 STAT3 蛋白的激活，调控靶基因转录[7]。

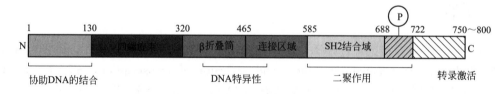

图 1-1　STAT3 的结构解析

1.2.2 STAT3 信号通路

STAT3 的信号调控可概括为以下 4 阶段（图 1-3）。阶段 1：膜受体的活化。STAT3 蛋白膜上的受体，包括细胞因子受体、生长因子受体、Toll 样受体[8]、肾上腺素受体和烟碱受体，可被内源性或外源性途径磷酸化后活化[9]。内源性途径系指致癌基因活化后所释放的癌症因子和炎症因子刺激生长因子受体和细胞因子受体，使其活化。外源性途径包括：细胞因子受体被外源性致癌物、UV 射线或阳光等激活；Toll 样受体被炎症介质激活；肾上腺素受体被外部压力或激素激活；烟碱受体因吸烟而激活等。阶段 2：STAT3 蛋白的活化。各种膜受体激活后，首先激活附近的 JAK 激酶，活化后的 JAK 激酶进一步磷酸化膜受体本身，膜受体的磷酸化酪氨酸多肽臂可以与 STAT3 蛋白的保守 SH2 结构域结合。其后，激活的 JAK 激酶第二次作用，磷酸化 STAT3 的酪氨酸（Tyr705）多肽臂。阶段 3：STAT3 蛋白的二聚化。被磷酸化的 STAT3 从膜受体上脱离，其磷酸化酪氨酸多肽臂与另一个活化

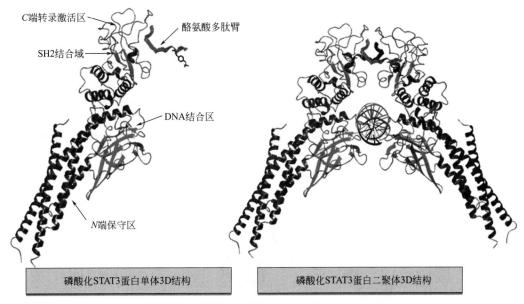

图 1-2　STAT3 的 3D 结构

的 STAT3 蛋白的 SH2 区的精氨酸（Arg609）结合。与此同时，其 SH2 区以相同方式被另一个 STAT3 蛋白伸出的多肽臂结合，从而形成 STAT3 同源二聚体。STAT3 蛋白也可与 STAT 家族的其他成员，比如 STAT1、STAT5 等，结合形成异源二聚体。阶段 4：启动细胞转录。STAT3 蛋白的偶联物形成后，可通过细胞核膜进入细胞核，然后与 DNA 的启动子区域结合，开启基因的转录，进一步被翻译成蛋白。此过程可以激活一系列致癌基因的表达，使得癌细胞大量增殖，并防止其凋亡。

1.2.3　STAT3 与肿瘤发生及发展

生理条件下，正常细胞中 STAT3 处于低表达或休眠状态；胚胎细胞中 STAT3 瞬间表达与胚胎的生长、分化、组织器官的形成、免疫系统的形成相关[10]；在肿瘤组织，STAT3 信号通路被激活，活化一系列细胞的细胞周期调节蛋白如 Bcl-xL、cyclins D1/D2 等，或诱导凋亡抑制因子的表达，达到诱发肿瘤细胞的复制和保护作用，并促进癌细胞的转移[11]。例如，作为 ALK 激酶的底物，STAT3 蛋白的抑制可以阻断 ALK 介导的淋巴瘤的形成[12]；持续性激活的 STAT3 蛋白可以诱导其通路下游的抗凋亡基因 Survivin 的表达，从而激活 Survivin 介导的抗凋亡通路[13]；被表皮生长因子受体激活的 STAT3 蛋白还可作用于 DNA，使其表达诱生性一氧化氮合成酶（iNOS）等[14]。另外，STAT3 在炎症介导的肿瘤中也发挥着至关重要的作用。STAT3 除了自身所处的 JAK-STAT 信号通路外，还参与到其他多个与肿瘤相关的信号通路中。例如，与炎症、肿瘤相关的 NF-κB 通路。NF-κB 的下游信号分子如生长因子 IL-6 可以与其相对应的生长因子膜受体相结合，激活 STAT3 及其以下信号通路[15,16]。

1.2.4　针对 STAT3 的抗肿瘤机制

STAT3蛋白的持续性激活状态广泛存在于肿瘤发生、发展过程中，可以形象地比喻为打开了肿瘤不断复制、繁殖的"阀门"。根据STAT3的信号通路，可以设计一系列不同靶点

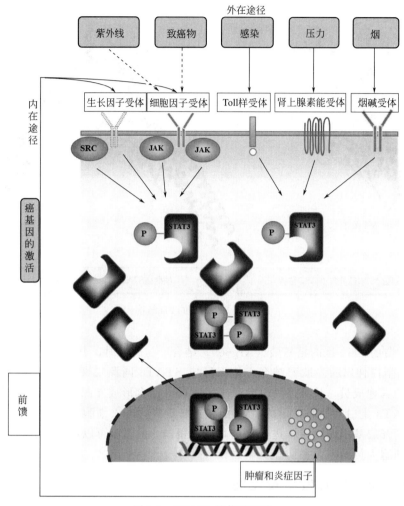

图 1-3　STAT3 的信号通路

的抑制剂来关闭"阀门"[17]。目前研究主要集中在以下四个方面：寻找能抑制 STAT3 蛋白磷酸化的分子，寻找能抑制 STAT3 蛋白偶联化的分子，寻找能抑制 STAT3 二聚体与 DNA结合的分子和寻找能够直接抑制 STAT3 蛋白表达的分子。阻断 STAT3 蛋白功能的抑制剂的难点在于：无论抑制 STAT3 蛋白的活化、二聚化、与 DNA 分子的结合都是要抑制蛋白-蛋白的相互作用；另外，STAT3 蛋白的 SH2 结构域本身只具有较浅的结合口袋，但是研究发现其结构中有 3 个相对稳定的结合位点：pY-X 位点，pY＋0 位点和 pY＋1 位点[18,19]。化合物只要能与以上位点作用，就可以起到较明显的抑制效果。因此，发现能与这些位点作用的小分子或拟肽分子是当前的研究热点之一，并且此类抑制剂具有双重功能，既能抑制STAT3 蛋白磷酸化又能抑制 STAT3 蛋白二聚化。此类分子与 STAT3 自身原有的酪氨酸多肽臂进行竞争，结合于 STAT3 蛋白的 SH2 结构域，占据了 STAT3 蛋白的 SH2 结构域空间，使得 STAT3 蛋白不能够被膜受体的磷酸化酪氨酸多肽臂结合，从而抑制了 STAT3 蛋白的磷酸化。同理，磷酸化的 STAT3 的 SH2 结构域也可被抑制剂占用，达到不能二聚化的目的。此类抑制剂虽然作用于相同的位点，但却兼有两种抑制效果（见图 1-4）。另一方面，通过与 STAT3 蛋白的 DNA 结合区域或其别构部位结合，可以抑制活化的 STAT3 蛋白与 DNA 的结合，从而阻断 STAT3 蛋白调控的基因转录和翻译。这方面的研究因缺乏好

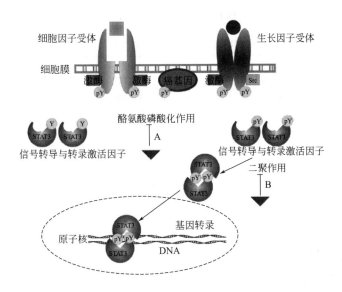

图 1-4 抑制 STAT3 的 SH2 结合域可获得双重抑制效果（A&B）

的验证方法，报道较少。而寻找能够直接抑制 STAT3 蛋白表达的机制很明确，就是减少 STAT3 蛋白的表达，从源头上降低 STAT3 蛋白水平。此外，研究表明，STAT3 蛋白的丝氨酸（Ser727）磷酸化水平也影响到 STAT3 蛋白的二聚化的程度，赖氨酸（Lys685）的乙酰化水平可以影响 STAT3 蛋白二聚体的稳定性。因此，寻找抑制或干扰 Ser727 磷酸化或 Lys685 乙酰化的抑制剂也不失为一个好的策略，目前尚无此方面的研究报道。

1.3　抗肿瘤的 STAT3 抑制剂

STAT3 的抑制剂的研究最初主要依赖传统的生物学方法进行发现、筛选和验证一系列生物试剂、小分子多肽和天然化合物。随着对 STAT3 信号通路的研究深入，尤其是当人 STAT3 蛋白的三维晶体结构被 X 线衍射解析后，使得基于蛋白结构设计靶向性 STAT3 抑制剂的研究成为可能。因此，研究趋势已从单纯的生物学筛选逐渐转向基于结构的靶向设计。

通过直接方式抑制 STAT3 的磷酸化、二聚化、与 DNA 的结合，或是通过间接方式抑制 STAT3 上游膜受体、JAK 激酶活性或是使用反义寡核苷酸或 siRNA 干扰直接抑制肿瘤细胞的 STAT3 蛋白的转录和翻译，最终都能达到阻断 STAT3 通路的目的，从而起到明显的抗肿瘤作用。目前这方面的研究已取得了一定进展，尤其以生物试剂和直接抑制 STAT3 的 SH2 结合域的小分子抑制剂的研究最为活跃。

迄今为止，经美国 FDA 审批进入临床试验的共有 11 个 STAT3 抑制剂，其中 3 个处在 Ⅱ 期阶段，2 个在 Ⅰ-Ⅱ 期研究中，其余处于 Ⅰ 期或初始阶段，尚未有被批准上市的 STAT3 抑制剂（表 1-1）。

1.3.1　STAT3 抑制剂的分类

根据化学结构，STAT3 抑制剂可以分为拟肽类抑制剂、天然化合物类抑制剂、合成小分子抑制剂等；此外，还有一系列生物分子抑制剂，按功能可分为反义寡核苷酸、siRNA、

G-四联体寡聚脱氧核苷酸和显性负性质粒等。

表 1-1　美国 FDA 批准进入临床试验的 STAT3 的抑制剂

序号	进入临床的药物	临床状态	治疗类型
1	STAT3 DECOY ON	临床 0 期	头颈部癌症
2	ISIS-STAT3Rx	临床 Ⅰ-Ⅱ 期	白血病
3	OPB-31121	临床 Ⅰ 期	实体肿瘤
4	AZD9150	临床 Ⅰ 期	肝癌
5	Pyrimethamine	临床 Ⅰ-Ⅱ 期	白血病
6	SCV-07	临床 Ⅱ 期	肝癌
7	AZD1480	临床 Ⅰ 期	实体肿瘤
8	HPPH	临床 Ⅱ 期	肺癌,口腔癌
9	OPB-51602	临床 Ⅰ 期	癌症
10	WP1066	临床 Ⅰ 期	脑癌
11	SAR302503	临床 Ⅱ 期	造血组织肿瘤

1.3.1.1　拟肽类抑制剂

　　STAT3 蛋白的磷酸化和二聚化都要借助于磷酸化酪氨酸多肽臂与 STAT3 蛋白的 SH2 结构域结合才能实现。多肽类或拟肽类分子具有结构类似、分子量小、易于人工合成、化学结构更为稳定等特点，可与磷酸化酪氨酸多肽臂进行竞争。多肽类分子大多是磷酸多肽类结构，分子中含有磷酸基团。例如，PM-73G（见图 1-5）是一个磷酸多肽类抑制剂，浓度为 $0.5 \sim 1\ \mu mol/L$ 即可以完全抑制多种癌细胞的 STAT3 蛋白中酪氨酸 Tyr705 的磷酸化[20]。另一个例子是磷酸多肽类抑制剂 pCinn-Leu-cis-3,4-methano Pro-Gln-NHBn，荧光极化（Fluorescence polarization，FP）实验测得其 IC$_{50}$ 值为 69 nmol/L[21]。此外，多肽类抑制剂可进一步修饰得到拟肽类抑制剂，其结构中不含磷酸基团，但仍含有肽键等结构。此类分子大多经不同程度的结构修饰，不再是简单的氨基酸的合成。例如，XZH-5 就是运用计算机辅助药物设计（Computer aided drug design，CADD）的方法，基于 STAT3 蛋白的 SH2 结构设计得到的拟肽类分子[22~24]。

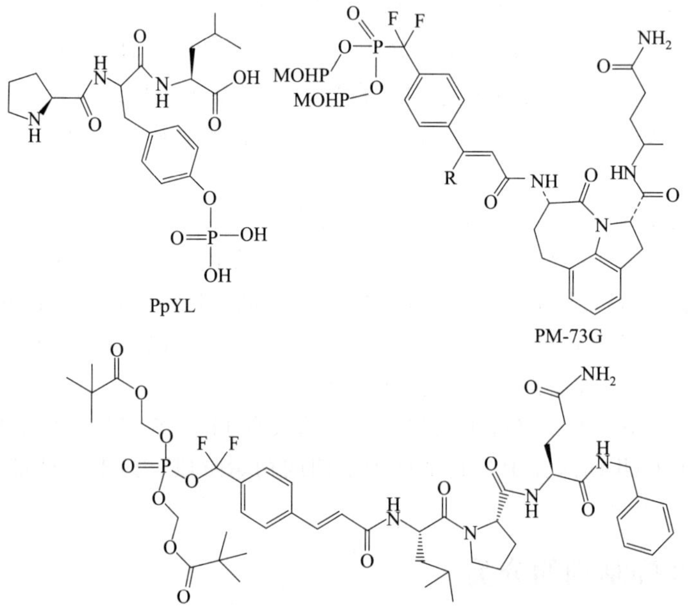

图 1-5　有代表性的拟肽类抑制剂

1.3.1.2 天然化合物类抑制剂

许多天然化合物及其类似物如萜类和黄酮类也具有抑制 STAT3 蛋白的作用，可杀伤肿瘤细胞，但其作用机制尚不明了。萜类抑制剂主要为齐墩果烷型三萜[27]和胡萝卜素类三萜（见图 1-6）以及 Jolkinolide 型二萜[28,29]和丹参酮类二萜类化合物。此外，还有姜黄素[30~35]、白藜芦醇[36~38]、靛玉红衍生物（见图 1-7）和喹啉酮及其衍生物（见图 1-8）等。其中部分黄酮类化合物因结构相对简单，被进一步修饰成为小分子抑制剂。例如，密歇根大学 Wang 等通过天然化合物四角霉素脱氧化，发现了第一个抑制 STAT3 蛋白 SH2 结构域的非肽类小分子抑制剂 STA-21[39]。

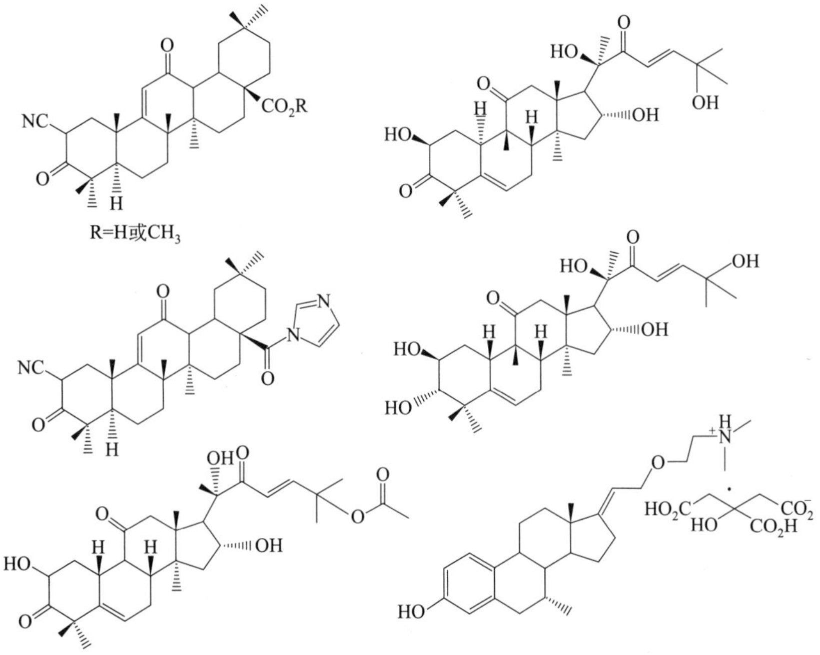

图 1-6　三萜类天然化合物抑制剂

1.3.1.3 非肽类小分子抑制剂

非肽类小分子抑制剂相较于其他类型的抑制剂的最显著特点是生物利用度好，且作用机制明确。可分为作用于两个结合位点（pY-X 和 pY＋0）和作用于三个结合位点（pY-X，pY＋0 和 pY＋1）的两类小分子抑制剂。STA-21 是第一个采用基于结构的药物设计方法合成得到的作用于两个位点的非肽类小分子抑制剂，能有效地抑制 STAT3 蛋白的二聚化及与DNA 的结合。在乳腺癌细胞中，STA-21 可以明显降低依赖于 STAT3 蛋白的荧光素酶的活性。与此类结构类似的小分子抑制剂还有 LLL12[40~57]、LLL3[58]和 LY5，其中由俄亥俄州立大学 Li 课题组发现的 LY5 和 LLL12 在所有已报道的小分子抑制剂中活性最好（IC50＝0.16 μmol/L），能有效抑制 STAT3 蛋白的活化，杀死人类癌细胞。由高通量筛选发现的小分子抑制剂 Stattic 能够选择性抑制 STAT3 蛋白的激活、二聚化和降低进入细胞核的浓度，并且加速诱导癌细胞的凋亡[59]。此外，作用于三个位点的小分子抑制剂的代表是由南佛罗里达大学 Turkson 课题组发现的可以口服的抑制剂 BP-1-102，其与 STAT3 蛋白的结合常数（Kd）为 504nmol/L，在浓度 4～6.8μmol/L 时可以抑制 STAT3 蛋白的磷酸化和活化，选择性地抑制肿瘤细胞的生长、转移和侵袭。BP-1-102 抑制了 STAT3 蛋白的过度激活，减少了能够促进 STAT3 蛋白介导的乳腺癌细胞的病灶转移和侵袭的基因，如 c-Myc、Cyclin

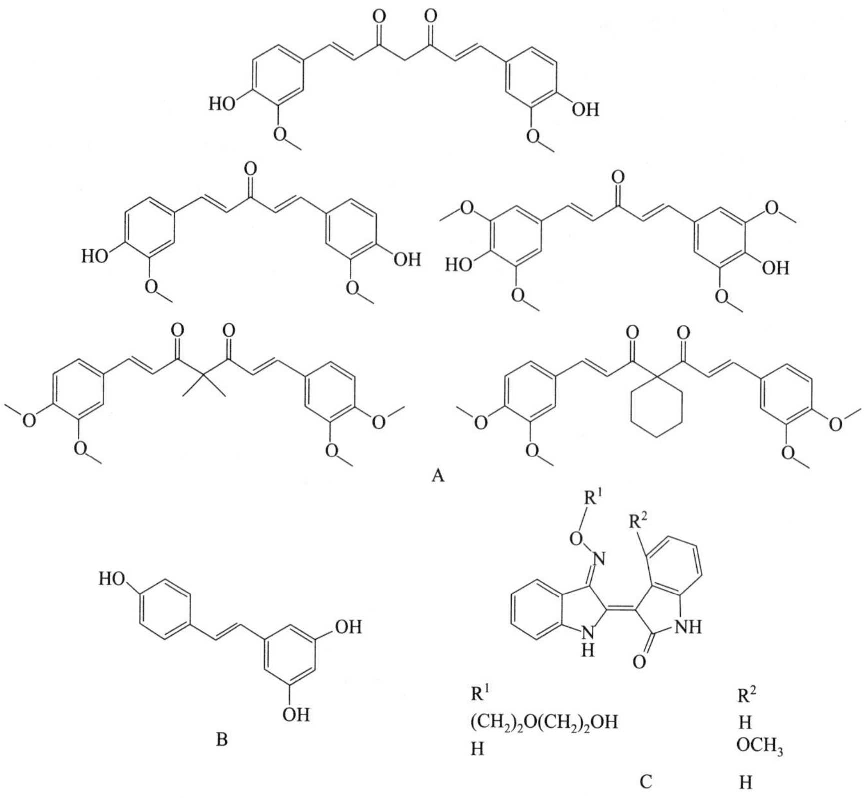

图 1-7 姜黄素类天然化合物抑制剂（A），白藜芦醇（B），靛玉红衍生物（C）

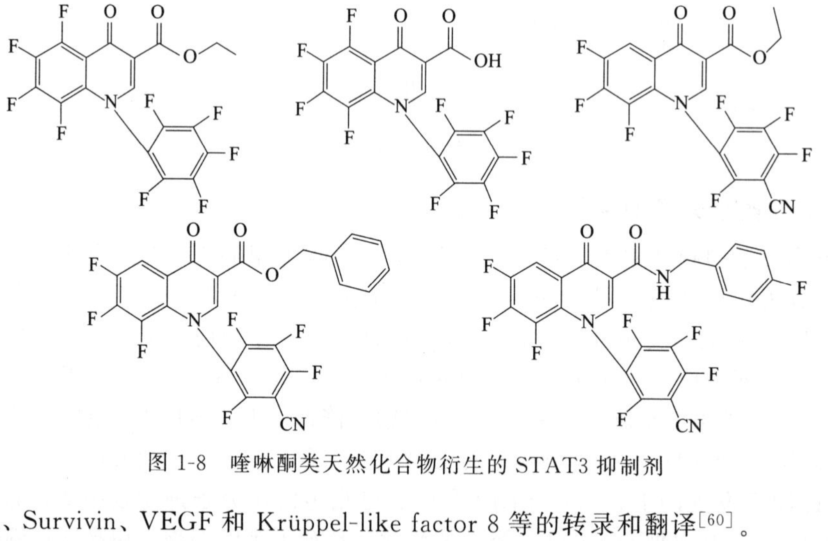

图 1-8 喹啉酮类天然化合物衍生的 STAT3 抑制剂

D1、Bcl-xL、Survivin、VEGF 和 Krüppel-like factor 8 等的转录和翻译[60]。

1.3.1.4 寡核苷酸类生物试剂

反义寡核苷酸类（Antisense oligonucleotide，asON）抑制剂是一类能够进入癌细胞内与 STAT3 的信使 RNA 特异性结合的短链核酸，可直接阻断 STAT3 蛋白的表达。75.46% 的人非小细胞肺癌 A549 细胞被 STAT3 mRNA 的反义寡核苷酸转染后出现了明显的抑制增殖和增加细胞凋亡的现象。STAT3 假寡核苷酸（Decoy oligonucleotide，Decoy ON）是一类人工合成和化学修饰后含 STAT3 蛋白 DNA 结合位点的寡核苷酸，其功能是竞争性地与活化的 STAT3 结合，阻断 STAT3 蛋白与细胞核内靶基因的启动子结合，从而抑制 DNA 的转录。基于小鼠模型的研究表明，STAT3 假寡核苷酸可抑制头颈部鳞状细胞癌的生长[61,62]。匹兹堡大学的 STAT3 假寡核苷酸的 0 期临床试验结果显示，注射了 Decoy ON 的患者头颈部肿瘤 STAT3 蛋白表达明显下降。但因核苷酸类化合物在体内半衰期短且不稳定，致使临床试验被终止。进一步的结构修饰发现，将六甘醇连接到假寡核苷酸上，形成环状哑铃形结构，可延长半衰期，并保留抑瘤和下调 STAT3 靶基因表达的作用[63]。

1.3.1.5 siRNA 类生物试剂

利用 RNA 干扰术可以抑制 STAT3 蛋白的翻译。研究表明，STAT3 蛋白的 siRNA 可与其 mRNA 特异性结合，形成沉默子，进一步被细胞降解后，可达到抑制 STAT3 基因表达的作用。STAT3 的 siRNA 可沉默 HT29 细胞中的 STAT3 基因，明显降低蛋白的表达水平，其中 STAT3 蛋白降为 59.8%，p-STAT3 蛋白降为 80.3%，进一步提高了肿瘤细胞的放射敏感性。由于体外合成 STAT3 的 siRNA 存在半衰期等问题，故构建 STAT3 的 siRNA 表达载体后，再转染入肿瘤细胞，可大大延长 siRNA 的作用时间[64,65]。对 siRNA 的载体进行优化，如用硬脂酸改进的 PEI（PEI-StA）传递 STAT3 特异性的 siRNA，然后转染到黑色素瘤 B16 细胞，可明显沉默 STAT3 蛋白，提高凋亡蛋白 cleaved-caspase3 的表达水平，缩短 B16 瘤细胞的存活时间。小鼠动物模型进一步验证了经 STAT3 特异性 siRNA（PEI-StA）治疗后，明显抑制了黑色素肿瘤生长和缩小了肿瘤体积[66~68]。

1.3.1.6 G-四联体寡聚脱氧核苷酸

针对 STAT3 的富含鸟嘌呤的 DNA 序列（G-rich ODNs）进入胞质后，通过分子内/间的鸟嘌呤环互相交联作用，可形成四联体结构（G-quartet oligodeoxynucleotides, GQ-ODN）。GQ-ODN 是一种有效的核酸抑制药物，且给药途径便捷。它可与 STAT3 蛋白的 SH2 结构域相结合，抑制 STAT3 蛋白的功能，并降低 STAT3 诱导的下游基因的转录水平[69~71]。GQ-ODN 在头颈部肿瘤小鼠模型的研究中能明显降低 STAT3 的活化水平，减少细胞增殖，增加肿瘤细胞的凋亡[72]。

1.3.1.7 显性负性质粒

STAT3 显性负性质粒（Dominant-negative STAT3, DN-STAT3）是携带了 STAT3β 基因的质粒，其进入细胞后，能够表达缺乏羧酸端转录激活区域的 STAT3β 蛋白。此类蛋白形成的二聚体仍能与核内 DNA 序列相结合，但没有转录活性，可与正常活化的 STAT3 二聚体竞争性地结合在 DNA 序列上，阻断 STAT3 信号通路的转导[73]。在人卵巢癌细胞及乳腺癌细胞中，DN-STAT3 可以抑制肿瘤细胞中正常 STAT3 与 DNA 的结合，下调抗凋亡调控蛋白 Bcl-xL 的表达，促进肿瘤细胞凋亡，且无明显毒副作用[74]。

1.3.2 小分子 STAT3 抑制剂的设计

STAT3 蛋白是一类胞浆蛋白，所以抑制剂需要透过细胞膜才能作用到蛋白靶点上。多肽类或拟肽类抑制剂因结构较大，需要通过主动转运或协同转运才能进入细胞膜，具有较差的生物利用度，故其成药性不好。小分子抑制剂因分子小，可以自由扩散到细胞膜内，具有较高的生物利用度等优势。加之人类 STAT3 晶体结构已被解析，SH2 结构域的结合位点也已被报道，因此设计与 STAT3 特异性结合的小分子的条件已经非常成熟。为了达到既抑制 STAT3 蛋白的磷酸化又抑制 STAT3 蛋白偶联的双重作用，人们通过传统药物化学设计和计算机辅助药物设计方法（CADD），设计了一系列能与 STAT3 蛋白 SH2 区的结合位点特异性结合的小分子抑制剂。目前 CADD 大多采用基于结构药物设计方法（见图 1-9），将化合物与 STAT3 蛋白的 SH2 区的结合位点进行对接，筛选出能与 STAT3 特异型结合的抑制剂（见图 1-10）。此外，基于片段的药物设计方法（Fragment-based drug design，FBDD）也越来越多地应用于寻找 STAT3 的抑制剂，如位点导向的基于片段的药物设计方法（*In silico* site-directed FBDD）发现了新型 STAT3 小分子抑制剂 LY5[75]。采用多片断同时对接的药物设计方法（Multiple ligand simultaneous docking，MLSD）证明了 STAT3 蛋白是非甾体抗炎药塞来昔布的新靶点[76]。目前，CADD 方法已逐渐替代传统的药物化学方法，用于设计 STAT3 小分子抑制剂。

STA-21   LLL-12   LLL-3

S3I-201 (NSC 74859)   Cpd188

STX-0119   Wyeth

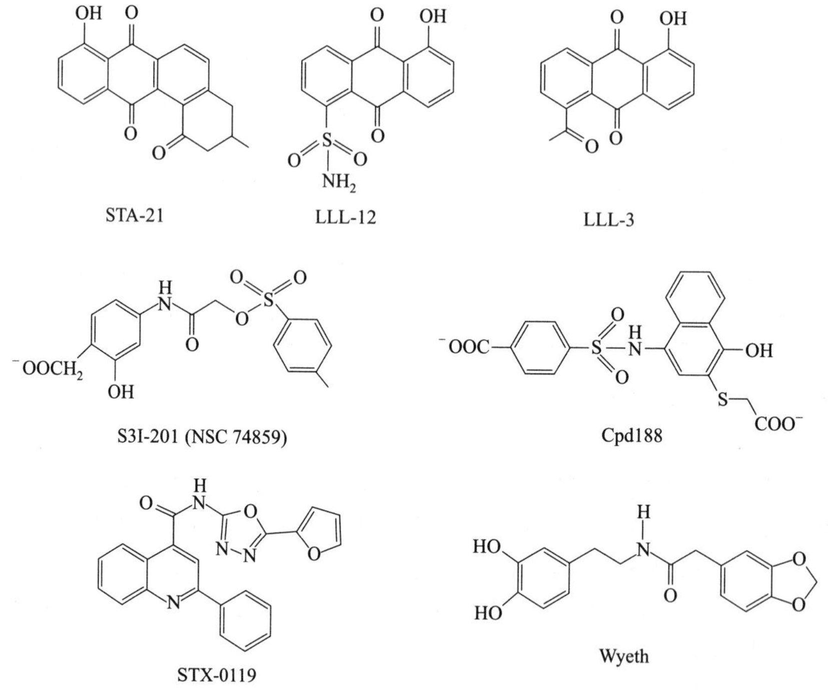

图 1-9　部分基于结构设计的非肽类小分子抑制剂

1.3.3　STAT3 抑制剂目前面临的问题和今后的展望

近十年来，STAT3 抑制剂的研究主要集中在拟肽类抑制剂、天然化合物类抑制剂、合成小分子抑制剂以及具有特定生物功能的生物试剂等。拟肽类抑制剂是最具有潜质的 PPI 抑制剂，具有作用机制明确、结合面积大、结合力较强、抗癌活性好等优点，但此类化合物的致命弱点是生物利用度不好，体内半衰期短，导致成药性较差。目前的改善方法是，通过化学修饰改变分子的结构，引入磷酸基团的保护基，或改变肽键结构，用更稳定的酮基、醚基、氨基等作为连接臂连接氨基酸残基。天然化合物类抑制剂大多是通过生物学验证所发现的 STAT3 蛋白抑制剂，它们的优点是结构复杂、选择性好等，缺点是较难进行结构改造或大规模生产，从而延缓了其成药的可能性。其改善方法除了全合成外，目前主要是合成天然化合物的类似物，以期找到结构更为简单、活性更好、毒性更小的药物。合成小分子抑制剂可利用 CADD 等设计方法获得作用机制明确的活性分子，具有易于获得和改造、生产成本低等优点，缺点是因为分子量小、结构简单，其与蛋白的接触面小，导致结合力小，活性较拟肽类分子弱。但小分子抑制剂成药性好、成本低，仍然吸引了众多研究组不断寻找活性更

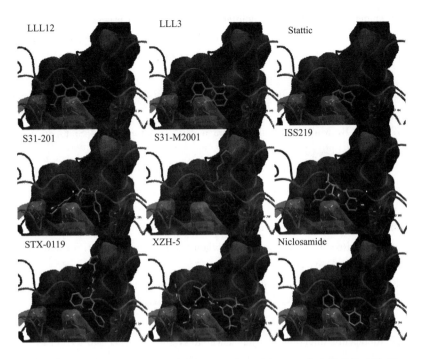

图 1-10　计算机预测的小分子抑制剂和 STAT3 蛋白 SH2 结合域的结合构象

好、特异性更强的化合物。近一两年来，研究者已发现了一些活性好、选择性高、可供口服的合成小分子抑制剂，并不断被推入临床研究中。具有特定生物功能的生物试剂具有特异性强、效果明显、毒副作用小等特点，但是与拟肽类分子相似，此类分子需要通过主动转运的方式透膜吸收，在体内容易被各种降解酶识别，导致半衰期短、不稳定，且此类试剂对癌细胞种类依赖性强，开发成本也较大。但是通过化学结构修饰，可以大大提高其稳定性。此外，因其毒副作用非常小、靶向性强，此类试剂也吸引了众多研究力量，并且取得了显著的成果。未来 STAT3 抑制剂研究中，小分子抑制剂和生物试剂将可能是主要方向，相信它们在不久的将来会进入市场，治疗人类各种癌症疾病。

1.4　结语

STAT3 的过表达几乎存在于所有的实体瘤、血液性肿瘤和淋巴瘤中，其表达水平不仅与肿瘤的分化、转移及预后等密切相关，也在其他疾病的发生发展中起着重要的作用，如心血管疾病[77,78]、炎症疾病[16,79,80]、间质纤维化[81~90]和阿尔茨海默病[91~93]等。STAT3 蛋白已被证明为未来攻克癌症的一个潜力巨大的靶点。综合十年来的临床药效评价，STAT3 小分子抑制剂和 STAT3 的生物试剂必将取得更大的发展。

参 考 文 献

[1] Ruff-Jamison S，Zhong Z，Wen Z，et al. Epidermal growth factor and lipopolysaccharide activate Stat3 transcription factor in mouse liver. J Biol Chem，1994，269（35）：21933-21935.

[2] Zhong Z，Wen Z，Darnell J E Jr. Stat3 and Stat4：members of the family of signal transducers and activators of transcription. Proc Natl Acad Sci USA，1994，91（11）：4806-4810.

[3] Zhong Z，Wen Z，Darnell J E Jr. Stat3：a STAT family member activated by tyrosine phosphorylation in

response to epidermal growth factor andinterleukin-6. Science，1994，264（5155）：95-98.

[4] Wegenka U M，Buschmann J，Lütticken C，et al. Acute-phase response factor，a nuclear factor binding to acute-phase response elements，is rapidly activated by interleukin-6 at the posttranslational level. Mol Cell Biol，1993，13（1）：276-288.

[5] Turkson J，Jove R. STAT proteins：novel molecular targets for cancer drug discovery. Oncogene，2000，19（56）：6613-6626.

[6] Becker S，Groner B，Muller C W. Three-dimensional structure of the Stat3beta homodimer bound to DNA. Nature，1998，394（6689）：145-151.

[7] Zhang Y，Turkson J，Carter-Su C，et al. Activation of Stat3 in v-Src-transformed fibroblasts requires cooperation of Jak1 kinase activity. J Biol Chem，2000，275（32）：24935-24944.

[8] Mansell A，Jenkins B J. Dangerous liaisons between interleukin-6 cytokine and toll-like receptor families：a potent combination in inflammation and cancer. Cytokine Growth Factor Rev，2013，24（3）：249-256.

[9] Yu H，Pardoll D，Jove R. STATs in cancer inflammation and immunity：a leading role for STAT3. Nat Rev Cancer，2009，9（11）：798-809.

[10] Takeda K，Noguchi K，Shi W，et al. Targeted disruption of the mouse Stat3 gene leads to early embryonic lethality. Proc Natl Acad Sci USA，1997，94（8）：3801-3804.

[11] Buettner R，Mora L B，Jove R. Activated STAT signaling in human tumors provides novel molecular targets for therapeutic intervention. Clin Cancer Res，2002，8（4）：945-954.

[12] Chiarle R，Simmons W J，Cai H，et al. Stat3 is required for ALK-mediated lymphomagenesis and provides a possible therapeutic target. Nat Med，2005，11（6）：623-629.

[13] Gritsko T，Williams A，Turkson J，et al. Persistent activation of stat3 signaling induces survivin gene expression and confers resistance to apoptosis in human breast cancer cells. Clin Cancer Res，2006，12（1）：11-19.

[14] Puram S V，Yeung C M，Jahani-Asl A，et al. STAT3-iNOS Signaling Mediates EGFRvIII-Induced Glial Proliferation and Transformation. J Neurosci，2012，32（23）：7806-7818.

[15] Lee H，Herrmann A，Deng J H，et al. Persistently activated Stat3 maintains constitutive NF-kappaB activity in tumors. Cancer Cell，2009，15（4）：283-293.

[16] Fan Y，Mao R，Yang J. NF-kappaB and STAT3 signaling pathways collaboratively link inflammation to cancer. Protein Cell，2013，4（3）：176-185.

[17] Haura E B，Turkson J，Jove R. Mechanisms of disease：Insights into the emerging role of signal transducers and activators of transcription in cancer. Nat Clin Pract Oncol，2005，2（6）：315-324.

[18] Kraskouskaya D，Duodu E，Arpin C C，et al. Progress towards the development of SH2 domain inhibitors. Chem Soc Rev，2013，42（8）：3337-3370.

[19] Park I H，Li C. Characterization of molecular recognition of STAT3 SH2 domain inhibitors through molecular simulation. J Mol Recognit，2011，24（2）：254-265.

[20] Mandal P K，Gao F，Lu Z，et al. Potent and Selective Phosphopeptide Mimetic Prodrugs Targeted to the Src Homology 2（SH2）Domain of Signal Transducer and Activator of Transcription 3. J Med Chem，2011，54（10）：3549-3563.

[21] Mandal P K，Ren Z，Chen X，et al. Structure-Affinity Relationships of Glutamine Mimics Incorporated into Phosphopeptides Targeted to the SH2 Domain of Signal Transducer and Activator of Transcription 3. J Med Chem，2009，52（19）：6126-6141.

[22] Liu A，Liu Y，Jin Z，et al. XZH-5 inhibits STAT3 phosphorylation and enhances the cytotoxicity of chemotherapeutic drugs in human breast and pancreatic cancer cells. PLoS One，2012，7（10）：e46624.

[23] Liu A，Liu Y，Xu Z，et al. Novel small molecule，XZH-5，inhibits constitutive and interleukin-6-in-

duced STAT3 phosphorylation in human rhabdomyosarcoma cells. Cancer Sci，2011，102（7）：1381-1387.

[24] Liu Y，Liu A，Xu Z，et al. XZH-5 inhibits STAT3 phosphorylation and causes apoptosis in human hepatocellular carcinoma cells. Apoptosis，2011，16（5）：502-510.

[25] Chen J，Nikolovska-Coleska Z，Yang C Y，et al. Design and synthesis of a new, conformationally constrained, macrocyclic small-molecule inhibitor of STAT3 via 'click chemistry'. Bioorg Med Chem Lett，2007，17（14）：3939-3942.

[26] Turkson J，Ryan D，Kim J S，et al. Phosphotyrosyl peptides block Stat3-mediated DNA binding activity, gene regulation, and cell transformation. J Biol Chem，2001，276（48）：45443-45455.

[27] Li F，Fernandez P P，Rajendran P，et al. Diosgenin, a steroidal saponin, inhibits STAT3 signaling pathway leading to suppression of proliferation and chemosensitization of human hepatocellular carcinoma cells. Cancer Lett，2010，292（2）：197-207.

[28] Wang S，Wu X，Tan M，et al. Jolkinolide B from Euphorbia fischeriana Steud induces in human leukemic cells apoptosis via JAK2/STAT3 pathways. Int J Clin Pharmacol Ther，2013，51（3）：170-178.

[29] Wang Y，Ma X，Yan S，et al. 17-hydroxy-jolkinolide B inhibits signal transducers and activators of transcription 3 signaling by covalently cross-linking Janus kinases and induces apoptosis of human cancer cells. Cancer Res，2009，69（18）：7302-7310.

[30] Gupta S C，Patchva S，Aggarwal B. Therapeutic roles of curcumin: lessons learned from clinical trials. AAPS J，2013，15（1）：195-218.

[31] Kudo C，Yamakoshi H，Sato A，et al. Novel curcumin analogs, GO-Y030 and GO-Y078, are multitargeted agents with enhanced abilities for multiple myeloma. Anticancer Res，2011，31（11）：3719-3726.

[32] Prakobwong S，Gupta S C，Kim J H，et al. Curcumin suppresses proliferation and induces apoptosis in human biliary cancer cells through modulation of multiple cell signaling pathways. Carcinogenesis，2011，32（9）：1372-1380.

[33] Hasima N，Aggarwal B B. Targeting Proteasomal Pathways by Dietary Curcumin for Cancer Prevention and Treatment. Curr Med Chem，2013，in press.

[34] Zhang C，Li B，Zhang X，et al. Curcumin selectively induces apoptosis in cutaneous T-cell lymphoma cell lines and patients' PBMCs: potential role for STAT-3 and NF-kappaB signaling. J Invest Dermatol，2010，130（8）：2110-2119.

[35] Wang L，Li C，Guo H，et al. Curcumin inhibits neuronal and vascular degeneration in retina after ischemia and reperfusion injury. PLoS One，2011，6（8）：e23194.

[36] Gupta S C，Kannappan R，Reuter S，et al. Chemosensitization of tumors by resveratrol. Ann N Y Acad Sci，2011，1215：150-160.

[37] Kotha A，Sekharam M，Cilenti L，et al. Resveratrol inhibits Src and Stat3 signaling and induces the apoptosis of malignant cells containing activated Stat3 protein. Mol Cancer Ther，2006，5（3）：621-629.

[38] Lee H，Zhang P，Herrmann A，et al. Acetylated STAT3 is crucial for methylation of tumor-suppressor gene promoters and inhibition by resveratrol results in demethylation. Proc Natl Acad Sci USA，2012，109（20）：7765-7769.

[39] Song H，Wang R，Wang S，et al. A low-molecular-weight compound discovered through virtual database screening inhibits Stat3 function in breast cancer cells. Proc Natl Acad Sci USA，2005，102（13）：4700-4705.

[40] Bhasin D，Etter J P，Chettiar S N，et al. Antiproliferative activities and SAR studies of substituted anthraquinones and 1,4-naphthoquinones. Bioorg Med Chem Lett，2013，23（24）：6864-6867.

[41] Bid H K，Kibler A，Phelps D A，et al. Development，Characterization，and Reversal of Acquired Resistance to the MEK1 Inhibitor Selumetinib（AZD6244）in an In Vivo Model of Childhood Astrocytoma. Clin Cancer Res，2013，19（24）：6716-6729.

[42] Okemoto K，Wagner B，Meisen H，et al. STAT3 activation promotes oncolytic HSV1 replication in glioma cells. PLoS One，2013，8（8）：e71932.

[43] Kroon P，Berry P A，Stower M J，et al. JAK-STAT blockade inhibits tumor initiation and clonogenic recovery of prostate cancer stem-like cells. Cancer Res，2013，73（16）：5288-5898.

[44] Bhasin D，Chettiar S N，Etter J P，et al. Anticancer activity and SAR studies of substituted 1，4-naphthoquinones. Bioorg Med Chem，2013，21（15）：4662-4669.

[45] Kim S Y，Kang J W，Song X，et al. Role of the IL-6-JAK1-STAT3-Oct-4 pathway in the conversion of non-stem cancer cells into cancer stem-like cells. Cell Signal，2013，25（4）：961-969.

[46] Couto J I，Bear M D，Lin J，et al. Biologic activity of the novel small molecule STAT3 inhibitor LLL12 against canine osteosarcoma cell lines. BMC Vet Res，2012，8：244.

[47] Bid H K，Oswald D，Li C，et al. Anti-angiogenic activity of a small molecule STAT3 inhibitor LLL12. PLoS One，2012，7（4）：e35513.

[48] Paula A A G，Jessica K D J，Shante P W，et al. Glioma cell migration on three-dimensional nanofiber scaffolds is regulated by substrate topography and abolished by inhibition of STAT3 signaling. Neoplasia，2011，13（9）：831-840.

[49] Lin L，Liu A，Peng Z，et al. STAT3 is necessary for proliferation and survival in colon cancer-initiating cells. Cancer Res，2011，71（23）：7226-7237.

[50] Liu A，Liu Y，Li P K，et al. LLL12 inhibits endogenous and exogenous interleukin-6-induced STAT3 phosphorylation in human pancreatic cancer cells. Anticancer Res，2011，31（6）：2029-2035.

[51] Ball S，Li C，Li P K，et al. The small molecule，LLL12，inhibits STAT3 phosphorylation and induces apoptosis in medulloblastoma and glioblastoma cells. PLoS One，2011，6（4）：e18820.

[52] Lin L，Benson D M，DeAngelis S，et al. A small molecule，LLL12 inhibits constitutive STAT3 and IL-6-induced STAT3 signaling and exhibits potent growth suppressive activity in human multiple myeloma cells. Int J Cancer，2012，130（6）：1459-1469.

[53] Onimoe G I，Liu A，Lin L，et al. Small molecules，LLL12 and FLLL32，inhibit STAT3 and exhibit potent growth suppressive activity in osteosarcoma cells and tumor growth in mice. Invest New Drugs，2012，30（3）：916-926.

[54] Wei C C，Ball S，Lin L，et al. Two small molecule compounds，LLL12 and FLLL32，exhibit potent inhibitory activity on STAT3 in human rhabdomyosarcoma cells. Int J Oncol，2011，38（1）：279-285.

[55] Liu Y，Fuchs J，Li C，et al. IL-6，a risk factor for hepatocellular carcinoma：FLLL32 inhibits IL-6-induced STAT3 phosphorylation in human hepatocellular cancer cells. Cell Cycle，2010，9（17）：3423-3427.

[56] Liu Y，Li P K，Li C，et al. Inhibition of STAT3 signaling blocks the anti-apoptotic activity of IL-6 in human liver cancer cells. J Biol Chem，2010，285（35）：27429-27439.

[57] Liu Y，Li P K，Li C，et al. A novel small molecule，LLL12，inhibits STAT3 phosphorylation and activities and exhibits potent growth-suppressive activity in human cancer cells. Neoplasia，2010，12（1）：39-50.

[58] Bhasin D，Cisek K，Pandharkar T，et al. Design，synthesis，and studies of small molecule STAT3 inhibitors. Bioorg Med Chem Lett，2008，18（1）：391-395.

[59] Schust J，Sperl B，Hollis A，et al. Stattic：A small-molecule inhibitor of STAT3 activation and dimerization. Chem Biol，2006，13（11）：1235-1242.

[60] Zhang X，Yue P，Page B D G，et al. Orally bioavailable small-molecule inhibitor of transcription factor Stat3 regresses human breast and lung cancer xenografts. Proc Natl Acad Sci USA，2012，109（24）：9623-9628.

[61] Mann MJ and Dzau V J. Therapeutic applications of transcription factor decoy oligonucleotides. J Clin Invest，2000，106（9）：1071-1075.

[62] Liu X，Li J，Zhang J. STAT3-decoy ODN inhibits cytokine autocrine of murine tumor cells. Cell Mol Immunol，2007，4（4）：309-313.

[63] Sen M，Thomas S M，Kim S，et al. First-in-human trial of a STAT3 decoy oligonucleotide in head and neck tumors：implications for cancer therapy. Cancer Discov，2012，2（8）：694-705.

[64] Li G H，Wei H，Lv S Q，et al. Knockdown of STAT3 expression by RNAi suppresses growth and induces apoptosis and differentiation in glioblastoma stem cells. Int J Oncol，2010，37（1）：103-110.

[65] Konnikova L，Kotecki M，Kruger M M，et al. Knockdown of STAT3 expression by RNAi induces apoptosis in astrocytoma cells. BMC Cancer，2003，3：23.

[66] Alshamsan A，Hamdy S，Haddadi A，et al. STAT3 Knockdown in B16 Melanoma by siRNA Lipopolyplexes Induces Bystander Immune Response In Vitro and In Vivo. Transl Oncol，2011，4（3）：178-188.

[67] Alshamsan A，Haddadi A，Hamdy S，et al. STAT3 silencing in dendritic cells by siRNA polyplexes encapsulated in PLGA nanoparticles for the modulation of anticancer immune response. Mol Pharm，2010，7（5）：1643-1654.

[68] Alshamsan A，Hamdy S，Samuel J，et al. The induction of tumor apoptosis in B16 melanoma following STAT3 siRNA delivery with a lipid-substituted polyethylenimine. Biomaterials，2010，31（6）：1420-1408.

[69] Weerasinghe P，Garcia G E，Zhu Q，et al. Inhibition of Stat3 activation and tumor growth suppression of non-small cell lung cancer by G-quartet oligonucleotides. Int J Oncol，2007，31（1）：129-136.

[70] Jing N，Li Y，Xu X，et al. Targeting Stat3 with G-quartet oligodeoxynucleotides in human cancer cells. DNA Cell Biol，2003，22（11）：685-696.

[71] Zhu Q and Jing N. Computational study on mechanism of G-quartet oligonucleotide T40214 selectively targeting Stat3. J Comput Aided Mol Des，2007，21（10-11）：641-648.

[72] Jing N，Zhu Q，Yuan P，et al. Targeting signal transducer and activator of transcription 3 with G-quartet oligonucleotides：a potential novel therapy for head and neck cancer. Mol Cancer Ther，2006，5（2）：279-286.

[73] Niu G，Heller R，Catlett-Falcone R，et al. Gene therapy with dominant-negative Stat3 suppresses growth of the murine melanoma B16 tumor in vivo. Cancer Res，1999，59（20）：5059-5063.

[74] Burke W M，Jin X，Lin H J，et al. Inhibition of constitutively active Stat3 suppresses growth of human ovarian and breast cancer cells. Oncogene，2001，20（55）：7925-7934.

[75] Yu W，Xiao H，Lin J，et al. Discovery of novel STAT3 small molecule inhibitors via in silico site-directed fragment-based drug design. J Med Chem，2013，56（11）：4402-4412.

[76] Li H，Liu A，Zhao Z，et al. Fragment-based drug design and drug repositioning using multiple ligand simultaneous docking（MLSD）：identifying celecoxib and template compounds as novel inhibitors of signal transducer and activator of transcription 3（STAT 3）. J Med Chem，2011，54（15）：5592-5596.

[77] Miguel A，Michela C R，Christine GW，et al. Prostaglandin E2 activates Stat3 in neonatal rat ventricular cardiomyocytes：A role in cardiac hypertrophy. Cardiovasc Res，2007，73（1）：57-65.

[78] Stein A B，Bolli R，Dawn B，et al. Carbon monoxide induces a late preconditioning-mimetic cardioprotective and antiapoptotic milieu in the myocardium. J Mol Cell Cardiol，2012，52（1）：228-236.

［79］ He G，Karin M. NF-kappaB and STAT3 - key players in liver inflammation and cancer. Cell Res，2011，21 (1)：159-168.

［80］ Zeng K W，Wang S，Dong X，et al. Sesquiterpene dimer (DSF-52) from Artemisia argyi inhibits microglia-mediated neuroinflammation via suppression of NF-kappaB，JNK/p38 MAPKs and Jak2/Stat3 signaling pathways. Phytomedicine，2013，in press.

［81］ Ranganathan P，Jayakumar C，Ramesh G. Proximal tubule-specific overexpression of netrin-1 suppresses acute kidney injury-induced interstitial fibrosis and glomerulosclerosis through suppression of IL-6/STAT3 signaling. Am J Physiol Renal Physiol，2013，304 (8)：F1054-1065.

［82］ Wang H，Lafdil F，Wang L，et al. Tissue inhibitor of metalloproteinase 1 (TIMP-1) deficiency exacerbates carbon tetrachloride-induced liver injury and fibrosis in mice：involvement of hepatocyte STAT3 in TIMP-1 production. Cell Biosci，2011，1 (1)：14.

［83］ O'Donoghue R J J，Knight D A，Richard C D，et al. Genetic partitioning of interleukin-6 signalling in mice dissociates Stat3 from Smad3-mediated lung fibrosis. EMBO Mol Med，2012，4 (9)：939-951.

［84］ Labenski H，Hedtfeld S，Becker T，et al. Initial interrogation, confirmation and fine mapping of modifying genes：STAT3，IL1B and IFNGR1 determine cystic fibrosis disease manifestation. Eur J Hum Genet，2011，19 (12)：1281-1288.

［85］ Zhang W，Niu M，Yan K，et al. Stat3 pathway correlates with the roles of leptin in mouse liver fibrosis and sterol regulatory element binding protein-1c expression of rat hepatic stellate cells. Int J Biochem Cell Biol，2013，45 (3)：736-744.

［86］ Deng Y R，Ma H D，Tsuneyama K，et al. STAT3-mediated attenuation of CCl4-induced mouse liver fibrosis by the protein kinase inhibitor sorafenib. J Autoimmun，2013，46：25-34.

［87］ Pang M，Ma L，Gong R，et al. A novel STAT3 inhibitor，S3I-201，attenuates renal interstitial fibroblast activation and interstitial fibrosis in obstructive nephropathy. Kidney Int，2010，78 (3)：257-268.

［88］ Prêle C M，Yao E，O'Donoghue R J J，et al. STAT3：a central mediator of pulmonary fibrosis. Proc Am Thorac Soc，2012，9 (3)：177-182.

［89］ Jacoby J J，Kalinowski A，Liu M G，et al. Cardiomyocyte-restricted knockout of STAT3 results in higher sensitivity to inflammation，cardiac fibrosis，and heart failure with advanced age. Proc Natl Acad Sci USA，2003，100 (22)：12929-12934.

［90］ Knight D，Mutsaers S E，Prele C M. STAT3 in tissue fibrosis：is there a role in the lung. Pulm Pharmacol Ther，2011，24 (2)：193-198.

［91］ Chiba T，Yamada M，Aiso S. Targeting the JAK2/STAT3 axis in Alzheimer's disease. Expert Opin Ther Targets，2009，13 (10)：1155-1167.

［92］ Hashimoto Y，Suzuki H，Aiso S，et al. Involvement of tyrosine kinases and STAT3 in Humanin-mediated neuroprotection. Life Sci，2005，77 (24)：3092-3104.

［93］ Chiba T，Yamada M，Sasabe J，et al. Amyloid-beta causes memory impairment by disturbing the JAK2/STAT3 axis in hippocampal neurons. Mol Psychiatry，2009，14 (2)：206-222.

2 选择性 EGFR T790M 抑制剂的研究进展

Recent Advance on the Discovery of T790M Mutant-selective EGFR Inhibitors

徐石林　徐田锋　丁　克❶

2.1　引言

肺癌是癌症患者死亡的首要原因，约占全球癌症死亡数的 $1/3$[1]。针对肺癌尤其是非小

---

❶ 通讯作者，丁克，中科院广州生物医药与健康研究院（广东广州，510530）。研究员，博士生导师。研究方向：药物化学。电话：020-32015276，E-mail：ding _ ke@gibh.ac.cn。

细胞肺癌（占肺癌总数的 80%）的机理研究工作，在过去几年已经取得了一定进展，研究表明 EGFR 是治疗非小细胞肺癌的有效靶点[2]。在 2003～2004 年，EGFR 小分子抑制剂吉非替尼（Gefitinib）和厄洛替尼（Erlotinib）先后被美国 FDA 批准上市用于治疗非小细胞肺癌患者，这些药物尤其对携带活化突变的 EGFR 基因型（占该癌症患者总数的 10%～20%）的非小细胞肺癌患者有效[3, 4]。不幸的是，高敏感型患者在服用药物大约一年后，往往会形成获得性耐药[5]。在获得性耐药机制中，最普遍（占耐药患者总数的 50%）的一种是 EGFR 的二次突变 T790M，即第 790 位上的苏氨酸突变为甲硫氨酸，它能够增加 EGFR 与 ATP 的结合能力，从而使 Gefitinib 这些药物分子难以竞争过 ATP 与 EGFR 的结合，从而失去药效[6～8]。为了克服耐药问题，已经开发出了第二代 EGFR 抑制剂，它们能够与 EGFR 通过不可逆的共价键方式结合，增加结合能力，抑制 EGFR 的活性[9, 10]。然而，大部分第二代 EGFR 抑制剂都还处于临床阶段，对耐药患者并没有显著疗效，近期唯一被美国 FDA 批准上市的 Afatinib 也仅限于治疗携带活化突变的 EGFR 非小细胞肺癌患者。究其原因，很大程度是因为第二代 EGFR 抑制剂在作用于 EGFR T790M 突变体的同时，也能强烈地抑制野生型 EGFR 的活性。由于过分的抑制正常组织中的野生型 EGFR，会引起皮疹和腹泻等限制性毒性，从而限制了临床试验中药物的最大使用剂量，导致肿瘤组织中药物浓度不能达到有效抑制 EGFR T790M 突变体的水平[9～12]。为了解决耐药和毒性问题，目前，该领域已经取得了一些重要进展，具有 EGFR T790M 突变选择性的小分子抑制剂已经被发现，例如，WZ4002、CO-1686、PKC412、AP26113、TAS-2913 以及嘧啶并杂环系列化合物等，它们为满足临床需求带来了新的曙光。

2.2 EGFR 激酶概述

蛋白激酶家族拥有 518 个成员，它们调控着细胞重要的生理过程，以及传递着细胞内外的信号[13]。蛋白激酶能够催化底物磷酸化，依据磷酸化位点的残基种类，可以将蛋白激酶划分为丝氨酸/苏氨酸激酶（385 个）、酪氨酸激酶（90 个）等。而 EGFR 便是酪氨酸激酶家族中的一类重要激酶，由于 EGFR 在涉及肿瘤的信号通路中起着驱动作用，因此，它已经被作为一个重要的癌症治疗靶点被广泛研究[14]。

2.2.1 分类和功能

表皮生长因子受体（Epidermal growth factor receptor，EGFR）是 ErbB 蛋白家族成员，其他三个亚型分别是 HER2（Neu，ErbB2），HER3（ErbB3）和 HER4（ErbB4），它们在细胞的增殖和分化过程中发挥着重要作用，也是目前被研究最为深入的酪氨酸受体蛋白之一[15]。EGFR 广泛存在于皮肤、毛囊和胃肠道等正常表皮组织中，对维持正常生理活动发挥着重要作用[16]。然而，EGFR 的过度表达或持续激活会引发众多癌症，在包括结直肠癌、肺癌、乳腺癌和头颈部癌等在内的癌症中都有 EGFR 异常情况的出现[17～19]。

2.2.2 二维、三维结构和磷酸化机制

EGFR 激酶是跨膜蛋白，由细胞外起依次可以被划分为：胞外域（Extracellular domain）、跨膜区（Transmembrane segment）和胞内域（Cytoplastic domain）。EGFR 全长由 1186 个氨基酸组成，胞外域包含 N 端的 621 个氨基酸残基，是表皮生长因子（EGF）、转化生长因子 α（TGFα）和双调蛋白（AREG）等配体的结合区域[20]；跨膜区由 23 个氨

基酸残基组成，连接着胞外域和胞内域蛋白；胞内域由 C 端 542 个氨基酸构成，依据功能又可以细分为近膜区（Juxtamembrane segment）、酪氨酸激酶域（Tyrosine kinase domain）和 C 末端（C-terminal tail）三部分（图 2-1）。其中，与低保守的胞外域相反的是，激酶域在酪氨酸激酶蛋白家族中，具有很高的保守性[21]，即具有类似的蛋白结构，正是由于这一特点，使得在设计该结合位点（激酶口袋）的小分子抑制剂时，靶点选择性成为值得关注的问题。

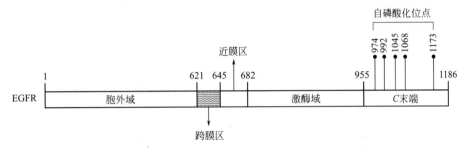

图 2-1 EGFR 结构组成示意

作为 ATP 和小分子抑制剂结合位点的 EGFR 激酶域，其三维结构已被大量解析出来。以 EGFR（PDB ID：3VJO）晶体结构为例（图 2-2）[22]，从 N 端到 C 端，分为两部分：N-叶（N-lobe）和 C-叶（C-lobe）。N-叶部分从 N 端开始依次为 β1、β2、β3、αC、β4、β5 折叠或螺旋结构，构成了结合口袋的上半部分。其中，αC 螺旋（αC-helix）存在活化构象和非活化构象，当 EGFR 处在活化状态时，αC 螺旋摆向内部（即结合口袋位点方向），称之为 αC-helix in；反之，αC 螺旋摆向外部，称之为 αC-helix out，而且，此时的口袋空腔相对前者更大，因此，针对该非活化状态设计的小分子，可以考虑利用这一扩大的空腔作为结合位点（如，Lapatinib）。β3 折叠上的几个氨基酸残基（如，T790）称之为"守门"（Gatekeeper）残基；连接 N-叶和 C-叶的一段氨基酸残基，叫做铰链（Hinge）域，这部分对于小分子抑

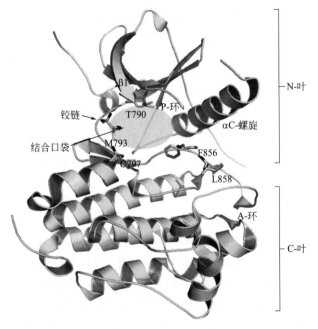

图 2-2 EGFR 激酶域晶体结构（PDB ID：3VJO，配体未显示）

制的结合尤为重要，通常以氢键给体或供体的形式与小分子的母核作用；C-叶则大部分由 α 螺旋组成，主要起到与底物结合和催化的作用[23]。

如图 2-3 所示，当配体（如 EGF、TGFα 等）结合到胞外域时，EGFR 能与同型或其他亚型 ErbB 蛋白的胞外域形成同源或异源二聚体，使胞内域彼此靠近，并以不对称的方式发生二聚，通过这种形式控制着催化区域的活化功能[24]。形成二聚体后，EG-FR 呈现活化构象[25]，能够催化结合在激酶域中的 ATP 的 γ 位磷酸转移至 EGFR 激酶 C 末端（或外源性底物）的酪氨酸残基上，实现自身磷酸化过程，并启动信号级联，调控细胞功能[26,27]。

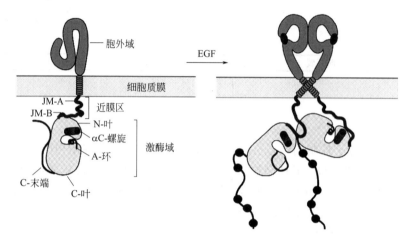

图 2-3　EGFR 结合 EGF 后形成活化状态的二聚体过程

[图片来源于 Jura N，et al. Cell，2009，137（7）：1293-1307]

2.2.3　信号通路

EGFR 依赖于胞外域与配体的结合形成二聚，进而导致 C 末端的酪氨酸残基发生磷酸化，并把多种信号蛋白募集到 C 末端周围，其中信号蛋白包括 Grb2、Nck、Dok-R、PLC-γ、Shc 和 STAT 等。此外，EGFR 二聚体的组成、结合的配体以及 EGFR 的表达情况，决定了这些信号蛋白激活下游信号通路的种类。而 Ras/ERK 便是下游信号网络中最重要的信号通路之一，在 Shc、Grb2 和 Sos-1 的共同作用下[28]，上游信号沿着 Ras/Raf/MEK/ERK 通路传递到细胞核内，再通过激活 c-Myc 和 RSK 等转录因子调控细胞的增殖。此外，上游信号还能分别通过 PI3K/AKT/mTOR 和 STAT 信号通路传递到细胞核内（图 2-4）。通过以上信号级联，EGFR 能够调控细胞的增殖、凋亡、血管生成、迁移、侵袭和黏附等细胞过程[15,16,29~31]。

2.2.4　突变

在临床上，影响 EGFR 小分子抑制剂响应率的突变分为活化突变和耐药突变。外显子 19 位（L747~E749）的缺失突变和 L858R 点突变占到 EGFR 活化突变总数的 90%，其他活化突变还包括 G719S、V765A 和 T783A 等突变[1,32,33]。一方面，EGFR 的活化突变干扰了 EGFR 自我抑制的构象，能使激酶的构象平衡趋向于活化状态，激酶能够不依赖于配体就能实现激活作用；另一方面，酶动力学试验表明，与野生型 EG-FR 相比，具有 Del19 和 L858R 活化突变的 EGFR 与 ATP 的亲和力更低，而与 EGFR

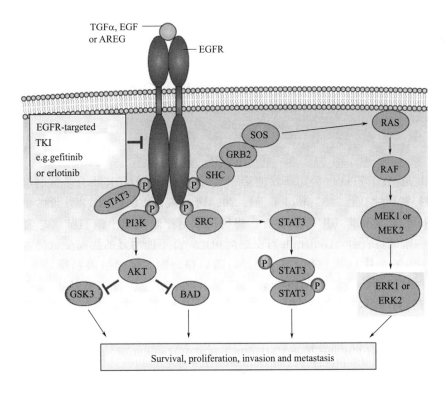

图 2-4 EGFR 信号通路示意

[图片来源于 Holohan C，et al. Nat Rev Cancer，2013，13（10）：714-726.]

抑制剂药物 Erlotinib 的亲和力更强[34~36]，这一点能够从 EGFRL858R 与 ATP 类似物 AMPPNP［腺苷-5′-(β,γ-亚氨基）三磷酸］的结合模式[22]中得到解释。相比野生型，EGFRL858R 中的 Phe723（位于 P-环）朝着背离 AMPPNP 的 β、γ 磷酸的方向摆动，与 Arg748 产生疏水作用，此时，ATP 结合口袋更加宽阔，不利 ATP 的结合。这两方面，使得相应肿瘤或者癌细胞的生存对激活的 EGFR 产生了"成瘾"性[5]，而且，在临床上携带 EGFR 活化突变的非小细胞肺癌患者对 Gefitinib 和 Erlotinib 药物具有更好的治疗响应率和无进展生存期。

在耐药突变中，T790M 点突变几乎占到了因 EGFR 抑制剂治疗而获得耐药患者总数的 50%，其余的耐药突变还包括了 D761Y 获得性耐药突变和位于外显子 20 位的原发性插入突变。耐药突变 T790M 增加了 EGFR 与 ATP 的结合能力，从而降低了 ATP 竞争性抑制剂（如 Gefitinib 和 Erlotinib）的治疗效果，在临床患者中表现出耐药现象[37]。非小细胞肺癌患者耐药机制除了以上所述的 EGFR 耐药突变，还包括了 MET 扩增[38]、IGF-1R 高表达等获得性耐药机制，以及 KRAS 突变[39]、EML4-ALK 融合突变等原发性耐药突变[1,5,40]。

2.3 第一代和第二代 EGFR 小分子抑制剂

2.3.1 第一代 EGFR 可逆抑制剂

大部分第一代 EGFR 抑制剂具有喹唑啉（或喹唑啉衍生物）结构，它们能够作为 ATP

的模拟物，竞争性的和 EGFR 结合。

Gefitinib（ZD1839，吉非替尼）

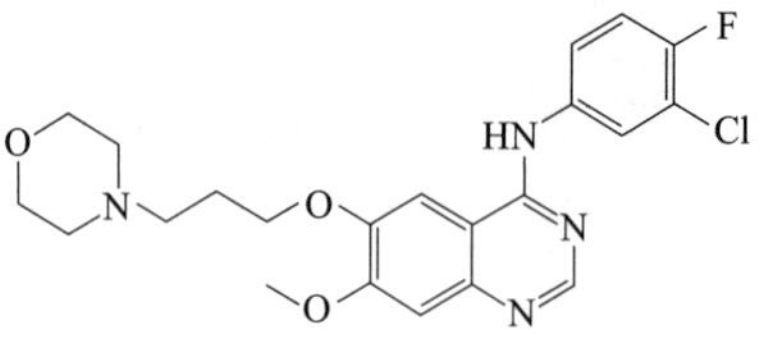

2-1　吉非替尼

Gefitinib 是 AstraZeneca 公司研发的第一个用于临床的 EGFR 小分子抑制剂，其对野生型 EGFR 的抑制活性 IC_{50} 为 33nmol/L[41]。2003 年，美国 FDA 在综合评价两个 Ⅱ 期临床试验结果的基础上加速批准其作为三线治疗药物用于治疗晚期非小细胞肺癌患者[42]。但是，随后的 Ⅲ 期临床试验表明，Gefitinib 与安慰剂相比，并不能明显的提高受试患者的中位生存期（Gefitinib 5.6 个月 vs 安慰剂 5.1 个月），随后该药物在美国被限制使用[43]。临床研究表明，该药物对携带活化突变的患者效果较好，可以明显提高患者的无进展生存期[44]。2011 年，该药物在日本被批准上市，用于临床上治疗携带 EGFR 活化突变的非小细胞肺癌患者。

Erlotinib（OSI-774，厄洛替尼）

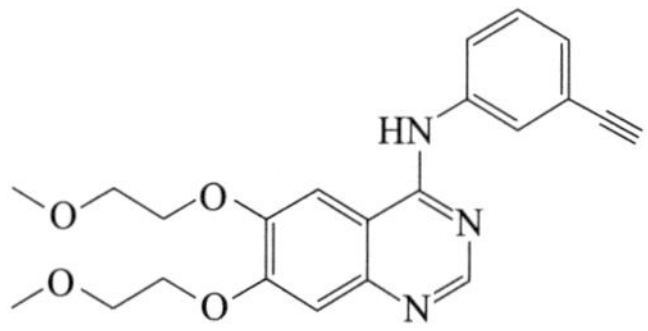

2-2　厄洛替尼

Erlotinib 是由 Pfizer 公司发现并最后由 Genentech 公司、OSIPharmaceuticals 公司和 Roche 公司合作开发的 EGFR 小分子抑制剂，其对野生型 EGFR 的抑制剂活性 IC_{50} 为 2nmol/L[45]。2004 年，Erlotinib 被美国 FDA 批准用于治疗化疗失败的局部晚期或转移性非小细胞肺癌患者[46]，随后，在 2005 年该药被批准用于治疗胰腺癌。目前该药物用于其他癌症的研究正在进行不同阶段的临床研究。

Icotinib（BPI-2009H，埃克替尼）

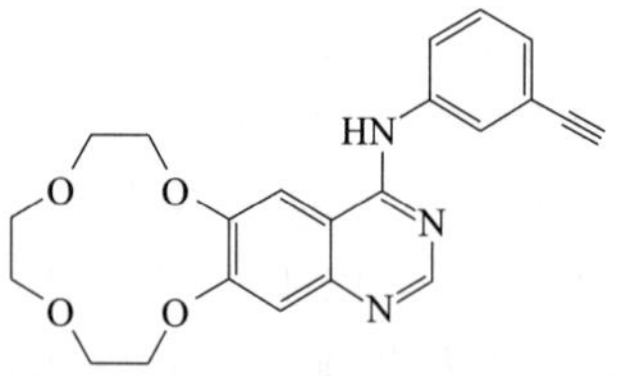

2-3　埃克替尼

Icotinib 是由我国浙江贝达药业有限公司研发的 EGFR 小分子抑制剂，其对野生型 EGFR 的 IC_{50} 为 5nmol/L[47]。2011 年，我国 SFDA 批准其用于既往接受过至少一个化疗方案失败后的局部晚期或转移性非小细胞肺癌[48]。临床试验数据显示，该药物疗效与 Gefitinib 类似，对携带 EGFR 活化突变的非小细胞肺癌患者疗效优于携带野生型 EGFR 的患者。与 Gefitinib 相比，中位无进展生存期以及中位生存期均无明显差别，但是 Icotinib 具有更好的耐受性，其腹泻及皮疹等临床毒副作用较 Gefitinib 弱[49]。

Lapatinib（GW572016，拉帕替尼）

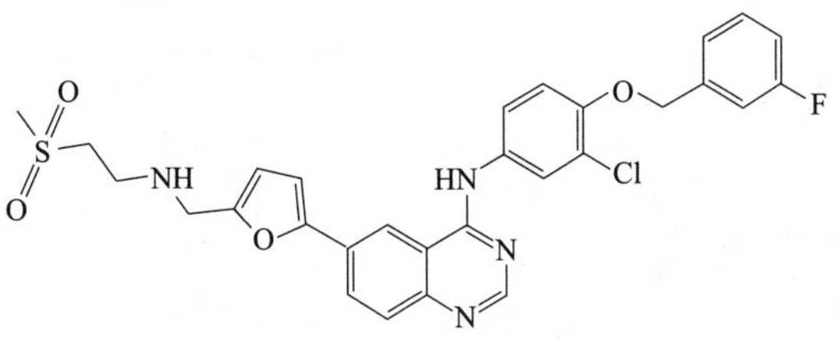

2-4　拉帕替尼

Lapatinib 是 GSK 公司研发的有效作用于 EGFR 和 HER2 的双靶点抑制剂，其对野生型 EGFR 的激酶活性 IC_{50} 为 10.8nmol/L，对 HER2 的抑制活性为 IC_{50} 为 9.2nmol/L[50]。2007 年，美国 FDA 批准其与卡培他滨（Capecitabine）联合用于临床上治疗 HER2 阳性的晚期或转移性的乳腺癌患者[51]。

2.3.2　第一代抑制剂的耐药机制

尽管第一代小分子抑制剂对携带 EGFR 活化突变的非小细胞肺癌患者有较好的疗效[52]，但是大部分患者最终往往会获得耐药[5]，目前报道的获得性耐药机制有多种，其中最主要的一种就是 EGFR 发生二次突变即 T790M 突变[6]。

最初，Kobayashi 等人[6,8,53]认为 T790M 耐药突变引入的 Met790 残基造成空间位阻，影响小分子抑制剂与 EGFR 结合，从而形成耐药。但是，后来 Yun 等人的研究显示[54]，耐药机制并非因位阻造成，因为，第 790 位上的 Met 残基能够发生构象的转变以适应与小分子抑制剂的结合。此外，在 L858R 突变的基础上，二次突变 T790M 会增加 EGFR 与 ATP 的结合能力，以及提高激酶的活性（T790M 突变位于由 Leu777、Met766、Phe856 和 His835 构成的疏水性"脊柱"的顶端，稳定了 EGFR 的活化构象）。

在荧光滴定的结合常数试验中[54]，L858R 突变的 EGFR 与 Gefitinib 的结合常数为 2.4nmol/L，而 L858R/T790M 双突变的 EGFR 与 Gefitinib 的结合常数为 10.9nmol/L，亲和性仅下降了 4 倍，这种变化并不能解释细胞水平上耐药株活性 2 个数量级下降的现象，也即，耐药机制并不能从 Gefitinib 与 EGFRT790M 结合能力的改变来解释。在酶动力学试验中[54]，野生型、L858R 和 L858R/T790M 突变的 EGFR 对 ATP 的米氏常数分别为 5.2μmol/L、148μmol/L 和 8.4μmol/L。L858R 虽然降低了 EGFR 与 ATP 的亲和力，但是，二次突变 T790M 却又恢复了它们之间的亲和力。

虽然在 L858R 基础上的 T790M 二次突变 EGFR 与 ATP 的结合模式还未揭示，但是 Yoshikawa 等人[22]揭示了 G719S/T790M 二次突变 EGFR 与 ATP 类似物 AMPPNP 的结合模式（图 2-5）。野生型 EGFR 和 G719S/T790M 双突变分别与 AMPPNP 结合后的晶体复合物相比较时，后者晶体中 Asp855 和 Lys745 残基与 AMPPNP 的 α 磷酸更加靠近，Met790 残基与核苷环也更接近；而且在后者晶体中，与未结合 AMPPNP 时相比，Met790 更加深入到结合口袋中，作用更强，这也从结构上解释了为什么 T790M 二次突变能够增加 EGFR 与 ATP 的结合能力。

2.3.3　第二代 EGFR 不可逆抑制剂

目前，已经开发的第二代不可逆抑制剂，绝大多数是基于第一代可逆抑制剂的喹唑啉结构改造而来，即通过在喹唑啉骨架上引入丙烯酰胺这类"弹头"基，使之能够通过迈克加成

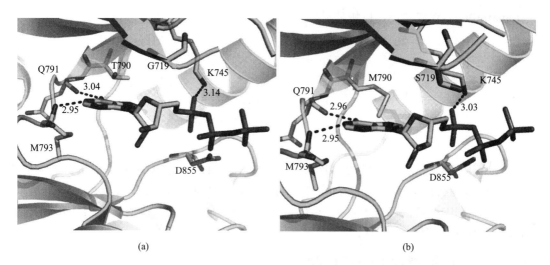

图 2-5　AMPPNP 与野生型 EGFR 的结合模式（PDBID：3VJO）（a）；
AMPPNP 与 EGFRG719/T790M 的结合模式（PDBID：3VJN）（b）

[图片来源于 Yoshikawa S，et al. Oncogene 2013，32（1）：27-38.]

受体与 EGFR 上的 Cys797 残基形成共价键作用。相比可逆抑制剂，这些不可逆抑制的共价结合可以使它们更强地占据 ATP 结合位点，持续抑制 EGFR 蛋白的磷酸化，从而克服 EG-FR T790M 耐药[9,10,55]。

Canertinib（CI-1033，卡那替尼）

2-5　卡那替尼

Canertinib 是 Pfizer 公司早期研发的 EGFR 不可逆抑制剂，可以有效作用于野生型 EG-FR、HER2 以及 HER4（IC_{50} 分别为 0.8nmol/L、19nmol/L 和 7nmol/L）[56]。该化合物的一项Ⅰ期临床研究表明，服用该药物的肿瘤患者会产生剂量依赖性毒性，主要症状是腹泻和皮疹[57]。在随后的一项Ⅱ期临床试验中，结果显示在三个不同剂量下（分别为 50mg/d、150mg/d 和 450mg/d），晚期非小细胞肺癌患者客观缓解率均很低，分别为 2％、2％ 和 4％，该化合物用于治疗非小细胞肺癌的临床试验已经被终止[58]。

Neratinib（HKI-272，来那替尼）

2-6　来那替尼

Neratinib[59] 是 Wyeth 公司研发的作用于 EGFR 和 HER2 不可逆抑制剂，抑制野生型

EGFR 和 HER2 的 IC_{50} 分别为 92nmol/L 和 59nmol/L，Neratinib 也可以有效的抑制非小细胞肺癌 H1975 肿瘤细胞中 EGFRL858R/T790M 的磷酸化，同时可以抑制 H1975 细胞的增殖[8]。在一项 I 期临床试验中确定该化合物的最大耐受剂量为 320mg/d，用药患者在该剂量下同样存在不同程度的腹泻等副作用[60]。一项针对晚期非小细胞肺癌患者的 II 期临床试验结果表明，服用该药物的患者客观缓解率较低，尤其是对携带 T790M 突变或者野生型 EGFR 的患者没有观察到明显的效果[61]。分析称，这可能是由于在 240mg/d 剂量下该化合物没能达到抑制肿瘤细胞增殖的有效作用浓度造成的[12]。目前，还未见更多关于该化合物用于治疗非小细胞肺癌的临床数据报道。

Dacomitinib（PF-00299804，达可替尼）

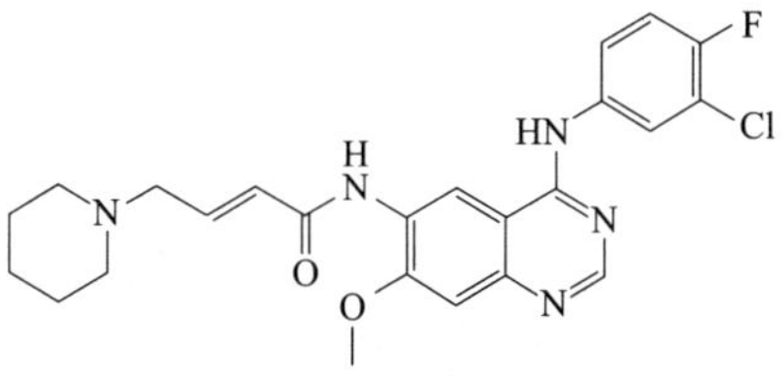

2-7 达可替尼

Dacomitinib 是 Pfizer 公司开发的另一个广谱的 EGFR 抑制剂，对野生型 EGFR、HER2、HER4 均有良好的抑制活性（IC_{50} 分别为 6nmol/L、45.7nmol/L 和 73.7nmol/L）。体外试验表明，Dacomitinib 可以有效地抑制 H1975 细胞的增殖（IC_{50} 为 $0.44\mu mol/L$）[9]。在 H1975 裸鼠移植瘤试验中，其在 15mg/kg 剂量下可以有效地抑制肿瘤的增长，抑制率为 77%[62]。在美国[63]和韩国[64]分别进行的两个临床 I 期试验中，最终确定的最大耐受剂量均为 45mg/d，在该剂量下，两组实验中均有超过 50% 的患者产生不同程度的腹泻和皮疹副作用。在一项针对该药物的 II 期临床实验中，两例同时携带 EGFRT790M 突变和 20 位外显子插入突变的患者表现出病情稳定现象[65]。该药物目前正在进行用于治疗局部晚期或转移性非小细胞肺癌的 III 期临床试验，以及其他一些不同阶段的临床试验。

Afatinib（BIBW2992，阿伐替尼）

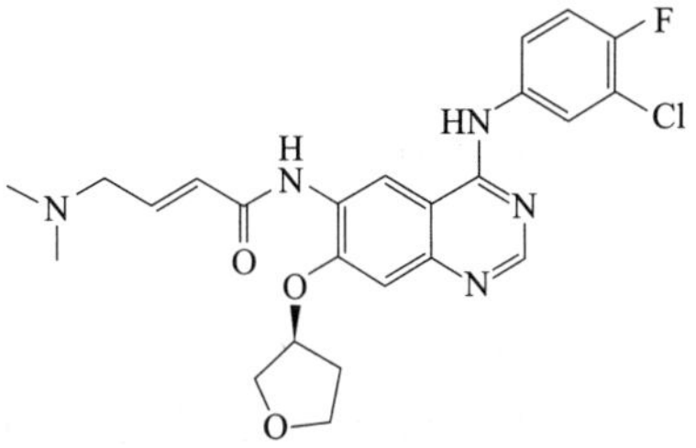

2-8 阿伐替尼

Afatinib 是 Boehringer Ingelheim 公司开发的 EGFR 与 HER2 双抑制剂，抑制野生型 EGFR 和 HER2 的 IC_{50} 分别为 0.5nmol/L 和 14nmol/L[10]。此外，Afatinib 可以有效地作用于 T790M 突变型 EGFR，对 EGFRL858R/T790M 的 IC_{50} 为 10nmol/L，其对 H1975 肿瘤细胞的抑制 IC_{50} 低于 100nmol/L，在 20mg/kg 剂量下可以有效地抑制 H1975 移植瘤的生长[10]。临床试验显示，相对于传统的化疗，Afatinib 可以明显的延长中位无进展生存期（11.1 个月 vs 6.9 个月），以及提高患者客观缓解率（50.4% vs 19.1%）[66]。该药物于 2013 年被美国 FDA 批准上市，作为一线药物用于治疗携带 Del 19 或 L858R 突变的 EGFR 非小细胞肺癌患者。但是，有研究表明临床上应用 Afatinib 并不能完全有效地抑制携带 EG-FRT790M 突变的非小细胞肺癌的增长。

2.3.4 第二代抑制剂的限制性毒性

第二代 EGFR 不可逆抑制剂虽然在体外试验以及肿瘤移植模型上均表现出比第一代抑制剂更好的作用于 EGFRT790M 的抑制活性，但是由于缺乏对野生型 EGFR 的选择性，因而导致临床上应用此类抑制剂在较高剂量时出现较大的毒副作用（例如，腹泻和皮疹等），或者是在最大耐受剂量时无法达到抑制肿瘤生长所需的有效浓度，从而导致临床治疗效果不佳[58,61,67]。因而亟需开发可以选择性作用于 EGFR T790M 的抑制剂。

2.4 选择性 EGFR T790M 抑制剂的研究进展

2.4.1 WZ4002

Gray 课题组[68,69]通过筛选自建的不可逆激酶抑制剂化合物库，得到了一类能够与 EGFR T790M 共价键结合的嘧啶类抑制剂。与第二代不可逆抑制剂 HKI-272 相比，化合物 WZ3146、WZ4002 和 WZ8040 对 PC9CR（Del 19/T790M）和 H1975（L858R/T790M）等耐药肺癌细胞，以及 Ba/F3（T790M）细胞具有更强的抑制作用，其中，WZ4002 对 H1975 的 IC_{50} 值为 47nmol/L。与它们的细胞活性结果相一致的是，WZ 系列化合物能较强地抑制非小细胞肺癌细胞中的 EGFR，AKT 和 ERK1/2 蛋白的磷酸化。

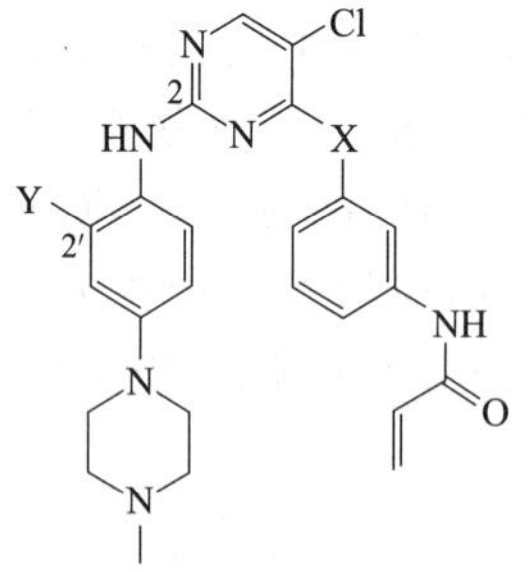

2-9 WZ3146　X=O，Y=H
2-10 WZ4002　X=O，Y=OMe
2-11 WZ8040　X=S，Y=H

通过 Ambit 蛋白激酶组筛选平台，发现与 WZ3146 相比，WZ4002 具有更好的激酶谱选择性；而且在转染了 BMX，BLK，JAK2 和 JAK3 等基因的 Ba/F3 细胞中，WZ4002 也同样表现出了更好的选择性。在具有野生型 EGFR 激酶域的 Ba/F3 细胞抑制试验中，WZ4002（IC_{50}＝113nmol/L）比第二代不可逆抑制剂 CL-387，785（IC_{50}＝26nmol/L）和 HKI-272（C_{50}＜1nmol/L）明显要弱。尤其是 WZ4002 对野生型 EGFR 磷酸化抑制作用只有这些喹唑啉结构不可抑制剂活性的 1%。从 WZ4002 自身对野生型和突变体 EGFRL858R/T790M 抑制选择性来看，在体外 ATP/NADH 偶联酶试验中[34]，WZ4002 对双突变 EGFR 的抑制剂作用强于野生型，而 HKI-272 与 Gefitinib 结果正好相反。

EGFR T790M 与 WZ4002 的晶体复合物结构显示（图 2-6），WZ4002 的 2-氨基嘧啶结构与蛋白的铰链域（Hinge）上的 Met793 形成双齿氢键作用，嘧啶环 5 位上的氯原子与 Met790 残基产生作用。而且，由 Met790 产生的疏水空腔，对于 WZ4002 与 EGFRT790M 突变体的结合也是有利的。嘧啶环 2 位取代苯胺与 Gly796 形成疏水相互作用，而该苯胺上 2'-甲氧基朝向铰链域，这一小基团也赋予了 WZ4002 更好的激酶广谱选择性。此外，对 WZ4002 结合能力最为重要的共价键作用，是通过丙烯酰胺结构与 Cys797 巯基所形成的。总而言之，整个 WZ4002 分子通过嘧啶环连接两条支链，构成"U 形"构象，与蛋白产生结合作用，而这也成为开发新一代选择性 EGFR T790M 不可逆抑制剂时，采用限制构象策略的结构基础。

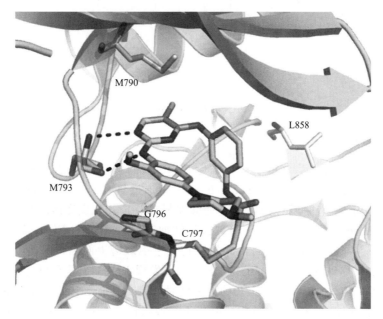

图 2-6　WZ4002 与 EGFR T790M 激酶域的晶体复合物（PDB ID：3IKA）

小鼠以 10mg/kg 口服给药，WZ4002 的血药浓度峰值能达到 429ng/mL，半衰期为 2.5h，口服生物利用度为 24%。在含有 T790M 突变体的小鼠肿瘤模型中，连续两周每天口服给药 25mg/kg，WZ4002 能够显著抑制肿瘤体积的生长。虽然 WZ4002 在临床前表现出优异活性，以及 T790M 的选择性，但是，由于专利使用权问题，这类分子的进一步开发工作处于停滞状态，还未有后续工作的报道。

2. 4. 2　CO-1686

由 Avila（2011 年并入 Celgene 公司）和 Clovis 公司共同开发的化合物 CO-1686 是一类具有 EGFR T790M 突变选择性的抑制剂[70,71]。体外试验显示，CO-1686 对 EGFR L858R/T790M 的抑制活性达到 $IC_{50}=0.51$nmol/L，亲和能力为 $K_d=7$nmol/L。而且，CO-1686 对 T790M 突变的抑制活性和亲和能力强于野生型 EGFR，选择性分别为 10 和 25 倍。此外，在细胞水平上，CO-1686 对耐药细胞 H1975（EGFRL858R/T790M）的 IC_{50} 也达到了 48nmol/L。在 H1975 和 A431（EGFR WT）细胞里的磷酸化检测中，发现 CO-1686 仅对双突变耐药细胞 H1975 的 EGFR 磷酸化产生显著抑制，而在野生型 EGFR 细胞 A431 中，即使药物浓度达到 5μmol/L 也未产生明显抑制作用。

在体内 H1975 移植瘤模型试验中，连续 30mg/（kg·d）口服给药 15d 后，小鼠肿瘤体积被明显抑制，而且未见小鼠体重有明显变化。此外，在有效剂量下，小鼠正常肺组织和皮肤组织中的野生型 EGFR，不会被 CO-1686 抑制。由于 CO-1686 在临床前所表现出来的优异活性和选择性，已经被确定为候选分子于 2012 年进入临床 I/II 期试验（NCT01526928）。初步临床数据显示，CO-1686 具有良好的耐受性，没有引起皮疹和腹泻等剂量依赖性毒副作用，在具有 T790M 突变的非小细胞患者中，显示出较好的治疗效果。

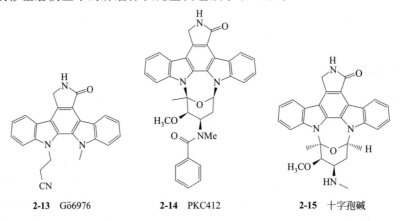

2-12 CO-1686

2.4.3 PKC412

PKC412（Midostaurin，米哚妥林）作为 FLT3 激酶抑制剂，已经进入临床Ⅲ期试验，用于急性髓性白血病的治疗[72]。Genentech 公司[73]通过具有 705 种肿瘤细胞的高通量筛选平台，意外发现 PKC 激酶抑制剂 Gö6976 能够抑制携带 EGFR 突变体的非小细胞肺癌细胞，进一步体外磷酸化试验显示，Gö6976 可以选择性抑制 EGFR 双突变体，而对野生型 EGFR 的抑制作用较弱。由于 Gö6976 本身由天然产物十字孢碱衍生而来，因此，Genentech 的研究人员检测了十字孢碱的另一个衍生物 PKC412，发现 PKC412 具有更高的 EGFR T790M 突变选择性。PKC412 在 3～30nmol/L 的低浓度时就能明显抑制 EGFR L858R/T790M 双突变激酶的磷酸化，而浓度达到 $10\mu mol/L$ 时仍不会抑制野生型 EGFR 的磷酸化。在体外酶抑制动力学试验中，PKC412 对 L858R/T790M 和野生型 EGFR 的 K_i 值分别为 0.53nmol/L 和 49nmol/L，达到 92 倍的突变选择性。此外，PKC412 以 100mg/kg 剂量口服给药时，0.5h 后小鼠体内达到血药峰值（$C_{max}=2.91\mu mol/L$），半衰期为 18h。当给药时间持续达到 12d 时，小鼠移植瘤模型中的肿瘤体积比空白组减小了 50%。

2-13 Gö6976　　　　　**2-14** PKC412　　　　　**2-15** 十字孢碱

2.4.4 AP26113

AP26113 是 Ariad 公司开发的 ALK 和 EGFR 的双抑制剂，已经进入临床Ⅰ/Ⅱ期试验，用于治疗 ALK 和 EGFR 基因突变相关的癌症患者（NCT01449461）[74]。AP26113 不能明显抑制非小细胞肺癌 H358 或者 Ba/F3 细胞中的野生型 EGFR 磷酸化水平（$IC_{50}>$ 3000nmol/L），但是，它能较强地抑制携带活化突变（或同时具有 T790M 突变）的 EGFR 磷酸化。在携带 EGFRDel19/T790M 双突变的 Ba/F3 细胞中，AP26113 能够分别以 15nmol/L 和 281nmol/L 的 IC_{50} 值抑制突变 EGFR 的磷酸化和细胞增殖。同样的，在携带

EGFR Del 19/T790M 双突变的 HCC827 细胞中，AP26113 能以 59nmol/L 的 IC_{50} 值抑制突变 EGFR 的磷酸化，并以 245nmol/L 的 IC_{50} 值抑制细胞的增殖。此外，在 HCC827 细胞的移植瘤模型中，AP26113 在每天口服给药 25mg/kg 时，能够有效减小肿瘤体积。值得注意的是，AP26113 结构中不含形成共价键的"弹头"基，因此，它是一个可逆的 T790M 选择性抑制剂，这也为开发具有 EGFR T790M 突变选择性的可逆抑制剂提供了可行性。

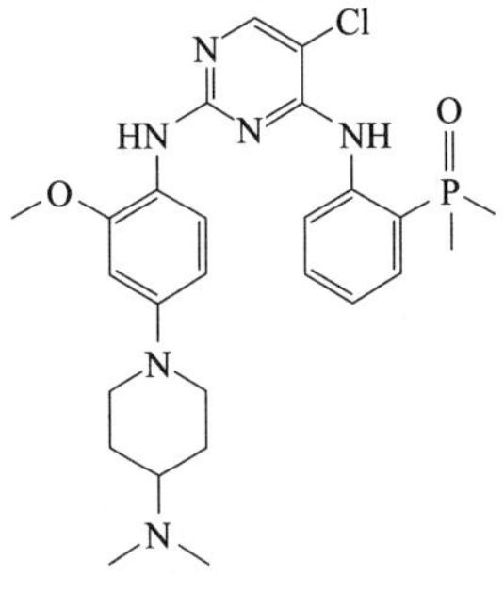

2-16 AP26113

2.4.5 TAS-2913

TAS-2913 是 Taiho 公司开发的突变选择性 EGFR 抑制剂[75]。在体外时间分辨-荧光共振能量转移（TR-FRET）激酶检测试验中，它能以皮纳摩尔水平抑制突变的 EGFR 活性，并且表现出对野生型 EGFR 的 10 倍选择性。并且，在 H1975 非小细胞肺癌的移植瘤试验中，大于 100mg/kg 剂量的 TAS-2913，能够一定程度地抑制肿瘤生长；同时，在 H1975 和 HCC827 的移植瘤模型中，TAS-2913 能够在 100mg/kg 的剂量下完全抑制 EGFR 以及下游信号通路蛋白的磷酸化，而且，在人胃癌细胞 NUGC3 的移植瘤模型中，它并没有作用。

目前，虽然 TAS-2913 的结构还未被公开，处于临床前研究阶段。但是，Taiho 在最近公开的两份专利中披露了两类化合物 **2-17**[76] 和 **2-18**[77]。在体外激酶活性检测试验中，化合物 **2-17** 对 L858R/T790M、Del 19/T790M、L858R 和 Del 19 的 IC_{50} 值分别为 0.3nmol/L、0.2nmol/L、0.4nmol/L 和 0.4nmol/L，而对野生型 EGFR 的 IC_{50} 值为 4.3nmol/L。并且化合物 **2-17** 能够强烈抑制非小细胞肺癌细胞 H1975（L858R/T790M）和 HCC827（Del 19）的增殖，两者的 IC_{50} 值分别为 27nmol/L 和 5nmol/L。但是，该化合物对野生型 A431 细胞的 IC_{50} 值为 590nmol/L。此外，化合物 **2-18** 也具有类似的活性和选择性。

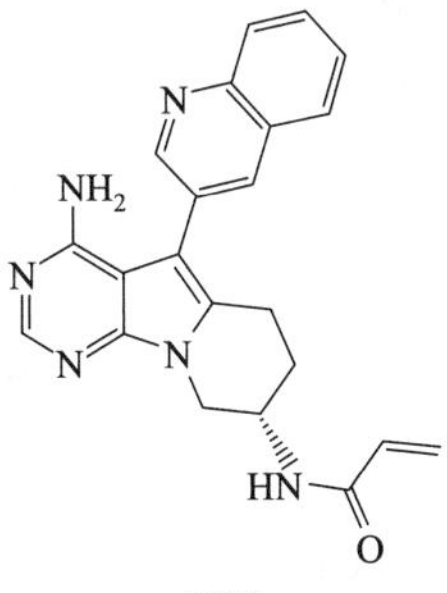

2-17 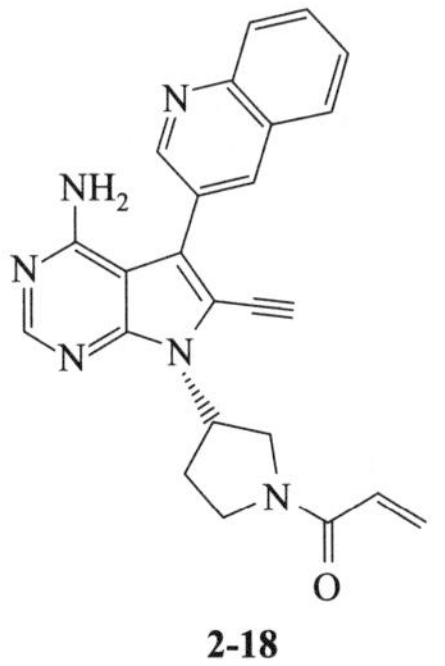   **2-18**

2.4.6 MK1404

Min 课题组通过高通量筛选发现的化合物 MK1068 具有一定的 EGFR 突变选择性，例如在 1μmol/L 时，对 T790M 和野生型 EGFR 激酶的抑制率分别为 38% 和 18%。通过进一步结构优化，得到 6 个衍生物对 EGFR T790M 的 IC_{50} 小于 50nmol/L，而且对野生型 EGFR 的选择性大于 100 倍，其中化合物 MK1404 的选择性达到 2778 倍。目前，MK 系列化合物的结构还未公开，也未见相关专利公开，还处于先导化合物优化阶段[78]。

2. 4. 7　HM61713

Hanmi 公司研发的 HM61713 是一个口服有效的 EGFR 突变选择性小分子抑制剂，具有较强的抗肿瘤效果，目前，HM61713 进入临床 I 期阶段（NCT01588145）[79]。虽然，Hanmi 公司近年公开了一系列 EGFR 小分子抑制剂的专利，但是 HM61713 的结构还没有被披露。在这些专利中一类具有噻唑并嘧啶母核结构的小分子化合物，显示出了 EGFR 突变选择性。例如，化合物 **2-19**[80] 对突变型非小细胞肺癌 HCC827 和 H1975 的抑制 IC_{50} 均在 50~100nmol/L，而对野生型非小细胞肺癌 A431 的抑制 IC_{50} 则大于 $1\mu mol/L$。此外，化合物 **2-19** 除了对 EGFR L858R/T790M 有抑制作用（$IC_{50} \leqslant 50nmol/L$），它对其他激酶，如 BTK、JAK3，BMX 和 RLK 同样具有较强的抑制作用。这类分子结构与 WZ3146 相似，相当于在 WZ3146 嘧啶环 5,6 位进行环合改造得来。

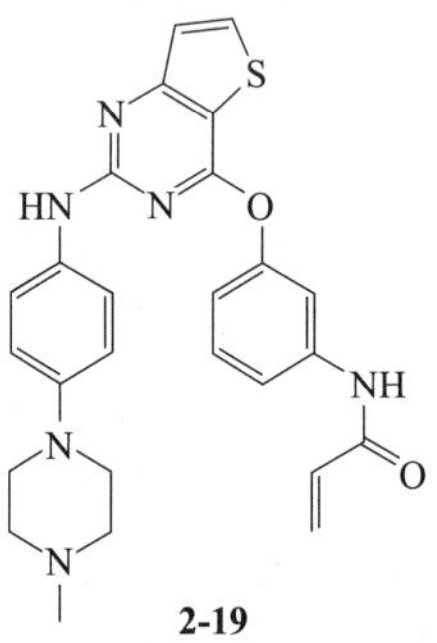

2-19

2. 4. 8　AstraZeneca 化合物

AstraZeneca 公司最近报道的一类 2-氨基嘧啶结构化合物，具有 EGFRT790M 突变选择性抑制作用[81]。AstraZeneca 通过同时检测化合物对双突变和野生型 EGFR 激酶活性，发现嘧啶类化合物 **2-20** 能够表现 88 倍突变选择性，对双突变和野生型 EGFR 的活性分别为 $IC_{50} = 9nmol/L$ 和 790nmol/L。然而，由于该分子为可逆抑制剂，当作用于携带双突变 EGFR 的非小细胞肺癌 H1975 细胞时，IC_{50} 仅有 $0.77\mu mol/L$。当给这类分子引入一个"弹头"基（丙烯酰胺）时，得到化合物 **2-21**，它对 H1975 细胞的抑制活性提高到了 $IC_{50} = 22nmol/L$，与携带野生型 EGFR 的非小细胞肺癌细胞相比，具有 25 倍的突变选择性。通过化合物 **2-21** 和 EGFR 蛋白的晶体解析结构（图 2-7），可以看出化合物 **2-21** 通过 2-氨基嘧啶结构与 EGFR 蛋白铰链域形成双齿氢键，而丙烯酰胺与 797 位半胱氨酸巯基形成共价键。

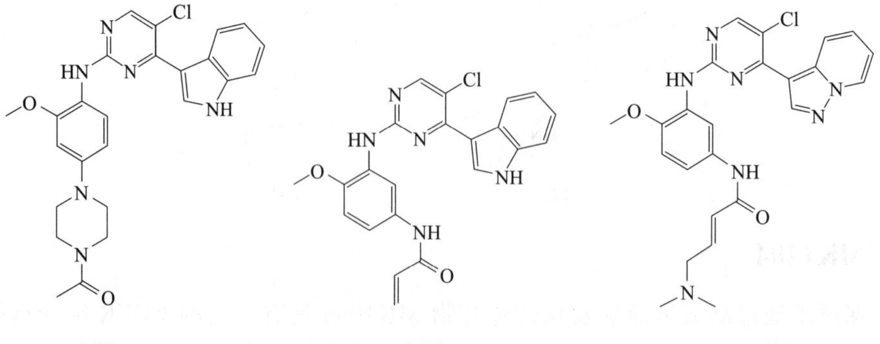

2-20　　　　2-21　　　　2-22

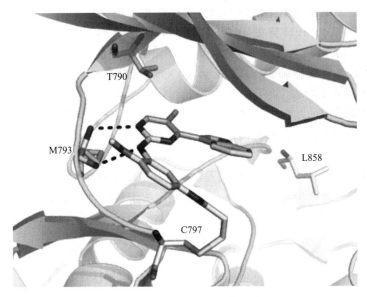

图 2-7 化合物 **2-21** 与 EGFR 激酶域的晶体结构 （PDB ID：4LI5）

最后，通过综合考察活性、选择性以及药代性质，找到最优化合物 **2-22**，它对 H1975 细胞的抑制活性为 $IC_{50}=96nmol/L$，对野生型细胞 Lovo 选择性达到 237 倍。化合物 **2-22** 在大鼠体内的口服生物利用为 45％，当以甲磺酸盐的形式，每天口服给药 60mg/kg，连续 7d，能够显著抑制 H1975 细胞的小鼠移植瘤体积（肿瘤生长抑制率 TGI＝105％），而对野生型非小细胞肺癌 A431 的小鼠移植瘤的 TGI 则为 46％。目前，这类分子还在先导化合物优化阶段。

2.4.9 嘧啶并杂环类化合物

Ding 课题组报道的一系列嘧啶并杂环类化合物，能够作为 EGFRT790M 不可逆小分子抑制剂。其中，化合物 **2-23** 对野生型 EGFR 的 IC_{50} 为 0.29nmol/L，对 EGFR L858R/T790M 的 IC_{50} 为 0.93nmol/L；与野生型和 T790M 突变型 EGFR 的结合常数 K_d 分别为 1.2nmol/L 和 0.4nmol/L。化合物 **2-23** 可以有效抑制 H1975 细胞中 EGFR 的磷酸化，并且可以有效地抑制 H1975 的细胞增殖，其 IC_{50} 值为 14nmol/L。在体内 H1975 移植瘤试验中，化合物 **2-23** 的甲磺酸盐以 30mg/kg 持续给药 14d，可以有效地抑制肿瘤体积的增长。此外，通过 DiscoveRx 公司的 KINOMEscan 筛选平台检测，化合物 **2-23** 在体外 451 种激酶谱中显示出良好的选择性[82]。

2-23　　　　　　**2-24**　　　　　　**2-25**

另一类嘧啶并二氮杂䓬类化合物 **2-24**，同样能有效地抑制 EGFR 活性，化合物 **2-24** 对野生型和 L858R/T790M 双突变的 EGFR 激酶抑制活性分别为 $IC_{50} = 5.8nmol/L$ 和 $14.1nmol/L$，对两者的结合常数 K_d 值分别为 $75nmol/L$ 和 $15nmol/L$。此外，化合物 **2-24** 同样能有效抑制非小细胞肺癌 H1975 和 HCC827 细胞的增殖，它们的 IC_{50} 值分别为 $69nmol/L$ 和 $71nmol/L$[83]。

在前两类分子结构的基础上，经过构象限制策略以及分子杂合策略设计得到一类新型具有稠环结构的化合物 **2-25**，具有较高的 T790M 突变选择性，例如，化合物 **2-25** 与野生型和 L858R/T790M 双突变 EGFR 的结合常数分别为 $310nmol/L$ 和 $2.6nmol/L$，该化合物对 H1975 细胞的抑制活性为 $IC_{50} = 86nmol/L$，而对其他携带野生型 EGFR 的肿瘤细胞或正常人体细胞无明显的抑制作用。此外，针对 456 种激酶谱选择性的试验显示，化合物 **2-25** 具有良好的 EGFRT790M 靶向性，在 $100nmol/L$ 的浓度下，化合物 **2-25** 并不明显抑制其他 454 种激酶[84]。

2.5 总结

相比传统的化疗手段，Gefitinib 和 Erlotinib 等靶向药物对非小细胞肺癌具有更强的选择性，能够在最大耐受剂量以下发挥作用。但是，随着这些靶向药物的使用，患者逐渐产生了 EGFR T790M 获得性耐药突变。尽管第二代不可逆抑制剂能够克服该耐药突变问题，但是这些抑制剂的突变选择性的缺乏又引起了限制性毒性问题。因此，最近在 EGFR T790M 突变选择性抑制剂方面所取得的进展，如 WZ4002、CO-1686 等，为治疗相关耐药患者带来了新的希望。但是，这些靶向分子的应用是否又会引起新的一轮耐药突变，将是值得关注的问题。此外，临床上也已经出现了 MET、IGF-1R 等旁路激活耐药现象，这些因素可能将限制这些药物的适用范围。因此，未来采取"一药多靶"的策略来开发多靶点分子或者使用组合用药手段治疗患者，即同时抑制靶基因的耐药突变和旁路激活靶点，将是更具前景的研究方向[2]。

参 考 文 献

[1] Sharma S V，Bell D W，Settleman J，et al. Epidermal growth factor receptor mutations in lung cancer [J]. Nat Rev Cancer，2007，7（3）：169-181.

[2] Hynes N E，Lane H A. ERBB Receptors and Cancer：the Complexity of Targeted Inhibitors [J]. Nat Rev Cancer，2005，5（5）：341-354.

[3] Paez J G，Jänne P A，Lee J C，et al. EGFR Mutations in Lung Cancer：Correlation with Clinical Response to Gefitinib Therapy [J]. Science，2004，304（5676）：1497-1500.

[4] Lynch T J，Bell D W，Sordella R，et al. Activating Mutations in the Epidermal Growth Factor Receptor Underlying Responsiveness of Non-Small-Cell Lung Cancer to Gefitinib [J]. New Engl J Med，2004，350（21）：2129-2139.

[5] Engelman J A，Jänne P A. Mechanisms of Acquired Resistance to Epidermal Growth Factor Receptor Tyrosine Kinase Inhibitors in Non-Small Cell Lung Cancer [J]. Clin Cancer Res，2008，14（10）：2895-2899.

[6] Pao W，Miller V A，Politi K A，et al. Acquired Resistance of Lung Adenocarcinomas to Gefitinib or Erlotinib Is Associated with a Second Mutation in the EGFR Kinase Domain [J]. PLoS Med，2005，2（3）：e73.

[7]　Kobayashi S，Boggon T J，Dayaram T，et al. EGFR mutation and resistance of non-small-cell lung cancer to gefitinib [J]. N Engl J Med，2005，352 (8)：786-792.

[8]　Kwak E L，Sordella R，Bell D W，et al. Irreversible inhibitors of the EGF receptor may circumvent acquired resistance to gefitinib [J]. Proc Natl Acad Sci U S A，2005，102 (21)：7665-7670.

[9]　Engelman J A，Zejnullahu K，Gale C M，et al. PF00299804，an irreversible pan-ERBB inhibitor，is effective in lung cancer models with EGFR and ERBB2 mutations that are resistant to gefitinib [J]. Cancer Res，2007，67 (24)：11924-11932.

[10]　Li D，Ambrogio L，Shimamura T，et al. BIBW2992，an irreversible EGFR/HER2 inhibitor highly effective in preclinical lung cancer models [J]. Oncogene，2008，27 (34)：4702-4711.

[11]　Yuza Y，Glatt K A，Jiang J，et al. Allele-dependent variation in the relative cellular potency of distinct EGFR inhibitors [J]. Cancer Biol Ther，2007，6 (5)：661-667.

[12]　Godin-Heymann N，Ulkus L，Brannigan B W，et al. The T790M "gatekeeper" mutation in EGFR mediates resistance to low concentrations of an irreversible EGFR inhibitor [J]. Mol Cancer Ther，2008，7 (4)：874-879.

[13]　Manning G，Whyte D B，Martinez R，et al. The Protein Kinase Complement of the Human Genome [J]. Science，2002，298 (5600)：1912-1934.

[14]　Zhang H，Berezov A，Wang Q，et al. ErbB receptors：from oncogenes to targeted cancer therapies [J]. J Clin Invest，2007，117 (8)：2051-2058.

[15]　Olayioye M A，Neve R M，Lane H A，et al. The ErbB signaling network：receptor heterodimerization in development and cancer [J]. EMBO J，2000，19 (13)：3159-3167.

[16]　Bianco R，Gelardi T，Damiano V，et al. Rational bases for the development of EGFR inhibitors for cancer treatment [J]. Int J Biochem Cell Biol，2007，39 (7-8)：1416-1431.

[17]　Klapper L N，Kirschbaum M H，Seta M，et al. Biochemical and Clinical Implications of the ErbB/HER Signaling Network of Growth Factor Receptors [J]. Adv Cancer Res，2000，77：25-79.

[18]　Krause D S，Van Etten R A. Tyrosine Kinases as Targets for Cancer Therapy [J]. New Engl J Med，2005，353 (2)：172-187.

[19]　Mendelsohn J，Baselga J. The EGF receptor family as targets for cancer therapy [J]. Oncogene，2000，19 (56)：6550-6565.

[20]　Harris R C，Chung E，Coffey R J. EGF receptor ligands [J]. Exp Cell Res，2003，284 (1)：2-13.

[21]　Jorissen R N，Walker F，Pouliot N，et al. Epidermal growth factor receptor：mechanisms of activation and signalling [J]. Exp Cell Res，2003，284 (1)：31-53.

[22]　Yoshikawa S，Kukimoto-Niino M，Parker L，et al. Structural basis for the altered drug sensitivities of non-small cell lung cancer-associated mutants of human epidermal growth factor receptor [J]. Oncogene，2013，32 (1)：27-38.

[23]　Liao J J-L. Molecular Recognition of Protein Kinase Binding Pockets for Design of Potent and Selective Kinase Inhibitors [J]. J Med Chem，2007，50 (3)：409-424.

[24]　Hubbard S R. The Juxtamembrane Region of EGFR Takes Center Stage [J]. Cell，2009，137 (7)：1181-1183.

[25]　Ferguson K M. Active and inactive conformations of the epidermal growth factor receptor [J]. Biochem Soc Trans，2004，32 (5)：742-745.

[26]　Zhang X，Gureasko J，Shen K，et al. An allosteric mechanism for activation of the kinase domain of epidermal growth factor receptor [J]. Cell，2006，125 (6)：1137-1149.

[27]　Honegger A M，Kris R M，Ullrich A，et al. Evidence That Autophosphorylation of Solubilized Receptors for Epidermal Growth-Factor Is Mediated by Intermolecular Cross-Phosphorylation [J]. Proc

Natl Acad Sci U S A，1989，86（3）：925-929.

［28］ Batzer A，Rotin D，Urena J，et al. Hierarchy of binding sites for Grb2 and Shc on the epidermal growth factor receptor ［J］. Mol Cell Biol，1994，14（8）：5192-5201.

［29］ Lemmon M A，Schlessinger J. Cell Signaling by Receptor Tyrosine Kinases ［J］. Cell，2010，141（7）：1117-1134.

［30］ Yarden Y，Sliwkowski M X. Untangling the ErbB Signalling Network ［J］. Nat Rev Mol Cell Biol，2001，2（2）：127-137.

［31］ Schlessinger J. Cell Signaling by Receptor Tyrosine Kinases ［J］. Cell，2000，103（2）：211-225.

［32］ Gazdar A F，Minna J D. Inhibition of EGFR Signaling：All Mutations Are Not Created Equal ［J］. PLoS Med，2005，2（11）：e377.

［33］ Chan S K，Gullick W J，Hill M E. Mutations of the epidermal growth factor receptor in non-small cell lung cancer - Search and destroy ［J］. Eur J Cancer，2006，42（1）：17-23.

［34］ Yun C H，Boggon T J，Li Y，et al. Structures of Lung Cancer-Derived EGFR Mutants and Inhibitor Complexes：Mechanism of Activation and Insights into Differential Inhibitor Sensitivity ［J］. Cancer Cell，2007，11（3）：217-227.

［35］ Carey K D，Garton A J，Romero M S，et al. Kinetic Analysis of Epidermal Growth Factor Receptor Somatic Mutant Proteins Shows Increased Sensitivity to the Epidermal Growth Factor Receptor Tyrosine Kinase Inhibitor，Erlotinib ［J］. Cancer Res，2006，66（16）：8163-8171.

［36］ Littlefield P，Jura N. EGFR lung cancer mutants get specialized ［J］. Proc Natl Acad Sci U S A，2013，110（38）：15169-15170.

［37］ Gazdar A F. Activating and resistance mutations of EGFR in non-small-cell lung cancer：role in clinical response to EGFR tyrosine kinase inhibitors ［J］. Oncogene，2009，28（Suppl 1）：S24-31.

［38］ Engelman J A，Zejnullahu K，Mitsudomi T，et al. MET Amplification Leads to Gefitinib Resistance in Lung Cancer by Activating ERBB3 Signaling ［J］. Science，2007，316（5827）：1039-1043.

［39］ Pao W，Wang T Y，Riely G J，et al. KRAS Mutations and Primary Resistance of Lung Adenocarcinomas to Gefitinib or Erlotinib ［J］. PLoS Med，2005，2（1）：e17.

［40］ Pao W，Chmielecki J. Rational，biologically based treatment of EGFR-mutant non-small-cell lung cancer ［J］. Nat Rev Cancer，2010，10（11）：760-774.

［41］ Wakeling A E，Guy S P，Woodburn J R，et al. ZD1839（Iressa）：An Orally Active Inhibitor of Epidermal Growth Factor Signaling with Potential for Cancer Therapy ［J］. Cancer Res，2002，62（20）：5749-5754.

［42］ Cohen M H，Williams G A，Sridhara R，et al. FDA Drug Approval Summary：Gefitinib（ZD1839）（Iressa®）Tablets ［J］. Oncologist，2003，8（4）：303-306.

［43］ Thatcher N，Chang A，Parikh P，et al. Gefitinib plus best supportive care in previously treated patients with refractory advanced non-small-cell lung cancer：results from a randomised，placebo-controlled，multicentre study（Iressa Survival Evaluation in Lung Cancer） ［J］. Lancet，2005，366（9496）：1527-1537.

［44］ Maemondo M，Inoue A，Kobayashi K，et al. Gefitinib or Chemotherapy for Non-Small-Cell Lung Cancer with Mutated EGFR ［J］. New Engl J Med，2010，362（25）：2380-2388.

［45］ Moyer J D，Barbacci E G，Iwata K K，et al. Induction of Apoptosis and Cell Cycle Arrest by CP-358，774，an Inhibitor of Epidermal Growth Factor Receptor Tyrosine Kinase ［J］. Cancer Res，1997，57（21）：4838-4848.

［46］ Erlotinib（Tarceva）for advanced non-small cell lung cancer ［J］. Med Lett Drugs Ther，2005，47（1205）：25-26.

[47] 邬楠，王爱平，王印祥. 表皮细胞生长因子受体酪氨酸激酶抑制剂 BPI-2009 的抗肿瘤作用及其机制的研究 [J]. 中国临床药理学与治疗学，2005（4）：456-462.

[48] [2013-10-01]. http：//icotinibglobal. com/icotinib-news. html.

[49] Shi Y，Zhang L，Liu X，et al. Icotinib versus gefitinib in previously treated advanced non-small-cell lung cancer（ICOGEN）：a randomised，double-blind phase 3 non-inferiority trial [J]. Lancet Oncol，2013，14（10）：953-961.

[50] Rusnak D W，Lackey K，Affleck K，et al. The effects of the novel，reversible epidermal growth factor Receptor/ErbB-2 tyrosine kinase inhibitor，GW2016，on the growth of human normal and tumor-derived cell lines in vitro and in vivo [J]. Mol Cancer Ther，2001，1（2）：85-94.

[51] Geyer C E，Forster J，Lindquist D，et al. Lapatinib plus Capecitabine for HER2-Positive Advanced Breast Cancer [J]. New Engl J Med，2006，355（26）：2733-2743.

[52] Mok T S，Wu Y-L，Thongprasert S，et al. Gefitinib or Carboplatin-Paclitaxel in Pulmonary Adenocarcinoma [J]. New Engl J Med，2009，361（10）：947-957.

[53] Kobayashi S，Ji H，Yuza Y，et al. An alternative inhibitor overcomes resistance caused by a mutation of the epidermal growth factor receptor [J]. Cancer Res，2005，65（16）：7096-7101.

[54] Yun C-H，Mengwasser K E，Toms A V，et al. The T790M mutation in EGFR kinase causes drug resistance by increasing the affinity for ATP [J]. Proc Natl Acad Sci U S A，2008，105（6）：2070-2075.

[55] Fry D W，Bridges A J，Denny W A，et al. Specific，irreversible inactivation of the epidermal growth factor receptor and erbB2，by a new class of tyrosine kinase inhibitor [J]. Proc Natl Acad Sci U S A，1998，95（20）：12022-12027.

[56] McIntyre J A，Castaner J，Leeson P A. Canertinib dihydrochloride - Oncolytic drug HER（ErbB）inhibitor [J]. Drug Future，2005，30（8）：771-779.

[57] Calvo E，Tolcher A W，Hammond L A，et al. Administration of CI-1033，an Irreversible Pan-erbB Tyrosine Kinase Inhibitor，Is Feasible on a 7-Day On，7-Day Off Schedule：A Phase I Pharmacokinetic and Food Effect Study [J]. Clin Cancer Res，2004，10（21）：7112-7120.

[58] Jänne P A，von Pawel J，Cohen R B，et al. Multicenter，Randomized，Phase II Trial of CI-1033，an Irreversible Pan-ERBB Inhibitor，for Previously Treated Advanced Non-Small-Cell Lung Cancer [J]. J Clin Oncol，2007，25（25）：3936-3944.

[59] Rabindran S K，Discafani C M，Rosfjord E C，et al. Antitumor Activity of HKI-272，an Orally Active，Irreversible Inhibitor of the HER-2 Tyrosine Kinase [J]. Cancer Res，2004，64（11）：3958-3965.

[60] Wong K-K，Fracasso P M，Bukowski R M，et al. A Phase I Study with Neratinib（HKI-272），an Irreversible Pan ErbB Receptor Tyrosine Kinase Inhibitor，in Patients with Solid Tumors [J]. Clin Cancer Res，2009，15（7）：2552-2558.

[61] Sequist L V，Besse B，Lynch T J，et al. Neratinib，an Irreversible Pan-ErbB Receptor Tyrosine Kinase Inhibitor：Results of a Phase II Trial in Patients With Advanced Non-Small-Cell Lung Cancer [J]. J Clin Oncol，2010，28（18）：3076-3083.

[62] Gonzales A J，Hook K E，Althaus I W，et al. Antitumor activity and pharmacokinetic properties of PF-00299804，a second-generation irreversible pan-erbB receptor tyrosine kinase inhibitor [J]. Mol Cancer Ther，2008，7（7）：1880-1889.

[63] Janne P A，Schellens J H，Engelman J A，et al. Preliminary activity and safety results from a phase I clinical trial of PF-00299804，an irreversible pan-HER inhibitor，in patients（pts）with NSCLC [J]. J Clin Oncol，2008，26（15）：8027.

［64］ Blackhall F，Gadgeel S M，Reckamp K L，et al. Activity of the Pan-Her Tyrosine Kinase (Tk) Inhibitor Dacomitinib (Pf-00299804) in Refractory Nonadenocarcinoma (Non-a) Non-Small Cell Lung Cancer (Nsclc) and Compared with Erlotinibin the 2nd-/3rd-Line Setting ［J］. J Thorac Oncol，2012，7 (6)：S60-S60.

［65］ Janne P A，Reckamp K，Koczywas M，et al. A phase 2 trial of PF-00299804 (PF299)，an oral irreversible HER tyrosine kinase inhibitor (TKI)，in patients (pts) with advanced NSCLC after failure of prior chemotherapy and erlotinib：preliminary efficacy and safety results ［J］. J Thorac Oncol，2009，4 (9)：S293-S294.

［66］ Yang J C H，Schuler M H，Yamamoto N，et al. LUX-Lung 3：A randomized，open-label，phase III study of afatinib versus pemetrexed and cisplatin as first-line treatment for patients with advanced adenocarcinoma of the lung harboring EGFR-activating mutations ［J］. J Clin Oncol，2012，30 (18)，(suppl；abstr LBA7500)

［67］ Oxnard G R，Arcila M E，Chmielecki J，et al. New Strategies in Overcoming Acquired Resistance to Epidermal Growth Factor Receptor Tyrosine Kinase Inhibitors in Lung Cancer ［J］. Clin Cancer Res，2011，17 (17)：5530-5537.

［68］ Zhou W，Ercan D，Chen L，et al. Novel mutant-selective EGFR kinase inhibitors against EGFR T790M ［J］. Nature，2009，462 (7276)：1070-1074.

［69］ Zhou W，Ercan D，Jänne P A，et al. Discovery of Selective Irreversible Inhibitors for EGFR-T790M ［J］. Bioorg Med Chem Lett，2011，21 (2)：638-643.

［70］ [2013-10-01]. http：//www. clovisoncology. com/products-companion-diagnostics/co-1686/.

［71］ Walter A O，Tjin Tham Sjin R，Haringsma H J，et al. Discovery of a Mutant-selective Covalent Inhibitor of EGFR that Overcomes T790M-mediated Resistance in NSCLC ［J］. Cancer Discov，2013，3 (12)：1404-1415.

［72］ Griner E M，Kazanietz M G. Protein kinase C and other diacylglycerol effectors in cancer ［J］. Nat Rev Cancer，2007，7 (4)：281-294.

［73］ Lee H J，Schaefer G，Heffron T P，et al. Noncovalent wild-type-sparing inhibitors of EGFR T790M ［J］. Cancer Discov，2013，3 (2)：168-181.

［74］ [2013-10-01]. http：//www. ariad. com/AP26113.

［75］ Miyadera K，Kato M，Takahashi I，et al. 142 TAS-2913 is a Mutant Selective EGFR Inhibitor for NSCLC：Characterization Against EGFR T790M in Cell and Xenograft Models ［J］. Eur J Cancer，2012，48：44.

［76］ Sagara T，Ito S，Otsuki S，et al. Quinolylpyrrolopyrimidyl fused-ring compound or salt thereof：Japan，WO2013125709 ［P］. 2013-08-29 [2013-10-01].

［77］ Sagara T，Ito S，Otsuki S，et al. Quinolylpyrrolopyrimidine compound or salt thereof：Japan，WO2013118817 ［P］. 2013-08-15 [2013-10-01].

［78］ [2013-10-01]. http：//eng. kddf. org/Tasks/? mode＝view& TaskId＝20& p＝1.

［79］ [2013-10-01]. http：//clinicaltrials. gov/show/NCT01588145.

［80］ Cha M Y，Kang S J，Kim M R，et al. Novel fused pyrimidine derivatives for inhibition of tyrosine kinase activity：Korea，WO2011162515 ［P］. 2012-05-23 [2013-10-01].

［81］ Ward R A，Anderton M，Ashton S，et al. Structure and Reactivity Based Development of Covalent Inhibitors of the Activating and Gatekeeper Mutant Forms of the Epidermal Growth Factor Receptor (EGFR) ［J］. J Med Chem，2013，56 (17)：7025-7048.

［82］ Chang S，Zhang L，Xu S，et al. Design，Synthesis，and Biological Evaluation of Novel Conformationally Constrained Inhibitors Targeting Epidermal Growth Factor Receptor Threonine^{790} → Methionine^{790}

Mutant [J]. J Med Chem，2012，55 (6)：2711-2723.

[83] Xu S，Zhang L，Chang S，et al. Design，Synthesis and Biological Evaluation of New Molecules Inhibiting Epidermal Growth Factor Receptor Threonine[790] → Methionine[790] Mutant [J]. MedChemComm，2012，3 (9)：1155-1159.

[84] Xu T，Zhang L，Xu S，et al. Pyrimido [4,5-*d*] pyrimidin-4 (1*H*)-one Derivatives as Selective Inhibitors of EGFR Threonine[790] to Methionine[790] (T790M) Mutants [J]. Angew Chem Int Ed，2013，52 (32)：8387-8390.

3 FLT3-ITD 及其抑制剂的研究进展

Advances in FLT3 Internal Tandem Duplications Mutation and Inhibitors of FLT3-ITD

钟 杭 蔡 婷 赵临襄❶

3.1 引言

受体酪氨酸激酶（Receptor protein tyrosine kinases，RTK）介导细胞增殖、分化和发育的信号传导，与人类恶性肿瘤发生和发展密切相关。RTK 是具有磷酸化酪氨酸激酶活性的跨膜通道受体，它们的活性在正常细胞中严格受限。无配体存在时，RTK 在膜内的部分以非活性构象的单体形式存在。结合配体后引起 RTK 二聚化，促进位于受体胞质内结构域的酪氨酸残基磷酸化，引起酶的激活，同时为下游信号蛋白提供磷酸化酪氨酸识别的对接位点。当 RTK 发生突变或结构改变，通过级联信号传导，导致持续的增殖信号产生，引起癌症发生，突变的 RTK 基因可能成为强力的致癌基因。在人体中，目前已有 58 个 RTK 家族成员被发现，其中超过一半的成员在人类癌症中过度表达或突变[1]。

Ⅲ型 RTK 在白血病的发病机制中起到了重要作用，白血病是一种造血组织恶性紊乱，表现为不成熟或者成熟的白细胞过度增殖，抑制正常的造血功能。Ⅲ型 RTK 包括：巨噬细胞集落刺激因子受体 c-fms（Macrophage colony stimulating factor c-fms receptor，FMS）、血小板源生长因子受体（Platelet-derived growth factor receptor，PDGFR）α 和 β、干细胞因子 c-KIT（Stem cell factor c-kit receptor tyrosine）和 FMS-样酪氨酸激酶 3（FMS-like tyrosine kinase 3，FLT3）受体[2]。FLT3 基因的过度表达或持续激活，在白血病中起着关键作用。其中 FLT3 基因突变与急性髓细胞白血病（Acute myeloid leukemia，AML）的发生和发展密切相关，且为其预后不良的独立指标[3]。

❶ 通讯作者，赵临襄，沈阳药科大学制药工程学院（辽宁沈阳，110016），教授，博士生导师。研究方向：天然活性成分的结构改造及抗肿瘤活性研究。电话：024-23986420，E-mail：zhaolinxiang@syphu.edu.cn。

3.1.1 FLT3结构及其相关信号通路

FLT3 基因位于染色体 13q12，cDNA 全长 100kb，共包含 24 个外显子，人类 FLT3 基因编码包含 993 个氨基酸的 FLT3 蛋白[4]。FLT3 以两种形式存在：糖基化高甘露糖和复合碳水化合物，后者由前者转化而来，是 FLT3 在细胞表面的存在形式。FLT3 在胸腺、肝、脾、淋巴结、胎盘、脑、生殖腺等多种组织中表达，在正常人骨髓中，FLT3 基因仅表达于 $CD34^+$ & $CD38^-$ 细胞造血干/祖细胞，在红细胞系及成熟淋巴细胞和 NK 细胞中则不表达[5]。FLT3 对人的正常组织及髓系、淋巴祖细胞的增殖和分化起重要作用，对多潜能干细胞和免疫系统的发育具有重要影响。正常生理情况下当 FLT3 配体（FLT3 ligand，FL）与 FLT3 的细胞外结构域结合，诱发 FLT3 二聚化，致使激酶结构域的构象发生改变，酪氨酸残基磷酸化，激活下游信号因子 PI3K、AKT、MAPK 及 STAT5 等（图 3-1），通过一系列细胞内信号传导，信号最终进入细胞核，引起细胞增殖和活化[6]。

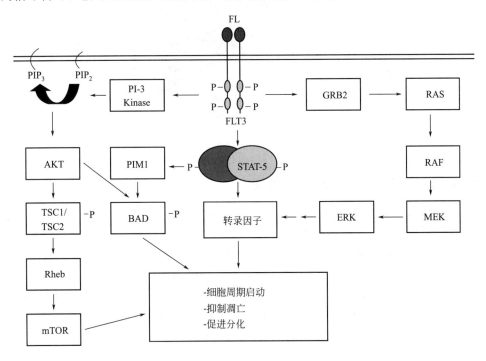

图 3-1　FLT3 及其信号传导通路[6]

FLT3 结构包括：胞外 N 末端 5 个免疫球蛋白样结构域、1 个跨膜结构域（Transmembrane domain），胞内 1 个近膜（Juxtamembrane，JM）结构域、2 个被激酶插入结构域（Kinase-insert domain，KI）分开的磷酸化酪氨酸激酶结构域（Phospho-tyrosine-kinase domain，PTK1 和 PTK2）和 1 个 C 末端结构域（图 3-2）。跨膜结构域中含有不连续的激酶作用位点。JM 为 FLT3 蛋白最重要的结构域，包含：结合序列（JM binding motif，JM-B）、开关序列（JM switch motif，JM-S）和拉链序列（JM zipper segment，JM-Z）。JM-B 几乎全部嵌入激酶催化区域，JM-S 含有多个折叠，其中一个嵌入激酶催化中心活化环内，JM-Z 与 C 端终点结构连接。JM 结构域对维持激酶催化中心空间结构稳定性起主要作用。

野生型 FLT3（FLT3 wild type，FLT3-WT）在无 FL 存在的情况下，其 JM 区具有自我抑制作用，抑制 FLT3 蛋白形成二聚体从而抑制 FLT3 磷酸化激活。如 FLT3 激酶晶体结构所示（图 3-2），激活环（蓝绿色）折叠于 N 末端（黄色）和 C 末端（蓝色）之间，完整的 JM 结构域（绿色），作为一个关键的发挥自我抑制作用的活性环，可以与 N 末端或 C 末端产生强烈的相互作用，在激酶的非活性状态中阻止 N 末端向 C 末端旋转折叠，进而阻止激酶形成活性构象。JM 结构域中含有容易发生点突变的氨基酸残基（红色），突变发生将使其自我抑制功能丧失，该区域是 FLT3-ITD 频发区域[7]。

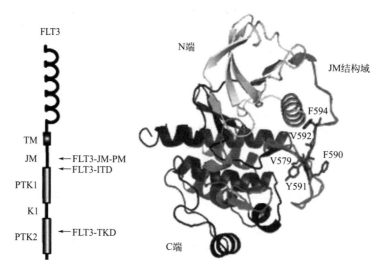

图 3-2　FLT3 结构示意及晶体结构[7]（见彩图）

3.1.2　FLT3 基因内部串联重复突变

若 FLT3 基因发生突变，在无 FL 存在下即可自身磷酸化，激活下游信号，破坏正常血细胞的增殖、分化与凋亡，导致白血病发生[8]。

现已发现 FLT3 基因突变方式主要有 3 种：由 FLT3 基因的 14 号外显子核苷酸序列内部串联重复突变引起的近膜结构域内部串联重复性突变（Internal tandem duplications in the juxtamembrane and tyrosine-kinase domain，FLT3-ITD)[9]、酪氨酸激酶结构域的点突变（Point mutations in the tyrosine-kinase-domain，FLT3-TKD）及近膜结构域的点突变（Point mutations in the juxtamembrane domain，FLT3-JM-PM)[7]，其中 FLT3-ITD 为最常见的突变方式。

目前对 AML 进行传统的化学治疗，使大部分患者能够达到完全缓解（Complete remission，CR），但其中相当一部分患者仍会复发，乃至死亡。复发的发生率与 FLT3-ITD 密切相关，大约 25% 的 AML 患者呈现 FLT3-ITD 阳性，FLT3-ITD$^+$ 患者通常出现对化疗药物产生耐药或严重预后不良现象[10]。在一小部分（约 5.6%）骨髓异常增生综合征（Myelodysplastic syndrome，MDS）患者中，也能检测到 FLT3-ITD 阳性，而且该类患者向 AML 转化的风险大大高于 FLT3-ITD 阴性或低表达 FLT3 的 MDS 患者[11,12]。此外，在约 6.5% 的慢性髓细胞白血病急变期（Chronic myelogenous leukemia in blast crisis，CML-BC）患者和约 2.6% 的急性淋巴细胞白血病（Acute lymphoblastic leukemia，ALL）患者中检测到 FLT3-ITD 的发生[13]。

开发新的 FLT3-ITD 抑制剂对提高近 1/4 的顽固性 AML 患者的生存机会具有重要的临床意义和现实价值，本文对 FLT3-ITD 抑制剂的研究现状综述如下。

3.2 FLT3-ITD 抑制剂

FLT3-ITD 抑制剂结构多样，来源各异，多数先导化合物的发现基于药物的杂泛性，在以其他激酶或受体为靶点开发药物时，发现某些化合物对 FLT3-ITD 具有抑制作用。以 FLT3-ITD 为靶点的化合物，根据其在研究中所处的不同阶段，可分为下面三类：处于临床开发中的 FLT3-ITD 抑制剂，该类化合物针对 FLT3-ITD 的 AML 或 MDS 进行临床研究，处于临床研究的不同阶段；具有 FLT3-ITD 抑制活性的上市药物或临床研究化合物，此类化合物为针对其他靶标或适应证的上市药物或处于临床研究中的化合物，近期研究表明它们对 FLT3-ITD 激酶表现出抑制作用；在研的 FLT3-ITD 抑制剂，指近年来发现的具有 FLT3-ITD 抑制活性的化合物。

3.2.1 处于临床开发中的 FLT3-ITD 抑制剂

处于临床开发中的 FLT3-ITD 抑制剂，共 9 个化合物，其中 8 个是以 FLT3-ITD 为靶标开发新适应证的临床研究中化合物或上市药物，1 个为 FLT3-ITD 选择性抑制剂。

来他替尼（Lestaurtinib，CEP701）和米哚妥林（Midostaurin，PKC412）来自天然产物的结构修饰，为多芳基吲哚并咔唑化合物。来他替尼对 RET、JAK2、TRK 和 FLT3 等多种激酶具有抑制活性，而对 FLT3-ITD 和 FLT3-WT 的抑制活性较强，IC_{50} 为纳摩尔级，其中对突变型的 FLT3 更为敏感。对复发的 FLT3 突变型 AML 患者进行Ⅲ期临床研究中，在给药 15d 的情况下，来他替尼对 58% 的患者的 FLT3 产生持续有效的抑制作用[6,14]。米哚妥林最初的研究是作为蛋白激酶 C（PKC）抑制剂，对 VEGFR、PDGFR、c-KIT 和 FLT3 等激酶也表现出抑制活性，米哚妥林对 FLT3-ITD 和 FLT3-WT 抑制活性显著，IC_{50} 均在 15nmol/L 左右，对 FLT3-ITD 细胞株表现出显著的细胞毒作用。米哚妥林在野生型和突变型 FLT3 依赖的 AML 和 MDS 患者中都有较好疗效，处于临床Ⅱb 期的研究，被用于巩固治疗且已扩展到临床Ⅲ期研究[6,15]。

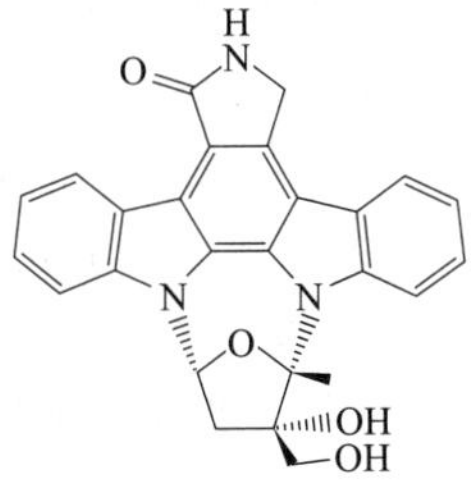

来他替尼 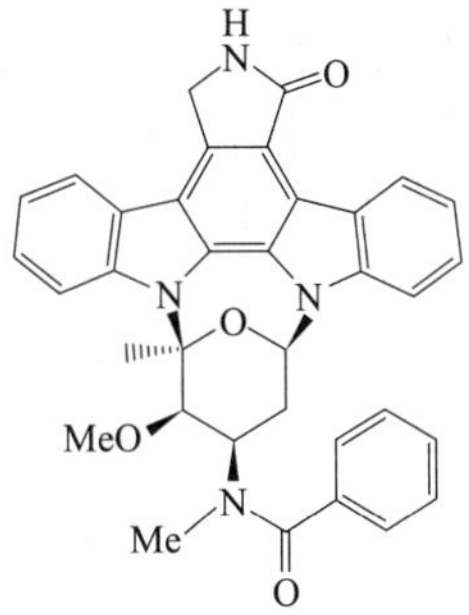 米哚妥林

索拉菲尼（Sorafenib，BAY43-9006）由 Bayer 公司研发，是一种新型信号转导抑制剂，对 Raf/MEK/ERK 信号通路和 VEGFR、PDGFR 等具有抑制作用，抑制肿瘤细胞增殖和血管生成，临床用于晚期肾癌和肝癌治疗[16]。索拉菲尼对许多酪氨酸激酶具有抑制活性，如 c-KIT、NRAS、RAF 激酶和 FLT3 等，它能有效抑制 FLT3 自动磷酸化及其下游通路传导，引起细胞死亡。Zarrinkar 等报道索拉菲尼对 FLT3-ITD 和 FLT3-WT 具有强烈的抑制活性，IC_{50} 分别为 2.0nmol/L 和 3.2nmol/L，进一步测试其对 FLT3-ITD 阳性的 MV4-11 细胞株的生长抑制活性，IC_{50} 为 0.87nmol/L[17]。在对 61 个新诊断 AML 患者进行的Ⅱ期临

床试验中，索拉菲尼与阿糖胞苷和伊达比星联合应用，38 个患者达到完全缓解，其中在 15 个 FLT3-ITD[+] 患者中，14 个达到完全缓解，不过 10 人出现复发，存活时间平均延长了 62 周，相关性研究中发现索拉菲尼能有效抑制 FLT3-ITD[+] 患者的 FLT3 磷酸化[18]。在另一临床实验中，12 个 FLT3-ITD[+] 患者经治疗 27d 后，具有白血病分化倾向的成髓细胞达到完全清除或几乎完全清除，这一效应在 72d 后消失，而对 FLT3 及其通路的抑制依然保持[19]。

坦度替尼（Tandutinib，MLN-518，CT53518）是 Millennium 制药公司研制开发的一种新型口服小分子受体酪氨酸激酶抑制剂，对 FLT3、PDGFR 和 c-KIT 有强烈抑制作用，对其他酪氨酸激酶或丝氨酸/苏氨酸激酶也有一定抑制活性，主要治疗 AML、MDS 和多发性骨髓瘤，已经历临床 II 期研究[20]。在不同 FLT3-ITD[+]-Ba/F3 细胞中，坦度替尼抑制 IL-3 依赖的细胞增殖和 FLT3-ITD 的自动磷酸化，IC_{50} 为 10～100nmol/L。在人类 AML 的 FLT3-ITD[+] 细胞中，坦度替尼诱导其凋亡并抑制 FLT3-ITD 磷酸化，抑制细胞增殖以及 MAPK 和 PI3K 通路的信号传导[21]。坦度替尼与阿糖胞苷和多柔比星对白血病细胞有协同的抑制作用，在 FLT3-ITD[+] 原代细胞中表现出强烈的协同抗增殖和促凋亡活性，联合使用坦度替尼可明显减少其他化疗药物剂量[22]。

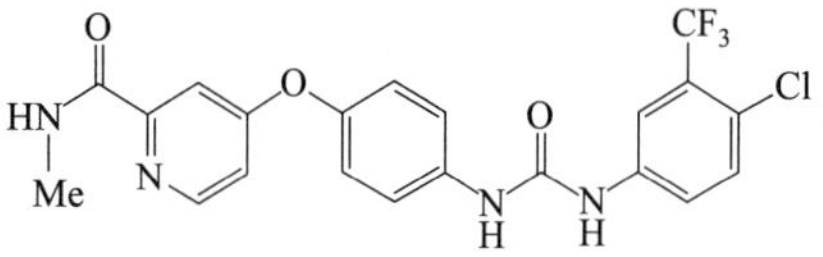

索拉菲尼 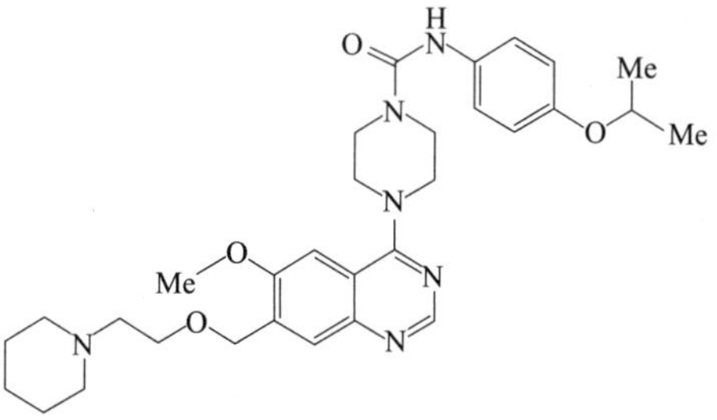 坦度替尼

苏尼替尼（Sunitinib，SU11248）是 Pfizer 公司已经上市的药物，主要用于二线治疗伊马替尼（Imatinib）耐药的胃肠道间质瘤（Gastrointestinal stromal tumors，GIST）和晚期或转移性肾癌，它是第一个同时开发两种适应证的抗癌药物。此外，苏尼替尼还处于 FLT3 突变型阳性 AML 患者的临床 I 期实验中，是目前报道的与 FLT3 亲和力最强的化合物，在体外抑制 FLT3 介导的磷酸化并诱导细胞凋亡，但是对激酶和细胞的抑制均弱于索拉菲尼[17]。苏尼替尼抑制 FLT3-ITD[+] 细胞株的增殖，而对 FLT3-WT 细胞株效果不明显，与阿糖胞苷和多柔比星具有协同作用[23]。Kancha 等进行的药理研究中发现索拉菲尼对 FLT3-ITD 的抑制活性强于点突变 FLT3-D835Y，而苏尼替尼对两种突变都表现出高抑制活性，两个药物都能一定程度克服米哚妥林耐受的 FLT3-ITD[24]。苏尼替尼在体内 FLT3-ITD[+] 肿瘤模型中表现出明显的抑瘤效果。在皮下肿瘤的药效学和药代动力学分析中，单剂量一次给药之后能有效直接抑制 FLT3-ITD 活性，而对 FLT3-ITD 磷酸化的抑制长达 16h[25]。

Semaxinib（SU5416）与苏尼替尼同属吲哚酮类化合物，作为 c-KIT 抑制剂而开发，对野生型和突变型 FLT3 也表现出较高的抑制活性，IC_{50} 约为 100nmol/L，同时抑制 FLT3 依赖的下游信号，在 FLT3-ITD[+] 细胞中诱导凋亡。Semaxinib 对复发性 AML 患者和 MDS 患者的研究处于临床 II 期，对部分患者能产生持续 1～5 个月的、不完全的临床效应[26,27]。

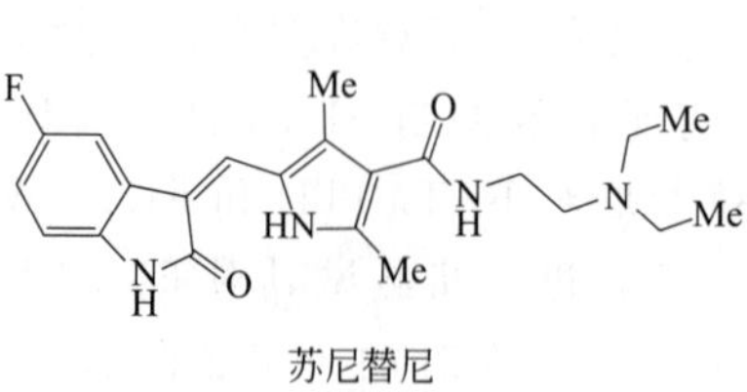

苏尼替尼 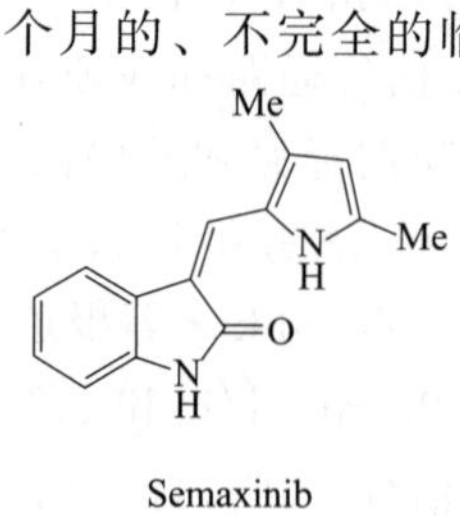 Semaxinib

　　Quizartinib（AC-220）是选择性的 FLT3 抑制剂，对 FLT3-ITD 的抑制活性和 FLT3-ITD[+] 细胞的增殖抑制活性都明显强于来他替尼、坦度替尼、米哚妥林和索拉菲尼等 FLT3 抑制剂，是目前发现的在体内实验中对 FLT3 抑制活性最强的化合物。在小鼠体内，Quizartinib 和索拉菲尼的半衰期、血药浓度和生物利用度等药代动力学性质优于其他 FLT3 抑制剂，而 Quizartinib 的体内抑酶活性远远强于索拉菲尼。Quizartinib 现处于临床 Ⅱ 期研究，用于 FLT3 突变型 AML 患者的治疗[17,28]。

　　Crenolanib 为 PDGFR 抑制剂，作为 PDGFRA-D842V 突变、伊马替尼耐药的 GIST 的治疗药物，处于 Ⅱ 期临床研究中[29]。同时，Crenolanib 是更新型的 FLT3 抑制剂，对 FLT3-ITD 和 FLT3-D835-突变产生强烈抑制，目前正在进行临床 Ⅱ 期试验，治疗 AML。c-KIT 为 FLT3 最相近的 RTK，常规的 FLT3 抑制剂都对 c-KIT 产生抑制作用，相对于 Quizartinib，Crenolanib 针对性更强，对 c-KIT 的抑制活性低于 Quizartinib，对红细胞的影响和骨髓抑制作用也弱于 Quizartinib，但药代动力学实验显示，Crenolanib 生物半衰期为 8h，远远短于 Quizartinib（36h）。Crenolanib 与苏尼替尼一样，对 FLT3-ITD 和 FLT3-D835 点突变都有抑制作用，这就意味着对 FLT3-ITD 抑制剂耐药的 FLT3-D835 点突变 AML 患者同样有效[30]。

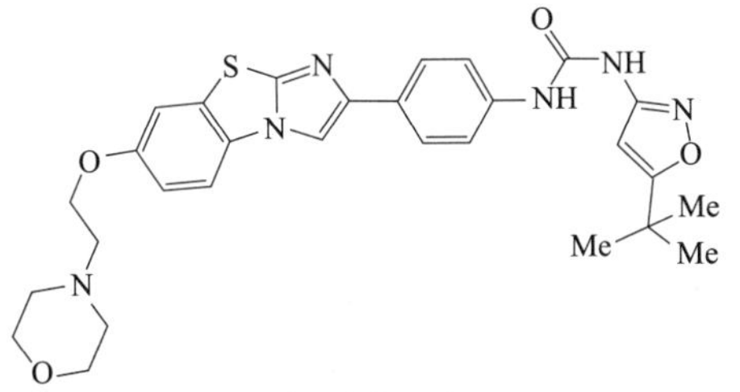

Quizartinib

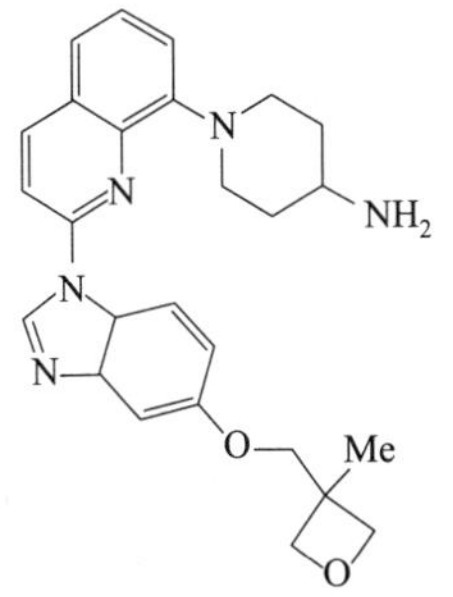

Crenolanib

　　KW-2449 是一个多靶点激酶抑制剂，对 FLT3 有强烈抑制活性，体外实验中 KW-2449 对 FLT3 的磷酸化产生抑制作用，IC_{50} 为 13.1nmol/L，KW-2449 对 FLT3 突变的 AML 细胞显示细胞毒性。在临床 Ⅰ 期研究中，FLT3-ITD[+] 患者每天口服剂量为 500mg 的 KW-2449，治疗 14d 后，11 位患者中 5 人的外周原始细胞数量减少到 50% 以下，但是在体内并不能显著抑制 FLT3，治疗效果可能源于对其他靶点的抑制作用[31]。

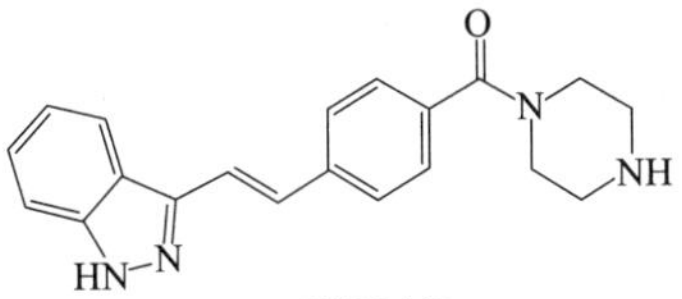

KW-2449

　　上述 9 个抑制剂，来他替尼和米哚妥林处于 Ⅲ 期临床研究中，索拉菲尼、坦度替尼、Semaxinib、Quizartinib 和 Crenolanib 处于临床 Ⅱ 期研究，苏尼替尼和 KW-2449 处于临床 Ⅰ 期研究。其中索拉菲尼表现出良好的治疗效果，Quizartinib 在药代动力学性质和酶抑制剂活性方面具有明显优势，而 Crenolanib 具有更高的针对性、更低的副作用，对某些类型的 FLT3 点突变依然有效，索拉菲尼、Quizartinib 和 Crenolanib 具有很好的开发前景，有望发展成为 FLT3-ITD[+]-AML 或 FLT3-ITD[+]-MDS 患者的治疗药物。

3.2.2　具有 FLT3-ITD 激酶抑制活性的上市药物或临床研究化合物

　　Linifanib（ABT-869）为 Abbott 公司开发的一种多靶点 RTK 抑制剂，几乎对所有

RTK 成员都有抑制作用，目前处于肝细胞癌治疗的临床 II 期。Linifanib 能够抑制 FLT3、STAT5 和 ERK 的磷酸化，抑制 Pim-1 在 FLT3-ITD 阳性的 MV-4-11 和 MOLM-13 细胞中的表达，Linifanib 通过诱导凋亡来抑制细胞的增殖，FLT3-WT 细胞敏感性弱于 FLT3-ITD 细胞株[32]。Linifanib 剂量依赖地抑制侧腹肿瘤的形成和增长，能延长 MV-4-11 移植模型小鼠的存活时间到 20 周，与伏立诺他合用能协同杀死 FLT3 突变的 AML 细胞[33]。

泊那替尼（Ponatinib，AP24534）属于第三代酪氨酸激酶抑制剂，由 Araid 制药公司开发，被批准用于治疗两种耐药的白血病，即慢性粒细胞白血病（CML）和费城染色体阳性的急性淋巴细胞白血病（Ph+ ALL）成年患者。泊那替尼对获得性突变的 FLT3-TKD 有抑制作用，能诱导 FLT3-ITD+ 母体细胞株和 FLT3-TKD（N676D，F691IorG697R）细胞株凋亡。应用泊那替尼治疗对 FLT3-ITD+-AML 可能降低获得性突变发生率[34]。

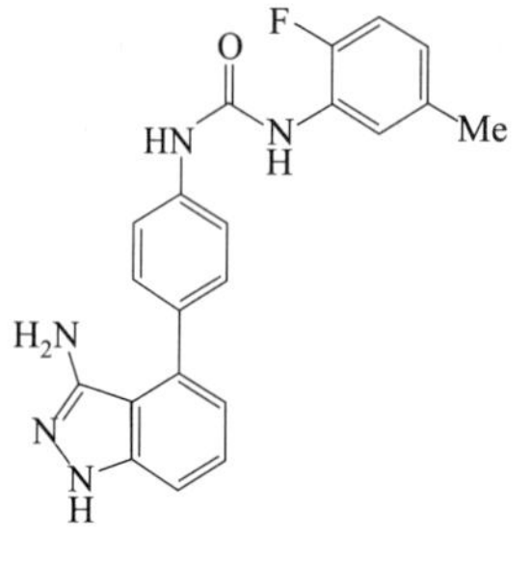

Linifanib 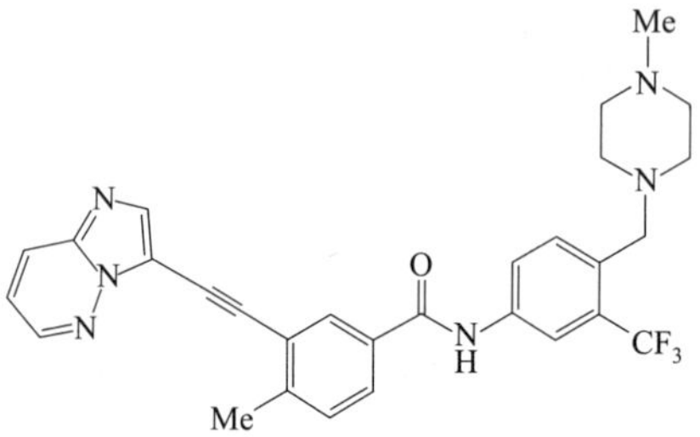　　　　　　　　　　泊那替尼

卡奈替尼（Canertinib，CI-1033）为 Pfizer 公司和 Warner Lambert 公司联合开发的不可逆表皮生长因子受体（pan-ErbB）选择性抑制剂，用于复发性卵巢癌、乳腺癌和宫颈癌的治疗。卡奈替尼对 AML 细胞和表达突变 FLT3 细胞株有抗增殖和诱导凋亡作用，在一些 AML 患者中，能彻底清除大量的 FLT3-ITD+ 细胞。针对突变和野生型的 FLT3，它能抑制 FLT3 受体的磷酸化和激酶活性，引起 PI3K 和 MAPK 通路的抑制，在耐受剂量下，该药对表达 FLT3-ITD+ 细胞的小鼠体内移植模型产生抑制作用[35]。

Pacritinib（SB1518）由 S* BIO 公司开发，作为全新的抑制剂 2011 年已进入骨髓纤维化的 III 期临床研究中，是 FLT3（$IC_{50} = 22nmol/L$）和 JAK2（$IC_{50} = 23nmol/L$）的双重抑制剂，在 FLT3-WT 细胞、FLT3-ITD+ 细胞和原代 AML 细胞中均能抑制 FLT3 及其下游信号因子 STAT、MAPK、PI3K 的磷酸化。在小鼠的 FLT3-ITD+-AML 模型中，口服 Pacritinib 产生显著的抑制作用，对于 JAK2 上调而导致对 FLT3 选择性抑制剂耐受的 AML，Pacritinib 显示出一定优越性[36]，Pacritinib 与 HDAC 抑制剂联用在 FLT3-ITD+-MOLM-13 细胞中表现出协同抑制活性[37]。

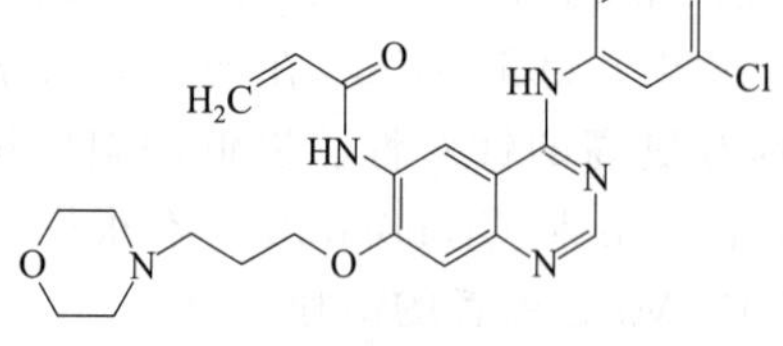

卡奈替尼 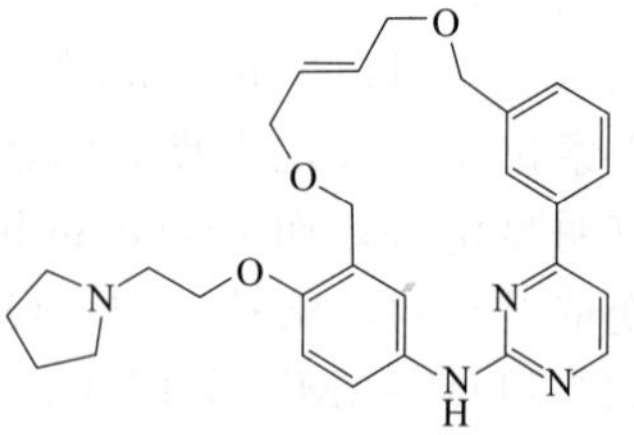　　　　　　　　　　Pacritinib

Barasertib（AZD1152-HQPA），高选择性 AuroraB 激酶（极光激酶）抑制剂，Martin Grundy 等发现 Barasertib 对 FLT3 激酶也具有抑制活性。能抑制 FLT3-ITD 及其下游

信号 STAT5 磷酸化，FLT3-ITD$^+$-AML 细胞对 Barasertib 的敏感性要强于 FLT3-WT-AML 细胞[38]。

多韦替尼（Dovitinib，CHIR-258）是一种口服的小分子多靶点酪氨酸激酶抑制剂，目前处于Ⅲ期临床研究，用于乳腺癌、前列腺癌、多发性骨髓瘤等多种实体瘤的治疗。多韦替尼能剂量依赖地减少 FLT3 磷酸化，对 FLT3-ITD$^+$ 和 FLT3-WT 细胞都表现出强烈生长抑制活性，且对 FLT3-ITD$^+$ 细胞更为敏感。在 FLT3-ITD$^+$ 细胞 MV4-11 中的 IC$_{50}$ 为 13nmol/L，抑制活性约为 FLT3-WT 细胞 RS4-11 中的 24 倍（IC$_{50}$ = 315nmol/L）。在体内实验中多韦替尼对骨髓浸染的白血病模型也表现出较高的活性[28,39]。

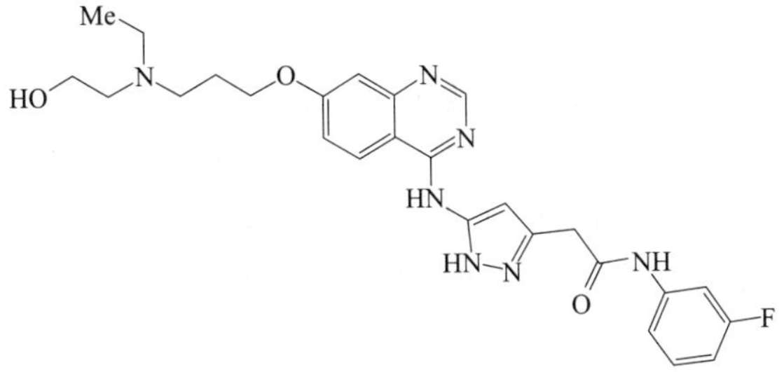

Barasertib 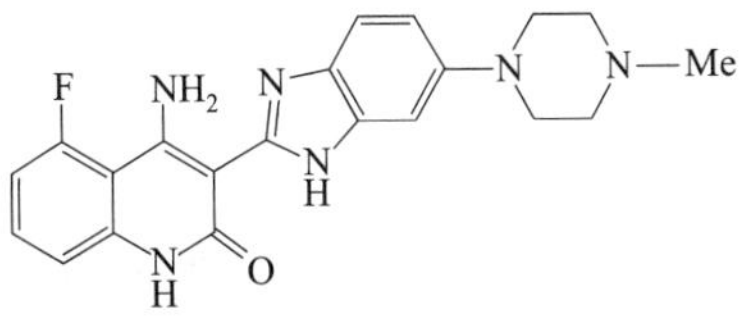　　　　　　　　　　　　　　　多韦替尼

Entinostat（MS-275）是一个选择性的 HDAC1 抑制剂，2013 年被 FDA 批准用于雌激素受体阳性的复发性和转移性乳腺癌的突破性疗法，正准备开展关键的临床Ⅲ期实验，是唯一一个处于乳腺癌晚期临床开发的 HDAC 抑制剂[40]。Entinostat 能显著降低 FLT3 磷酸化水平，诱导 FLT3 的泛素化，使 FLT3 蛋白发生降解，进而引起 FLT3-ITD$^+$ 白血病细胞的周期阻滞[41]。

LS104 为羟苯乙烯基-丙烯腈类似物，是第一个进入临床研究的非 ATP 竞争性激酶抑制剂，对 JAK2V617F 阳性的骨髓增生紊乱（Myeloproliferative disorders，MPDs）的病人有效，处于Ⅰ期临床研究阶段[42]。对表达 FLT3 的白血病细胞表现强烈的细胞毒作用，能抑制 FLT3-ITD 及其下游信号的磷酸化，在药代动力学模型中，呈现快速的、剂量依赖性摄取，该摄取过程长达 11h，在复发和耐药恶性血液癌的临床Ⅰ期研究中，LS104 与化疗药物联用能够明显提高细胞毒效应[43]。

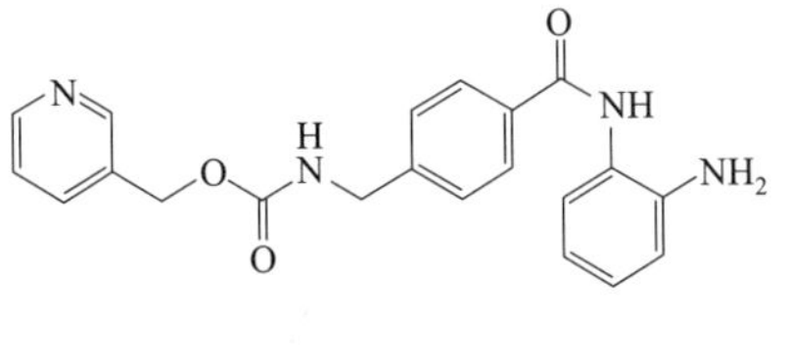

Entinostat 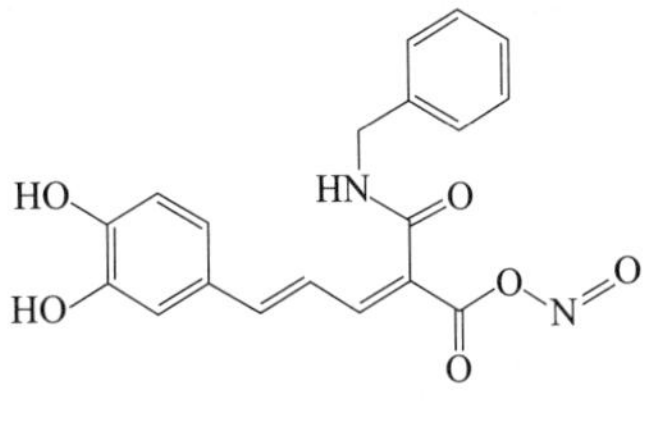　　　　　　　　　　　　　　　LS104

上述 8 个化合物，泊那替尼已被 FDA 批准用于治疗白血病，而 Linifanib、卡奈替尼、Pacritinib、Barasertib、多韦替尼、Entinostat 和 LS104 处于不同阶段的临床研究，用于不同肿瘤的治疗。8 个化合物对 FLT3-ITD 都产生抑制活性，而各有特点。泊那替尼对 FLT3-ITD 的次级突变（Secondary mutation）显示出一定程度的抑制作用，Entinostat 能显著降低 FLT3 磷酸化水平，使 FLT3 蛋白发生降解，引起 FLT3-ITD$^+$ 白血病细胞的周期阻滞，Linifanib、Barasertib 和多韦替尼在突变型 FLT3-ITD$^+$ 细胞中的敏感性高于 FLT3-WT 细胞，卡奈替尼抑制 FLT3 激酶的自身磷酸化，LS104 抑制 FLT3-ITD 上下游信号的磷酸化，同时对 JAK2 突变型有抑制作用，而 Pacritinib 与 HDAC 抑

制剂产生协同活性。

3.2.3 在研的 FLT3-ITD 抑制剂

FLT3 作为 AML 有效的治疗靶标，对 FLT3 产生抑制活性的化合物必然受到研究者的广泛关注，通过不同途径寻找抑制 FLT3 先导物、尤其针对 FLT3-ITD 先导物的研究仍在继续。除围绕 FLT3-ITD 展开临床研究的化合物和对 FLT3-ITD 呈现抑制的上市药物或临床研究化合物外，许多不同结构、不同来源的化合物正在被其研究者以 FLT3-ITD 为靶标进行体外酶活性、细胞活性测试，或进行系统的临床前研究。

3.2.3.1 吲哚酮或吲哚衍生物

SU11652、SU5614 与苏尼替尼、Semaxinib 类似，为吲哚酮衍生物，SU11652 对 FLT3-WT 的抑制 IC_{50} 为 1.5nmol/L，能选择性作用于 FLT3-ITD$^+$ 细胞 MV4-11，引起 MV4-11 细胞周期阻滞和凋亡[44]。SU5614 能抑制 FLT3-ITD 和 FLT3-WT 的磷酸化，IC_{50} 为 10nmol/L 左右，在该剂量下对 FLT3-依赖的下游信号也产生抑制作用，在 FLT3-ITD$^+$ 细胞中表现出诱导凋亡活性[26]。

D64406、D65476 和 c102 为双吲哚基甲酮类化合物。D64406 和 D65476 对 TEL-FLT3-转染的 Ba/F3 细胞表现出较强生长抑制活性，IC_{50} 为 0.2～0.3μmol/L[45]。

c102 对 FLT3 有强大的抑制活性，IC_{50} 可达到 40nmol/L。c102 能有效诱导 FLT3-ITD 转染的小鼠骨髓细胞和 FLT3-ITD 阳性的原代细胞凋亡，与化疗药物联用有显著协同诱导凋亡活性，治疗剂量下不呈现骨髓毒性，能克服米哚妥林的耐药。West Blotting 实验显示，c102 能剂量依赖地使 FLT3-ITD 去磷酸化[46]。

化合物 **3-1** 为靛红衍生物，吲哚酮的自身缩合物，与 5-FU 的结构类似，对 FLT3-ITD 显示强烈选择性抑制活性，IC_{50} 为 15nmol/L，对 FLT3-ITD$^+$ 细胞 MV4-11 的 IC_{50} 为 72nmol/L，比 FLT3-WT 细胞 RS4-11 敏感 30 倍[47]。化合物 **3-2** 为吲哚及其类似物取代的 3,4-二芳基马来酰亚胺，以 ATP-竞争的方式抑制 FLT3 及抑制其下游靶标磷酸化，在低于 1μmol/L 浓度下对 FLT3-ITD 阳性的细胞株产生抑制，在细胞质中能停留足够长的时间（超过 24h）而引起细胞凋亡，体外诱导 FLT3-ITD$^+$ 原代 AML 细胞凋亡，与米哚妥林能产生协同作用[48]。

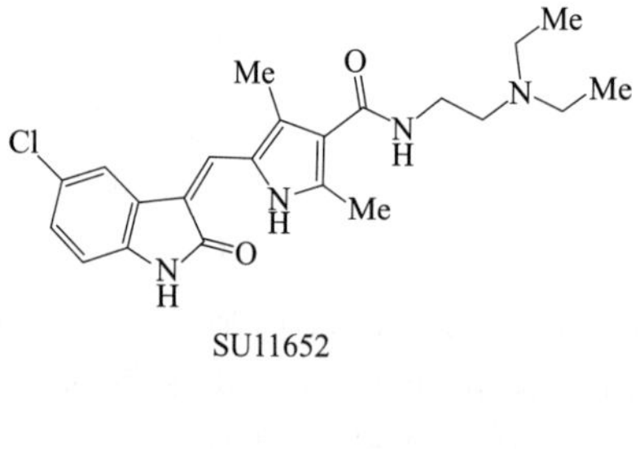

SU11652

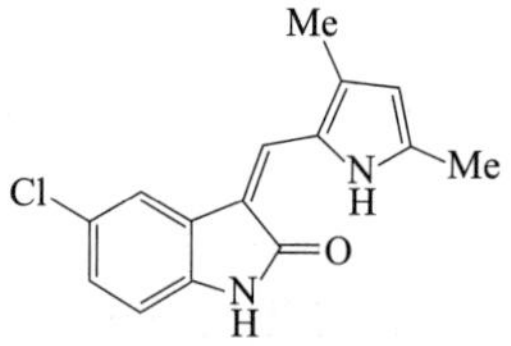

SU5414

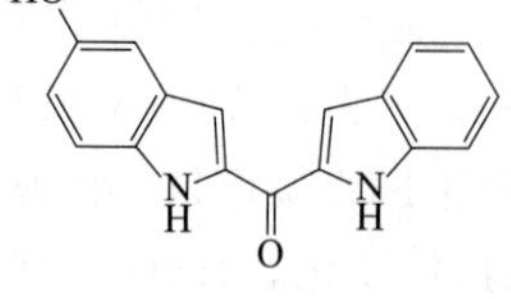

D64406

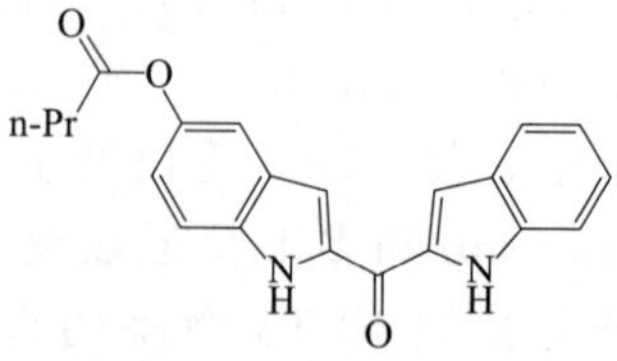

D65476

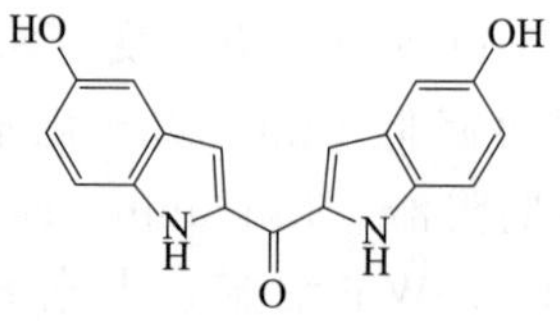

c102

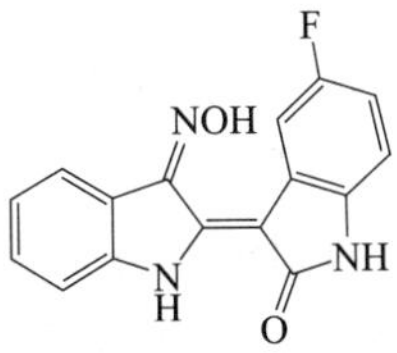

3-1 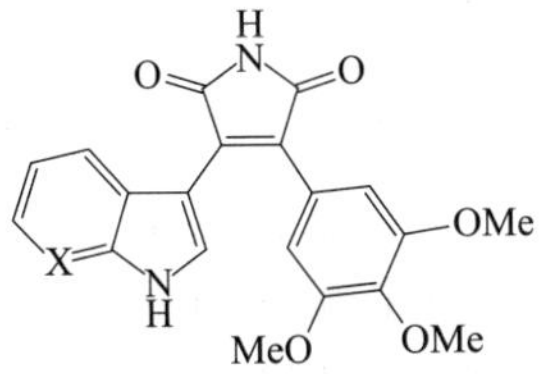　　　　X=N 或 CH
　　　　　　　3-2

3.2.3.2　氨基嘧啶衍生物

NVP-AST487 含有双芳基脲的结构，为突变型的 FLT3 抑制剂，在表达 FLT3-ITD 和 FLT3 点突变的耐药细胞中具有强烈抗增殖作用，能选择性作用于突变型 FLT3，在体外对米哚妥林耐药的细胞表现出抑制活性。在 FLT3-ITD$^+$白血病体内模型中，对白血病细胞表现出强烈杀伤作用，与化疗药物联用能明显增加对 FLT3 表达细胞的生长抑制活性[49]。

FI-700 是新型的 FLT3 抑制剂，在体外对 FLT3 表现出强烈抑制活性，IC$_{50}$为 20nmol/L，对突变型 FLT3 的白血病细胞和原代 AML 细胞具有选择性抑制作用，在 FLT3-WT 细胞中不影响 FL 驱动的增殖，FI-700 通过对 FLT3 和 STAT5 的去磷酸化作用引起细胞周期阻滞从而产生抗白血病作用，FI-700 对 FLT3-ITD$^+$细胞的清除作用显著强于阿糖胞苷，而骨髓抑制作用明显弱于后者[50]。Katsumi 等报道 FI-700 抑制 FLT3-ITD 磷酸化使 Pyk2 的去磷酸化，从而导致 PI3K/Akt 通路的抑制，同时 FI-700 能使 α4β1 整合素失活，通过对 α4β1 整合素和 Pyk2 信号通路调节血细胞的粘附[51]。

化合物 **3-3** 为新型腺嘌呤模拟物，对 KDR、FLT3 和 c-KIT 等受体酪氨酸激酶具有抑制活性，其中，化合物 **3-3** 对 FLT3 的 IC$_{50}$约为 2nmol/L[52]。化合物 **3-4** 为 Ishida 小组开发的一类噁二唑取代-氨基嘧啶衍生物，对 FLT3 激酶和细胞的抑制活性都能达到纳摩尔级，其中对 FLT3-WT 的 IC$_{50}$为 4.9nmol/L[53]。化合物 **3-5** 为 4-取代哌嗪-6-氨基-5-嘧啶甲醛肟衍生物，对 FLT3-ITD 和 FLT3-WT 细胞株产生强烈的生长抑制，其中对 FLT3-ITD 的 IC$_{50}$为 15nmol/L，对 FLT3-ITD 细胞 MV4-11 和 FLT3-WT 细胞 Ba/F3 的 IC$_{50}$分别为 78nmol/L 和 8nmol/L[54]。

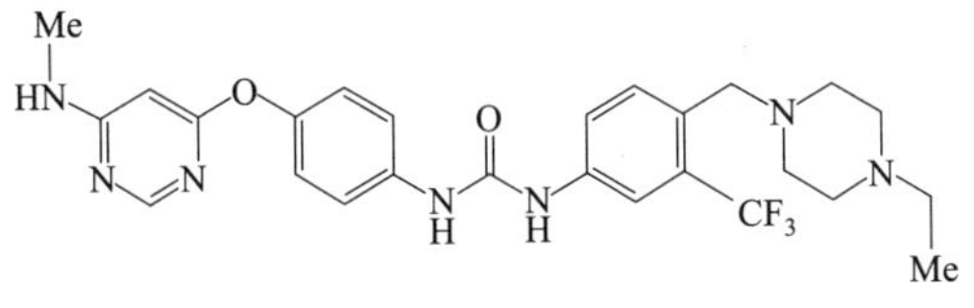

NVP-AST487 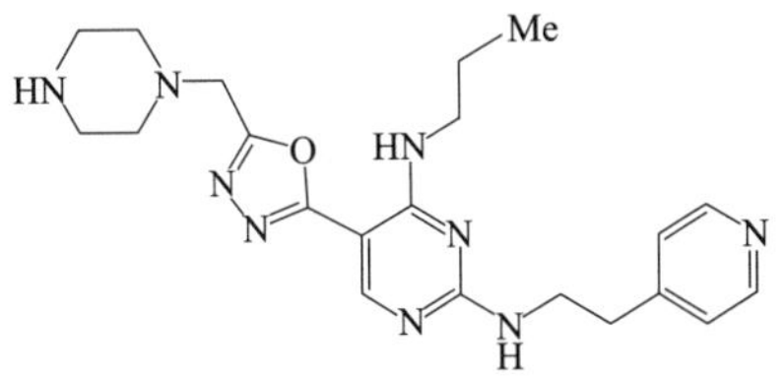　　　　　　　　　　　FI-700

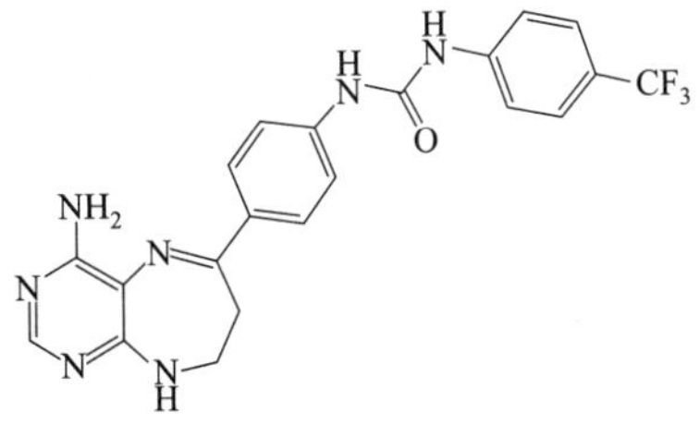

3-3 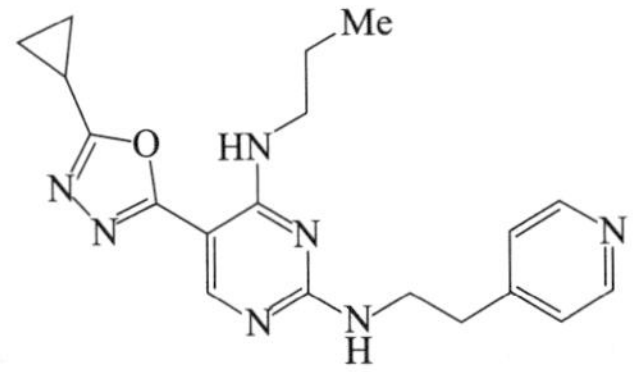　　　　　　　**3-4** 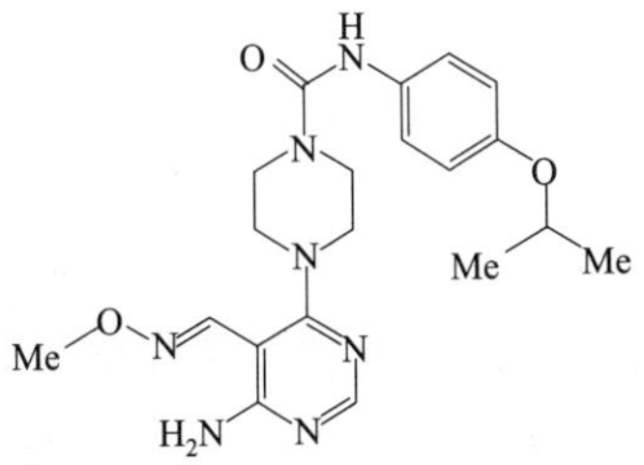　　　　　　　**3-5**

3.2.3.3 氨基吡唑类似物

VX-322 为取代氨基三氮唑结构，是一个通过高通量筛选得到的 FLT3/c-KIT 双靶点抑制剂，在 FLT3-ITD$^+$ 和 FLT3-WT 细胞株中都表现出很高的活性，其中对酶的 Ki 低于 1nmol/L，在体外对表达 FLT3-WT 和 FLT3-ITD$^+$ 细胞株的抑制活性分别为 0.5nmol/L 和 1.3nmol/L。在动物模型中表现出很好的药代动力学性质，在大鼠中口服生物利用度 100%，半衰期 15h，是一个比较有开发前景的化合物[55]。

BPR1J-097 为二氢吡唑胺类化合物，是一类结构新颖的 FLT3 抑制剂，对 FLT3 的抑制活性强于索拉菲尼、米哚妥林和 Linifanib，其 IC$_{50}$ 约为 10nmol/L。BPR1J-097 对 FLT3-ITD 阳性的 MOLM-13 和 MV4-11 细胞株 IC$_{50}$ 分别为 21nmol/L 和 46nmol/L，BPR1J-097 能抑制 FLT3 激酶信号通路的转导和激活，诱导 FLT3 基因表达的 AML 细胞凋亡。BPR1J-097 在大鼠模型中表现出较好的药代动力学性质，在小鼠异种移植的 AML 模型中呈现剂量依赖的缓解作用[56]。

BPR1J-097 的二氢吡唑环芳构化为吡唑后，将其中的氨基上取代的苯环经电子等排为甲基嘧啶后得到化合物 **3-6**。化合物 **3-6** 为多激酶抑制剂，对 FLT3-WT 的 IC$_{50}$ 达到 6nmol/L，对 VEGFR1/2 及 Aurora A 抑制活性约 300nmol/L，在 MOLM-13 细胞和 MV4-11 细胞中 IC$_{50}$ 分别为 21nmol/L 和 27nmol/L，活性略强于索拉菲尼（56nmol/L，30nmol/L）和 Linifanib（37nmol/L，40nmol/L）[57]。在化合物 **3-6** 的基础上进一步改造和修饰得到化合物 **3-7**，化合物 **3-7** 对 MOLM-13 细胞的生长抑制活性与 Quizartinib（IC$_{50}$ = 4nmol/L）相当，IC$_{50}$ 为 3nmol/L，在进一步的药代动力学和急性毒性实验中，化合物 **3-7** 在大鼠体内表现出较长的半衰期、适中的血浆清除率和较低的毒性[58]，在体内药效学试验中，对 MOLM-13 细胞的小鼠异种移植模型，化合物 **3-7** 表现出良好的耐受，完全缓解率达 70%[58]。

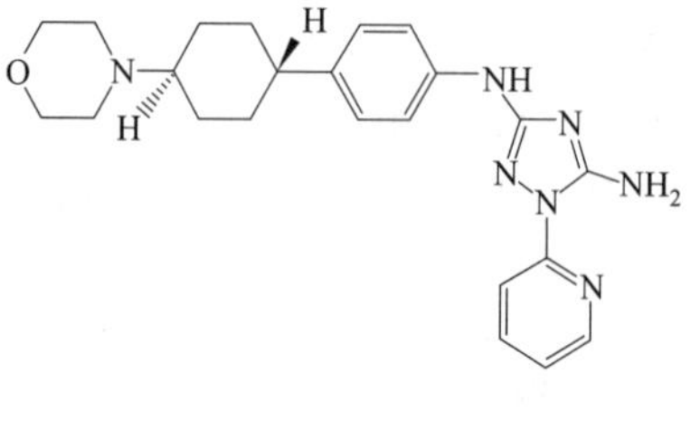

VX-322

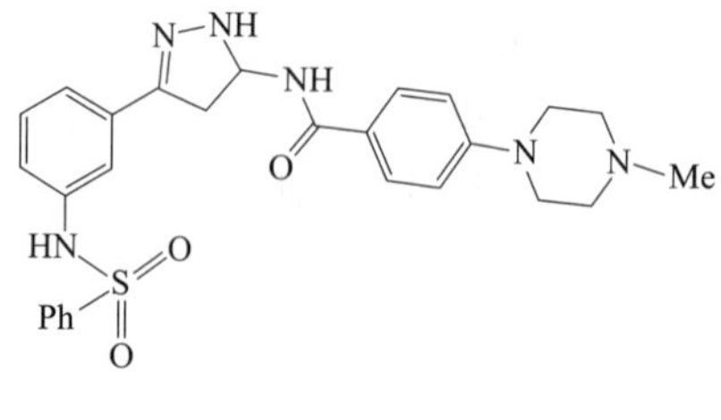

BPR1J-097

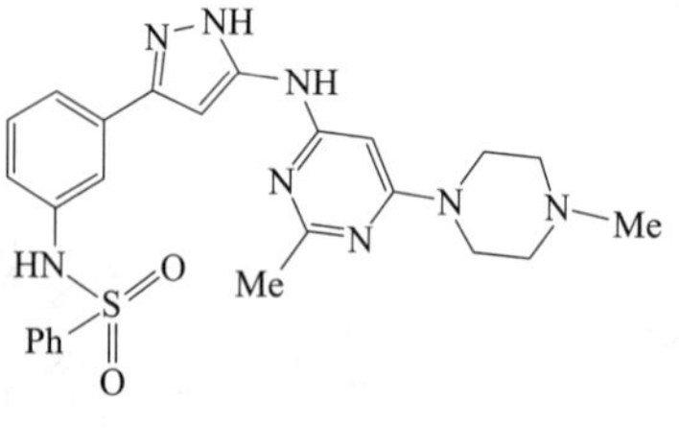

3-6

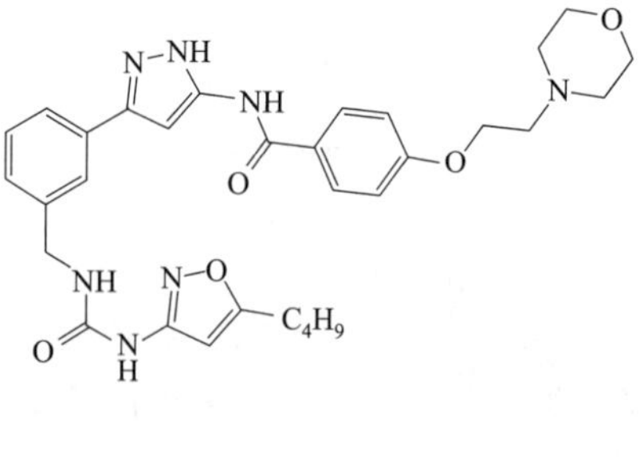

3-7

3.2.3.4 吡啶并咪唑类似物

CCT137690 为取代吡啶并咪唑化合物，是新型突变型 FLT3 抑制剂，MOLM-13-RES 细胞呈现获得性 FLT3-ITD 等位基因的酪氨酸蛋白激酶区点突变（TDK），如 D835Y，使该细胞对 Quizartinib 和索拉菲尼都表现出耐受，CCT137690 在体内和体外对 FLT3-ITD-D835Y 细胞都表现出抑制活性，在体外对 MOLM-13-RES 细胞 IC_{50} 为 80nmol/L，比母体细胞 MOLM-13 更为敏感[59]。

LY2457546 为口服的多靶点受体酪氨酸激酶抑制剂，其作用靶点包括 VEGFR2（KDR）、PDGFRβ、FLT-3、Tie-2 和 Eph 家族成员等，对 Tie-2 和 Eph 受体的抑制活性，使其区别于其他多激酶抑制剂。LY2457546 对 FLT3-ITD$^+$-MV4-11 细胞的 IC_{50} 为 0.34nmol/L，其抑制活性约为苏尼替尼（31.63nmol/L）的 90 倍，在 AML 体内模型中，其治愈率远高于苏尼替尼[60]。

SGI-1776 为 AstexPharmaceuticals 公司开发的 Pim 激酶抑制剂，结构为取代哒嗪并咪唑，在体外对 FLT3 也显示抑制活性，对原代 AML 细胞和体外培养的 AML 细胞都产生生长抑制作用，而且对 FLT3-ITD$^+$ 细胞更为敏感[61]。

HG-7-85-01 和 HG-7-86-01 为取代吡啶并噻唑类化合物，是新型的 Ⅱ 型 ATP 竞争性抑制剂（Type Ⅱ ATP-competitive inhibitors），能选择性高效作用于突变型 FLT3 激酶，通过诱导凋亡和细胞周期阻滞而抑制 FLT3-ITD 依赖的细胞株的增殖，两者与米哚妥林都具有协同作用，HG-85-01 还能克服米哚妥林耐药[62]。

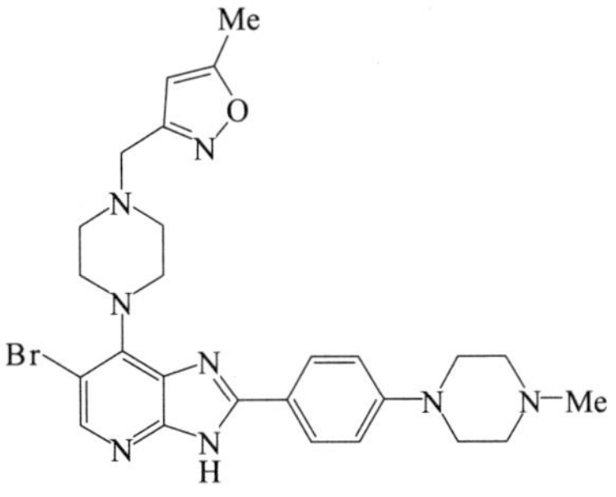

CCT137690

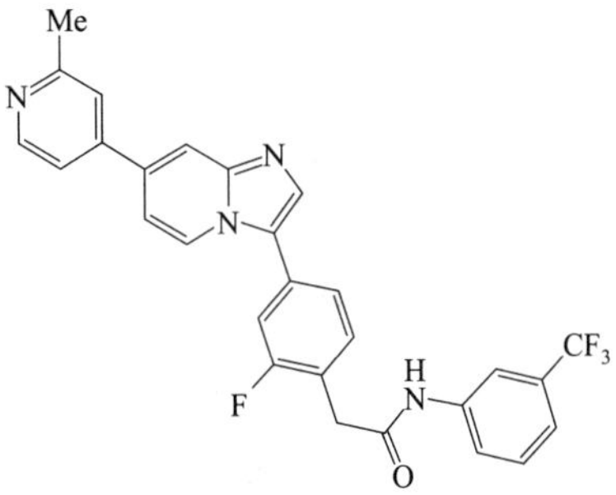

LY2457546

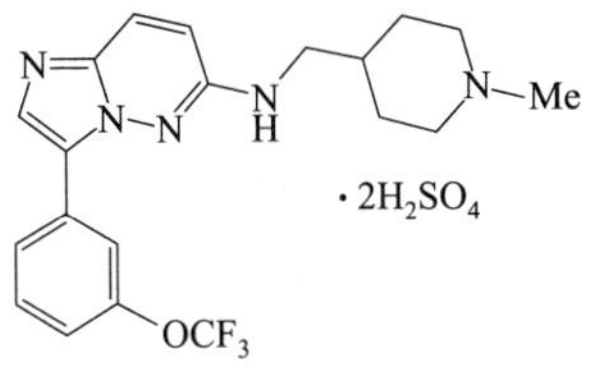

SGI-1776

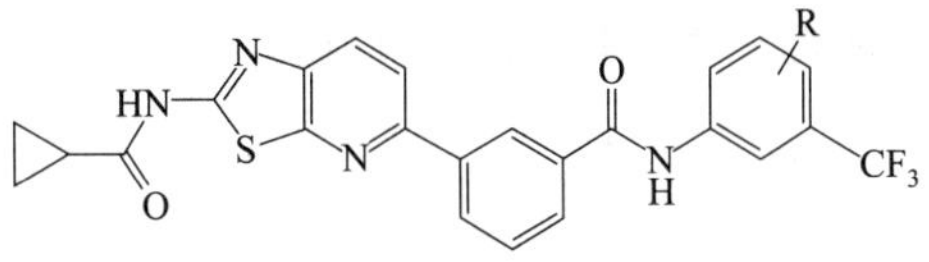

HG-7-86-01　R=5-(4-甲基-1*H*-咪唑-1-基)
HG-7-85-01　R=4-(4-乙基-1-哌嗪)甲基

3.2.3.5　三环类抑制剂

MR22388 是一个微管聚集抑制剂，对多种癌细胞表现出纳摩尔水平的细胞毒作用，能通过 MAPK 途径诱导凋亡，对 FLT3-ITD 表现出较强抑制作用，K_d 值约为 1.4μmol/L[63]。

GTP-14564 是一特异性的 FLT3-ITD 抑制剂，在 1μmol/L 抑制表达白介素 3(IL3)-非依赖型 FLT3-ITD$^+$-Ba/F3 细胞的增殖，而对表达 FLT3-WT 的 Ba/F3 细胞的敏感性较低，约为 FLT3-ITD$^+$ 细胞的 1/30[64]。

AGL-2043 为三环喹喔啉类化合物，对 FLT3、c-KIT 和 PDGFR 表现出不同程度抑制作用[65]。

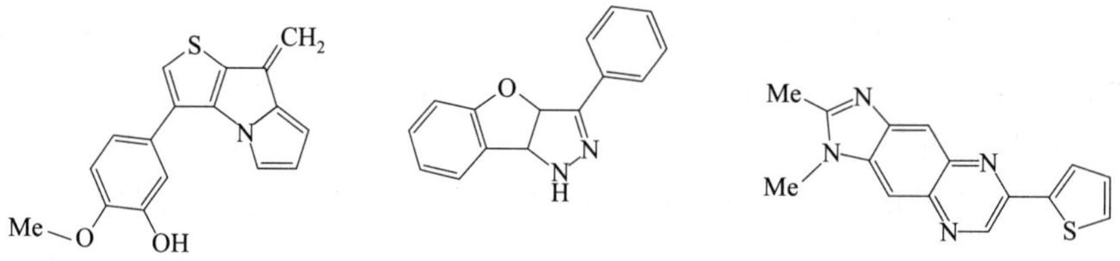

MR22388　　　　　　GTP-14564　　　　　　AGL-2043

3.2.3.6　其他类

CGP-52421 和 Gö6976 为吲哚并咔唑类化合物。CGP-52421 为米哚妥林的活性代谢物，对野生或突变型 FLT3 的抑制活性约为米哚妥林的 1/20 到 1/10，对 MV4-11 细胞株生长抑制 IC_{50} 为 60nmol/L 左右[6]。Gö6976 为米哚妥林或来他替尼的开环类似物，同为 PKC 抑制剂，Gö6976 抑制 Ca^{2+}-依赖型 PKC 同工酶，对 JAK2 和 STAT 等也表现出抑制活性，能减少 FLT3-ITD$^+$ 和 FLT3-WT 的 AML 细胞中的 Akt 和 MAPK 的磷酸化，在 AML 细胞中，使 FLT3-ITD$^+$ 细胞的存活率减少到 55%，使 FLT3-WT 细胞存活率减少到 69%，研究表明 Gö6976 对突变型和野生型的 FLT3 都有抑制作用[66]。

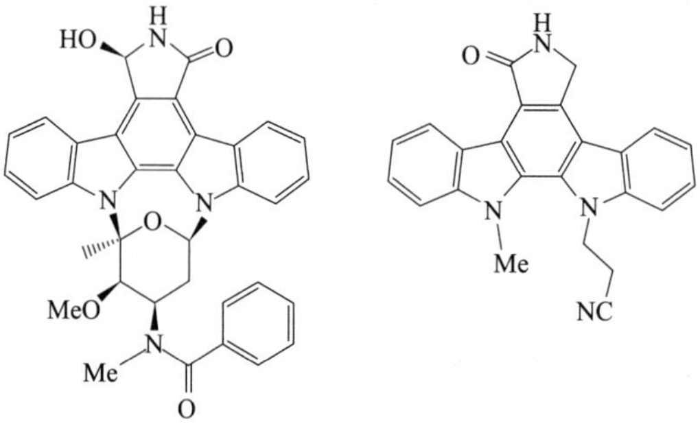

CGP-52421　　　　　　　　　Gö6976

AG-1295 和 AG-1296 为喹喔啉类化合物，AG-1295 对 FLT3-ITD$^+$ 原代细胞显示出明显的细胞毒作用，AG-1296 能选择性杀死 FLT3 突变型的原代 AML 细胞，对 FLT3-ITD 自动磷酸化抑制活性显著，IC_{50} 约为 1μmol/L[67]。

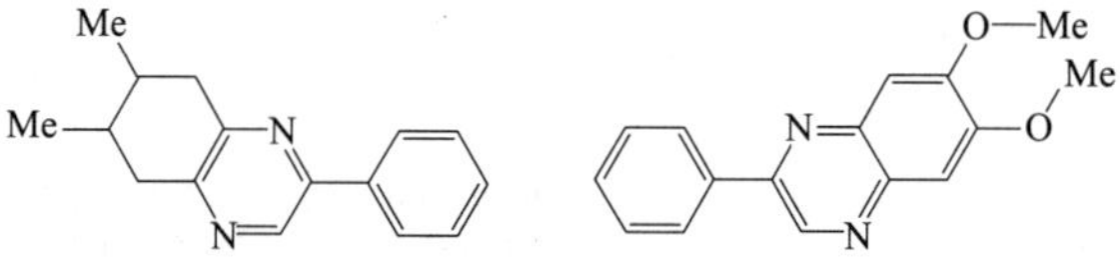

AG-1295　　　　　　　　　AG-1296

Ki11502 和 KRN383 为喹啉衍生物，并同时含有脲或硫脲结构，Ki11502 抑制 FLT3-ITD$^+$ 细胞 MV4-11 和 MOLM13 增殖，IC_{50} 为 0.5~0.61μmol/L，对 FLT3 具有显著抑制作用，IC_{50} 为 37.54nmol/L[68]。KRN383（Ki23819）为新型 FLT3 抑制剂，能抑制 FLT3-ITD 及点突变的磷酸化，对 FLT3-ITD 的 IC_{50} 在 5.9nmol/L 以下，对 FLT3-ITD$^+$-MV4-11 细胞的 IC_{50} 低于 1nmol/L，强于苏尼替尼等其他 FLT3 抑制剂。KRN383 诱导 FLT3-ITD$^+$ 细胞 MOLM-13 和 MV4-11 凋亡，对 FLT3-ITD 的抑制活性强于 FLT3-WT，同时对 FLT3 的下游成员 ERK 和 STAT5 也产生抑制作用，在裸鼠模型中，KRN383 能有效清除 FLT3-ITD$^+$ 肿瘤细胞，有效延长 FLT3-ITD$^+$-AML 小鼠的生存时间[69]。

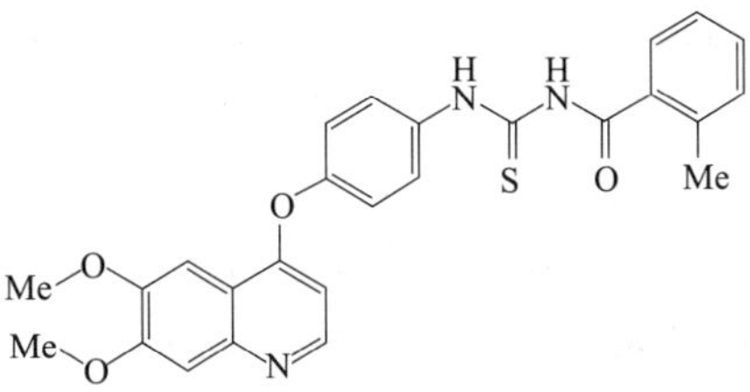

Ki11502

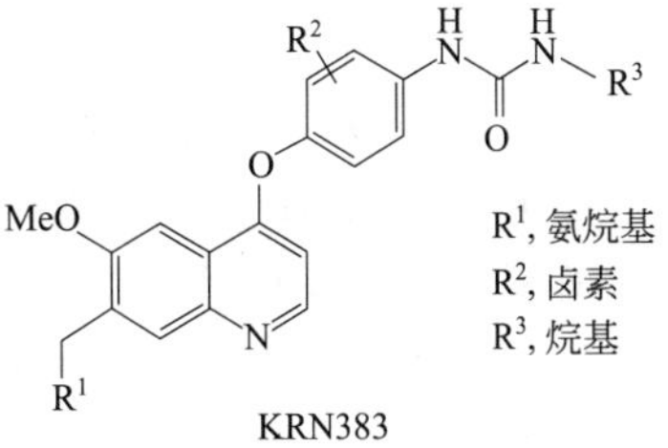

KRN383

R^1，氨烷基
R^2，卤素
R^3，烷基

17-AAG 含有大环内酰胺结构，是 Hsp90 和 FLT3 的抑制剂，与依托泊苷联用对 FLT3-ITD$^+$ 细胞 MOLM-13 和 MV4-11 产生协同抑制作用，其活性高于 FLT3-WT 细胞 HPB-Null 和 RS4-11，能诱导 FLT3-ITD 的多聚泛素化和蛋白酶体降解，使 FLT3-ITD 的自动磷酸化减弱[70]。化合物 **3-8** 为苯甲酰胺取代的噻吩-酰胺衍生物，对 FLT3-ITD 和 FLT3-ITD 阳性细胞株 MV4-11 都有较强抑制作用，对酶和细胞的抑制 IC_{50} 分别为 27nmol/L 和 410nmol/L[71]。

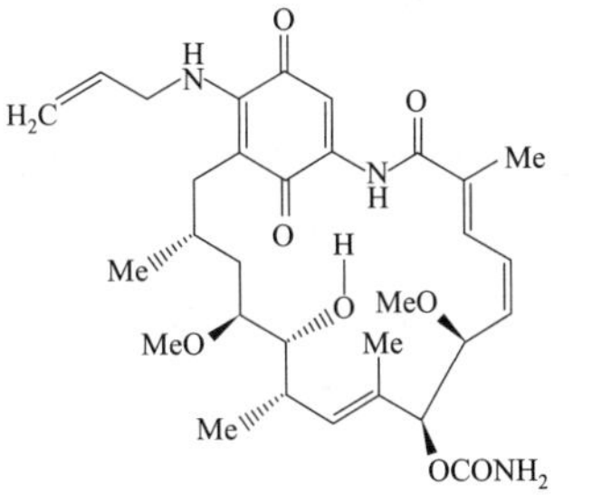

17-AAG

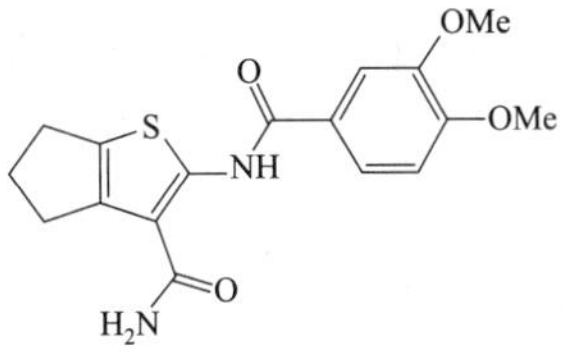

3-8

上述化合物的发现途径包括多种方式：如基于活性代谢物的发现，CGP-52421 为 FLT3-ITD 抑制剂米哚妥林的代谢产物；基于药物的杂泛性，如 FLT3 同源的多激酶抑制剂 LY2457546、HDAC 抑制剂 Entinostat 和 Pim 抑制剂 SGI-1776 等；高通量筛选发现，如 VX-322。从对激酶的抑制作用来看，有非选择性抑制剂，如 VX-322、化合物 **3-5** 等，对各种类型的 FLT3 都产生相当的抑制作用；也有选择性抑制剂，如 NVP-AST487、CCT137690 或 GTP-14564 等，对 FLT3-WT、FLT3-ITD 或 FLT3-TDK 表现出选择性抑制作用。作用方式可分为，直接抑制 FLT3 激酶活性，抑制 FLT3 磷酸化，以及对 FLT3 上下游信号因子产生调节作用等，更有化合物 3 种作用兼有之，如 FI-700。

比较上述研究结果，其中不乏具有相当开发前景的化合物：如 VX-322，对酶表现出高亲和力、对 FLT3-ITD$^+$ 细胞产生高抑制活性、药代动力学性质优良；LY2457546 对 FLT3-ITD$^+$-MV4-11 细胞抑制作用强，IC_{50} 为 0.34nmol/L，远强于苏尼替尼（31.63nmol/L），在体内 AML 模型中表现出远高于苏尼替尼的治愈率；化合物 **3-6**、BPR1J-097 和化合物 **3-7**，通过对结构的修饰、改造和完善，体外活性与临床研究中的化合物索拉菲尼和 Quizartinib 相当，在动物模型中显示出良好的药代性质，对小鼠异种移植的 AML 具有明显的缓解作用。

3.3　结论与展望

大多数 FLT3 抑制剂是通过活性筛选的方式得到，由于 RTKs 家族的同源性及与其他激酶结构的类似性，使得相关的抑制剂呈现对多种激酶的抑制活性，进而围绕对 FLT3 的抑制作用，开发新的适应证。合理药物设计是现今药物设计的主流，目前还没有从 FLT3 或其配体的结构出发，完成其抑制剂设计的案例，然而随着对 FLT3 自抑制构象晶体结构的解析[7]，基于 FLT3 结构设计高选择性的 FLT3 激酶抑制剂成为可能。

在 FLT3 作为治疗 AML 药物的有效作用靶点，在众多研究中已经被证实。目前面临的问题是近 1/4 的复发或顽固型 AML 与 FLT3-ITD 密切相关，针对野生型 FLT3 的抑制剂可能对这样的 AML 没有作用，而 FLT3 突变体的出现又增加了 AML 治疗的难度。近年来对 FLT3-ITD 抑制剂的研究进展显著，多个针对 FLT3-ITD 的抑制剂已进入临床研究阶段。研究中的 FLT3 抑制剂表现出对多种激酶的抑制活性，这种对多靶点的抑制作用可能有利于 AML 的治疗，如 KW-2449 对 FLT3-ITD$^+$-AML 有效，其作用可能源于对其多靶点的抑制作用，而非对 FLT3 的直接抑制。许多上市药物在体内、体外对 FLT3-ITD 表现出抑制活性，如索拉非尼、坦度替尼、来他替尼、苏尼替尼和泊那替尼等。在临床研究中，Quizartinib 在体内表现出较高的 FLT3 抑制活性，使部分 FLT3-ITD$^+$-AML 患者得到完全缓解，有望成为有效的顽固型 AML 治疗药物，然而新的研究发现，由于 FLT3-ITD 的次级点突变的出现，使得某些患者对 Quizartinib 也出现了耐药[72]，而 Crenolanib 对 FLT3-D853 突变体有效，可能有望克服对 Quizartinib 的耐药问题。

目前尚无 FLT3-ITD 抑制剂上市，用于 FLT3-ITD$^+$-AML 患者的治疗，原因之一是现有的 FLT3-ITD 抑制剂在体内不能对 FLT3 产生持续且完全的抑制作用。对于 FLT3-ITD$^+$-AML 患者的治疗，直接抑制 FLT3-ITD 尤为重要，对其下游因子进行抑制则是有益的补充，如 SGI-1776 抑制 Pim 激酶，KRN383 抑制 ERK 和 STAT5，BIX02188 为 MEK5 抑制剂，能诱导 FLT3-ITD$^+$ 细胞凋亡[73]。总之，FLT3 突变对于 AML 的发生、发展过程固然重要，但却不是唯一原因，不同 AML 表型往往伴随其他基因的改变，为了降低药物的毒副作用，减少耐药性的发生，将 FLT3 抑制剂与经典的化疗药物联合应用[18,22,37,43,71]，可能成为克服顽固型 AML 的有效途径。

参 考 文 献

[1] Blume-Jensen P, Hunter T. Oncogenic kinase signaling [J]. Nature, 2001, 411 (6835): 355-365.

[2] Rosnet O, Marchetto S, delapeyriere O, et al. Murine Flt3, a gene encoding a novel tyrosine kinase receptor of the PDGFR/CSF1R family [J]. Oncogene, 1991, 6 (9): 1641-1650.

[3] Thiede C, Steudel C, Mohr B, et al. Analysis of FLT3-activating mutations in 979 patients with acute myelogenous leukemia: association with FAB subtypes and identification of subgroups with poor prognosis [J]. Blood, 2002, 99 (12): 4326-4335.

[4] Griffith J, Back J, Faerman C, et al. The structural basis for auto inhibition of FLT3 by the juxtamembrane domain [J]. Mol Cell, 2004, 13 (2): 169-178.

[5] Stirewalt DL, Radich JP. The role of FLT3 in hematopoietic maglignancies [J]. Nat Rev Cancer, 2003, 3 (9): 650-665.

[6] Fathi AT, Chen YB. Treatment of FLT3-ITD acute myeloid leukemia [J]. Am J Blood Res, 2011, 1 (2): 175-189.

[7] Reindl C, Spiekermann K. From kinases to cancer: leakiness, loss of autoinhibition and leukemia [J]. Cell Cycle, 2006, 5 (6): 599-602.

[8] Small D. Targeting FLT3 for treatment of leukemia [J]. Semin Hematol, 2008, 45 (3 Suppl 2): S17-S21.

[9] Nakao M, Yokota S, Iwai T et al. Internal tandem duplication of the flt3 gene found in acute myeloid

leukemia [J] . Leukemia，1996，10（12）：1911-1918.

[10] Gilliland DG，Griffin JD. The roles of FLT3 in hematopoiesis and leukemia [J] . Blood，2002，100
　　　（5）：1532-1542.

[11] 李树，王杰，李惠 . FLT3 基因突变与骨髓异常增生综合征的预后 [J] . 中国组织工程研究与临床
　　　康复，2007，11（3）：518-521.

[12] Pinheiro RF，de Sa Moreira E，Silva MRR，et al. FLT3 internal tandem duplication during myelodys-
　　　plastic syndrome follow-up：a marker of transformation to acute myeloid leukemia [J] . Cancer Genet
　　　Cytogenet，2008，183（2）：89-93.

[13] Xu B，Chen G，Luo X，et al. Detection of FLT3/ITD gene mutations in patients with hematologic ma-
　　　lignancy and their clinical significance [J] . Chinese-German Journal of Clinical Oncology，2009，8
　　　（2）：100-103.

[14] Levis M，Pham R，Smith BD，et al. In vitro studies of a FLT3 inhibitor combined with chemothera-
　　　py：sequence of administration is important to achieve synergistic cytotoxic effects [J] . Blood，2004，
　　　104（4）：1145-1150.

[15] MöllgÅrd L，Deneberg S，Nahi H，et al. The FLT3 inhibitor PKC412 in combination with cytostatic
　　　drugs in vitro in acute myeloid leukemia [J] . Can Chem Phar，2008，62（3）：439-448.

[16] Food and Drug Administration：FDA Approves Nexavar for Patients with Inoperable Liver Cancer
　　　[EB/OL] . U. S.： （2007-11-19）[2014-05-12]. http：//www. fda. gov/NewsEvents/ Newsroom/
　　　PressAnnouncements/2007/ucm109030. htm.

[17] Zarrinkar PP，Gunawardane RN，Cramer MD et al. AC220 is a uniquely potent and selective inhibitor
　　　of FLT3 for the treatment of acute myeloid leukemia（AML） [J] . Blood，2009，114（14）：2984-
　　　2992.

[18] Ravandi F，Cortes JE，Jones D，et al. Phase I/II study of combination therapy with sorafenib，idaru-
　　　bicin，and cytarabine in younger patients with acute myeloid leukemia [J] . J Clin Oncol，2010，28
　　　（11）：1856-1862.

[19] Man CH，Fung TK，Ho C，et al. Sorafenib treatment of FLT3-ITD[+] acute myeloid leukemia：favor-
　　　able initial outcome and mechanisms of subsequent nonresponsiveness associated with the emergence of
　　　a D835 mutation [J] . Blood，2012，119（22）：5133-5143.

[20] Cheng Y，Paz K. Tandutinib，an oral，small-molecule inhibitor of FLT3 for the treatment of AML and
　　　other cancer indications [J] . IDrugs，2008，11（1）：46-56.

[21] Griswold IJ，Shen LJ，Rosée PL，et al. Effects of MLN518，a dual FLT3 and KIT inhibitor，on nor-
　　　mal and malignant hematopoiesis [J] . Blood，2004，104（9）：2912-2918.

[22] Schittenhelm MM，Kampa KM，Yee KWH，et al. The FLT3 inhibitor tandutinib（formerly
　　　MLN518）has sequence-independent synergistic effects with cytarabine and daunorubicin [J] . Cell Cy-
　　　cle，2009，8（16）：2621-2630.

[23] Yee KWH，Schittenhelm M，O′Farrell AM，et al. Synergistic effect of SU11248 with cytarabine or
　　　daunorubicin on FLT3-ITD positive leukemic cells [J] . Blood，2004，104（13）：4202-4209.

[24] Kancha RK，Grundler R，Peschel C，et al. Sensitivity toward sorafenib and sunitinib varies between
　　　different activating and drug-resistant FLT3-ITD mutations [J]. Exp Heamatol，2007，35（10）：
　　　1522-1526.

[25] O′Farrell AM，Abrams TJ，Yuen HA，et al. SU11248 is a novel FLT3 tyrosine kinase inhibitor with
　　　potent activity in vitro and in vivo [J] . Blood，2003，101（9）：3597-3605.

[26] Yee KWH，O′Farrell AM，Smolich BD，et al. SU5416 and SU5614 inhibit kinase activity of wild-type
　　　and mutant FLT3 receptor tyrosine kinase [J] . Blood，2002，100（8）：2941-2949.

[27]　Weisberg E，Barrett R，Liu Q，et al. FLT3 inhibition and mechanisms of drug resistance in mutant FLT3-positive AML [J] . Drug Resist Updat，2009：12 (3)：81-89.

[28]　Qi C，Kelly GS，Robert MG，et al. Identification of N-(5-tert-Butyl-isoxazol-3-yl)-N'-{4-[7-(2-morpholin-4-yl-ethoxy)imidazo-[2,1-b][1,3]benzothiazol-2-yl] phenyl} ureaDihydrochloride (AC220)，a Uniquely Potent，Selective，and Efficacious FMS-Like Tyrosine Kinase-3 (FLT3) Inhibitor [J] . J Med Chem，2009，52 (23)：7808-7816.

[29]　Heinrich MC，Griffith D，McKinley A，et al. Crenolanib Inhibits the Drug-Resistant PDGFRA D842V Mutation Associated with Imatinib-Resistant Gastrointestinal Stromal Tumors [J] . Clin Cancer Res，2012，18 (16)：4375-4384.

[30]　Galanis A，Ma H，Rajkhowa T，et al. Crenolanib is a potent inhibitor of FLT3 with activity against resistance-conferring point mutants [J] . Blood，2014，123 (1)：94-100.

[31]　Pratz KW，Cortes J，Roboz GJ，et al. Apharmacodynamic study of the FLT3 inhibitor KW-2449 yields insight into the basis for clinical response [J] . Blood，2009，113 (17)：3938-3946.

[32]　Shankar DB，Li J，Tapang P，et al. ABT-869，a multitargeted receptor tyrosine kinase inhibitor：inhibition of FLT3 phosphorylation and signaling in acute myeloid leukemia [J] . Blood，2007，109 (8)：3400-3408.

[33]　Zhou J，Bi C，Chng WJ，et al. PRL-3，a Metastasis Associated Tyrosine Phosphatase，Is Involved in FLT3-ITD Signaling and Implicated in Anti-AML Therapy [J] . PLoS One，2011，6 (5)：1-11.

[34]　Zirm E，Weisshart BS，Heidel F，et al. Ponatinib may overcome resistance of FLT3-ITD harbouring additional point mutations，notably the previously refractory F691I mutation [J] . Br J Heamtol，2012，157 (4)：483-492.

[35]　NordigÅrden A，Zetterblad J，Trinks C，et al. Irreversible pan-ERBB inhibitor canertinib elicits anti-leukaemic effects and induces the regression of FLT3-ITD transformed cells in mice [J] . Br J Heamtol，2011，155 (2)：198-208.

[36]　Hart S，Goh KC，Novotny-Diermayr V，et al. Pacritinib (SB1518)，a JAK2/FLT3 inhibitor for the treatment of acute myeloid leukemia [J] . Blood Cancer J，2011，1 (11)：e44.

[37]　Novotny-Diermayr V，Hart S，Goh KC，et al. The oral HDAC inhibitor pracinostat (SB939) is efficacious and synergistic with the JAK2 inhibitor pacritinib (SB1518) in preclinical models of AML [J]. Blood Cancer J，2012，2 (5)：e69.

[38]　Grundy M，Seedhouse C，Shang S，et al. The FLT3 internal tandem duplication mutation is a secondary target of the Aurora B kinase inhibitor AZD1152-HQPA in acute myelogenous leukemia cells [J]. Mol Cancer Ther，2010，9 (3)：661-672.

[39]　Menezes DEL，Peng J，Garrett EN，et al. CHIR-258：A Potent Inhibitor of FLT3 Kinase in Experimental Tumor Xenograft Models of Human Acute Myelogenous Leukemia [J] . Clin Cancer Res，2005，11 (14)：5281-5291.

[40]　Onc Live：Breakthrough Designation Granted to Entinostat for Advanced Breast Cancer [EB/OL]. Published Online：Silas Inman. (2013-9-11) [2014-5-12] http：//www. onclive. com/web-exclusives/Breakthrough-Designation-Granted-to-Entinostat-for-Advanced-Breast-Cancer.

[41]　Nishioka C，Ikezoe T，Yang J，et al. MS-275，a novel histone deacetylase inhibitor with selectivity against HDAC1，induces degradation of FLT3 via inhibition of chaperone function of heat shock protein 90 in AML cells [J] . Leuk Res，2008，32 (11)：1382-1392.

[42]　Kasper S，Breitenbuecher F，Hoehn Y，et al. The kinase inhibitor LS104 induces apoptosis，enhances cytotoxic effects of chemotherapeutic drugs and is targeting the receptor tyrosine kinase FLT3 in acute myeloid leukemia [J] . Leuk Res，2008，32 (11)：1698-1708.

[43] Lipka DB, Hoffmann LS, Heidel F, et al. LS104, a non-ATP-competitive small-molecule inhibitor of JAK2, is potently inducing apoptosis in JAK2V617F -positive cells [J]. Mol Cancer Ther, 2008, 7 (5): 1176-1184.

[44] Guo Y, Chen Y, Xu X, et al. SU11652 Inhibits tyrosine kinase activity of FLT3 and growth of MV-4-11 cells [J]. J Hematol Oncol, 2012, 5: 72-77.

[45] Teller S, Kramer D, Bohmer SA, et al. Bis (1H-2-indolyl) -1-methanones as inhibitors of the hematopoietic tyrosine kinase Flt3 [J]. Leukemia, 2002, 16 (8): 1528-1534.

[46] Mahboobi S, Uecker A, Sellmer A, et al. Novel Bis (1H-indol-2-yl) methanones as Potent Inhibitors of FLT3 and Platelet-Derived Growth Factor Receptor Tyrosine Kinase [J]. J Med Chem, 2006, 49 (11): 3101-3115.

[47] Choi SJ, Moon MJ, Lee SD, et al. Indirubin derivatives as potent FLT3 inhibitors with anti-proliferative activity of acute myeloid leukemic cells [J]. Bioorg Med Chem Lett, 2010, 20 (6): 2033-2037.

[48] Heidel FH, Mack TS, Razumovskaya E, et al. 3, 4-Diarylmaleimides-a novel class of kinase inhibitors-effectively induce apoptosis in FLT3-ITD-dependent cells [J]. Ann Hematol, 2012, 91 (3): 331-344.

[49] Weisberg E, Roesel J, Bold G, et al. Antileukemic effects of the novel, mutant FLT3 inhibitor NVP-AST487: effects on PKC412-sensitive and -resistant FLT3-expressing cells [J]. Blood, 2008, 112 (13): 5161-5170.

[50] Kiyoi H, Shiotsu Y, Ozeki K, et al. A Novel FLT3 Inhibitor FI-700 Selectively Suppresses the Growth of Leukemia Cells with FLT3 Mutations [J]. Clin Cancer Res, 2007, 13 (15 Pt 1): 4575-4582.

[51] Katsumi A, Kiyoi H, Abe A, et al. FLT3/ ITD regulates leukaemia cell adhesion through a4b1 integrin and Pyk2 signalling [J]. Eur J Haematol, 2011, 86 (3): 191-198.

[52] Gracias V, Ji Z, Akritopoulou-Zanze I, et al. Scaffold oriented synthesis. Part 2: Design, synthesis and biological evaluation of pyrimido-diazepines as receptor tyrosine kinase inhibitors [J]. Bioorg Med Chem Lett, 2008, 18 (20): 2691-2695.

[53] Ishida H, Isami S, Matsumura T, et al. Novel and orally active 5-(1,3,4-oxadiazol-2-yl) pyrimidine derivatives as selective FLT3 inhibitors [J]. Bioorg Med Chem, 2008, 18 (13): 5472-5477.

[54] Gaul MD, Xu G, Kirkpatrick J, et al. 4-Amino-6-piperazin-1-yl-pyrimidine-5-carbaldehyde oximes as potent FLT-3 inhibitors [J]. Bioorg Med Chem Lett, 2007, 17 (17): 4861-4865.

[55] Heidary DK, Huang G, Boucher D, et al. VX-322: A Novel Dual Receptor Tyrosine Kinase Inhibitor for the Treatment of Acute Myelogenous Leukemia [J]. J Med Chem, 2012, 55 (2): 725-734.

[56] Lin WH, Jiang WT, Chen CW, et al. BPR1J-097, a novel FLT3 kinase inhibitor, exerts potent inhibitory activity against AML [J]. Br J Cancer, 2012, 106 (3): 475-481.

[57] Lin WH, Hsieh SY, Yen SC, et al. Discovery and evaluation of 3-phenyl-1H-5- pyrazolylamine-based derivatives as potent, selective and efficacious inhibitors of FMS-like tyrosine kinase-3 (FLT3) [J]. Bioorg Med Chem, 2011, 19 (14): 4173-4182.

[58] Lin WH, Hsu JT, Hsieh SY, et al. Discovery of 3-phenyl-1H-5-pyrazolylamine derivatives containing a urea pharmacophore as potent and efficacious inhibitors of FMS-like tyrosine kinase-3 (FLT3) [J]. Bioorg Med Chem, 2013, 21 (11): 2856-2867.

[59] Moore AS, Faisal A, Castro DG, et al. Selective FLT3 inhibition of FLT3-ITD[+] acute myeloid leukaemia resulting in secondary D835Y mutation: a model for emerging clinical resistance patterns [J]. Leukemia, 2012, 26 (7): 1462-1470.

[60] Timothy P, Burkholder, Joshua R, et al. Discovery of LY2457546: a multi-targeted anti-angiogenic

kinase inhibitor with a novel spectrum of activity and exquisite potency in the acute myelogenous leuke-mia-Flt-3-internal tandem duplication mutant human tumor xenograft model [J]. Invest New Drugs, 2012, 30 (3): 936-949.

[61] Hospital MA, Green AS, Lacombe C, et al. The FLT3 and Pim kinases inhibitor SGI-1776 preferen-tially target FLT3-ITD AML cells [J]. Blood, 2012, 119 (7): 1791-1792.

[62] Weisberg E, Choi HG, Barrett R, et al. Discovery and Characterization of Novel Mutant FLT3 Kinase Inhibitors [J]. Mol Cancer Ther, 2010, 9 (9): 2468-2477.

[63] Rochais C, Cresteil T, Perri V, et al. MR22388, a novel anti-cancer agent with a strong FLT-3 ITD kinase affinity [J]. Cancer Lett, 2013, 331 (1): 92-98.

[64] Murata K, Kumagai H, Kawashima T, et al. Selective Cytotoxic Mechanism of GTP-14564, a Novel Tyrosine Kinase Inhibitor in Leukemia Cells Expressing a Constitutively Active Fms-like Tyrosine Ki-nase 3 (FLT3) [J]. J Bio Chem, 2003, 278 (35): 32892-32898.

[65] Gazit A, Yee K, Uecker A, et al. Tricyclic quinoxalines as potent kinase inhibitors of PDGFR kinase, Flt3 and Kit [J]. Bioorg Med Chem, 2003, 11 (9): 2007-2018.

[66] Grandage VL, Everington T, Linch DC, et al. Gö6976 is a potent inhibitor of the JAK 2 and FLT3 tyrosine kinases with significant activity in primary acute myeloid leukaemia cells [J]. Br J Haematol, 2006, 135 (3): 303-316.

[67] Tse KF, Allebach J, Levis M, et al. Inhibition of the transforming activity of FLT3 internal tandem duplication mutants from AML patients by a tyrosine kinase inhibitor [J]. Leukemia, 2002, 16 (10): 2027-2036.

[68] Nishioka C, Ikezoe T, Yang J, et al. Ki11502, a novel multitargeted receptor tyrosine kinase inhibi-tor, induces growth arrest and apoptosis of human leukemia cells in vitro and in vivo [J]. Blood, 2008, 111 (10): 5086-5092.

[69] Nishiyama U, Yoshino T, Ozai M, et al. Antineoplastic effect of a single oral dose of the novel Flt3 inhibitor KRN383 on xenografted human leukemic cells harboring Flt3-activating mutations [J]. Leuk Res, 2006, 30 (12): 1541-1546.

[70] Yao Q, Weigel B, Kersey J. Synergism between Etoposide and 17-AAG in Leukemia Cells: Critical Roles for Hsp90, FLT3, Topoisomerase II, Chk1, and Rad51 [J]. Clin Cancer Res, 2007, 13 (5): 1591-1600.

[71] Patch RJ, Baumann CA, Liu J, et al. Identification of 2-acylaminothiophene-3-carboxamides as potent inhibitors of FLT3 [J]. Bioorg Med Chem Lett, 2006, 16 (12): 3282-3286.

[72] Smith CC, Wang Q, Chin CS, et al. Validation of ITD mutations in FLT3 as a therapeutic target in human acute myeloid leukaemia [J]. Nature, 2012, 485 (7397): 260-263.

[73] Razumovskaya E, Sun J and Rönnstrand L. Inhibition of MEK5 by BIX02188 induces apoptosis in cells expressing the oncogenic mutant FLT3-ITD [J]. Biochem Bioph Res Co, 2011, 412 (2): 307-312.

4 组蛋白去甲基化酶及其抑制剂的研究进展

Progress in the Research of Histone Demethylases and Their Inhibitors

郑一超　刘宏民❶

4.1　引言

　　表观遗传学是指在不改变 DNA 序列的前提下，通过对核苷酸或染色体的可逆性修饰以调节基因的表达，这种修饰又是可遗传的。现代肿瘤学观点认为，肿瘤的发生是一个多因素、多步骤及多阶段的复杂过程，不仅与遗传改变有关，表观遗传异常也是肿瘤发生、发展的原动力之一。表观遗传学常通过 DNA 的甲基化、RNA 相关沉默和组蛋白修饰等方式调控基因的表达。其中，组蛋白的修饰包括乙酰化、甲基化、磷酸化、羟基化、泛素化、SUMO 化以及生物素化等[1,2]。这些修饰严格调控着基因的表达并在多种疾病中起着重要作用。

　　组蛋白是构成核小体的一类碱性核蛋白，在真核细胞中，主要分为 H2A、H2B、H3、H4 以及连接蛋白 H1。其中 H2A、H2B、H3 和 H4 形成一个八聚体，长度约 146bp 的 DNA 缠绕在这个八聚体外侧，形成核小体。而组蛋白 N 端尾巴伸向核小体的外侧，并有着各种修饰。目前为止，组蛋白的乙酰化和磷酸化修饰已经被研究了很长时间，但组蛋白的甲基化则在近 10 年才被深入研究。2004 年以前，人们一直以为组蛋白的甲基化是一个不可逆的过程，直到组蛋白赖氨酸去甲基化酶 1（Lysine specific demethylase 1，LSD1）的确认，正式标志着组蛋白甲基化的可逆性过程[3]，这一革命性的发现对组蛋白修饰的表观遗传学发展提供了全新的研究思路。

❶　刘宏民，郑州大学药学院（河南郑州，450001），教授，博士生导师。研究方向：药物化学和新药研发。电话：0371-67781739，E-mail：liuhm@zzu.edu.cn。

组蛋白的甲基化修饰主要发生在其 N 端的赖氨酸上，其中比较重要的甲基化修饰位点是 H3K4、H3K9、H3K27、H3K36、H3K79 以及 H4K20[4]。在组蛋白甲基转移酶和去甲基化酶的相互作用下，组蛋白的甲基化状态被动态调节着，从而调节着组蛋白和其他功能蛋白的相互作用，并影响基因转录的激活和抑制，其中 H3K4、H3K36 和 H3K79 的甲基化主要和基因的转录激活相关，而 H3K9、H3K27 以及 H4K20 主要和基因的转录抑制相关。根据目前的研究，多种组蛋白去甲基化酶在疾病的发生和发展过程中异常表达，从而导致组蛋白甲基化的异常，进而导致下游基因的异常转录。因此，将组蛋白去甲基化酶作为药物靶标，调节组蛋白去甲基化酶的活性是目前治疗多种疾病的新方法。

4.2 组蛋白去甲基化酶

组蛋白的甲基化主要是赖氨酸位点的单、双和三甲基化。根据组蛋白去甲基化酶的结构和作用原理可以将其分为两大类（表 4-1）。

表 4-1 已发现的组蛋白去甲基化酶

名称	去甲基化酶名称	组蛋白底物	转录调节	相关文献
LSD	LSD1/KDM1A	H3K4me1/2 H3K9me1/2	激活抑制	[3,13,23～29]
	LSD2/KDM1B	H3K4me1/2	激活	[5,14,30]
JmjC	JHDM1A/FBXL11A/KDM2A	H3K36me1/2	抑制	[15]
	JHDM1B/FBXL10B/KDM2B	H3K4me3 K36me1/2	抑制 抑制	[20,31,32]
	JMJD1A/JHDM2A/KDM3A	H3K9me1/2	激活	[19]
	JMJD1B/JHDM2B/KDM3B	H3K9me1/2	激活	[21,33]
	JMJD1C/JHDM2C/KDM3C	H3K9me1/2	激活	[34,35]
	JMJD2A/JHDM3A/KDM4A	H1.4K26me3 H3K9me2/3 H3K36me2/3	未知 激活 抑制	[16,18,36]
	JMJD2B/JHDM3B/KDM4B	H1.4K26me3 H3K9me2/3 H3K36me2/3	未知 激活 抑制	[17,20,37]
	JMJD2C/JHDM3C/KDM4C	H1.4K26me3 H3K9me2/3 H3K36me2/3	未知 激活 抑制	[16,17,20,36～39]
	JMJD2D/JHDM3D/KDM4D	H1.4K26me3 H3K9me2/3 H3K36me2/3	未知 未知 抑制	[36,38]
	JARID1A/KDM5A/RBP2	H3K4me2/3	抑制	[40～44]
	JARID1B/KDM5B/PLU-1	H3K4me2/3	抑制	[45～48]
	JARID1C/KDM5C/SMCX	H3K4me2/3	抑制	[49～51]
	JARID1D/KDM5D/SMCY	H3K4me2/3	抑制	[52～54]
	UTX/KDM6A	H3K27me2/3	激活	[55～57]
	JMJD3/KDM6B	H3K27me2/3	激活	[55,56,58,59]
	JHDM1D/KDM7A	H3K9me2 H3K27me2	激活 激活	[60,61]
	JHDM1F/PHF8/KDM7B	H3K9me1/2 H3K27me2 H4K20me1 H3K36me2	激活 激活 激活 抑制	[62～65]
	JMJD5/KDM8	H3K36me2	激活	[66]

续表

名称	去甲基化酶名称	组蛋白底物	转录调节	相关文献
	MAPJD/NO66	H3K4me1/2/3	抑制	[67]
		H3K36me2/3	抑制	
	MDIG/Mina53/NO52	H3K9me3	激活	[68]
	JHDM1E/PHF2/GRC5	H3K9me1/2	激活	[69,70]

4.2.1 LSD 家族组蛋白去甲基化酶

LSD 家族组蛋白去甲基化酶是一类黄素腺嘌呤二核苷酸（Flavin adenine dinucleotide，FAD）依赖的去甲基化酶，包括 LSD1 及 LSD2[3,5]。

LSD1 由 852 个氨基酸组成（见图 4-1），其中 N 端 172 个氨基酸是可变区域，然后是 SWIRM 结构。C 端是氨基氧化区（Amino oxidase like domain，AOL），氨基氧化区又可以分成黄素腺嘌呤二核苷酸（Flavin adenine dinucleotide，FAD）结合结构域和底物结合结构域，是 LSD1 的活性区域。氨基氧化区被两个 α 螺旋（Tα1、Tα2）组成的 Tower 结构分为两部分，Tower 结构对 LSD1 与其他蛋白的相互作用起着重要作用[6]，如 CoREST 蛋白。同时，有研究人员通过重组缺失 Tower 结构的 LSD1 蛋白证实，Tower 结构对 LSD1 的活性起着决定性的作用[6]。

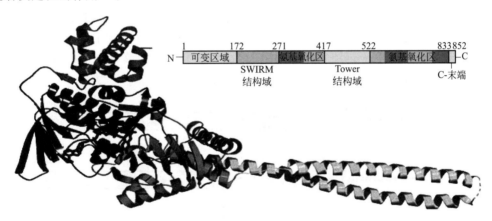

图 4-1　LSD1 的结构分析[6]

LSD1 能够去除 H3K4 以及 H3K9 的单、双甲基。序列比较显示 LSD1 属于 FAD 依赖的胺氧化酶超家族，胺氧化酶能氧化底物的 C-N 键，生成胺基、甲醛和 H_2O_2。LSD1 与底物反应时 FAD 从甲基化的组蛋白赖氨酸得到质子，生成 $FADH_2$，甲基化的赖氨酸失去质子生成亚胺中间物，$FADH_2$ 被氧化生成 FAD 和 H_2O_2，亚胺中间物加水后生成胺基和甲醛（图 4-2）[7]。LSD1 催化氧化反应时胺基底物上必须要有一个质子，因此只能催化单甲基化和二甲基化的赖氨酸底物去甲基化[3]。

不仅如此，LSD1 还能够作用于非组蛋白底物。LSD1 能够去除抑癌蛋白 p53K370 位点的甲基，阻滞 p53 与下游蛋白 53BP1 的结合，从而抑制 p53 的活性，抑制 p53 靶基因的表达[8,9]；LSD1 还能够作用于 DNMT1，维持 DNMT1 的稳定性，从而维持基因整体甲基化的水平[10,11]；LSD1 亦能够通过去除 H3K4 的甲基化，使 DNMT3L 能够与未甲基化的 H3K4 位点结合，通过激活或作用于 DNMT3A2，引起 DNA 重新甲基化[12]；LSD1 亦能够

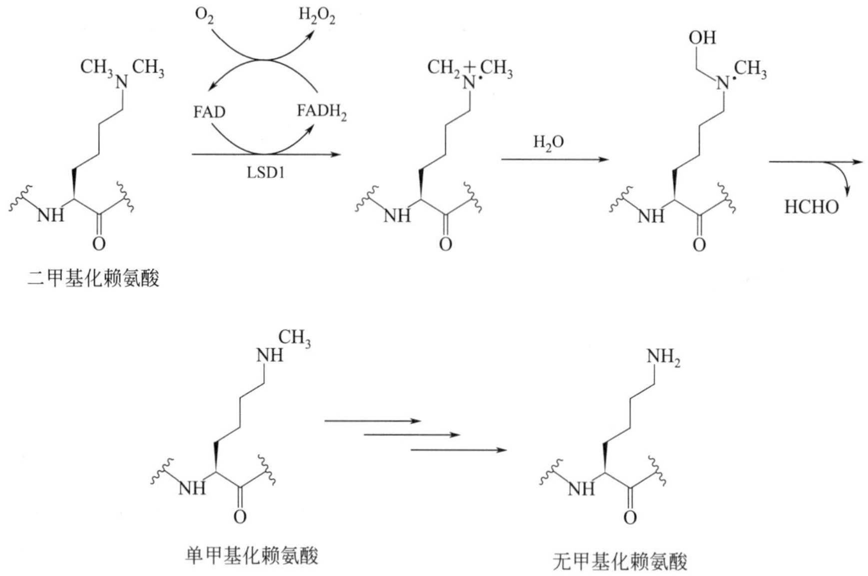

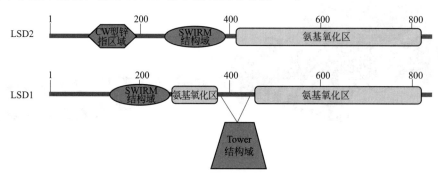

图 4-2　LSD1 的催化反应机理[7]

作用于转录因子 E2F1 的 K185 位点，使其去甲基，调节 E2F1 的活性[13]。

　　LSD 家族去甲基化酶除 LSD1 以外，还有 LSD2（Histone lysine specific demethylase 2，KDM1B）。LSD2 是 2009 年发现的与 LSD1 具有 46％同源性的去甲基化酶[5]。与 LSD1 不同的是，LSD2 不含有 Tower 结构（见图 4-3），因此，LSD2 能够特异性的作用于组蛋白 H3K4 的单、双甲基化，而对 H3K9 的甲基化没有作用[14]。

图 4-3　LSD1 与 LSD2 结构对比分析[5]

4.2.2　JmjC 家族组蛋白去甲基化酶

　　到目前为止，除了 LSD 家族的组蛋白去甲基化酶，其他均为含有 JmjC 结构的组蛋白去甲基化酶。2006 年第一个含有 JmjC 结构域的去甲基化 JHDM1A（JmjC domain containing histone demethylase 1A）/KDM2A 被确认，同时在其他物种中也证明了包含 JmjC 结构域的蛋白同样具有去甲基化酶的活性[15]。同年，其他几种含有 JmjC 结构域的去甲基化酶也被确认[16~20]。结构分析表明 JmjC 结构域在空间上形成 8 个 β 折叠，能够结合二价亚铁离子和 α-酮戊二酸并催化三种不同的甲基化状态（见图 4-4）。在 JmjC 结构域上有三个保守的氨基酸序列与二价亚铁离子结合，分别为 H、D/E、H；与 α-酮戊二酸结合的两个保守序列分别为 F、T/Y、K。JmjC 家族中多数成员具有组蛋白去甲基化酶的活性，并且在肿瘤的发生和发展中起着重要的作用[18]。

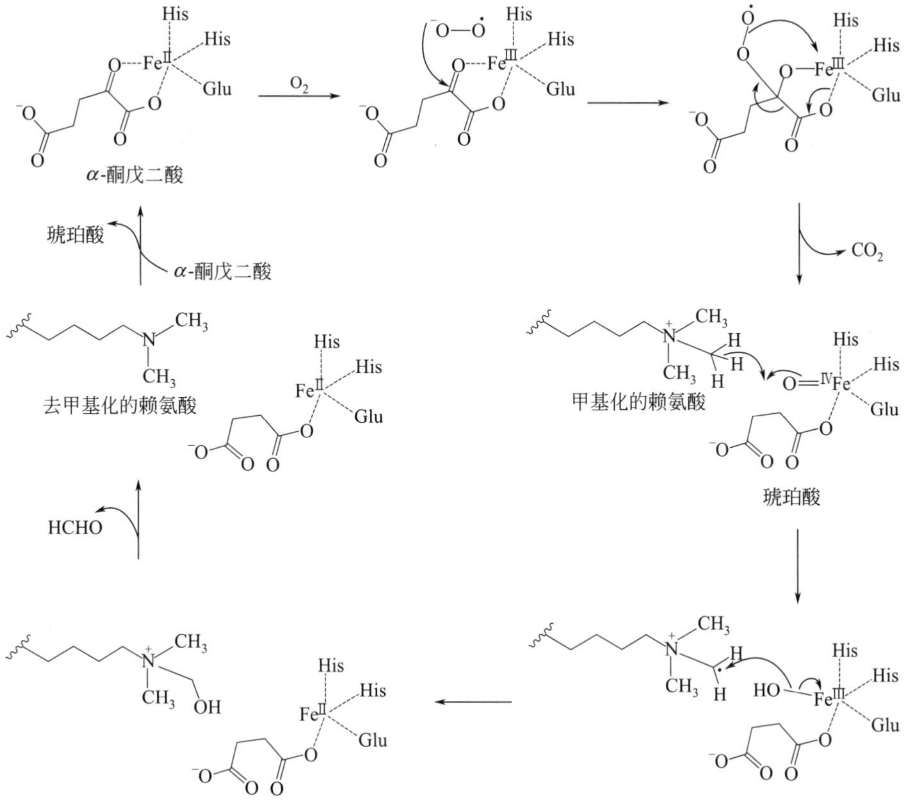

图 4-4　Fe^{2+}/α-酮戊二酸依赖的 JmjC 去甲基化酶去甲基机制[7,21,22]

4.3　组蛋白去甲基化酶与肿瘤的关系

4.3.1　LSD1 在肿瘤中的功能和作用

肿瘤的发生和发展依赖于遗传学和表观遗传学的改变，组蛋白的甲基化状态调控着基因的表达，是一种重要的表观遗传学调控方式。组蛋白甲基化酶与去甲基化酶的失调会导致组蛋白甲基化的失衡，现代研究认为，组蛋白的甲基化失衡和肿瘤存在着密切关系[71]。一些去甲基化酶特异性的在肿瘤中扮演着致病基因的角色。

2005 年 Metzger 等人首先报道 LSD1 在前列腺癌中是高表达[72]，无论是在正常的前列腺或前列腺癌中，LSD1 与雄激素受体形成一个紧密的复合物并刺激雄激素受体依赖的转录。同时，Metzger 发现用 RNAi 技术降低 LSD1 的表达量能够抑制雄激素诱导的转录激活并抑制细胞增殖，而如果用小分子 LSD1 抑制剂 Pargyline 阻断 LSD1 对 H3K9 的去甲基化亦能抑制雄激素受体依赖的转录[72]。染色质免疫共沉淀实验表明 LSD1 能够去除 H3K9 的甲基，从而去除雄激素受体对靶基因转录的抑制作用[72]。2010 年 Lim 等人报道 LSD1 在雌激素受体阴性的乳腺癌中高表达，并发现用 RNAi 降低 LSD1 表达量或用小分子 LSD1 抑制剂能够诱导 p21、ERBB2、CCNA2 等增殖相关基因的表达[29]。在另一种激素相关的肿瘤中——乳腺癌中，Shang 等人报道 LSD1 能够和 Mi-2/nucleosome、组蛋白去乙酰化酶形成一个复合体 NuRD，LSD1/NuRD 复合体能够调控多个信号通路，包括 TGFβ1 信号通路，从而调节细胞的增殖、EMT 等过程；在体外和体内实验中发现 LSD1 能够抑制乳腺癌细胞的转移和侵袭[73]。2012 年 Huang 等人报道用 HDAD1/2 抑制剂能够调控 H3K4 的甲基化程度，而用优降宁或 LSD1siRNA 抑制 LSD1 的活性和表达量能提高 H3K9 的乙酰化程度，从而提出联用 LSD1 抑制剂和组蛋白去乙酰化酶抑制剂的概念。随后，Huang 用非特异性 LSD1 抑制剂苯环丙胺和组蛋白去乙酰化酶抑制剂 SAHA 联用，发现其联用能够抑制乳腺癌细胞系 MDA-MB-231 和 MDA-MB-468 的生长，并用 Microarray 分析了联用对下游基因表达的调控影响[74]。不仅如此，在神经母细胞瘤中 Schulte 等人报道 LSD1 在低分化的神经母细胞瘤中高表达，并与肿瘤的分化程度成负相关[75]。同时，研究人员发现调控 LSD1 能够调节神经母细胞瘤的生长，并调控分化相关基因的表达[75]。Lv 等人报道 LSD1 在在肺癌组织中表达量显著高于正常的肺组织，他们还发现 LSD1 的表达量和非小细胞肺癌患者的总生存期负相关[24]。在人肺腺癌细胞系 A549、H460 和人胚胎肾细胞 293T 中，研究人员发现用 siRNA 及小分子 LSD1 抑制剂降低 LSD1 表达量或抑制 LSD1 的活性能抑制细胞增殖，并通过调节 EMT 过程（epithelial-mesenchymal transition）调节细胞的转移和侵袭；反之，LSD1 的过表达能够促进细胞生长[24,11]。

总之，LSD1 在多种其他肿瘤中高表达并对其生长、转移和侵袭起着重要作用，包括胃癌[76]、结肠癌[77]、膀胱癌[77]、食管癌[78]、急性髓细胞白血病[26]、视网膜母细胞瘤[79]等，而用 RNAi 技术降低 LSD1 的表达，或用小分子 LSD1 抑制剂调控 LSD1 的活性能够抑制肿瘤细胞的生长和转移。

4.3.2　JmjC 家族成员与肿瘤的关系

FBXL11 是第一个被鉴定出具有组蛋白去甲基化酶活性的 JmjC 家族成员，随后越来越多的文献报道 JmjC 家族的其他成员也具有组蛋白去甲基化酶活性并且参与了肿瘤的发生和发展。FBXL11 及其同源蛋白 FBXL10 能够抑制细胞衰老，从而使 MEF 细胞（mouse embryonic fibroblasts，小鼠胚胎成纤维细胞）永生化[80]。2012 年有报道称 JMJD2A 在体外能够影响乳腺癌细胞的增殖、转移和侵袭；同时，JMJD2A 还能够调节结肠癌细胞系的凋亡和增殖，JMJD2A 能够与 p53 一起作用于 p21 的启动子区域，用 siRNA 下调 JMJD2A 的表达能够明显上调 p21 和促凋亡蛋白 Bcl-2 的表达[81,82]。2007 年有报道称 JARID1B 和 JMJD2C 在乳腺癌中高表达，其中 JARID1B 能够作用于靶基因 CAV1，HOXA5 和 BRCA1 的 H3K4me3 抑制其表达[47]，而用 siRNA 抑制 JMJD2C 的表达量后能够明显抑制细胞的增殖，从而证明这些去甲基化酶是良好的抗肿瘤药物作用靶点[83]。

不止 JmjC 家族的去甲基化活性与肿瘤相关，其突变也在越来越多的肿瘤中被发现。在多种肿瘤中，JARID1 发生突变和缺失[84,85]，而 JARID2 也在白血病患者发现突变和缺失[86]。在肾癌中，UTX 和 JARID1C 的突变失活体也被发现，并对肾癌的发生和发展起着重要作用[51]。JARID1/JARID2 家族在肿瘤中的高突变率预示着该家族在肿瘤的发生和发展中起着抑癌基因的作用。

4.4　组蛋白去甲基化酶抑制剂

组蛋白去甲基化酶对多种肿瘤的发生起着重要作用，用 RNAi 或小分子抑制剂抑制组蛋白去甲基化酶的表达或活性能够抑制肿瘤的生长和转移。因此，设计并合成选择性强、高效、低毒的去甲基化酶抑制剂是治疗癌症的新途径。

4.4.1 LSD 家族组蛋白去甲基化酶抑制剂

4.4.1.1 多肽类类 LSD1 抑制剂

因为 LSD1 特异性的识别组蛋白 H3 氮端的 21 个氨基酸[87]，2006 年 Culhane 等人根据 LSD1 的催化底物，设计并合成组蛋白 H3 氮端第四位赖氨酸修饰的 21 个氨基酸，发现非时间依赖性 LSD1 抑制剂——多肽化合物 **4-1**（见图 4-5），IC$_{50}$＝(15.6±1.7)μmol/L；而多肽化合物 **4-2** 则是一个时间依赖性的 LSD1 抑制剂，但其对 LSD1 抑制活性较弱[88,89]。

2013 年，Mattevi 等人在 ACS Chemical Biology 报道了 LSD1 的活性区域与 Snail 的 N 端呈紧密结合的，这种结合能够竞争性抑制 LSD1 与其组蛋白底物 N 段位点的结合。因此，Mattevi 等利用酶学、晶体结构、光谱和计算方法，根据 Snail 的氨基酸序列设计了一个含 6 个氨基酸的小肽，这个小肽能与底物竞争性抑制 LSD1 活性，并有抗细胞增殖的活性[90]。同年，Woster 在 ACS Medicinal Chemistry Letters 报道了首例环肽类 LSD1 抑制剂[91]。该抑制剂在 10μmol/L 时能够抑制 LSD194% 的活性，同时该抑制剂对乳腺癌细胞系 MCF-7 和肺癌细胞系 Calu-6 表现出较强的抗细胞增殖能力。值得一提的是，该环肽类 LSD1 抑制剂在大鼠血浆中与线性多肽类 LSD1 抑制剂相比表现出较高的稳定性。

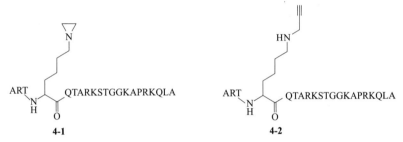

图 4-5　多肽类 LSD1 抑制剂

4.4.1.2 苯环丙胺类小分子 LSD1 抑制剂

因为 LSD1 是一个氨基氧化酶，和 MAO 是同源蛋白。因此，研究人员发现 MAO 的抑制剂能够抑制 LSD1。Schule 等人检测了 MAO 抑制剂苯环丙胺对 LSD1 的作用，发现优降宁（见图 4-6）能够抑制 LSD1 对 H3K9 的去甲基化并阻断了雄激素受体依赖的转录[72]。另外两个 MAO 抑制剂优降宁和苯乙肼（如图 4-6）也能够抑制 LSD1 的活性，但抑制率低，且选择性差[89,92～94]。

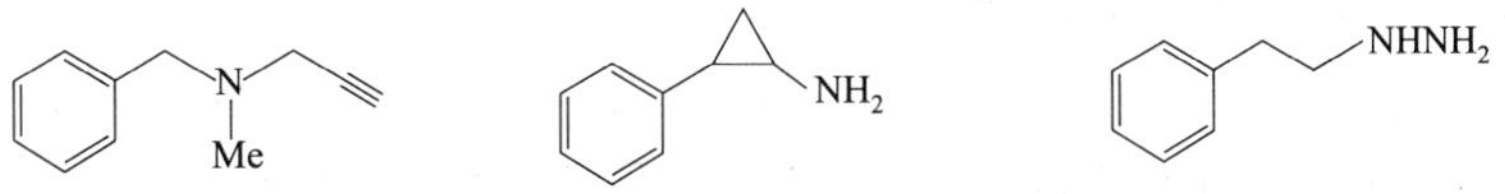

优降宁　　　　　苯环丙胺　　　　　苯乙肼

图 4-6　可抑制 LSD1 活性的 MAO 抑制剂

苯环丙胺类化合物是目前研究最多的 LSD1 抑制剂（图 4-7）。Schmidt 和 McCafferty 等人用质谱验证了苯环丙胺作用于 LSD1 的辅酶 FAD，苯环丙胺通过和 FAD 共价结合抑制了 LSD1 的活性[92]。虽然苯环丙胺对 LSD1 的抑制作用比较弱，但高浓度的苯环丙胺能够提高整体 H3K4 的甲基化水平并抑制膀胱癌和神经母细胞瘤的生长[75,95]。对接种神经母细胞瘤的裸鼠尾静脉注射苯环丙胺，连续给药 21d 能够显著性抑制神经母细胞瘤的生长[75]。因此，很多课题组以苯环丙胺为母核对其衍生化，力求获得对 LSD1 抑制作用强、选择性好，对肿瘤细胞杀伤作用强的小分子化合物。

2008 年 Gooden 等人以苯环丙胺为母核，合成了 Ki＝188μmol/L 的化合物 **4-5**，相对苯环丙胺，化合物 **4-3** 对 LSD1 抑制作用更强[96]。2009 年 Ueda 等人报道了以苯环丙胺为母核的化合物 **4-6**，化合物 **4-4** 对 LSD1 的抑制率高，且选择性强 ［Ki$_{LSD1}$＝(3.1±0.94)μmol/L，Ki$_{MAO-A}$＝(250±58)μmol/L，Ki$_{MAO-B}$＝(1700±200)μmol/L］，但其毒作用较差[97,98]。2010 年 Binda 等人报道了苯环丙胺衍生物 **4-5**、**4-6**，在低浓度即对 LSD1 活性有较强抑制作用(Ki$_g$＝1.3 μmol/L，Ki$_h$＝1.1 μmol/L) 并对急性早幼粒细胞的生长具有抑制作用[99]。2010 年 Mimasu 等人基于 LSD1 空间结构设计并合成了一系列的苯环丙胺类 LSD1 抑制剂，其中化合物 **4-7** 在终浓度 1μmol/L 时即可提高 HEK293T 细胞中 H3K4 二甲基化的水平[100]。自 2010～2012 年，西班牙 Orzyon 公司有多个 LSD1 抑制剂进入临床试验，包括化合物 **4-8**、**4-9**，用于治疗舞蹈病和白血病[101～104]。

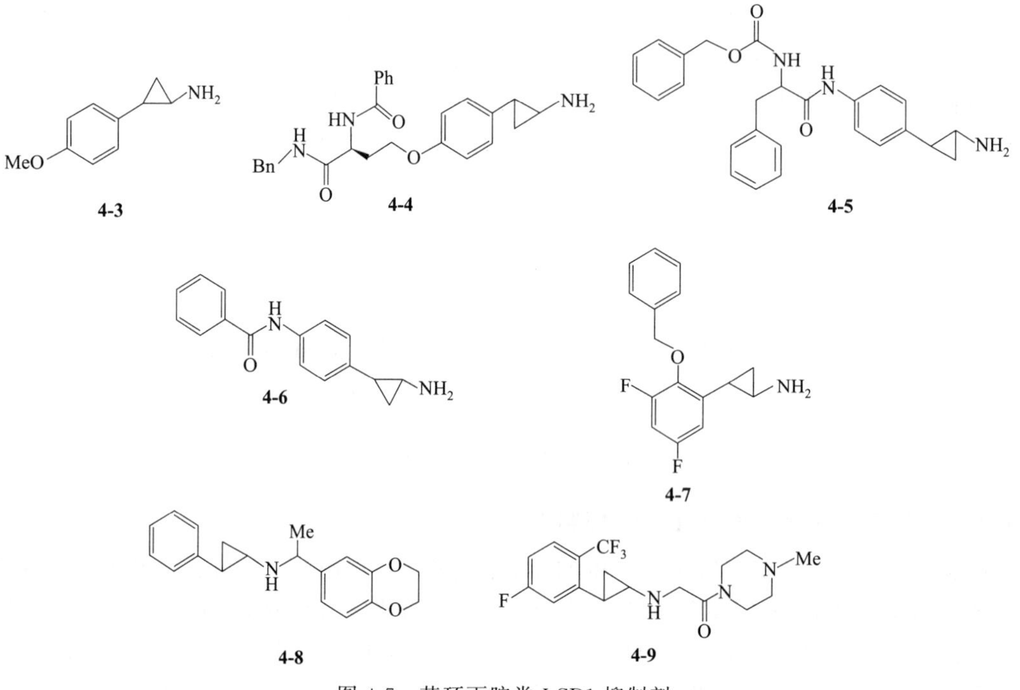

图 4-7　苯环丙胺类 LSD1 抑制剂

4.4.1.3　多胺类小分子 LSD1 抑制剂 (图 4-8)

2007 年 Huang 等人报道了含有双胍的多胺类 LSD1 抑制剂 **4-10**、**4-11**[105]，这两类化合物作用于结肠癌细胞中 HCT-116 48h 后能够显著性的抑制 LSD1 活性，提高 H3K4me1、H3K4me2 的甲基化水平，而不影响 H3K9me2 的甲基化水平。同时 ChIP 实验证明 LSD1 作用于结肠癌中异常沉默的基因 SFRPs（secreted frizzle-related proteins）和转录因子 GATA 家族的启动子区域，在抑制剂的作用下能够诱导其重新表达[105]。2009 年 Huang 等人又报道了新的多胺类 LSD1 抑制剂 **4-12** 和 **4-13**，对 5μmol/L 的底物 H3K4me2 的 IC$_{50}$ 值是 5μmol/L 左右[106]，在结肠癌细胞系 HCT-116 和 RKO 中，**4-12** 和 **4-13** 作用 48h 对其 IC$_{50}$ 在 2～5 μmol/L 并诱导 SFRP1、SFRP2、SFRP5 和 GATA5 的重新表达，将 **4-12** 或 DNA 甲基化转移酶抑制剂 5-Aza 单用作用于接种了 HCT-116 的裸鼠，发现能够显著性的抑制肿

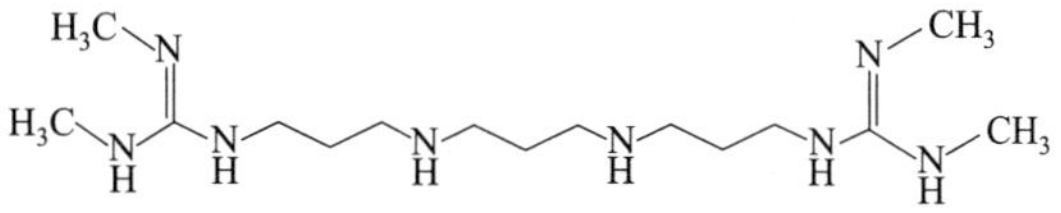

图 4-8 多胺类 LSD1 抑制剂

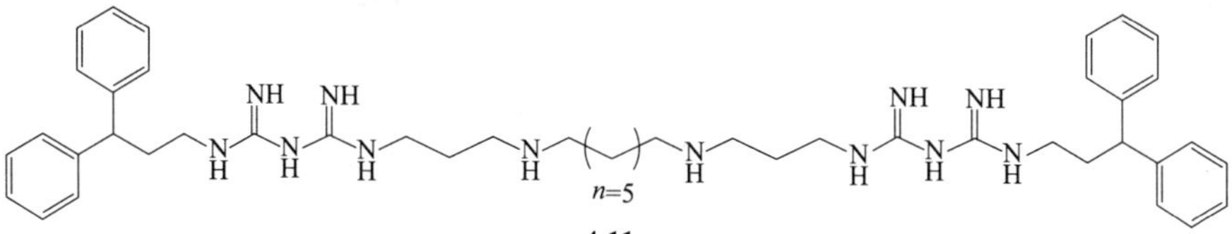

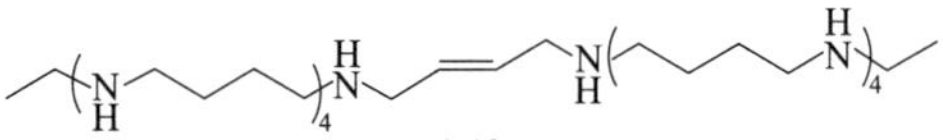

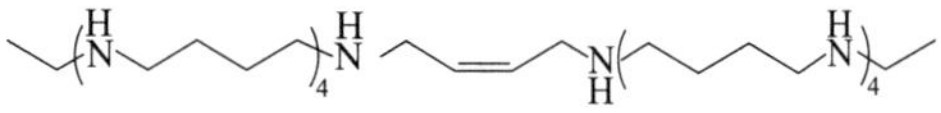

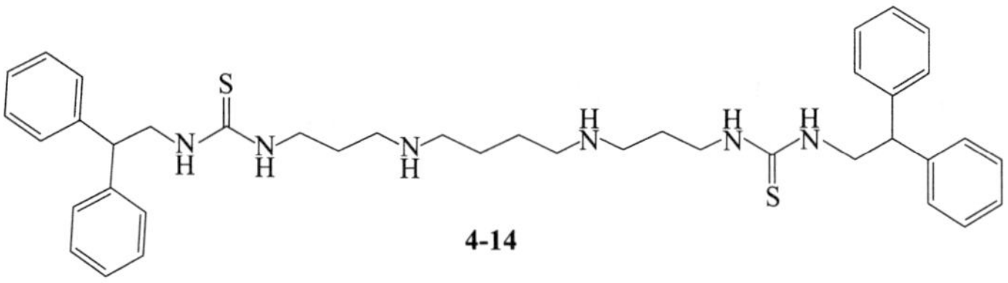

瘤的生长，若将二者联用，则增强其体内抗肿瘤活性。2010 年该课题组再次报道了一类能够抑制 LSD1 活性的多胺类化合物，其中化合物 **4-14** 在肺癌细胞系 Calu-6 中能够显著的提高 H3K4 的二甲基化水平，并提高 SFRP2、SFRP5 和 GATA4 的表达，同时化合物 **4-14** 和 5-Aza 的联用在体外能够明显抑制肿瘤细胞系 Calu-6 的生长[107]。

4.4.1.4　其他小分子 LSD1 抑制剂（图 4-9）

2011 年 Wang 等人发现并报道了一类新型 LSD1 抑制剂，其中化合物 **4-15**、**4-16** 能够抑制 LSD1 活性（$IC_{50} < 5\mu mol/L$），这两个化合物能够提高 H3K4 二甲基化的水平而不改变其三甲基化的水平，同时，该系列化合物能够抑制多种多潜能肿瘤干细胞的增殖而对其他非多潜能肿瘤干细胞和正常细胞影响较小[108]。2012 年 Hazeldine 等人用虚拟筛选的方法成功获得了对 LSD1 活性抑制 $IC_{50} = 16.8\ \mu mol/L$ 的小分子抑制剂 **4-17**，并发现化合物 **4-17** 能够使结肠癌细胞系 Calu-6 的 H3K4 二甲基化水平升高，并诱导 SFRP2、HCAD 和 GATA4 等蛋白表达量的升高[109]。2013 年，Manojit 等人将多胺类 LSD1 抑制剂、多肽类 LSD1 抑制剂和苯环丙胺类 LSD1 抑制剂的特征官能团整合在一起，获得了具有较强细胞毒的高效 LSD1 抑制剂 **4-18**。同年，Schmitt 等人基于虚拟筛选等方法得到了较弱的 LSD1 抑制剂 **4-19**[110]，而 Hitchin 等人用基于片段的药物设计等方法也设计、合成出全新的 LSD1 抑制剂 **4-20**[111]。Zheng 等人于 2013 年在 Journal of Medicinal Chemistry 报道了新型含三氮唑的氨基二硫代甲酸酯类 LSD1 抑制剂 **4-21**[112]，同时化合物 **4-21** 也是首次报道的能够同时诱导细胞凋亡并抑制细胞转移和侵袭的小分子 LSD1 抑制剂。

4.4.2　JmjC 家族组蛋白去甲基化酶抑制剂

目前，根据 JmjC 的空间结构和催化机制，许多 JmjC 去甲基化酶的抑制剂被设计和合

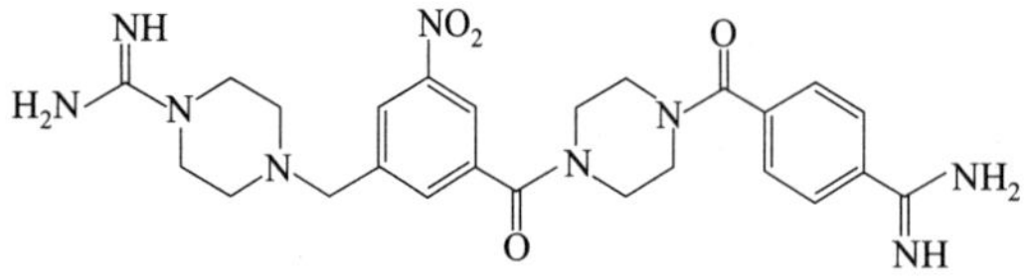

4-15

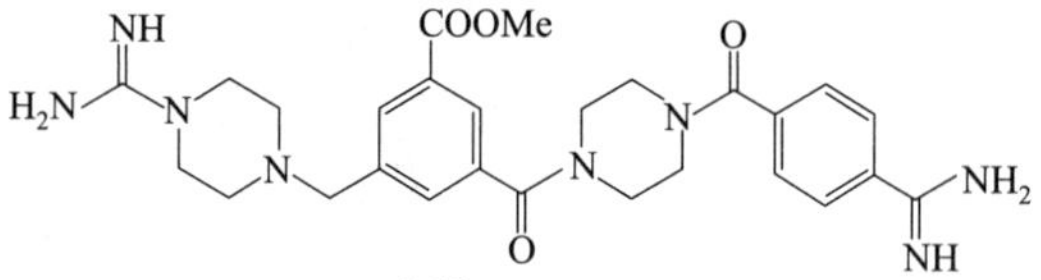

4-16

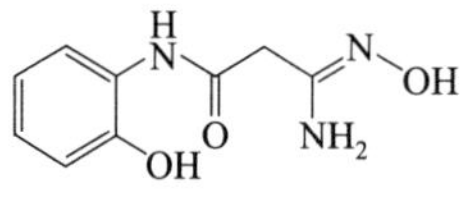

4-17

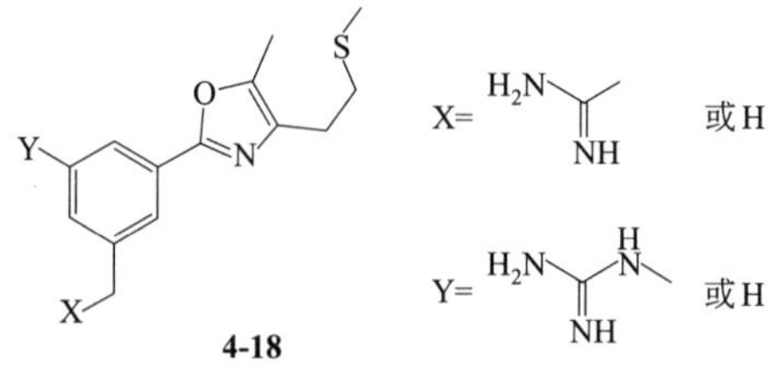

4-18

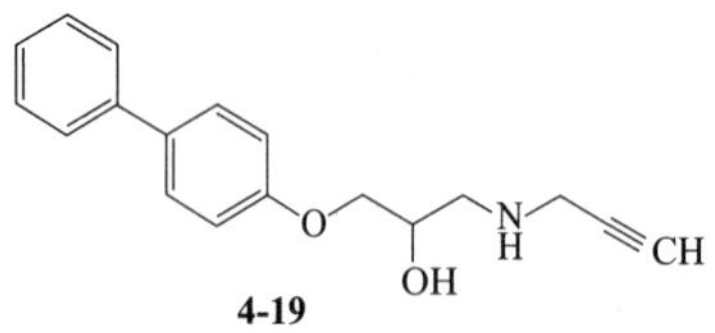

4-19

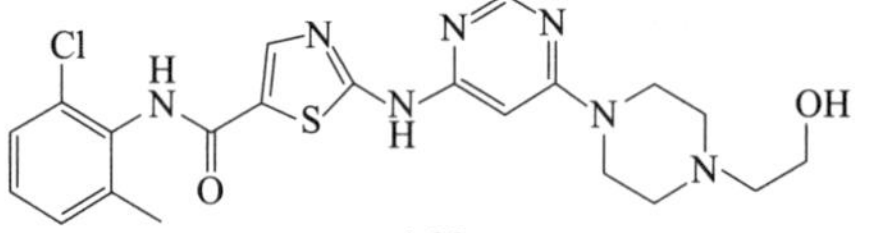

4-20

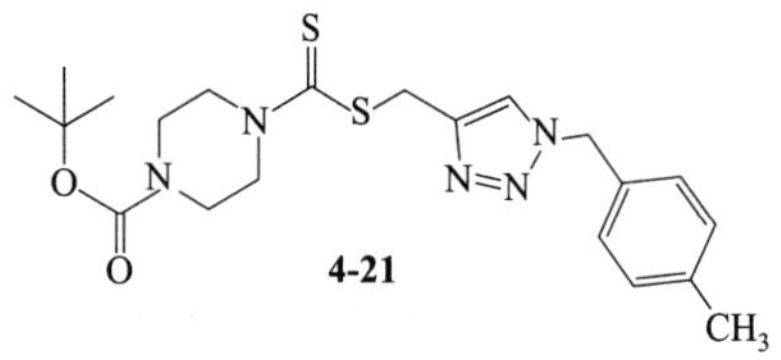

4-21

图 4-9 其他 LSD1 抑制剂

成出来（图 4-10）。Smith 等人发现高浓度的琥珀酸盐（succinate，**4-22**）能够抑制 JmjC 去甲基化酶的活性[113]。除此以外，还有报道称镍离子能够通过竞争抑制 JMJD1A 活性口袋中的铁离子而抑制 KDM3A 的活性（$IC_{50}=25\mu mol/L$）[114]。在人支气管上皮细胞 BEAS-2B 中，二价的镍离子能够通过抑制 KDM3A 的活性上调 KDM3A 靶基因 Spry2 启动子区域 H3K9me2 的甲基化程度[114]。

也有报道称 α-酮戊二酸的类似物能够抑制 JmjC 家族去甲基化酶。这些类似物能够与 α-酮戊二酸竞争，占据其空穴位置从而抑制 JmjC 家族去甲基化酶活性。具有抗代谢功能的化合物 α-羟戊二酸（**4-23**），琥珀酸盐的类似物，能够抑制 KDM2A（$IC_{50}=106\mu mol/L$）、KDM4A（$IC_{50}=24\mu mol/L$）和 KDM4C（$IC_{50}=79\mu mol/L$）的活性[115]。*N*-Oxalylglycine（NOG，**4-24**），琥珀酸盐氨基类似物，也能够抑制 JmjC 蛋白的活性。但由于化合物 NOG 的极性比较大，细胞膜通透性较差，因此，化合物 NOG 在细胞水平并没有 JmjC 抑制活性。但将化合物 NOG 二甲基修饰后得到化合物 Dimethyloxalylglycine（DMOG）——NOG 二甲酯化的前药，则能够在细胞水平上调 H3K9 和 H3K36 的甲基化水平，说明 DMOG 在细胞内水解成 NOG，并抑制 JmjC 蛋白的去甲基化活性[116]。NOG 与 KDM4A 的结构分析表明 NOG 能够和 KDM4A 的 Fe^{2+} 相互作用，同时 NOG 的羟基能够和 KDM4A 活性口袋中的 Thy132 形成氢键[117]。基于这个结构解析，高效 KDM4A 抑制剂化合物 **4-25**、**4-26**，NOG 的类似物，被设计并合成出来[116,118~120]。值得注意的是，虽然化合物 **4-23**、**4-24** 选择性较差，并能够抑制其他的 Fe^{2+}/α-酮戊二酸依赖的氧化酶如 PHD（Prolyl hydroxylase domain-containing proteins）、FIH（Factor-inhibiting hypoxia-inducible factor）的活性，但化合物

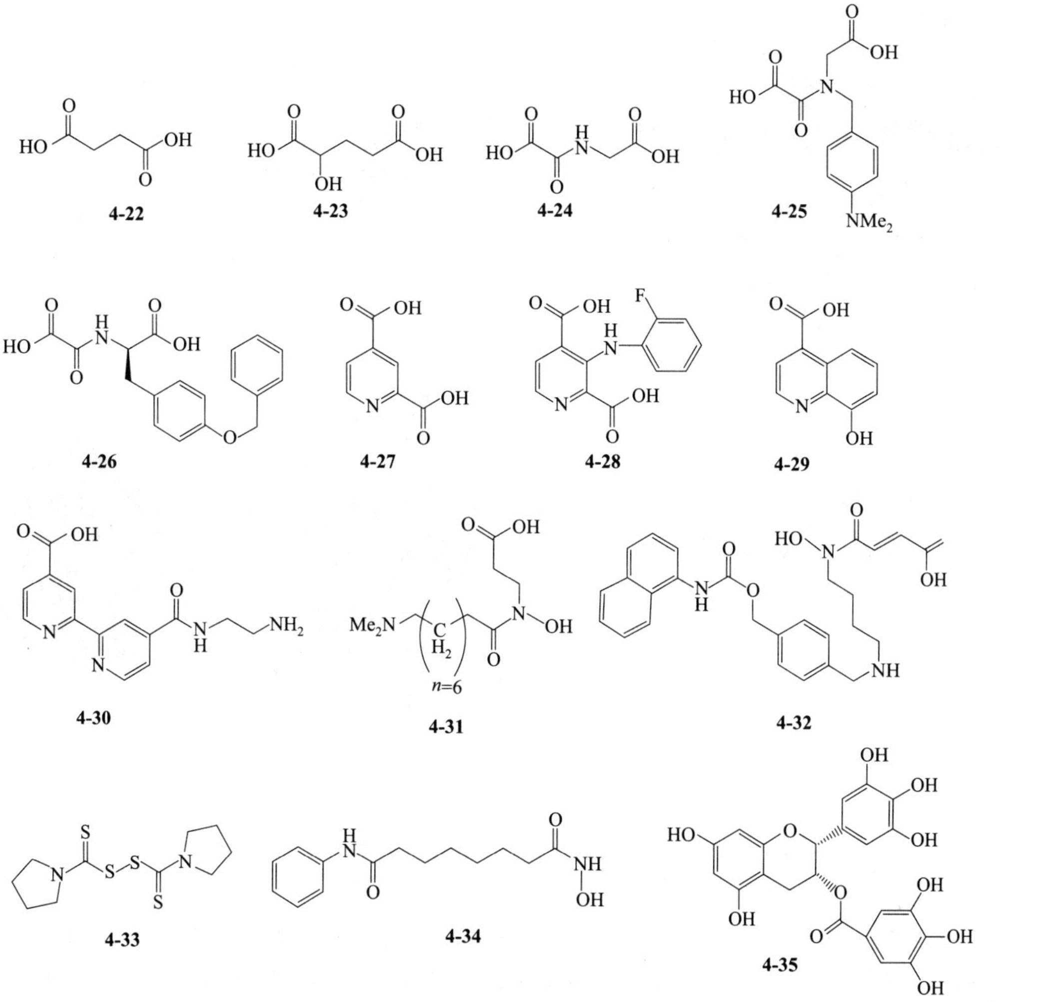

图 4-10　JmjC 家族组蛋白去甲基化酶抑制剂

4-26 选择性地抑制 KDM4A 和另一个 Fe^{2+}/α-酮戊二酸依赖的氧化酶 PHD2[120]。晶体结构解析显示化合物 **4-26** 能够与 KDM4A 的 Lys206 形成盐桥（2.8Å），并与 Tyr132 形成分子间氢键（2.4Å），同时化合物 **4-26** 嵌合在 KDM4A 活性中心的疏水口袋区域（Ile71、Thr132、Tyr177、Phe185 和 Lys241 的烷基链）(见图 4-11 中的 A)[120]。

　　另一类 Fe^{2+}/α-酮戊二酸依赖的氧化酶抑制剂 PCA（2,4-Pyridinedicarboxylic acid，化合物 **4-27**）被报道能够抑制 KDM4A 和 KDM4E 的活性（$IC_{50}=0.7\sim4.7\mu mol/L$）[119]。晶体结构分析显示化合物 **4-27** 抑制 KDM4 的机制和化合物 **4-27** 类似，化合物 **4-27** 能够和 Lys22 的—NH、Tyr177 的—OH 形成氢键，同时，化合物 **4-27** 的吡啶环能够和 KDM4 的 Tyr177、Phe185、Trp208 形成疏水键。结构分析显示（见图 4-11 中的 B），化合物 **4-27** 的 3 位碳原子能够和 KDM4A 的 Tyr177 作用，而如果将 3 位取代，如化合物 **4-28**，则无法嵌入 PHD2 的活性中心，从而选择性作用于 KDM4A 并抑制其活性（$IC_{50}=2.5\mu mol/L$，PHD2 $IC_{50}>400\mu mol/L$）[121]。

　　2010 年有报道通过高通量筛选，从 236000 个化合物中筛选获得了 PCA 类的 KDM4 抑制剂化合物 **4-29**（KDM4A $IC_{50}=1.7\mu mol/L$；KDM4E $IC_{50}=2.4\mu mol/L$）[122]。化合物

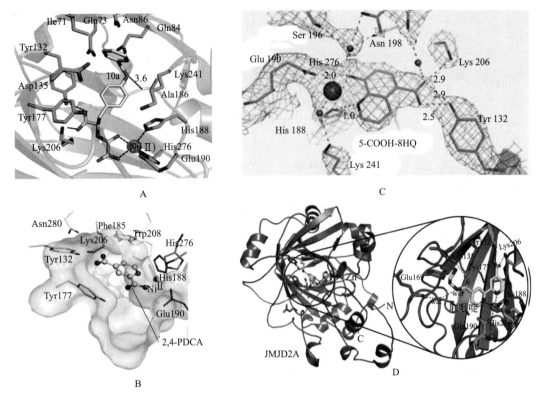

图 4-11　组蛋白去甲基化酶与其抑制剂晶体结构

A—KDM4A 与其抑制剂化合物 **4-26** 结合晶体结构[120]；B—KDM4A 与其抑制
剂化合物 **4-27** 结合晶体结构[121]；C—KDM4A 与其抑制剂化合物 **4-29** 结合
晶体结构[122]；D—KDM4A 与其抑制剂化合物 **4-30** 结合晶体结构[123]

4-29 与 KDM4A 复合物的结构解析显示化合物 **4-29** 和化合物 **4-24**、**4-27** 与 KDM4A 的结合位点相近（见图 4-11 中的 C）。化合物 **4-29** 的 5 位羧基能够和 KDM4A 的 Lys206 和 Tyr132 相互作用。在细胞水平，化合物 **4-29** 对 KDM4A 的抑制活性从 $100 \sim 300 \mu \mathrm{mol/L}$ 呈剂量依赖性调控，并能够上调 K3K9 的三甲基化水平。

另一类 KDM4 的抑制剂是吡啶类化合物。吡啶类化合物 **4-30** 能够抑制 KDM4E 的活性（$\mathrm{IC}_{50} = 0.18 \mu \mathrm{mol/L}$）[123]。晶体结构分析表明化合物 **4-30** 能够通过 2 个吡啶环上的 N 原子形成配位键螯合作用于 KDM4A 活性区域。吡啶环上的羧基能够像化合物 **4-24**、**4-27**、**4-29** 一样和 KDM4A 的 Lys206 和 Tyr132 作用。同时，其侧链上的氨基能够和 Tyr177 及 Glu169 通过水分子形成 2 个氢键（见图 4-11 中的 D）。

2010 年，有报道通过 KDM4A 结构解析及其同源蛋白 KDM4C 与化合物 **4-24** 和组蛋白三甲基化多肽复合物的结构分析，设计并合成了化合物 NCDM-32（化合物 **4-31**）[124]。化合物 **4-31** 对 KDM4A 和 KDM4C 具有较好的抑制活性（KDM4A $\mathrm{IC}_{50} = 3.0 \mu \mathrm{mol/L}$；KDM4C $\mathrm{IC}_{50} = 1.0 \mu \mathrm{mol/L}$），相比化合物 **4-24** 抑制活性更好，同时化合物 **4-31** 对 PHD1 和 PHD2 没有明显抑制活性（$\mathrm{IC}_{50} > 100 \mu \mathrm{mol/L}$）。而化合物 **4-31** 酯化后的前药能够和 LSD1 抑制剂化合物 **4-7** 联用，在体外实验中对前列腺癌和结肠癌细胞系的生长具有较好的抑制作用。

2011 年，Wang 报道化合物 **4-32** 能够对 KDM4A（$\mathrm{IC}_{50} = 4.3 \mu \mathrm{mol/L}$）、KDM4C（$\mathrm{IC}_{50} = 3.4 \mu \mathrm{mol/L}$）、KDM4E（$\mathrm{IC}_{50} = 5.9 \mu \mathrm{mol/L}$）、KDM6B（$\mathrm{IC}_{50} = 43 \mu \mathrm{mol/L}$）、KDM7B（$\mathrm{IC}_{50} = 10 \mu \mathrm{mol/L}$）、PHD3（$\mathrm{IC}_{50} = 31 \mu \mathrm{mol/L}$）和 FIH（$\mathrm{IC}_{50} = 22 \mu \mathrm{mol/L}$）具有广谱的去甲基化酶抑

制活性[125]。在酶检测实验当中发现，化合物 **4-32** 选择性地抑制 Fe^{2+}/α-酮戊二酸依赖的氧化酶活性，更重要的是化合物 **4-32** 末端羧基酯化后的前药能够在细胞水平选择性作用于 KDM4C 过表达的食管癌细胞系 KYSE150 并抑制其生长。这些实验结果表明 JmjC 去甲基化酶家族的抑制剂可以作为抗肿瘤药物进行更深一步的研究。

2009 年 Schofield 报道了戒酒硫类似物化合物 **4-33** 通过竞争性的将 Zn^{2+} 挤出 JMJD2A 结合区抑制 JMJD2A 活性[126]。化合物 **4-33** 的发现揭示了酶辅助因子 Zn^{2+} 可以作为 JMJD2 去甲基化酶抑制剂设计的靶点，进而设计选择性 Zn^{2+} 依赖的去甲基化酶抑制剂。

作为组蛋白去乙酰化酶抑制剂，SAHA（化合物 **4-34**）和儿茶酚类化合物（化合物 **4-35**）也能够抑制 JMJD2 的活性，虽然他们选择性不高，但他们同时还能抑制去乙酰化酶和 DNA 甲基转移酶的活性[119,127,128]。

4.5 展望

表观遗传主要有 DNA 修饰和组蛋白修饰等，其功能异常造成的疾病称为表观遗传病（Epigenetic disease），如神经精神疾病、免疫系统疾病、代谢疾病和衰老等[129]。大量研究显示癌症也是一种表观遗传病[130]，包括 DNA 的甲基化修饰，组蛋白的乙酰化、甲基化等修饰。最新研究表明组蛋白去甲基化酶在多种肿瘤中高表达并扮演着致癌蛋白的角色，是比较理想的抗肿瘤药物作用靶点。而近年来的研究也证实组蛋白去甲基化酶抑制剂对多种体外和体内肿瘤模型有效，并能够与其他作用机制的抗肿瘤药物联用产生协同作用，同时表现出对肿瘤细胞的高选择性，进一步证实组蛋白去甲基化酶作为药物靶点的适用性。

目前已开发组蛋白去甲基化酶抑制剂主要分为多肽类、多胺类及其他小分子类化合物。其中多肽类去甲基化酶抑制剂由于其细胞水平低活性及稳定性等缺陷，均未能进一步开发。多胺类去甲基化酶抑制剂由于可同时抑制氨基氧化酶等其他 LSD1 同源蛋白，而表现出低选择性，因此也进一步限制了其开发和应用。应用传统小分子化合物调节组蛋白去甲基化酶活性，进而调节肿瘤的发生和发展是目前去甲基化酶抑制剂研究的热点方向，尤其是近年来基于结构药物设计、基于分子片段药物设计以及高通量虚拟筛选等方法的发展，更是促进了酶靶点的药物发展。但目前已报道的去甲基化酶抑制剂对酶抑制活性低（微摩尔级），且由于 JmjC 家族去甲基化酶同源性以及 LSD 家族去甲基化酶与氨基氧化酶的同源性而显示出低选择性，限制了去甲基化酶抑制剂的进一步发展。因此，基于 JmjC 家族以及 LSD 家族蛋白三维晶体结构的差异，设计特异性去甲基化酶抑制剂以调节组蛋白去甲基化酶活性将是今后组蛋白去甲基化酶抑制剂的发展方向。而近些年表观遗传学方向结构生物学的发展更是加速了这一进程。

组蛋白去甲基化酶抑制剂无论是在抑制肿瘤生长还是抑制肿瘤转移和侵袭方面均表现出良好的生物活性。因此，获得高效、低毒、高选择性的组蛋白去甲基化酶抑制剂并将其用于肿瘤的治疗仍是以后的研究目标。

参 考 文 献

[1] Jenuwein T，Allis C D. Translating the histone code [J]. Science，2001，293：1074-1080.

[2] Strahl B D，Allis C D. The language of covalent histone modifications [J]. Nature，2000，403：41-45.

[3] Shi Y，Lan F，Casero R A，et al. Histone demethylation mediated by the nuclear amine oxidase homo-

log LSD1 [J]. Cell，2004，119：941-953.

[4] Martin C，Zhang Y. The diverse functions of histone lysine methylation [J]. Nature reviews. Molecular cell biology，2005，6：838-849.

[5] Karytinos A，Forneris F，Mattevi A，et al. A novel mammalian flavin-dependent histone demethylase [J]. The Journal of biological chemistry，2009，284：17775-17782.

[6] Chen Y，Zhang Y，Lei M，et al. Crystal structure of human histone lysine-specific demethylase 1 (LSD1) [J]. Proceedings of the National Academy of Sciences of the United States of America，2006，103，13956-13961.

[7] Suzuki，T，Miyata N. Lysine demethylases inhibitors [J]. Journal of medicinal chemistry，2011，54：8236-8250.

[8] Huang J，Sengupta R，Berger S L，et al. p53 is regulated by the lysine demethylase LSD1 [J]. Nature，2007，449：105-108.

[9] Tsai W W，Shi Y，Barton M C，et al. p53-targeted LSD1 functions in repression of chromatin structure and transcription in vivo [J]. Molecular and cellular biology，2008，28：5139-5146.

[10] Wang J，Gaudet F，Li E，et al. The lysine demethylase LSD1 (KDM1) is required for maintenance of global DNA methylation [J]. Nature genetics，2009，41：125-129.

[11] Okano M，Haber D A，Li E，et al. DNA methyltransferases Dnmt3a and Dnmt3b are essential for de novo methylation and mammalian development [J]. Cell 1999，99：247-257.

[12] Ooi S K，Cheng X，Bestor T H，et al. DNMT3L connects unmethylated lysine 4 of histone H3 to de novo methylation of DNA [J]. Nature，2007，448：714-717.

[13] Kontaki H，Talianidis I. Lysine methylation regulates E2F1-induced cell death [J]. Molecular cell，2010，39：152-160.

[14] Chen F，Li Z，Xu Y，et al. Structural insight into substrate recognition by histone demethylase LSD2/KDM1b [J]. Cell Res，2013，23：306-309.

[15] Tsukada Y，Tempst P，Zhang Y，et al. Histone demethylation by a family of JmjC domain-containing proteins [J]. Nature，2006，439：811-816.

[16] Whetstine J R，Colaiacovo M，Shi Y，et al. Reversal of histone lysine trimethylation by the JMJD2 family of histone demethylases [J]. Cell，2006，125：467-481.

[17] Cloos P A，Hansen K H，Helin K，et al. The putative oncogene GASC1 demethylates tri-and dimethylated lysine 9 on histone H3 [J]. Nature，2006，442：307-311.

[18] Klose R J，Wong J，Zhang Y，et al. The transcriptional repressor JHDM3A demethylates trimethyl histone H3 lysine 9 and lysine 36 [J]. Nature，2006，442：312-316.

[19] Yamane K，Wong J，Zhang，Y，et al. JHDM2A, a JmjC-containing H3K9 demethylase, facilitates transcription activation by androgen receptor [J]. Cell，2006，125：483-495.

[20] Fodor B D，Schotta G，Jenuwein T，et al. Jmjd2b antagonizes H3K9 trimethylation at pericentric heterochromatin in mammalian cells [J]. Genes Dev，2006，20：1557-1562.

[21] Klose R J，Kallin E M，Zhang Y，et al. JmjC-domain-containing proteins and histone demethylation [J]. Nat Rev Genet，2006，7：715-727.

[22] Haifeng H，Hongtao Y. Structural insights into histone lysine demethylation [J]. Current Opinion in Structural Biology 2010，20：739-748.

[23] Shi Y J，Baba T，Shi Y，et al. Regulation of LSD1 histone demethylase activity by its associated factors [J]. Molecular cell，2005，19：857-864.

[24] Lv T，Shen X，Song Y，et al. Over-expression of LSD1 promotes proliferation, migration and invasion in non-small cell lung cancer [J]. PloS one，2012，7：e35065.

[25] Hino S，Kosai K，Nakao M，et al. FAD-dependent lysine-specific demethylase-1 regulates cellular energy expenditure [J]. Nature communications，2012，3：758.

[26] Lokken A A，Zeleznik-Le N J. Breaking the LSD1/KDM1A addiction：therapeutic targeting of the epigenetic modifier in AML [J]. Cancer cell，2012，21：451-453.

[27] Cho H S，Nakamura Y，Hamamoto R，et al. Demethylation of RB regulator MYPT1 by histone demethylase LSD1 promotes cell cycle progression in cancer cells [J]. Cancer research，2011，71：655-660.

[28] Cai C，Brown M，Balk S P，et al. Androgen receptor gene expression in prostate cancer is directly suppressed by the androgen receptor through recruitment of lysine-specific demethylase 1 [J]. Cancer cell，2011，20：457-471.

[29] Lim S，Buettner R，Kirfel J，et al. Lysine-specific demethylase 1 (LSD1) is highly expressed in ER-negative breast cancers and a biomarker predicting aggressive biology [J]. Carcinogenesis，2010，31：512-520.

[30] Zhang Q，Chen Z，Wong J，et al. Structure-function analysis reveals a novel mechanism for regulation of histone demethylase LSD2/AOF1/KDM1b [J]. Cell Res，2013，23：225-241.

[31] He J，Tsukada Y，Zhang Y，et al. The H3K36 demethylase Jhdm1b/Kdm2b regulates cell proliferation and senescence through p15 (Ink4b) [J]. Nature structural & molecular biology，2008，15：1169-1175.

[32] He J，Nguyen A T，Zhang Y，et al. KDM2b/JHDM1b, an H3K36me2-specific demethylase, is required for initiation and maintenance of acute myeloid leukemia [J]. Blood，2011，117：3869-3880.

[33] Hu Z，Raza A，Westbrook C A，et al. A novel nuclear protein, 5qNCA (LOC51780) is a candidate for the myeloid leukemia tumor suppressor gene on chromosome 5 band q31 [J]. Oncogene，2001，20：6946-6954.

[34] Kim S M，Bhak Y Y，Seo S B，et al. Regulation of mouse steroidogenesis by WHISTLE and JMJD1C through histone methylation balance [J]. Nucleic acids research，2010，38：6389-6403.

[35] Katoh M，Katoh M. Comparative integromics on JMJD1C gene encoding histone demethylase：conserved POU5F1 binding site elucidating mechanism of JMJD1C expression in undifferentiated ES cells and diffuse-type gastric cancer [J]. International journal of oncology，2007，31：219-223.

[36] Chen Z，Shi Y，Zhang G，et al. Structural insights into histone demethylation by JMJD2 family members [J]. Cell，2006，125：691-702.

[37] Northcott P A，Rutka J T，Taylor M D，et al. Multiple recurrent genetic events converge on control of histone lysine methylation in medulloblastoma [J]. Nature genetics，2009，41：465-472.

[38] Trojer P，Jenuwein T，Reinberg D，et al. Dynamic Histone H1 Isotype 4 Methylation and Demethylation by Histone Lysine Methyltransferase G9a/KMT1C and the Jumonji Domain-containing JMJD2/KDM4 Proteins [J]. The Journal of biological chemistry 2009，284：8395-8405.

[39] Kawazu M，Mak T W，Okada H，et al. Histone demethylase JMJD2B functions as a co-factor of estrogen receptor in breast cancer proliferation and mammary gland development [J]. PloS one，2011，6：e17830.

[40] Klose R J，Zhang Y，Kaelin W G，et al. The Retinoblastoma Binding Protein RBP2 Is an H3K4 Demethylase [J]. Cell，2007，128：889-900.

[41] Christensen J，Salcini A E，Helin K，et al. RBP2 belongs to a family of demethylases, specific for tri-and dimethylated lysine 4 on histone 3 [J]. Cell，2007，128：1063-1076.

[42] Wang G G，Patel D J，Allis，C. D，et al. Haematopoietic malignancies caused by dysregulation of a chromatin-binding PHD finger [J]. Nature，2009，459：847-851.

［43］ Zeng J，Jia J，Xu D，et al. The histone demethylase RBP2 Is overexpressed in gastric cancer and its inhibition triggers senescence of cancer cells ［J］. Gastroenterology，2010，138：981-992.

［44］ Sharma S V，Classon M，Settleman J，et al. A chromatin-mediated reversible drug-tolerant state in cancer cell subpopulations ［J］. Cell，2010，141：69-80.

［45］ Seward D J，Tripet B，Bentley D L，et al. Demethylation of trimethylated histone H3 Lys4 in vivo by JARID1 JmjC proteins ［J］. Nature structural & molecular biology，2007，14：240-242.

［46］ Xiang Y，Chen A P，Chen C D，et al. JARID1B is a histone H3 lysine 4 demethylase up-regulated in prostate cancer ［J］. Proceedings of the National Academy of Sciences of the United States of America，2007，104：19226-19231.

［47］ Yamane K，Tempst P，Zhang Y，et al. PLU-1 is an H3K4 demethylase involved in transcriptional repression and breast cancer cell proliferation ［J］. Molecular cell，2007，25：801-812.

［48］ Hayami S，Nakamura Y，Hamamoto R，et al. Overexpression of the JmjC histone demethylase KDM5B in human carcinogenesis：involvement in the proliferation of cancer cells through the E2F/RB pathway ［J］. Molecular cancer，2010，9：59.

［49］ Iwase S，Roberts T M，Shi Y，et al. The X-linked mental retardation gene SMCX/JARID1C defines a family of histone H3 lysine 4 demethylases ［J］. Cell，2007，128：1077-1088.

［50］ Tahiliani M，Rao A，Shi Y，et al. The histone H3K4 demethylase SMCX links REST target genes to X-linked mental retardation ［J］. Nature，2007，447：601-605.

［51］ Dalgliesh G L，Stratton M R，Futreal P A，et al. Systematic sequencing of renal carcinoma reveals inactivation of histone modifying genes ［J］. Nature，2010，463：360-363.

［52］ de Rooij J D，van den Heuvel-Eibrink M M，Zwaan C M，et al. NUP98/JARID1A is a novel recurrent abnormality in pediatric acute megakaryoblastic leukemia with a distinct HOX gene expression pattern ［J］. Leukemia，2013，27：2280-2288.

［53］ Chaturvedi C P，Dilworth F J，Brand M，et al. Maintenance of gene silencing by the coordinate action of the H3K9 methyltransferase G9a/KMT1C and the H3K4 demethylase Jarid1a/KDM5A ［J］. Proceedings of the National Academy of Sciences of the United States of America，2012，109：18845-18850.

［54］ DiTacchio L，Secombe J，Panda S，et al. Histone lysine demethylase JARID1a activates CLOCK-BMAL1 and influences the circadian clock ［J］. Science，2011，333：1881-1885.

［55］ Agger K，Salcini A E，Helin K，et al. UTX and JMJD3 are histone H3K27 demethylases involved in HOX gene regulation and development ［J］. Nature，2007，449：731-734.

［56］ Lan F，Chang H Y，Shi Y，et al. A histone H3 lysine 27 demethylase regulates animal posterior development ［J］. Nature，2007，449：689-694.

［57］ Lee M G，Di Croce L，Shiekhattar R，et al. Demethylation of H3K27 regulates polycomb recruitment and H2A ubiquitination ［J］. Science，2007，318：447-450.

［58］ De Santa，Testa G，Natoli G，et al. The histone H3 lysine-27 demethylase Jmjd3 links inflammation to inhibition of polycomb-mediated gene silencing ［J］. Cell，2007，130：1083-1094.

［59］ Agger K，Christensen J，Helin K，et al. The H3K27me3 demethylase JMJD3 contributes to the activation of the INK4A-ARF locus in response to oncogene-and stress-induced senescence ［J］. Genes Dev，2009，23：1171-1176.

［60］ Tsukada Y，Ishitani T，Nakayama K I. KDM7 is a dual demethylase for histone H3 Lys 9 and Lys 27 and functions in brain development ［J］. Genes Dev，2010，24：432-437.

［61］ Horton J R，Shi Y，Cheng X，et al. Enzymatic and structural insights for substrate specificity of a family of jumonji histone lysine demethylases ［J］. Nature structural & molecular biology，2010，17：

38-43.

[62] Kleine-Kohlbrecher D, Salcini A E, Helin K, et al. A functional link between the histone demethylase PHF8 and the transcription factor ZNF711 in X-linked mental retardation [J]. Molecular cell, 2010, 38: 165-178.

[63] Fortschegger K, Timmers H T, Shiekhattar R, et al. PHF8 targets histone methylation and RNA polymerase II to activate transcription. Molecular and cellular biology, 2010, 30: 3286-3298.

[64] Liu W, Glass C K, Rosenfeld M G, et al. PHF8 mediates histone H4 lysine 20 demethylation events involved in cell cycle progression [J]. Nature, 2010, 466: 508-512.

[65] Qi H H, Roberts T M, Shi Y, et al. Histone H4K20/H3K9 demethylase PHF8 regulates zebrafish brain and craniofacial development [J]. Nature, 2010, 466: 503-507.

[66] Hsia D A, Kung H J, Izumiya Y, et al. KDM8, a H3K36me2 histone demethylase that acts in the cyclin A1 coding region to regulate cancer cell proliferation [J]. Proceedings of the National Academy of Sciences of the United States of America, 2010, 107: 9671-9676.

[67] Sinha K M, Dent S Y, de Crombrugghe B, et al. Regulation of the osteoblast-specific transcription factor Osterix by NO66, a Jumonji family histone demethylase [J]. The EMBO journal, 2010, 29: 68-79.

[68] Lu Y, Shi X, Chen F, et al. Lung cancer-associated JmjC domain protein mdig suppresses formation of tri-methyl lysine 9 of histone H3 [J]. Cell cycle, 2009, 8: 2101-2109.

[69] Wen H, Sha B, Shi X, et al. Recognition of histone H3K4 trimethylation by the plant homeodomain of PHF2 modulates histone demethylation [J]. The Journal of biological chemistry, 2010, 285: 9322-9326.

[70] Baba A, Brown M, Kato S, et al. PKA-dependent regulation of the histone lysine demethylase complex PHF2-ARID5B [J]. Nature cell biology, 2011, 13: 668-675.

[71] Portela A, Esteller M. Epigenetic modifications and human disease [J]. Nat Biotech, 2010, 28: 1057-1068.

[72] Metzger E, Buettner R, Schule R, et al. LSD1 demethylates repressive histone marks to promote androgen-receptor-dependent transcription [J]. Nature, 2005, 437: 436-439.

[73] Wang Y, Yi X, Shang Y, et al. LSD1 is a subunit of the NuRD complex and targets the metastasis programs in breast cancer [J]. Cell, 2009, 138: 660-672.

[74] Huang Y, Shaw P G, Davidson N E, et al. Inhibitors of histone demethylation and histone deacetylation cooperate in regulating gene expression and inhibiting growth in human breast cancer cells [J]. Breast cancer research and treatment, 2012, 131: 777-789.

[75] Schulte J H, Buettner R, Kirfel J, et al. Lysine-specific demethylase 1 is strongly expressed in poorly differentiated neuroblastoma: implications for therapy [J]. Cancer research, 2009, 69: 2065-2071.

[76] Magerl C, Luscher B, Gutgemann I, et al. H3K4 dimethylation in hepatocellular carcinoma is rare compared with other hepatobiliary and gastrointestinal carcinomas and correlates with expression of the methylase Ash2 and the demethylase LSD1 [J]. Human pathology, 2010, 41: 181-189.

[77] Hayami S, Nakamura Y, Hamamoto R, et al. Overexpression of LSD1 contributes to human carcinogenesis through chromatin regulation in various cancers [J]. International journal of cancer. Journal international du cancer, 2011, 128: 574-586.

[78] Chen C, Yin B, Lu Q, et al. Abnormal histone acetylation and methylation levels in esophageal squamous cell carcinomas [J]. Cancer investigation, 2011, 29: 548-556.

[79] Yokoyama A, Kitagawa H, Kato S, et al. Transrepressive function of TLX requires the histone demethylase LSD1 [J]. Molecular and cellular biology, 2008, 28: 3995-4003.

[80] Pfau R, Bear S E, Tsichlis P N, et al. Members of a family of JmjC domain-containing oncoproteins immortalize embryonic fibroblasts via a JmjC domain-dependent process [J]. Proceedings of the National Academy of Sciences of the United States of America, 2008, 105: 1907-1912.

[81] Kim T D, Oh S, Janknecht R, et al. The JMJD2A demethylase regulates apoptosis and proliferation in colon cancer cells [J]. Journal of cellular biochemistry, 2012, 113: 1368-1376.

[82] Li B X, Xue A M, Zhao Z Q, et al. Effects of siRNA-mediated knockdown of jumonji domain containing 2A on proliferation, migration and invasion of the human breast cancer cell line MCF-7 [J]. Experimental and therapeutic medicine, 2012, 4: 755-761.

[83] Cloos P A, Agger K, Helin K, et al. Erasing the methyl mark: histone demethylases at the center of cellular differentiation and disease [J]. Genes Dev, 2008, 22: 1115-1140.

[84] Ohta K, Mori M, Ishii H, et al. Depletion of JARID1B induces cellular senescence in human colorectal cancer [J]. International journal of oncology, 2013, 42: 1212-1218.

[85] Rujirabanjerd S, Stratton M R, Gecz J, et al. Identification and characterization of two novel JARID1C mutations: suggestion of an emerging genotype-phenotype correlation [J]. European journal of human genetics, 2010, 18: 330-335.

[86] Puda A, Cazzola M, Kralovics R, et al. Frequent deletions of JARID2 in leukemic transformation of chronic myeloid malignancies [J]. American journal of hematology, 2012, 87: 245-250.

[87] Forneris F, Battaglioli E, Mattevi A, et al. A highly specific mechanism of histone H3-K4 recognition by histone demethylase LSD1 [J]. The Journal of biological chemistry, 2006, 281: 35289-35295.

[88] Culhane J C, Marmorstein R, Cole P A, et al. A Mechanism-Based Inactivator for Histone Demethylase LSD1 [J]. Journal of the American Chemical Society, 2006, 128: 4536-4537.

[89] Culhane J C, Yen P M, Cole P A, et al. Comparative Analysis of Small Molecules and Histone Substrate Analogues as LSD1 Lysine Demethylase Inhibitors [J]. Journal of the American Chemical Society, 2010, 132: 3164-3176.

[90] Tortorici M, Ganesan A, Mattevi A et al. Protein recognition by short peptide reversible inhibitors of the chromatin-modifying LSD1/CoREST lysine demethylase [J]. ACS chemical biology, 2013, 8: 1677-1682.

[91] Kumarasinghe I R, Woster P M. Synthesis and Evaluation of Novel Cyclic Peptide Inhibitors of Lysine-Specific Demethylase 1 [J]. ACS Medicinal Chemistry Letters, 2013. DOI: 10. 1021/ml4002997.

[92] Schmidt D M Z, McCafferty D G. trans-2-Phenylcyclopropylamine Is a Mechanism-Based Inactivator of the Histone Demethylase LSD1 [J]. Biochemistry, 2007, 46: 4408-4416.

[93] Lee M G, McCafferty D G, Shiekhattar R, et al. Histone H3 lysine 4 demethylation is a target of nonselective antidepressive medications [J]. Chemistry & biology, 2006, 13: 563-567.

[94] Yang M, Cole P A, Yu H, et al. Structural Basis for the Inhibition of the LSD1 Histone Demethylase by the Antidepressant trans-2-Phenylcyclopropylamine [J]. Biochemistry, 2007, 46: 8058-8065.

[95] Kauffman E C, Gudas L J, Mongan N P, et al. Role of androgen receptor and associated lysine-demethylase coregulators, LSD1 and JMJD2A, in localized and advanced human bladder cancer [J]. Molecular carcinogenesis, 2011, 50: 931-944.

[96] Gooden D M, Kabadi A M, McCafferty D G, et al. Facile synthesis of substituted trans-2-arylcyclopropylamine inhibitors of the human histone demethylase LSD1 and monoamine oxidases A and B [J]. Bioorganic & medicinal chemistry letters, 2008, 18: 3047-3051.

[97] Ueda R, Mizukami T, Miyata N, et al. Identification of Cell-Active Lysine Specific Demethylase 1-

Selective Inhibitors [J]. Journal of the American Chemical Society，2009，131：17536-17537.

[98] Ogasawara D，Mizukami T，Miyata N，et al. Synthesis and biological activity of optically active NCL-1，a lysine-specific demethylase 1 selective inhibitor [J]. Bioorganic & medicinal chemistry，2011，19：3702-3708.

[99] Binda C，Mattevi A，Mai A，et al. Biochemical，Structural，and Biological Evaluation of Tranylcypromine Derivatives as Inhibitors of Histone Demethylases LSD1 and LSD2 [J]. Journal of the American Chemical Society，2010，132：6827-6833.

[100] Mimasu S，Umehara T，Yokoyama S，et al. Structurally designed trans-2-phenylcyclopropylamine derivatives potently inhibit histone demethylase LSD1/KDM1 [J]. Biochemistry，2010，49：6494-6503.

[101] GUIBOURT N，ORTEGA MUÑOZ A，CASTRO-PALOMINO LARIA J. OXIDASE INHIBITORS AND THEIR USE. In WO Patent WO/2010/043，721：2010.

[102] GUIBOURT N，ORTEGA MUÑOZ A，CASTRO-PALOMINO LARIA J. Phenylcyclopropylamine derivatives and their medical use. In WO Patent WO/2010/084，160：2010.

[103] ORTEGA MUÑOZ A，CASTRO-PALOMINO LARIA J，FYFE M C T. Lysine specific demethylase-1 inhibitors and their use. In WO Patent WO/2011/035，941：2011.

[104] ORTEGA MUÑOZ A，FYFE M，Colin T，MARTINELL PEDEMONTE M，TIRAPU FERNANDEZ DE LA CUESTA I，ESTIARTE-MARTÍNEZ M Á. ARYLCYCLOPROPYLAMINE BASED DEMETHYLASE INHIBITORS OF LSD1 AND THEIR MEDICAL USE. In WO Patent WO/2012/013，728：2012.

[105] Huang Y，Woster P M，Casero R A Jr，et al. Inhibition of lysine-specific demethylase 1 by polyamine analogues results in reexpression of aberrantly silenced genes [J]. Proceedings of the National Academy of Sciences of the United States of America，2007，104：8023-8028.

[106] Huang Y，Woster P M，Casero R A Jr，et al. Novel oligoamine analogues inhibit lysine-specific demethylase 1 and induce reexpression of epigenetically silenced genes [J]. Clinical cancer research，2009，15：7217-7128.

[107] Sharma S K，Wu Y，Steinbergs N，Crowley M L，Hanson A S，Casero R A，Woster P M，et al. (Bis) urea and (bis) thiourea inhibitors of lysine-specific demethylase 1 as epigenetic modulators [J]. Journal of medicinal chemistry，2010，53：5197-5212.

[108] Wang J，Ye T，Zhang H，et al. Novel histone demethylase LSD1 inhibitors selectively target cancer cells with pluripotent stem cell properties [J]. Cancer research，2011，71：7238-7249.

[109] Hazeldine S，Casero R A Jr，Woster P M，et al. Low Molecular Weight Amidoximes that Act as Potent Inhibitors of Lysine-Specific Demethylase 1 [J]. Journal of medicinal chemistry，2012，55：7378-7391.

[110] Schmitt M L，Sippl W，Jung M，et al. Nonpeptidic Propargylamines as Inhibitors of Lysine Specific Demethylase 1 (LSD1) with Cellular Activity [J]. Journal of medicinal chemistry，2013，56：7334-7342.

[111] Hitchin J R，Waddell I，Ogilvie D J，et al. Development and evaluation of selective，reversible LSD1 inhibitors derived from fragments [J]. MedChemComm，2013，4：1513-1522.

[112] Zheng Y C，Zhao W，Liu H M，et al. Triazole-Dithiocarbamate Based Selective Lysine Specific Demethylase 1 (LSD1) Inactivators Inhibit Gastric Cancer Cell Growth，Invasion，and Migration [J]. Journal of medicinal chemistry，2013，56：8543-8560.

[113] Smith E H，Janknecht R，Maher L J，3rd. Succinate inhibition of alpha-ketoglutarate-dependent en-

zymes in a yeast model of paraganglioma [J]. Human molecular genetics, 2007, 16: 3136-3148.

[114] Chen H, Zhang R, Costa M, et al. Hypoxia and nickel inhibit histone demethylase JMJD1A and repress Spry2 expression in human bronchial epithelial BEAS-2B cells [J]. Carcinogenesis, 2010, 31: 2136-2144.

[115] Chowdhury R, Schofield C J, Kawamura A, et al. The oncometabolite 2-hydroxyglutarate inhibits histone lysine demethylases [J]. EMBO reports, 2011, 12: 463-469.

[116] Hamada S, Kim T D, Suzuki T, Itoh Y, Tsumoto H, Nakagawa H, Janknecht R, Miyata N, et al. Synthesis and activity of N-oxalylglycine and its derivatives as Jumonji C-domain-containing histone lysine demethylase inhibitors [J]. Bioorganic & medicinal chemistry letters, 2009, 19: 2852-2855.

[117] Ng S S, Sundstrom M, Schofield C, J Oppermann U, et al. Crystal structures of histone demethylase JMJD2A reveal basis for substrate specificity [J]. Nature, 2007, 448: 87-91.

[118] Yu V, Schwandner R, Emkey R, et al. High-throughput TR-FRET assays for identifying inhibitors of LSD1 and JMJD2C histone lysine demethylases [J]. Journal of biomolecular screening, 2012, 17: 27-38.

[119] Rose N R, Oppermann U, Schofield C J, et al. Inhibitor scaffolds for 2-oxoglutarate-dependent histone lysine demethylases [J]. Journal of medicinal chemistry, 2008, 51: 7053-7056.

[120] Rose N R, McDonough M A, Schofield C J, et al. Selective Inhibitors of the JMJD2 Histone Demethylases: Combined Nondenaturing Mass Spectrometric Screening and Crystallographic Approaches [J]. Journal of medicinal chemistry, 2010, 53: 1810-1818.

[121] Thalhammer A, Heightman T D, Schofield C J, et al. Inhibition of the histone demethylase JMJD2E by 3-substituted pyridine 2,4-dicarboxylates [J]. Org Biomol Chem, 2011, 9: 127-135.

[122] King O N, Schofield C J, Simeonov A, et al. Quantitative high-throughput screening identifies 8-hydroxyquinolines as cell-active histone demethylase inhibitors [J]. PloS one, 2010, 5: e15535.

[123] Chang K H, Schofield C J, Rose N R, et al. Inhibition of histone demethylases by 4-carboxy-2,2'-bipyridyl compounds [J]. ChemMedChem, 2011, 6: 759-764.

[124] Hamada S, Mizukami T, Miyata N, et al. Design, synthesis, enzyme-inhibitory activity, and effect on human cancer cells of a novel series of jumonji domain-containing protein 2 histone demethylase inhibitors [J]. Journal of medicinal chemistry, 2010, 53: 5629-5638.

[125] Luo X, Schreiber S L, Wang X, et al. A selective inhibitor and probe of the cellular functions of Jumonji C domain-containing histone demethylases [J]. J Am Chem Soc, 2011, 133: 9451-9456.

[126] Sekirnik R, Mecinovic J, Schofield C, et al. Inhibition of the histone lysine demethylase JMJD2A by ejection of structural Zn (II) [J]. Chemical communications, 2009: 6376-6378.

[127] Sakurai M, Schofield C J, Simeonov A, et al. A miniaturized screen for inhibitors of Jumonji histone demethylases [J]. Molecular bioSystems, 2010, 6: 357-364.

[128] Fang M Z, Welsh W, Yang C S, et al. Tea polyphenol (−)-epigallocatechin-3-gallate inhibits DNA methyltransferase and reactivates methylation-silenced genes in cancer cell lines [J]. Cancer research, 2003, 63: 7563-7570.

[129] Jiang Y H, Bressler J, Beaudet A L. Epigenetics and human disease [J]. Annual review of genomics and human genetics, 2004, 5: 479-510.

[130] Esteller M. Epigenetics in Cancer [J]. New England Journal of Medicine, 2008, 358: 1148-1159.

5 组蛋白去乙酰化酶抑制剂研究进展

Progress in Histone Deacetylase Inhibitors

安 娜 高 明 邓卫平❶

5.1 引言

癌症是一种严重威胁人类健康的疾病，长期以来，癌症都被认为与基因突变（Mutagenesis）相关，正常细胞中基因信息的永久改变一直被认为是肿瘤发生的主要原因。现在，越来越多的研究发现，非突变基因的不恰当调节对于肿瘤的发生也有重要作用[1]。这种不涉及基因突变的调节方式被称为表观遗传调节（Epigenetic regulation），目前已经发现的该类调节方式主要有：转录因子调节、非编码 RNA 沉默、DNA 甲基化、组蛋白修饰、染色体重建等。到目前为止，该领域在肿瘤治疗方面已经取得了许多成功[2]，包括以转录因子为靶标（如雌激素和雄激素受体）、利用 RNA 沉默、抑制 DNA 甲基转移酶（DNMT）和组蛋白修饰酶（如组蛋白乙酰转移酶 HAT 和组蛋白去乙酰化酶 HDAC）等。

其中，组蛋白去乙酰化酶抑制剂（HDACi）是表观遗传药物中尤为突出的一类，从组

❶ 通讯作者，邓卫平，华东理工大学药学院（上海，200237），教授，博士生导师。研究方向：合成药物化学。电话：021-64252431，E-mail：weiping_deng@ecust.edu.cn。

蛋白去乙酰化酶被确认为抗肿瘤靶标以来，先后有两个 HDACi（Vorinostat，2006 年和 Romidepsin，2009 年）获得美国 FDA 批准[3]，同时有其他 20 多个不同种类的 HDACi 进入临床研究阶段，并表现出良好的抗肿瘤活性。2007 年，尤启东在《药物化学进展》上发表了《组蛋白去乙酰化酶抑制剂研究进展》[4]，本文在其基础上，对 2007 年以来各种 HDACi 研究进行综述，除了进入临床研究的羟肟酸类（Hydroxamic acid）、苯甲酰胺类（Benzamide）、环四肽类（Cyclic peptide）及短链脂肪酸类（Short chain fatty acid）抑制剂外，本文还将对各类选择性 HDACi、多靶标 HDACi 进行介绍。

5.2 组蛋白去乙酰化酶（HDAC）和组蛋白去乙酰化酶抑制剂（HDACi）

真核生物体内，组蛋白 H2A、H2B、H3 和 H4 各一对组成八聚体，该八聚体被由 146 个碱基对组成的 DNA 围绕形成核小体，核小体反复盘绕折叠进而组成染色质（Chromatin）。核小体上的组蛋白碱性较强且高度保守，富含赖氨酸和精氨酸残基，其位于核小体外部的末端胺基富含正电荷，可与 DNA 上的磷酸根离子通过静电作用相互吸引，形成结构紧密的染色体（Chromosome，图 5-1 左侧）[2]。组蛋白乙酰转移酶（HAT）可以催化乙酰辅酶 A 的乙酰基转移至核小体组蛋白特定赖氨酸残基的末端胺基上，中和其带有的正电荷，使其与 DNA 的结合变得松弛，染色体被调整成为结构开放的染色质（图 5-1 右侧）。而组蛋白去乙酰化酶（HDAC）的作用则刚好相反，它可以去除赖氨酸残基末端的乙酰基，恢复其本来所带有的正电荷，使结构开放的染色质变为结构紧密的染色体。

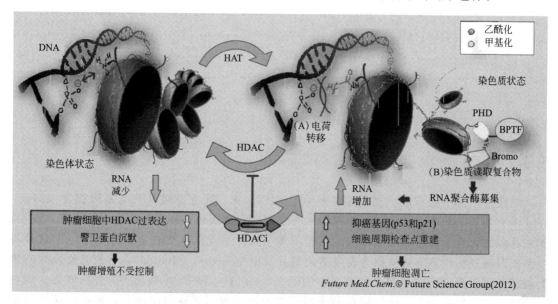

图 5-1　组蛋白乙酰化状态在 HAT 和 HDAC 作用下的平衡
存在过程及与基因表达的关系（详见彩图）[2]

在正常细胞中，HAT 与 HDAC 是平衡存在的，它们共同调节生物体的染色质和染色体状态。而当某些细胞中 HDAC 过表达时，染色体状态会长期存在，表现为基因沉默或基因抑制，某些警卫蛋白的表达会受到抑制，使得细胞的增殖不受控制。研究发现，在多种肿瘤细胞中均存在 HDAC 的过表达现象，这应该是肿瘤细胞增殖不受控制的原因之一。而组蛋白去乙酰化酶抑制剂（HDACi）可以抑制 HDAC 活性，使染色体变为结构开放的染色质，进而发生基因表达，上调某些与肿瘤抑制相关的蛋白（如 P53、P21），重建细胞周期检查点功能，从而促进肿瘤细胞的凋亡。

除了组蛋白外，HDAC 还作用于许多其他底物[2]，如转录因子、转录调节子、信号转导介质、DNA 修复酶、核输入调节因子、伴侣蛋白、结构蛋白、炎症因子和病毒蛋白等。乙酰化状态可以改变这些蛋白的平衡及蛋白-蛋白相互作用，它们会直接或间接的牵涉进各种重要的信号通路中，包括控制基因表达、细胞增殖、细胞分化和凋亡等。这些调节对于细胞的正常生长发育起到重要作用，HDAC 的异常表达也会通过影响它们引发一系列疾病。因此，对于 HDAC 表达异常的细胞，HDACi 的研究就显得尤为重要。

目前已经发现的组蛋白去乙酰化酶主要包括 18 个亚型，根据与酵母的序列同源性关系、在细胞中的分布位置及酶活性的不同，可以分为四类，其中第 Ⅰ、Ⅱ 和 Ⅳ 类为锌离子依赖型，第 Ⅲ 类（Sirtuins）为 NAD 依赖型（图 5-2）[5]。目前发展的多数 HDACi 均以第 Ⅰ、Ⅱ、Ⅳ 类 HDAC 为靶标，本文也只对这三类 HDAC 的抑制剂进行介绍。

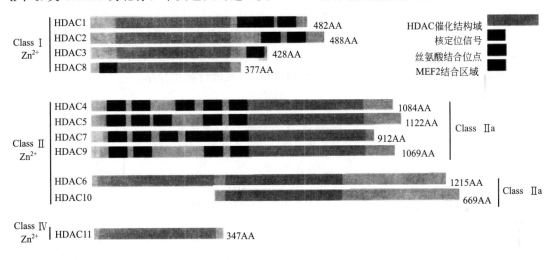

图 5-2 不同亚型组蛋白去乙酰化酶示意（见彩图）[5]

Ⅰ类 HDAC 与酵母转录调节因子 RPD3 同源，由 HDAC1、HDAC2、HDAC3 及 HDAC8 组成，除 HDAC3 可以在细胞质和细胞核内穿梭外，其余的主要分布于细胞核内。Ⅱ类 HDAC 与酵母 HDA1 同源，可进一步细分成为 Ⅱa（包括 HDAC4、HDAC5、HDAC7、HDAC9）和 Ⅱb（包括 HDAC6、HDAC10）两类；Ⅱa 类 HDAC 在细胞质和细胞核中都有分布，而且可以在细胞质和细胞核中穿梭，Ⅱb 类主要分布在细胞质中。Ⅱ类 HDAC 具有组织特异性，主要在血管和神经系统、骨、心脏和骨骼肌肉中起作用。Ⅳ类 HDAC 只包括 HDAC11，其催化核心的保守氨基酸残基拥有某些 Ⅰ类和 Ⅱ类 HDAC 的共同特征。近年来，亚型选择性抑制剂得到迅速发展，科学家希望可以通过提高化合物亚型选择性来提高抑制效率并减少副作用。

5.3 HDACi 临床研究进展

一般的药物发现过程是先发现靶标再针对靶标设计先导化合物，而 HDACi 的发现要早于其靶标 HDAC[6]。1977 年，Riggs 等人[7]发现丁酸钠可以可逆地引起细胞内高度乙酰化状态的组蛋白聚集，这是最早关于小分子诱导组蛋白乙酰化的报道。1990 年，Yoshida 等人[8]发现羟肟酸衍生物 TSA（Trichostatin A）可以高效的、可逆的抑制 HDAC，这是第一个天然的羟肟酸类 HDACi，尽管其活性较高但因为毒性较大而没有进入临床研究，目前主要作为工具药物使用。1993 年，哥伦比亚大学的 Memorial-Sloan Kettering 癌症中心[9]在研究新型细胞分化试剂时发现了多种酰胺和羟肟酸试剂，包括 SAHA（Suberoylanilide hydroxamic acid）；5 年后，Richon 等人[10]报道了 SAHA 的 HDAC 抑制活性；2006 年 10 月，SAHA 获得美国 FDA 批准用于治疗表皮 T 淋巴细胞瘤（CTCL），成为第一个上市的 HDAC 抑制药物。2009 年 9 月，环四肽类化合物 FK228 获得美国 FDA 批准，同样用于治疗 CTCL，成为第二个上市的用于治疗肿瘤的 HDACi；随后，2011 年 6 月，FK228 再次获得美国 FDA 批准，用于治疗外周 T 细胞淋巴瘤（PTCL）。

除 SAHA 和 FK228 外，还有其他 20 多种 HDACi 目前正处于临床研究阶段[11]，如 PXD-101、LBH-589、SB939、4SC-201、CHR-2845、CUDC-101、ACY-1215、PCI-24781、ITF-2357、AR-42、JNJ-26481585、R306465、CHR-3996、CUDC-907、SHP-141、SHP-141C、CI-994、MS-275、MGCD0103、CS-055、BA、VPA、4PBA、AN-9 等（图 5-3）。这些 HDACi 主要可以分为四类，包括羟肟酸类、苯甲酰胺类、环四肽类、短链脂肪酸类等，接下来将对各类别中的代表性化合物及其临床研究进行简单介绍。

羟肟酸类

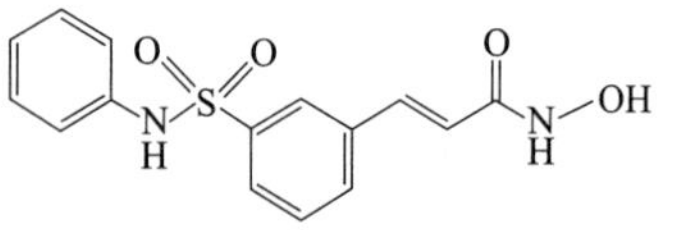

Belinostat(PXD-101) 临床Ⅲ期
(Topo Target A/S AND
Spectrum Pharmaceuticals)

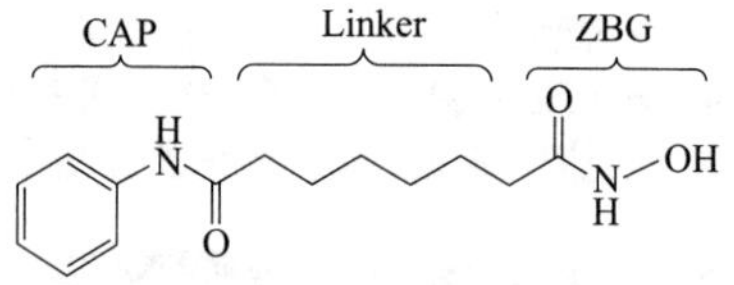

Vorinostat(SAHA)
已上市用于治疗CTCL(Merck)

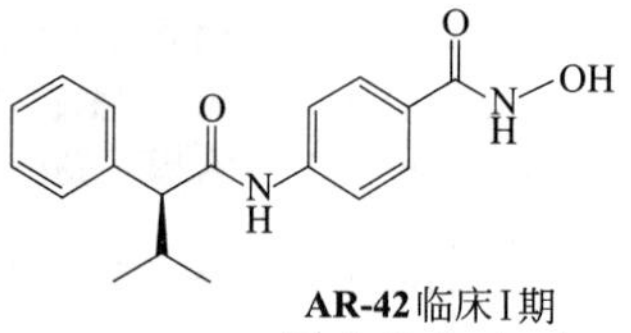

AR-42 临床Ⅰ期
(Craig Hofmeister)

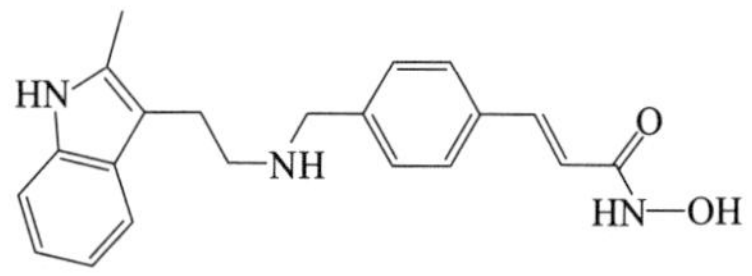

Panobinostat(LBH-589)
临床Ⅲ期(Novartis)

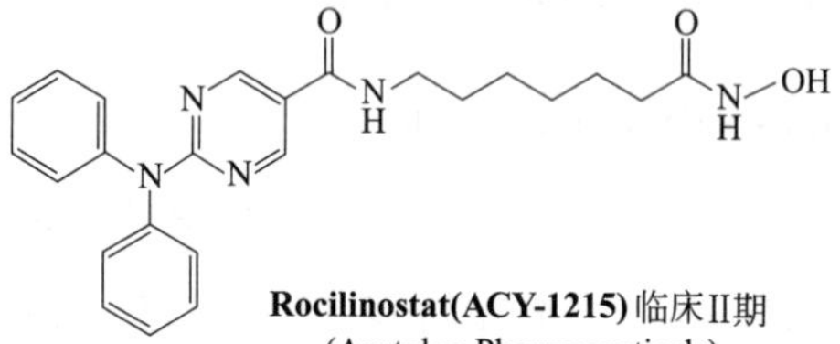

Rocilinostat(ACY-1215) 临床Ⅱ期
(Acetylon Pharmaceuticals)

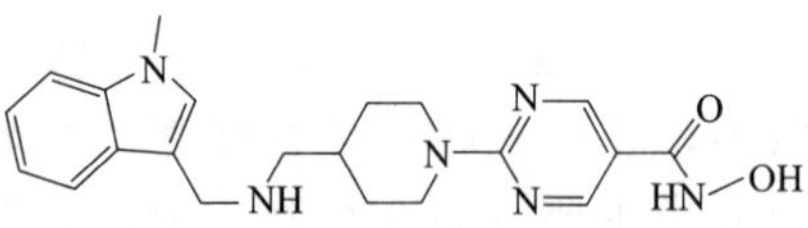

Quisinostat(JNJ-26481585)
临床Ⅱ期(Johnson & Johnson)

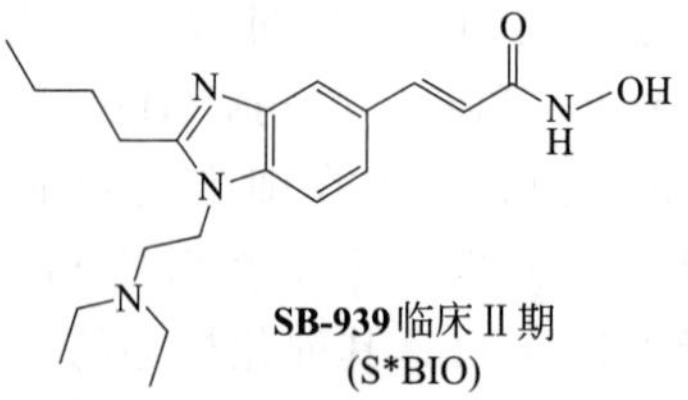

SB-939 临床Ⅱ期
(S*BIO)

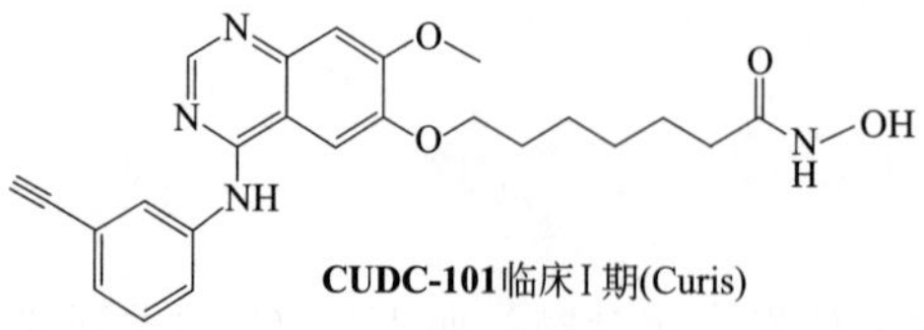

CUDC-101 临床Ⅰ期(Curis)

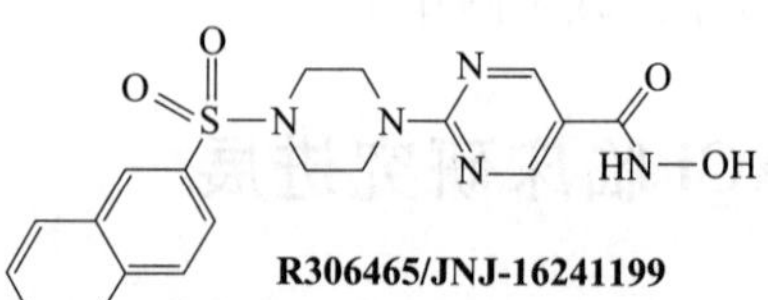

R306465/JNJ-16241199
临床Ⅰ期(Johnson & Johnson)

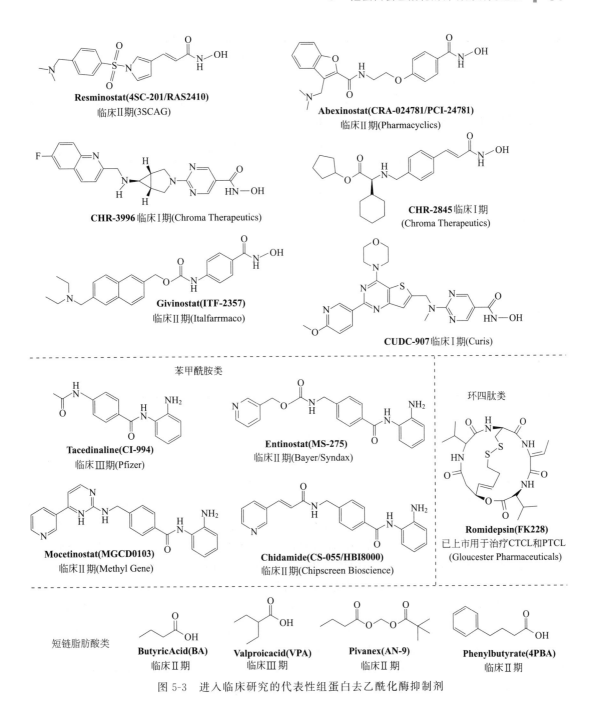

图 5-3　进入临床研究的代表性组蛋白去乙酰化酶抑制剂

5.3.1　羟肟酸类 HDACi

羟肟酸类化合物是最早发现的也是目前研究最为广泛的一类 HDACi，根据连接链的不同主要可以分为三类：肉桂酰基连接（如 PXD-101）、长链连接（如 SAHA）、芳基或杂芳基连接（如 PCI-24781、JNJ-26481585）。其中，Vorinostat（SAHA）[12] 是一种广谱 HDACi（Pan-HDAC inhibitor），对多种 HDAC 均有抑制活性（表 5-1），已于 2006 年获得美国 FDA 批准用于治疗对于两种方法的系统治疗已经产生耐药性的 CTCL 患者，是最早上市的 HDACi。大量的研究表明，SAHA 可以引起包括实体瘤和血液瘤在内的多种肿瘤细胞株的生长抑制、分化和凋亡。在 SAHA 治疗 CTCL 病人的Ⅱ期临床试验中，患者的响应率为 30%左右；最近，在对非霍奇金淋巴瘤和膜细胞淋巴瘤的Ⅱ期临床试验中，也获得了相近的响应率。SAHA 对其他血液瘤和实体瘤的临床试验也正在进行之中，在包括急性骨髓性白血病（AML）、霍奇金淋巴瘤（Hodgkin's Lymphoma）、前列腺癌、甲状腺癌、卵巢癌、乳房癌等在内的临床试验中都表现出良好的效果。

表 5-1　代表性羟肟酸类 HDACi 的 HDAC 抑制活性（IC_{50}）[①]

酶	Vorinostat (SAHA)[13]	Belinostat (PXD-101)[13]	Panobinostat (LBH589)[13]	SB939[②][14]	ACY-1215[15]	JNJ-264815 85[16]
HDAC1	75.5	17.6	2.5	28	58	0.11
HDAC2	362	33.3	13	27	48	0.33
HDAC3	57.4	21.1	2.1	19	51	4.86
HDAC4	15056	1236	20	16	7000	0.64
HDAC5	163	76.3	7.8	21	5000	3.69
HDAC6	27.1	14.5	10	247	4.7	76.8
HDAC7	12522	598	53	104	1400	119
HDAC8	1069	157	27	48	100	4.26
HDAC9	78.1	44.2	5.7	24	>10000	32.1
HDAC10	88.4	31.3	2.3	23	>10000	0.46
HDAC11	109	44.2	2.7	24	>10000	0.37

① nmol/L；② $Ki = IC_{50}/\{1+$（底物浓度/Km）$\}$。

5.3.1.1　肉桂酰基连接的羟肟酸类 HDACi

Belinostat（PXD-101）[17] 是由 Spectrum 出资和 TopoTarget 合作研究的一种广谱 HDACi，已被 FDA 授予孤儿药物（Orphan drug）和快速追踪身份（Fast track designation）[18]，其活性高于 SAHA，对 HDAC1 和 HDAC6 的 IC_{50} 值分别达到 17.6nmol/L 和 14.5nmol/L。体外试验中，PXD-101 对卵巢癌、结肠癌、肺癌、乳腺癌、前列腺癌多种相关肿瘤细胞株表现出良好的抑制活性，IC_{50} 值在 $0.2\sim1.27\mu mol/L$，对黑色素瘤 HS852 的 IC_{50} 值也可以达到 $3.37\mu mol/L$；体内试验中，对植有人类卵巢和结肠肿瘤的裸鼠注射 PXD-101 七天 $[10\sim40mg/(kg \cdot d)]$，可以明显观察到剂量依赖性肿瘤生长抑制，而没有观测到明显的毒副作用[17]。目前，PXD-101 和 CHOP（Cyclophosphamide/Vincristine/Doxorubicin/Prednisone）联合用于外周 T 细胞淋巴瘤的Ⅲ期临床正在进行之中；PXD-101 单独用于 AML、骨髓增生异常综合征（MDS）、复发性或不应性侵袭性 B 细胞非霍奇金淋巴瘤、不可通过手术切除的肝癌等Ⅱ期临床已结束；用于晚期上皮性卵巢癌、原发性腹膜癌、输卵管癌、卵巢低度恶性潜能的肿瘤、胸腺肿瘤等Ⅱ期临床正在进行之中；并且，PXD-101 与其他抗肿瘤药物，如 Carboplatin（卡铂）、Paclitaxel（紫杉醇）、Dexamethasone（地塞米松）、Cyclophosphamide（环磷酰胺）、Doxorubicin（阿霉素）、Etoposide（依托泊苷）、Erlotinib（厄洛替尼）等，联合用于各种难以治疗的癌症的临床试验也在进行之中。比较遗憾的是，PXD-101 单独用于复发性或不应性多发性骨髓瘤（MM），及与 Erlotinib 联合用于非小细胞肺癌（NSCLC）的Ⅱ期临床均因剂量限制性毒性而被终止。

Panobinostat（LBH589）[13] 是 Novartis 研发的一类广谱 HDACi，目前已经获得 FDA 和欧洲药品局的批准作为治疗 CTCL 的少见病研制药物。LBH589 的 HDAC 抑制活性要高于 SAHA 和 PXD-101（表 5-1），其对多种 HDAC 的 IC_{50} 值均达到低 nmol/L 级别（$\leqslant$ 13.2nmol/

L)[13]。体外试验中，LBH589 对多种肿瘤细胞株有很好的抑制活性，其对 HH、HCT116、BT474 的 IC_{50} 值分别可以达到 1.8nmol/L、7.1nmol/L、2.6nmol/L；体内试验中，LBH589 对包括 MM 和霍奇金瘤在内的血液瘤有较好的治疗效果，并且单独或通过联合用药对包括 CTCL、结肠癌、乳腺癌、胰腺癌、NSCLC 和小细胞性肺癌（SCLC）在内的多种实体瘤也表现出良好的活性[13]。目前，LBH589 单独用于治疗抵抗性 CTCL、不应性慢性粒细胞白血病等Ⅲ期临床试验已结束；和 Bortezomib（硼替佐米）联合用于复发性 MM 的Ⅲ期临床正在进行之中。而 LBH589 单独用于 MDS 的Ⅱ期临床由于其低获利（Low Accrual）而被终止；单独用于不可切除性肝癌的Ⅰ期临床由于剂量限制性毒性而被终止；和 Carboplatin（卡铂）、Etoposide（依托泊苷）联合用于 NSCLC 的Ⅱ期临床由于联合用药的耐受性问题而被终止；和 Gemcitabine（吉西他滨）联合用于固体瘤的Ⅰ期临床因为 LBH589 的毒性而被终止。

SB939[14] 是由 S * BIO 公司开发的苯并咪唑骨架的羟肟酸类 HDACi，是一种广谱 HDACi，对第Ⅰ、Ⅱ、Ⅳ类 HDAC 均有抑制作用（表 5-1），除 HDAC6 和 HDAC7 外，抑制常数 Ki 都分布在 16～48nmol/L。SB939 对包括白血病、淋巴瘤、卵巢癌、结肠癌、前列腺癌在内的多种血液瘤和实体瘤都具有抑制作用，其活性一般要比 SAHA 高 3.5 倍左右，对于 HCT-116 和 HL-60 肿瘤细胞株差异尤为明显，分别达到 6.6 倍和 7.6 倍。并且，SB939 具有较好的生物利用度（F），在小鼠体内进行测试时生物利用度达 34%，高于 SAHA（8.3%）、PXD-101（6.6%）和 LBH589（4.6%）。抗增殖活性和生物利用度优于 SAHA 在体内试验中也得到证实[14]：HCT-116 小鼠口服 SB939 在 100mg/kg 的剂量下肿瘤生长抑制率为 94%，是 SAHA 在 200mg/kg 剂量下肿瘤抑制率（48%）的两倍。在晚期恶性癌症患者身上进行的Ⅰ期临床试验中，口服 SB939 的最大耐受剂量为 80 mg；剂量范围在 10～80 mg 时，可以明显观察到组蛋白 H3 的乙酰化；患者对治疗的响应率为 21%，其中四个患者的病情稳定超过 6 个月。目前，SB939 用于治疗骨髓纤维化症的Ⅱ期临床试验已结束；用于治疗复发或转移性前列腺癌、易位相关的复发/转移性肉瘤、抵抗性实体肿瘤和白血病等Ⅱ期临床研究正在进行中；和 Azacitidine（阿扎胞苷）联合用于 AML、MDS 的Ⅱ期临床正在进行之中。

Resminostat（4SC-201/RAS2410）是由 Altana 初始研究，由 4SC 进行进一步研究的吡咯肉桂基羟肟酸 HDACi。4SC-201[19] 是具有广谱作用的 HDACi，对 HDAC1/3/6/8 的 IC_{50} 值分别为 42.5/50.1/71.8/877nmol/L；对多种肿瘤细胞株表现出较好的活性（IC_{50} 值在 2.5～3 μmol/L 之间）。在Ⅱ期临床试验中对晚期肝癌和复发性或不应性霍奇金淋巴瘤有治疗效果，获得 FDA 批准作为治疗这两类疾病的少见病研制药物。另外，Chroma Therapeutics 公司的 CHR-2845 也是肉桂酰基连接的 HDACi，目前其单独用于血液或淋巴组织恶性肿瘤的Ⅰ期临床已结束。

5.3.1.2 长链连接的羟肟酸类 HDACi

Rocilinostat（ACY-1215）[15] 是一种长链连接的羟肟酸类 HDACi，是少有的进入临床研究的 HDAC6 亚型选择性抑制剂，对 HDAC6 的 IC_{50} 值为 4.7nmol/L，分别是 HDAC1/2/3/4/8 的 12/10/11/1500/21 倍。构效关系显示，ACY-1215 表面识别区（Cap 区）的大位阻基团是其具有 HDAC6 选择性的关键。0.62～5μmol/L 的 ACY-1215 可以显著诱导 α 微管乙酰化水平的提高，而对组蛋白 H3 和 H4 影响较小。0～8 μmol/L 的 ACY-1215 可以导致 MM 细胞的剂量依赖性生长抑制。目前，ACY-1215 单独用于 MM 的Ⅱ期临床正在进行之中；与 Lenalidomide（来那度胺）和 Dexamethasone（地塞米松）联合用于 MM 的 I 期临床正在进行之中。

CUDC-101[20]是 Curis 公司开发的一种长链连接的羟肟酸类 HDACi，是通过多靶标杂交设计而成的抑制剂（图 5-4）。研究者发现 SAHA 与表皮生长因子受体（EGFR）及人表皮生长因子受体（HER2）抑制剂 Erlotinib（厄洛替尼）等比例合用可以加强疗效，因此他们希望设计出双靶标抑制剂，从而解决目前 EGFR/HER2 抑制剂存在的局限性，如较低的整体响应率和耐药性的快速产生等。于是，他们将 SAHA 的羟肟酸基团与 Erlotinib 的母核喹唑啉通过不同长度的烷基链相连，最终得到了活性较高的化合物 CUDC-101，其对HDAC/EGFR/HER 的 IC_{50} 值分别达到 4.4/2.4/15.4nmol/L。对于 NSCLC、肝癌、胰腺癌、乳腺癌等多种相关肿瘤细胞株，CUDC-101 均表现出良好的抑制活性（IC_{50} 在 0.04～0.80μmol/L），比 SAHA、Erlotinib 单独或联合用药的活性都高。体内试验中，CUDC-101对 NSCLC、肝癌、乳腺癌、头颈癌、结肠癌、胰腺癌等多种肿瘤模型表现出肿瘤抑制活性。目前，CUDC-101 用于晚期头颈部癌、胃癌、乳腺癌、肝癌、NSCLC 等固体瘤的 I 期临床已结束。Curis 公司还利用类似的方法设计合成了具有磷脂酰肌醇 3-蛋白激酶（PI3K）和HDAC 双抑制活性的化合物 CUDC-907[21]，其对 PI3Kα/β 和 HDAC1/2/3/6 的 IC_{50} 值分别为 19/54nmol/L 和 1.7/5.0/1.8/27nmol/L，对多种血液瘤和固体瘤细胞株表现出比 SAHA和 GDC-0941 联合用药更高的活性，目前 CUDC-907 单独用于淋巴瘤和 MM 的 I 期临床正在进行之中。

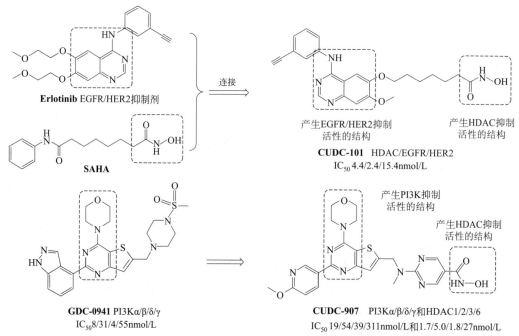

图 5-4　CUDC-101 和 CUDC-907 的设计思路

5.3.1.3　芳基或杂芳基连接的羟肟酸类 HDACi

Abexinostat（CRA-024781/PCI-24781）[22]是一种芳基连接的羟肟酸类广谱 HDACi，对HDAC1 的抑制常数 Ki 达到 7nmol/L，对 HDAC2/3/6/8/10 的 Ki 也在 nmol/L 级别，分别为 19/8.2/17/280/24nmol/L。体外试验中，PCI-24781 对结肠癌、乳腺癌、肺癌、前列腺癌、静脉内皮细胞癌等多种相关肿瘤细胞株表现出良好的抑制活性，GI_{50} 值分布在 0.15～

$3.19\mu mol/L$；PCI-24781 可以导致乙酰化组蛋白和乙酰化微管的累积，进而导致肿瘤细胞生长抑制和凋亡。对植有人类结肠癌细胞 HCT116 或 DLD-1 的小鼠注射 PCI-24781，均显示出较好的耐受性和剂量依赖性肿瘤生长抑制；分析受试小鼠的外周血液，可以发现血液中微管乙酰化水平明显提高，并能观察到多种肿瘤相关基因表达的改变（如某些与细胞生长和凋亡相关的基因）。目前，PCI-24781 用于淋巴瘤的 II 期临床已结束；与 Doxorubicin（阿霉素）联合用于肉瘤的 II 期临床正在进行之中。

　　JNJ-26481585[16] 是 Johnson & Johnson 开发的一类新型嘧啶连接的羟肟酸类 HDACi，是一类活性非常高的广谱 HDACi，对 HDAC1/2/4/10/11 的 IC_{50} 值均低于 1nmol/L。需要指出的是，Johnson & Johnson 给出的活性数据中，JNJ-26481585 的活性与 LBH589 相当，是目前羟肟酸类 HDACi 中活性最高的两个。JNJ-26481585 对 51 种实体瘤（如脑癌、乳腺癌、结肠癌、肺癌、卵巢癌、前列腺癌等）和 19 种血液瘤［如急性淋巴细胞白血病（ALL）、慢性淋巴细胞白血病（CLL）、AML、慢性骨髓性白血病（CML）、淋巴瘤、骨髓瘤等］细胞株都表现出较好的抑制活性，对多种实体瘤（如结肠癌、肺癌、卵巢癌、前列腺癌）细胞株表现出剂量依赖性凋亡诱导效应[16]。口服 JNJ-26481585 可以持续性的诱导组蛋白 H3 乙酰化，具有较长的药效学应答时间；注射 JNJ-26481585［20mg/（kg·d），21d］可以完全的抑制 Ras 突变的 HCT116 小鼠的肿瘤增长[16]。目前，JNJ-26481585 用于 CTCL 的 II 期临床正在进行之中。

　　其他处于临床研究的芳基或杂芳基连接的羟肟酸类 HDACi 还包括 ITF-2357、AR-42、R306465/JNJ-16241199[23]、CHR-3996[24]、CUDC-907[21] 等。其中，近几年发展的嘧啶连接的羟肟酸类 R306465、CHR-3996 和 CUDC-907 普遍具有更高的活性，尤其是对于 I 类 HDAC，其对 HDAC1/2/6 的 IC_{50} 分别为 2.54/8.76/66nmol/L、3/4/2100nmol/L、1.7/5.0/27nmol/L，均具有一定的 I 类 HDAC 亚型选择性。目前，R306465 和 CHR-3996 分别单独用于晚期固体瘤的 I 期临床均已结束。

5.3.2　苯甲酰胺类 HDACi

　　相对于羟肟酸类 HDACi，苯甲酰胺类抑制剂对 HDAC 的抑制活性相对较低，但因为普遍具有 I 类 HDAC 选择性，且具有更好的药代动力学性质，因而在体内仍具有一定的抗肿瘤效果。Tacedinaline（CI-994）[4] 是抗肿瘤药 Dinaline 的乙酰化衍生物，最早是作为细胞毒性药物申请的专利。尽管 CI-994 对 HDAC 的抑制活性较低（$IC_{50} > 100\ \mu mol/L$），但一般认为其活性还是与组蛋白去乙酰化的调节作用相关。目前，CI-994 和 Gemcitabine（吉西他滨）联合用于治疗 NSCLC 的 III 期临床已结束；CI-994 单独或联合用于治疗晚期 MM 和晚期胰腺癌的 II 期临床也已结束。

　　Entinostat（MS-275）[25] 是 Suzuki 等人于 1999 年合成的 I 类 HDAC 选择性抑制剂，能够选择性地抑制 HDAC1/2/3，而对 HDAC8 抑制活性较差（表 5-2）。构效关系实验表明，MS-275 末端苯胺上 2′位取代基对于其活性非常重要，当 2′位无取代基、或 3′位 4′位有取代基时活性基本消失。体外试验中，MS-275 对骨肉瘤、成神经细胞瘤、成神经管细胞瘤、成视网膜细胞瘤及恶性杆状肿瘤等多种肿瘤细胞具有增殖抑制活性。体内试验中，以注射了未分化的肉瘤细胞 US 的腓肠肌为模型，连续使用 MS-275 五天［24.5mg/（kg·d）］，可以使肿瘤的体积减小 60%，且未见明显的毒副反应。对淋巴瘤、实体瘤的 I 期临床研究表明，MS-275 进入患者体内后被迅速吸收，半衰期为 39～80h；分析受试者的外周血液，可以发现血液中组蛋白乙酰化水平明显提高。目前，MS-275 单独用于转移性黑色素瘤的 II 期临床已结束，用于复发性或不应性霍奇金淋巴瘤 II 期临床正在进行之中；和 Erlotinib（厄洛替尼）联合用于 NSCLC，及和 Sargramostim（沙格司亭）联合用于 MDS、复发性或不应性 AML 或 ALL 等 II 期临床已结束；和 Azacitidine（阿扎胞苷）联合用于晚期乳腺癌、转移性结直肠癌、MDS、AML、慢性粒细胞性白血病、NSCLC，和 Aldesleukin（阿地白介素）联合用于转移性肾癌，和 Lapatinib（拉帕替尼）联合用于只用曲妥组单抗治疗过的局部复发或远处复发转移性乳腺癌，和 Exemestane（依西美坦）联合用于绝经后妇女的晚期乳腺癌等 II 期临床正在进行之中。另外，MS-275 和 Anastrozole（阿那曲唑）联合用于三阴性乳腺癌，和 Azacitidine 联合用于 NSCLC，和 Imatinib（伊马替尼）联合应于复发或不应性费城染色体阳性 ALL 等 II 期临床已被终止。

表 5-2　代表性苯甲酰胺类 HDACi 的 HDAC 抑制活性（IC_{50}）①

酶	Entinostat (MS-275)[26]	Mocetinostat (MGCD0103)[27]	Chidamide (CS-055)[26]
HDAC1	0.262	0.150	0.095
HDAC2	0.306	0.290	0.160
HDAC3	0.499	1.660	0.067
HDAC4	>30	>10	>30
HDAC5	>30	>10	>30
HDAC6	>30	>10	>30
HDAC7	>30	>10	>30
HDAC8	2.700	>10	0.733
HDAC9	>30	—	>30
HDAC10	0.254	—	0.078
HDAC11	0.649	0.590	0.432

① $\mu mol/L$。

Mocetinostat（MGCD0103）[27] 是 MethylGene 公司研发的 I 类 HDAC 选择性抑制剂，对 HDAC1/2/3 的 IC_{50} 值分别为 $0.15/0.29/1.66\mu mol/L$，远高于对 HDAC4-8 的抑制活性（表 5-2）。MGCD0103 是通过对 MS-275 进行结构改造而得到的化合物，表现出比 MS-275 更高的活性。MGCD0103 可以有效地抑制肿瘤细胞株 HCT116、A549、Du145 的增殖（IC_{50} 分别为 $0.29\mu mol/L$、$0.9\mu mol/L$、$0.67\mu mol/L$），而对人类正常细胞 HMEC 没影响（IC_{50} 为 $20\mu mol/L$）。药理研究显示[27]，MGCD0103 导致组蛋白 H3 乙酰化，上调 p21[cip/waf1] 的表达，从而导致 G2/S 期细胞周期阻滞和细胞凋亡。MGCD0103 在小鼠和兔子体内有较好的口服生物利用度（F 值分别为 12% 和 47%），在狗体内的口服生物利用度随用药剂量的不同而不同（F 值为 1%～92%）。对植有人类结肠癌、外阴癌、NSCLC 及前列腺癌的小鼠口服 MGCD0103，显示出较好的剂量依赖性肿瘤生长抑制。在白血病、MDS、晚期固体瘤等临床 I 期试验中，MGCD0103 均表现出较好的耐受性；分析受试者的外周血液，可以发现血液中 HDAC 活性受到显著抑制。目前，MGCD0103 单独用于治疗不应性 CLL、复发和不应性淋巴瘤、高风险 MDS 或 AML 等 II 期临床已结束；和 Azacitidine（阿扎胞苷）联合用于 AML 的 II 期临床已结束。

Chidamide（CS-055/HBI8000）[26] 是 Chipscreen Biosciences 开发的一类选择性 HDACi，对 HDAC1/2/3/10 的 IC_{50} 分别达到 95/160/67/78nmol/L，是目前临床研究中活性最高的一种苯甲酰胺类 HDACi。CS-055 对肺癌、前列腺癌、乳腺癌、结肠癌、肝癌、胰腺癌、骨肉瘤、B-细胞淋巴瘤、T-细胞淋巴瘤、粒细胞白血病、慢性骨髓单核细胞性白血病等相关肿瘤细胞株均表现出良好的生长抑制活性，而对正常的人类胚胎肾细胞（CCC-HEK）和人类肝细胞（CCC-HEL）无活性。对植有人类结肠癌细胞 HCT-8、肺癌细胞 A549、肝癌细胞 BEL-7402、乳腺癌细胞 MCF-7 的小鼠注射 CS-055，均显示出较好的剂量依赖性肿瘤生长抑制，并且没有观察到明显的毒副作用。目前，CS-055 和 Paclitaxel（紫杉醇）及 Carboplatin（卡铂）联合用于治疗晚期 NSCLC 的 II 期临床正在进行之中。

5.3.3 环四肽类 HDACi

环四肽类 HDACi 是结构比较复杂的一类 HDACi，该类抑制剂的活性整体较高，达到 nmol/L 水平。Romidepsin（FK228）是在 20 世纪 90 年代从紫色色杆菌中分离得到的双环的肽类 HDACi，在 2009 年获得美国 FDA 批准用于治疗 CTCL，在 2011 年获得批准用于治疗 PTCL。FK228[28] 对 HDAC1 和 HDAC2 有较好的选择性，其对 HDAC1/2/3/6 的 IC_{50} 值分别为 0.1/1/3/200nmol/L。FK228 是一个天然前药，在体内二硫键被还原成相应的硫醇而发挥作用。FK228 在针对晚期 CTCL 的 II 期临床试验中的响应率为 30% 左右；在针对患有顽固性 PTCL 患者的 II 期临床试验中也表现不凡，患者的响应率为 40%。目前，FK228 用于治疗肾细胞癌、前列腺肿瘤、转移性肾细胞癌、复发或不应性 MM、复发或不应性 AML、转移性乳腺癌、复发性 NSCLC、对放射性碘没有回应的复发性和/或转移性甲状腺癌、不能切除的复发或转移性头颈部鳞状细胞癌、复发性高级别胶质瘤的 II 期临床已结束。

5.3.4 短链脂肪类 HDACi

短链脂肪酸类 HDACi 主要包括丁酸（BA）、丙戊酸（VPA）、苯丁酸（4PBA）及其盐类化合物。这类 HDACi 选择性较差，对于 HDAC 的抑制活性较弱（基本在 mmol/L 水平），并且在体内代谢快，生物利用度低，因此，不少研究转向其前药开发，如 Pivanex（AN-9）[4]。AN-9 是在体内水解为丁酸而起作用的，目前和 Docetaxel（多西他赛）联合用于治疗晚期 NSCLC 的 II 期临床研究已结束。

5.4 选择性 HDACi 研究进展

5.4.1 I 类 HDAC 选择性抑制剂

I 类 HDAC 主要包括 HDAC1/2/3 及 HDAC8[5]，其中 HDAC1 和 HDAC2 主要分布在细胞核内，可共同与其他蛋白形成复合物，参与基因转录的调控（图 5-5）。HDAC3 可以在细胞核与细胞质中穿梭，可与 II a 类 HDAC 中的 HDAC4/5/7 形成复合物，参与基因转录调控。HDAC8 是 I 类 HDAC 中比较特殊的一类，只在哺乳动物体内存在，在不同的器官和组织中，HDAC8 的分布和功能也不同。

5.4.1.1 I 类 HDAC1/2/3 选择性抑制剂

I 类 HDAC 在多种肿瘤细胞中均存在过表达现象，包括卵巢癌、肾癌、前列腺癌、乳腺癌等，因此，I 类选择性 HDACi 可以对肿瘤细胞有更好的选择性，有望降低其临床上的毒副作用[29]。并且，临床上 HDACi 单独用于肿瘤治疗时，对血液瘤效果较好（如 CTCL），而对固体瘤效果不理想，但是联合用药则在固体瘤的治疗中取得了令人满意的效果；研究表明，I 类 HDACi 与 DNA 损伤试剂、拓扑异构酶抑制剂、DNA 甲基转移酶抑制剂及蛋白水解酶抑制均有协同效应。因此，I 类 HDACi 的研究受到广泛关注，尤其是

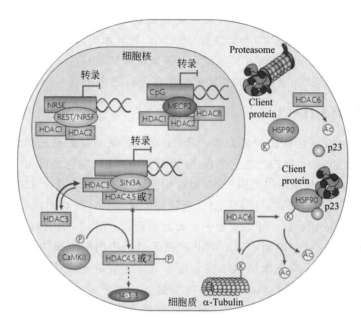

图 5-5　不同 HDAC 亚型在细胞中的分布及作用

HDAC1 和 HDAC2 抑制剂。前面已经介绍过的苯甲酰胺类抑制剂 MS275[25]、MGCD0103[27]、CS-055[26]，环肽类 FK228[28]，短链脂肪酸类 VPA 等均属于 I 类选择性 HDACi，羟肟酸类 HDACi 中嘧啶连接的羟肟酸化合物（如 R306465[23]、CHR-3996[24] 等）也普遍对 HDAC1 和 HDAC2 有更好的抑制活性。

由 HDLP 同源模建得到的 I 类 HDAC 模型显示，其锌离子结合区域有一个深入的疏水口袋，这在 Gangloff 报道的 HDAC2 与底物 5-1 的共晶结构（图 5-6）中也得到证实[30]。与传统的苯甲酰胺类 HDACi 相比，化合物 5-1 的苯胺 5′位被苯基取代，该苯基深入到 HDAC2 活性口袋末端由 Gly154、Phe155、His183、Phe210 和 Leu276 组成的疏水口袋中，可以更好的与 HDAC2 相互作用。化合物 5-1 对 HDAC2 的 IC_{50} 值达到 27nmol/L，远高于其他苯胺 5′位无苯基取代的苯甲酰胺类 HDACi 的活性。Wilson 等人通过对化合物 5-1 进行结构优化，得到了苯胺 5′位噻吩取代的化合物 5-2 和 5-3，其中化合物 5-3 对 HDAC1/2 的 IP 值（Inflection point）达到 10/130nmol/L，并且对 HCT116 模型小鼠表现出良好的剂量依赖性肿瘤生长抑制[31]。其他传统的苯甲酰胺类 HDACi（如化合物 5-4[32] 和化合物 5-5[33]）也都表现出 I 类 HDAC 选择性，活性与临床上其他苯甲酰胺类 HDACi 相当。

除上述化合物外，其他 I 类组蛋白去乙酰化酶（HDAC1/2/3）抑制剂还包括某些大环化合物及其他结构的化合物（图 5-7）。Apicidin[34] 是真菌代谢产物，是环四肽类 HDACi，对 HDAC1/2/3 的 IC_{50} 分别达到 11/34/13nmol/L，但是对肿瘤细胞株抑制活性较弱（$GI_{50}>$ 1μmol/L）；Kinzel 等人[35] 对 Apicidin 进行结构改造，保留其烷基酮长链得到化合物 5-6。化合物 5-6 对 HDAC1/2/3 的 IC_{50} 分别达到 13/18/12nmol/L，并且具有更高的肿瘤细胞抑制活性（多种肿瘤细胞株 $IC_{50}<0.5$μmol/L）和生物利用度（在兔子和狗体内分别达到 73% 和 31%）。Azumamide A～E[36] 是从海绵 *Mycale izuensis* 中分离出来的环四肽类天然产物，长链末端为羧酸基团的 Azumamide C/E 有较好的 HDAC 抑制活性，长链末端为酰胺基团的 Azumamide A/B/D 基本无活性；需要指出的是，Azumamide E 虽然对 Ⅱa 类

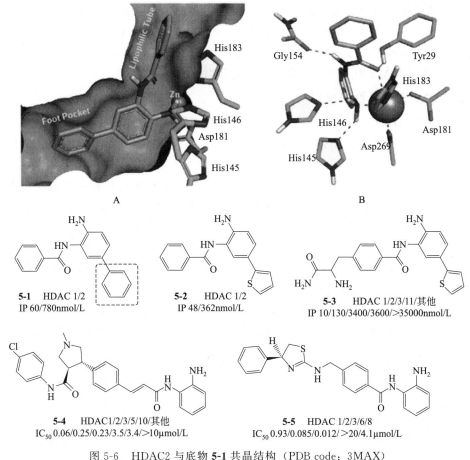

图 5-6 HDAC2 与底物 **5-1** 共晶结构（PDB code：3MAX）
及代表性苯甲酰胺类 HDAC1/2/3 亚型选择性抑制剂

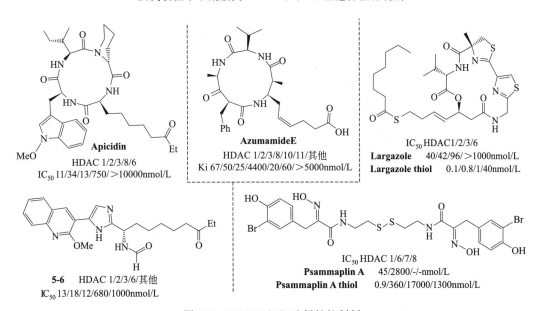

图 5-7 HDAC1/2/3 选择性抑制剂

HDAC 无活性，但是对 HDAC10/11 有较好的抑制活性。Largazole[37]是从海绵中分离的十六元大环天然产物，是一个天然前体药，在体内水解为 Largazole 硫醇发挥作用，Largazole 硫醇对 HDAC1/2/3 的 IC_{50} 值分别可以达到 0.1/0.8/1nmol/L。Psammaplin A[38] 也是一个前体药，在体内水解成硫醇发挥作用，其硫醇产物对 HDAC1 的 IC_{50} 值可以达到 0.9nmol/L，是非大环类 HDACi 中是活性较高的一个化合物。

5.4.1.2 HDAC8 选择性抑制剂

跟其他Ⅰ类 HDAC 一样，HDAC8 在多种肿瘤细胞中也存在过表达现象，如胃癌、食道癌、结肠癌、前列腺癌、乳腺癌、卵巢癌、肺癌、甲状腺癌等，HDAC8 的过表达量为 20%～35%，与Ⅰ类 HDAC 的过表达量近似（5%～40%）[29]。研究发现，HDAC8 对于人肺癌、结肠癌和宫颈癌细胞的增殖是必须的，并且，HDAC8 通过控制端粒末端转移酶活性在肿瘤形成过程中发挥重要作用。在儿童神经母细胞瘤的研究中发现，HDAC8 是唯一跟肿瘤晚期（4 期）有明显关联的 HDAC：HDAC8 高表达的 4 期患者预后较差且不易幸存，而 HDAC8 较低的 4S 期神经母细胞瘤患者有较高的自发消退概率；对 HDAC8 进行敲除或选择性抑制可以抑制神经母细胞瘤细胞增殖和分化，因此，HDAC8 选择性抑制剂有望成为治疗儿童神经母细胞瘤的有效药物。

2004 年，Somoza 和 Marco 等人分别报道了 HDAC8 和化合物 CRA-A、化合物 **5-7** 及其他底物的共晶衍射结构（图 5-8）。Somoza 课题组发现[39]，HDAC8 表面识别区延展性较

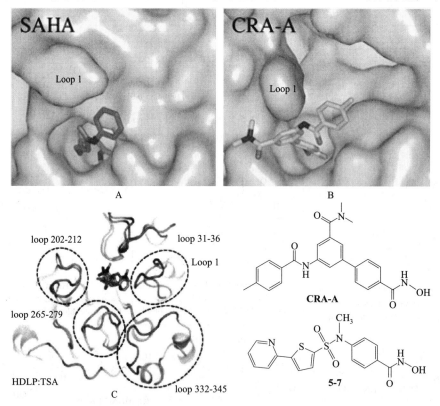

图 5-8　HDAC8 与底物的共晶结构（见彩图）

A—HDAC8 与 SAHA 作用时表面识别区结构（PDBcode：1T69）；

B—HDAC8 与化合物 CRA-A 作用时表面识别区结构（PDB code：1VKG）；

C—HDAC8 与化合物 **5-7** 作用的共晶结构（PDB code：1W22）与 HDLP 结构对比

（PDB code：1C3R）（黄色：HDAC8，白色：HDLP）

强，跟不同底物结合时结构有所不同（图 5-8A/B），当底物 Cap 区较大时，Loop1 区域的 K33 残基位置会发生改变导致表面识别区口袋变大。而 Marco 课题组对比 HDAC8 和 HDLP 的结构时也发现[40]，两者 Loop1 区域差别较大（图 5-8C），这可能就是传统 I 类 HDACi 对 HDAC8 活性较弱的原因，也是设计 HDAC8 选择性抑制剂的关键。Ulrich 等人[41]根据 HDAC8 表面识别区结构特征发现了结构简单的 HDAC8 亚型选择性抑制——化合物 5-8（图 5-9），其对 HDAC8 的半数抑制浓度为 $0.3\mu mol/L$，超过对 HDAC1 和 HDAC6 抑制活性的 333 和 183 倍，这是首个根据 HDAC8 酶晶体结构设计而得的 HDAC8 选择性抑制剂。

5-8　HDAC 1/6/8
$IC_{50} >100/55/0.3\mu mol/L$

PCI-34051　HDAC1/2/3/6/8/10
$IC_{50} 4/>50/>50/2.9/0.01/13\mu mol/L$

C149　HDAC1/2/4/6/8
$IC_{50} 38/>100/44/2.4/0.07\mu mol/L$

A8B4　HDAC2/3/8
$IC_{50} 3.6/15/0.023\mu mol/L$

5-9　HDAC1/3/8/other
$IC_{50} 3.0/3.0/0.027/>20\mu mol/L$

SB-379278A　HDAC1/3/8
$IC_{50} >100/>100/0.5\mu mol/L$

5-10　HDAC6/8
$IC_{50} >1000/4.5\mu mol/L$

5-11　HDAC1/2/6/8
$IC_{50} >30/>30/>30/0.2\mu mol/L$

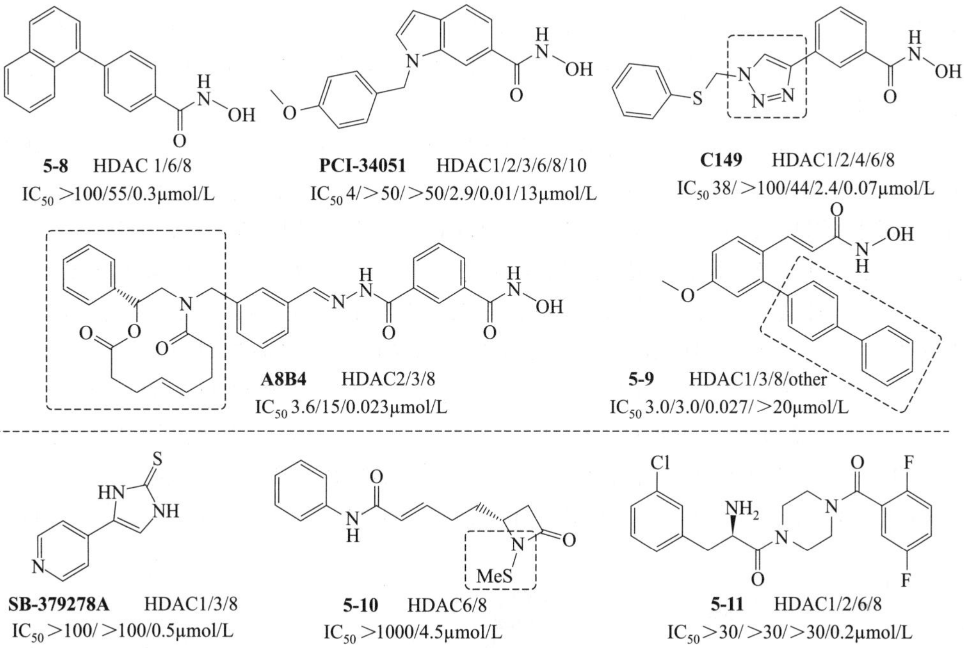

图 5-9　HDAC8 选择性抑制剂

化合物 PCI-34051[42]对 HDAC8 的 IC_{50} 值达到 10nmol/L，超过对其他亚型抑制活性的 200 倍。PCI-34051 在 $5\mu mol/L$ 浓度下即可导致 T-细胞淋巴瘤肿瘤细胞株的凋亡，而对于 B-细胞淋巴瘤、髓缘性淋巴瘤及固体瘤，即使在 $20\mu mol/L$ 时也没有影响；进一步的药理实验显示，与广谱 HDACi 不同，PCI-34051 不会导致组蛋白及微管的乙酰化，而是通过 PLCγ1 诱导的钙代谢而导致细胞凋亡的。化合物 C149[43]是通过点击化学得到的三氮唑化合物，对 HDAC8 的 IC_{50} 值为 70nmol/L；C149 对 T-细胞淋巴瘤和神经母细胞瘤相关肿瘤细胞株有较好的抑制活性。化合物 A8B4[44]对 HDAC8 的 IC_{50} 值为 23nmol/L，当其末端无大环取代基或换为小基团取代基时，其对 HDAC8 的抑制活性会有所下降。化合物 5-9[45]是肉桂酰基连接的羟肟酸化合物，对 HDAC8 的 IC_{50} 值为 27nmol/L；与 PCI-34051 不同，化合物 5-9 对肺癌 A549、H1299、CL1-5 细胞系表现出一定的抑制活性（$IC_{50} < 7.9\mu mol/L$）。

除上述羟肟酸类化合物外，HDAC8 亚型选择性抑制剂还包括 SB-379278A、化合物 5-10[46]及化合物 5-11[47]，它们对 HDAC8 的 IC_{50} 值分别为 $0.5\mu mol/L$、$4.5\mu mol/L$ 及 $0.2\mu mol/L$，活性普遍低于羟肟酸类抑制剂。值得注意的是，当化合物 5-10 中间连接链由 4 个碳原子增长至 5 个碳原子时，其选择性不变；但如果其内酰胺上的甲硫基变为羟基或无取代基，且连接链为 5 个碳原子时，化合物会变为 HDAC6 选择性抑制剂。

5.4.2 Ⅱ类 HDAC 选择性抑制剂

5.4.2.1 Ⅱa 类 HDAC 选择性抑制剂

Ⅱa 类 HDAC 在细胞质和细胞核中都有分布，包括 HDAC4/5/7/9，主要分布在肌肉和心脏中[5]。Ⅱa 类 HDAC 自身并不能有效地催化 H3 的去乙酰化，它们在体内主要起到信号转导的作用。Ⅱa 类 HDAC 的 N 端有 2～3 个保守的丝氨酸残基，当其被磷酸化后，会锚定在 14-3-3 蛋白上而存在于细胞质中；而去磷酸化后，可以穿梭到细胞核中与 HDAC3 及其他各种转录因子形成复合物，参与基因调控（图 5-5），该通路可以被体内相关蛋白激酶及磷酸酶调控[48]。Ⅱa 类 HDAC 在肿瘤发生中的角色比较复杂，它们既有前期增殖因子又有后期肿瘤抑制的作用。

2008 年，Bottomley 等人[49] 报道了野生型及突变型 HDAC4 与抑制剂 TFMK 及 HA 的共晶结构（图 5-10），需要指出的是，突变型 HDAC4 可以促进组蛋白乙酰化。化合物 TFMK 对野生型 HDAC4 和 H976Y 突变型 HDAC4 的 IC_{50} 值区别不大，分别为 367nmol/L 和 317nmol/L；而 HA 对野生型 HDAC4 抑制活性较弱（IC_{50} 值为 978nmol/L），但是对 H976Y 突变型 HDAC4 的 IC_{50} 值达到 30nmol/L。观察 HDAC4 和 HDAC8 的锌离子结合区域可以发现，对于野生型 HDAC4，H976 残基并不能很好地与抑制剂相互作用（图 5-10B）；而组氨酸（H）突变为酪氨酸（Y）后，Y 的羟基可以较好地与 HA 的羟肟酸相互作用（图 5-10C），使其活性升高，而对 TFMK 影响不大（图 5-10D），因此其活性变化不大；在 HDAC8 中，Y306 残基起到了与突变后 Y 残基类似的作用，可以较好地与羟肟酸等锌离子结合基团相互作用（图 5-10A）。对比 HDAC4 和 HDAC8 的结构可以看出，HDAC8 的

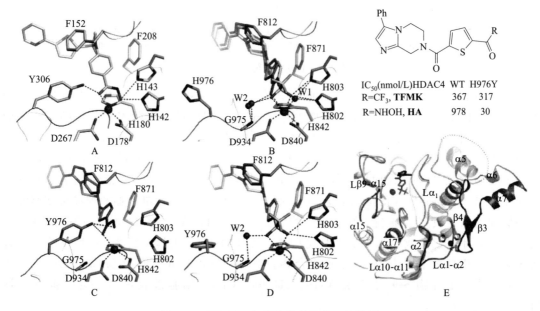

图 5-10 HDAC4 与底物共晶结构（见彩图）

A—HDAC8 催化结构域（PDB code：1W22，黄色：HDAC8，粉色：化合物 7）；

B—野外生型 HDAC4 催化结构域（PDB code：2H8N，蓝色：HDAC4，绿色：HA，黄色：TFMK）；

C/D—H976Y 突变 HDAC4 催化结构域（PDB code：2O94，蓝色：HDAC4，绿色：HA，黄色：TFMK，）；

E—HDAC4 与 HDAC8 单晶结构对比（蓝色：HDAC4，黄色：HDAC8）

Loop 1 区域比 HDAC4 的 Lα1-α2 区域短，会阻在活性口袋的入口处，而 HDAC4 的 Lα1-α2 区域则向外延伸，使其活性口袋更容易进入（图 5-10E）。因此，野生型 HDAC4 的锌离子区域与底物作用力较弱，且口袋更容易进入，这使得其活性较高且选择性较好的抑制剂难以发现。

化合物 **5-12a**、**5-12b**、**5-12c** 是与 TFMK 结构近似的三氟乙酰基取代的噻吩化合物（图 5-11），其对野生型 HDAC4 的活性分别为 98/30/310nmol/L，但是选择性都不理想[50~53]。化合物 **5-12b** 仍然可以导致 HCT116 细胞的微管和 H3 乙酰化，EC_{50} 值分别为 640nmol/L 和 9μmol/L，而对 HCT116 的抗增殖活性（EC_{50} = 12.8μmol/L）要弱于其对 H3 的去乙酰化抑制活性。对 HDAC1 活性较差的化合物 **5-12c**，不会引起 H3 的乙酰化，对 HCT116 的抗增殖活性也消失。除此之外，IIa HDAC 选择性抑制剂还包括某些羟肟酸类化合物，如化合物 **5-13**[54,55]、**5-14**[56]、LMK235[57] 等，其中化合物 LMK235 是活性最好的一个化合物，对 HDAC4/5 的 IC_{50} 值分别达到 11.9/4.22nmol/L，但是选择性仍不够理想。

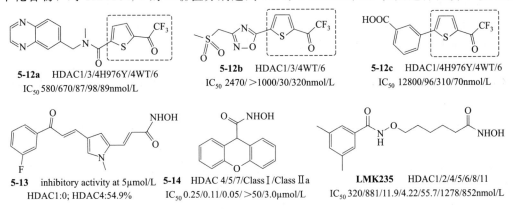

5-12a　HDAC1/3/4H976Y/4WT/6
IC_{50} 580/670/87/98/89nmol/L

5-12b　HDAC1/3/4WT/6
IC_{50} 2470/＞1000/30/320nmol/L

5-12c　HDAC1/4H976Y/4WT/6
IC_{50} 12800/96/310/70nmol/L

5-13　inhibitory activity at 5μmol/L
HDAC1:0; HDAC4:54.9%

5-14　HDAC 4/5/7/Class I /Class II a
IC_{50} 0.25/0.11/0.05/＞50/3.0μmol/L

LMK235　HDAC1/2/4/5/6/8/11
IC_{50} 320/881/11.9/4.22/55.7/1278/852nmol/L

图 5-11　代表性 IIa 类 HDAC 选择性抑制剂

5.4.2.2　HDAC6 选择性抑制剂

与其他亚型的 HDACs 不同，HDAC6 含有两个催化结构域和一个泛素结合位点，HDAC6 的去乙酰化功能需要两个催化域共同起作用[58]。HDAC6 主要分布在细胞质中，它有许多非组蛋白底物，包括 α 微管、HSP90 及其他伴侣蛋白、抗氧化蛋白、跨膜蛋白等。通过调节微管的乙酰化状态，HDAC6 可以调节微管动力学和微管介导的相关过程，如细胞迁移、细胞-细胞相互作用等；并且，HDAC6 还可以通过调节皮层肌动蛋白（Cortactin）的乙酰化状态控制细胞运动[58]。事实上，HDAC6 的过表达与肿瘤细胞的浸润转移行为相关。另外，HDAC6 可以通过调节 HSP90 的乙酰化状态，进而调节 HSP90 相关细胞因子（如 EGFR、Akt、cRaf、survivin、VEGF 等）的稳定性，间接地参与基因表达的调控。正是由于 HDAC6 底物的特殊性，HDAC6 亚型选择性抑制剂的研究受到广泛关注，其中，ACY-1215[15] 已经进入 II 期临床研究之中，用于治疗 MM。

2010 年，Kozikowski 小组[59] 根据人类组蛋白 HDAC8 与 TSA 的共晶结构（PDBcode：3FOR）同源模建了 HDAC1 与 HDAC6 的蛋白结构。结果显示，与锌离子螯合区域的蛋白是高度保守的，而在活性口袋边缘两者存在较大差异（图 5-12）。HDAC1 中，活性口袋表面的 A、B、C、D 四个区域分别对应 P32、L271/Y204、D99/F205 及 Q26/G27/M30/K31；HDAC6 中，四个区域分别对应 P501、L749/F679、D567/F680 及 S498/H500/E502/V503。两种亚型的 HDAC 在 D 区域存在明显差异，HDAC6 的该区域更加宽广。在最小能量构象

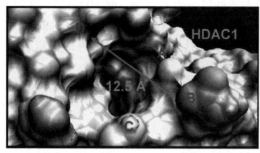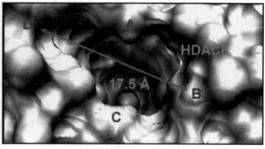

图 5-12　同源模建得到的 HDAC1 和 HDAC6 活性口袋表面结构

中，HDAC1 的 B-D 两个区域之间的距离为 12.5Å，而 HDAC6 中两个区域的距离达到 17.5Å，这是设计 HDAC6 亚型选择性抑制剂的关键。化合物 TubastatinA 是 Kozikowski 小组设计得到的 HDAC6 亚型选择性抑制剂，其表面识别区为四氢 γ 咔啉骨架（图 5-13），该骨架可以与 HDAC6 表面识别区的 B、D 区域很好地结合，而与 HDAC1 表面识别区的 B、D 区域产生抵触，因而具有 HDAC6 亚型选择性，其对 HDAC1/6 的 IC_{50} 值分别为 16.4/0.015μmol/L（活性差 1000 倍以上）。后来，Kozikowski 小组对 TubastatinA 进行结构改造得到了化合物 **5-15**[60]，其对 HDAC1 和 HDAC6 的活性差超过 7000 倍（IC_{50} 值分别为 10.3μmol/L 和 1.44nmol/L）。

　　长链连接的羟肟酸类化合物是最常见的一类 HDAC6 亚型选择性抑制剂（图 5-13）。Tubacin 是从 7392 个小分子中筛选得到的 HDAC6 选择性抑制剂（对 HDAC6 的抑制活性是 HDAC1 的 7 倍），可以导致 α 微管的乙酰化，而对组蛋白无影响，是早期研究 HDAC6 功能的重要工具化合物[61]。化合物 **5-16a**[62] 和 **5-16b**[63] 是 Jung 课题组发展的 HDAC6 选择性抑制剂，其对 HDAC6 的 IC_{50} 值分别为 1.69μmol/L 和 3.97μmol/L，虽然活性低于 Tubacin，但是选择性有所提高，最高达到 HDAC1 抑制活性的 25 倍。同一时期，Kozikowski 小组开发了多个长链连接的羟肟酸类 HDAC6 选择性抑制剂，包括 **5-17a**[64]、**5-17b**[65]、**5-17c**[66]，其对 HDAC6 的 IC_{50} 值分别达到 1.9nmol/L、< 0.2nmol/L、0.002nmol/L，活性和选择性最好的化合物 **5-17c** 对 HDAC6 的抑制活性达到 HDAC1 的 136000 倍，对胰腺相关肿瘤细胞株表现出良好的抑制活性（IC_{50} 为 0.5～1μmol/L）。化合物 **5-18**[67] 的 Cap 区是一个环四肽骨架，其对 HDAC1/6 的 IC_{50} 值分别为 120/39nmol/L，对 HeLa 细胞表现出一定的抑制活性（GI_{50} = 9μmol/L），而对 MCF-7、Jurkat、K-562、KYO-1 细胞无活性。化合物 **5-19**[68] 的 Cap 区是 14 元环，其对 HDAC1/6 的 IC_{50} 值分别为 254/4.4nmol/L，活性和选择性均高于化合物 **5-18**。

　　化合物 **5-20**[69] 结构与 TubastatinA 类似，是芳基连接的羟肟酸类 HDAC6 选择性抑制剂，其发现要早于 TubastatinA，选择性比 TubastatinA 差（HDAC1/6 活性差 26 倍）。NexturastatA[70] 是 Kozikowski 小组开发的另一个芳基连接的羟肟酸类 HDAC6 抑制剂，其对 HDAC6 的 IC_{50} 值为 0.005μmol/L，分别是对 HDAC1/8 抑制活性的 600/190 倍，对 B16MM 细胞株有较弱的抑制活性（GI_{50} = 75.3μmol/L）。化合物 **5-21**[71] 是通过对不同芳基连接链和 Cap 区进行组合筛选得到的 HDAC6 抑制剂，其对 HDAC6 的 IC_{50} 值为 0.036μmol/L，是对 HDAC1/8 抑制活性的 1250/58 倍。化合物 **5-22**[72] 是一个无 Cap 区的 HDACi，其对 HDAC6 的 IC_{50} 值为 0.03μmol/L，是对 HDAC1/8 抑制活性的 21/36 倍。其他羟肟酸类 HDAC6 抑制剂还包括化合物 **5-23**、**5-24**、ST3595[73] 等，其活性和选择性均低

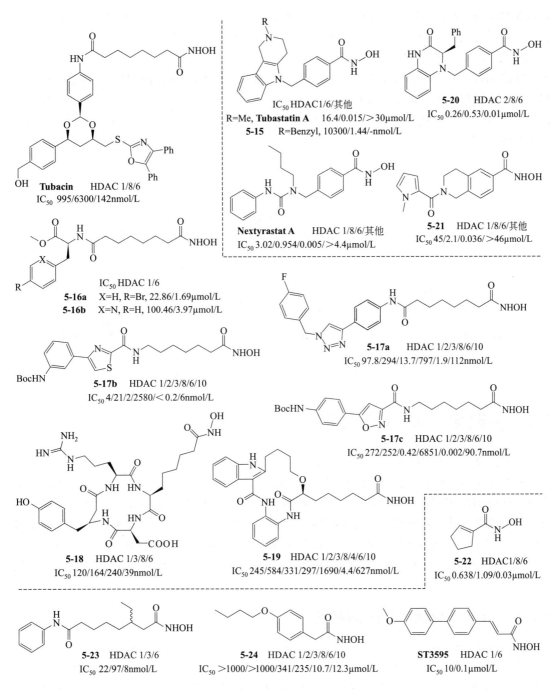

图 5-13 羟肟酸类 HDAC6 亚型选择性抑制剂

于长链或芳基连接的羟肟酸类抑制剂[74]。

除羟肟酸类 HDACi 外，HDAC6 亚型选择性抑制剂还包括某些硫醇化合物及 NQN-1（图 5-14）。化合物 **5-26a**[75,76]是 Suzuki 等人通过对 HDAC6-选择性底物 **5-25** 结构改造得到的硫醇化合物，对 HDAC1/4/6 的 IC$_{50}$ 值分别为 1210/1030/29nmol/L，化合物 **5-26b** 是其前体药。Kozikowski 小组同时也发现将 SAHA 类似物的羟肟酸基团改为化合物 **5-27a** 末端的硫醇酰胺结构后，其 HDAC6 的选择性会有所增强[77]，随后他们还报道了类似结构的化

合物 **5-27b**、**5-27c**，但是其选择性仍然不够理想。有趣的是，当化合物 **5-27c** 末端被甲基取代后，得到的化合物 **5-27d**，其对 HDAC1/2/4/5 的抑制活性都大大下降（IC_{50} 值均大于 $30\mu mol/L$），因而对 HDAC6 的选择性有所提高[78]。NQN-1[79] 是 Chou 等人报道的一个结构特殊的 HDAC6 选择性抑制剂。Chou 等人筛选得到的甲基萘醌自身具有一定的 HDAC6 和 HDAC8 抑制活性（IC_{50} 分别为 25.3/16.5$\mu mol/L$），而对其他 HDAC 无活性；当其甲基被苯甲酰胺替代后（化合物 NQN-1），对 HDAC8 的抑制活性基本消失，而对 HDAC6 活性有所增强（$IC_{50}=5.54\mu mol/L$），因而表现出较好的 HDAC6 选择性。

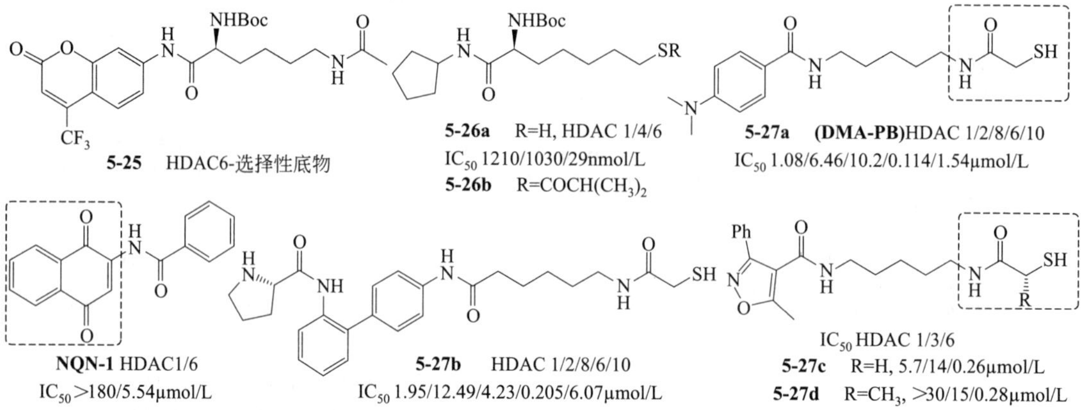

图 5-14 非羟肟酸结构的 HDAC6 亚型选择性抑制剂

5.5 多靶标 HDACi 研究进展

与前面介绍过的 CUDC-101[20] 的设计理念类似，其他多靶标 HDACi 的设计也是希望通过抑制两种或多种靶标，起到协同作用，达到更好的抗肿瘤效果。而且，选择合适的已经上市的药物与 HDACi 骈合，可以有效地减少药物的毒副作用，提高药代动力学性质，降低新药研发的成本。目前研究较多的是同时抑制激酶和 HDAC 的双靶标抑制剂，如处于临床研究的 CUDC-101[20] 和 CUDC-907[21]，它们分别可以抑制 EGFR/HDAC 和 PI3K/HDAC。除此之外，还有一些多靶标 HDACi 可以作用于 DNA 及相关靶标、激素相关靶标、HSP90 等。

5.5.1 HDACi 与蛋白激酶抑制剂

蛋白激酶（Protein kinases）又称蛋白质磷酸化酶（Protein phosphakinase），它能把腺苷三磷酸（ATP）上的 γ-磷酸转移到蛋白质分子的氨基酸残基上。常见的蛋白激酶主要有丝氨酸/苏氨酸（Ser/Thr）蛋白激酶（磷酸化氨基酸的羟基）和酪氨酸（Tyr）蛋白激酶（磷酸化氨基酸的酚羟基）。2000 年以来，多种作用于激酶的小分子抑制剂被美国 FDA 批准上市用于治疗各种癌症，包括作用于 EGFR 的 Erlotinib（厄洛替尼）、Gefitinib（吉非替尼），作用于 Bcr-Abl 激酶的 Imatinib（伊马替尼），作用于多靶点酪氨酸激酶的 Lapatinib（拉帕替尼）、Sunitinib（苏尼替尼）等。由于肿瘤细胞在增殖过程中会保持一定的基因突变率，因此，许多肿瘤患者会因为体内激酶 ATP 口袋关键位置的残基突变而对激酶抑制剂产生耐药性，而多靶标抑制剂有望解决这个问题。

2009 年，Mahboobi 课题组[80] 将 Bcr-Abl 蛋白激酶抑制剂 Imatinib 的特征结构与

HDACi 的特征结构肉桂基羟肟酸及苯甲酰胺进行骈合（图 5-15），并通过结构优化最终得到了活性较好的化合物 **5-28a** 和 **5-28b**，该系列化合物对 HDAC 的抑制活性与 SAHA 相当，对 Abl 激酶的抑制活性与 Imatinib 相当，并且对于对 Imatinib 有抵抗性的 T315I 突变型 Abl 激酶也具有抑制活性。2010 年，该课题组[81]又将 EGFR 抑制剂 Lapatinib 与 HDACi 进行骈合（图 5-15），得到了高活性的化合物 **5-29a** 和 **5-29b**，它们对两类靶标都具有很好的抑制活性，而且抗肿瘤谱更广且不易产生耐药性。

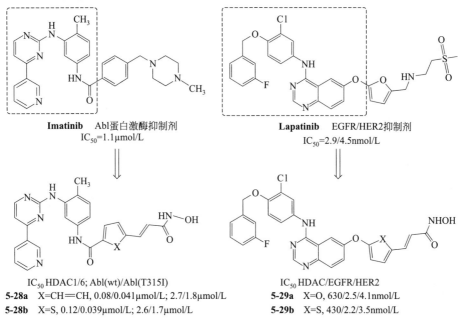

图 5-15　HDACi 与 Bcr-Abl、EGFR 蛋白激酶抑制剂骈合

其他蛋白激酶与 HDACi 骈合的双靶标抑制剂包括化合物 **5-30**、**5-31**、**5-32b**（图 5-16）[6]。化合物 **5-30** 对 I 类 HDAC 的 IC_{50} 值为 $2.3\mu mol/L$，对四种相关酪氨酸蛋白激酶受体的抑制活性达到 nmol/L 级别，对 HuT-78、HL60、Burkitt 淋巴瘤细胞的 GI_{50} 值分别为 $1.77\mu mol/L$、$4.15\mu mol/L$、$3.45\mu mol/L$。化合物 **5-31** 对 HDAC 及 Aurora-2 的 IC_{50} 值均低于 $0.1\mu mol/L$。化合物 **5-32b** 对 c-Src 蛋白激酶和 HDAC1 的抑制常数分别为 138nmol/L 和 0.26nmol/L，对多种肿瘤细胞株的 IC_{50} 值低于 $0.5\mu mol/L$，优于化合物 **5-32a** 和 SAHA 单独或联合用药的活性[82]。

5.5.2　HDACi 与 DNA 损伤试剂、拓扑异构酶抑制剂

2009 年，Marmion 等人[83,84]报道了将顺铂与 SAHA 骈合的化合物 **5-33**，该化合物对 HDAC1 的 IC_{50} 值为 $1.1\mu mol/L$，对 DNA 的结合比顺铂弱，但是它在肿瘤细胞内有更好的聚集效果，因此对肿瘤细胞的抑制活性与顺铂近似，而对正常细胞的毒性比顺铂和 SAHA 低。化合物 CY190602 是将 DNA 烷基化试剂 Bendamustine 与 SAHA 进行骈合而得到的，其设计理念与化合物 **5-33** 类似（图 5-17），羟肟酸基团一方面可以作用于 HDAC，另一方面可以起到定位肿瘤细胞的作用，减少传统烷基化试剂的毒性。化合物 CY190602[6]对 HDAC1/2/3/6/8/10 的 IC_{50} 值分别为 17/9/25/6/107/72nmol/L，其对 MM 相关肿瘤细胞系的 RPMI8226、MM1S、MM1R 的 IC_{50} 值分别为 $4.16\mu mol/L$、$1.6\mu mol/L$、$2.66\mu mol/L$，高于 Bendamustine 的活性。

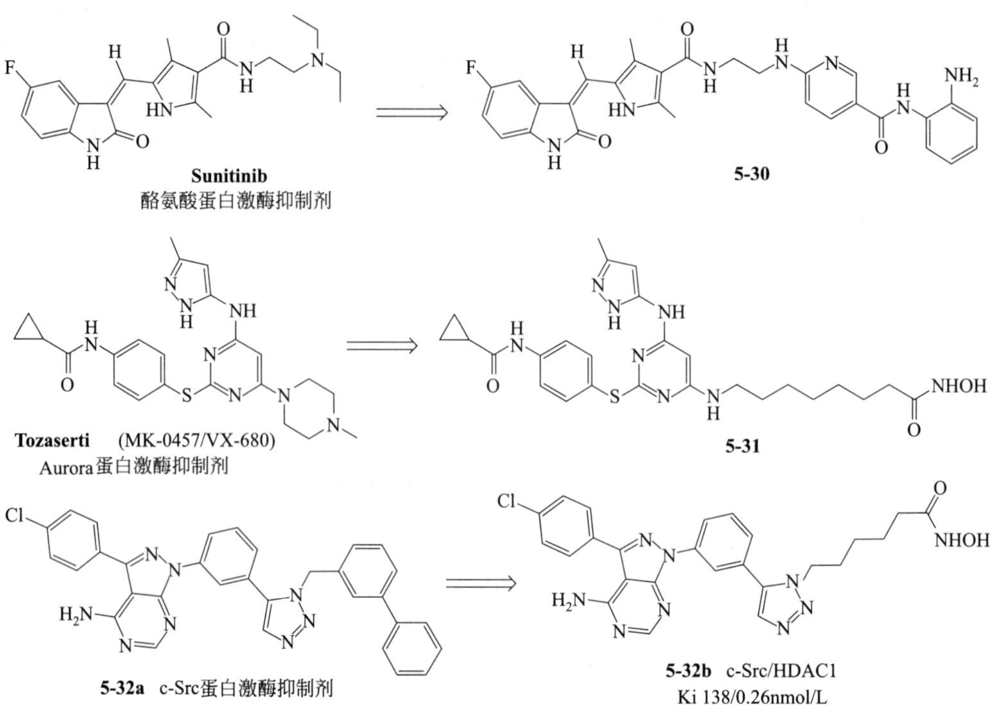

图 5-16　HDACi 与酪氨酸、Aurora、c-Src 蛋白激酶抑制剂骈合

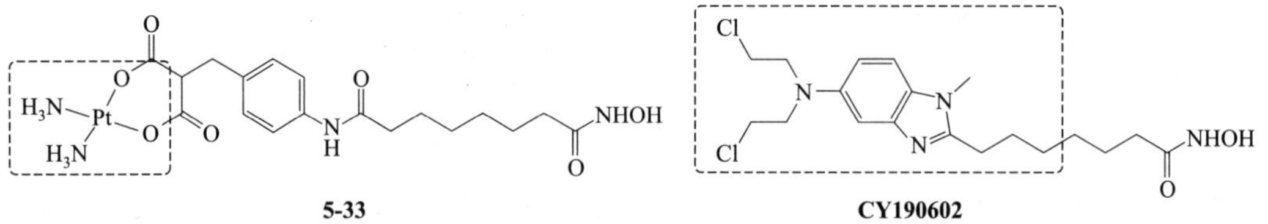

图 5-17　HDACi 与顺铂、氮芥试剂骈合

2012 年，Oyelere 小组[85]报道了将拓扑异构酶Ⅱ（Topoisomerase Ⅱ，Topo Ⅱ）抑制剂与 HDACi 进行骈合的双功能抑制剂。化合物 **5-34** 是将 Daunorubicin（柔红霉素）与 SA-HA 进行骈合的产物（图 5-18），其对于 HDAC1/6 的抑制活性与 SAHA 类似，对 HDAC8 的抑制活性是 SAHA 的 8 倍。该化合物对前列腺癌细胞 DU-145 的 IC_{50} 值为 $0.13\mu mol/L$，优于 SAHA（$IC_{50}=2.1\mu mol/L$），与 Daunorubicin（$IC_{50}=0.09\mu mol/L$）类似。药理研究表明，化合物 **5-34** 可以诱导组蛋白 H3 及微管的乙酰化，上调抑癌基因 p21 的表达，并且可以导致 Topo Ⅱ-DNA 解链复合物较长时间地持续增多，这说明 **5-34** 对 HDAC 及 Topo Ⅱ 的抑制作用在其抗肿瘤机制中起到重要作用。

5.5.3　HDACi 与激素相关靶标

1,25-二羟基维生素 D_3（1,25D）可以通过 VD 受体转录因子信号通路调节基因表达，具有维持钙稳态、抗肿瘤、免疫等活性。Triciferol[86]是将 1,25D 与 TSA 进行杂交的产物（图 5-18），可以直接作用于 VD 受体，对多种 1,25D 靶标基因表现出类似于 1,25D 的激动剂作用。除此之外，Triciferol 还可以导致微管和组蛋白的乙酰化，因而对多种肿瘤细胞株表现出比 1,25D 更高的抑制活性。

羟甲基戊二酰辅酶 A 还原酶（HMGR）是内源性胆固醇合成的关键酶，在维持胆固

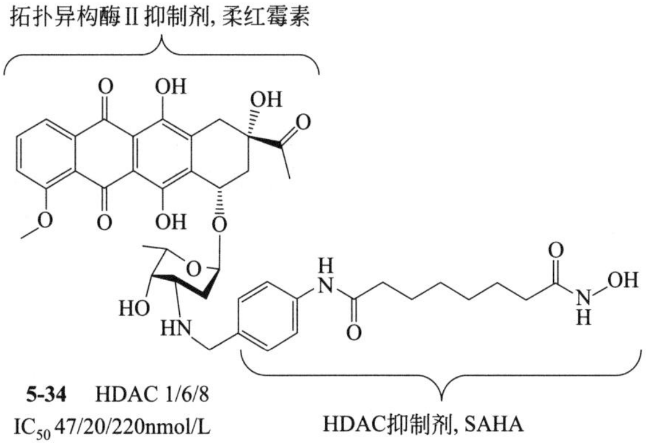

图 5-18　HDACi 与拓扑异构酶 II 抑制剂骈合

稳态方面具有重要作用；他汀类药物如 Lovastatin（洛伐他汀）可以通过抑制 HMGR 的活性降低心脑血管疾病发生的概率，并且可以预防心血管疾病。鉴于抗肿瘤药物和他汀类药物合用可以减少对肿瘤病人的副作用，而 HMGRi 和 HDACi 对 Hela 细胞表现出协同抑制作用，Lin 等人[87]设计合成了 Lovastatin 和羟肟酸骈合的化合物 **5-35**（图 5-19），其对 HMGR 和 HDAC1 的 IC_{50} 值分别为 16.8nmol/L 和 64.8nmol/L。对于 A549 细胞，化合物 **5-35** 的抑制活性与 Lovastatin 和 SAHA 类似；而对于正常小鼠成纤维细胞 MEF 和人成纤维细胞 HS68，化合物 **5-35** 无抑制活性。

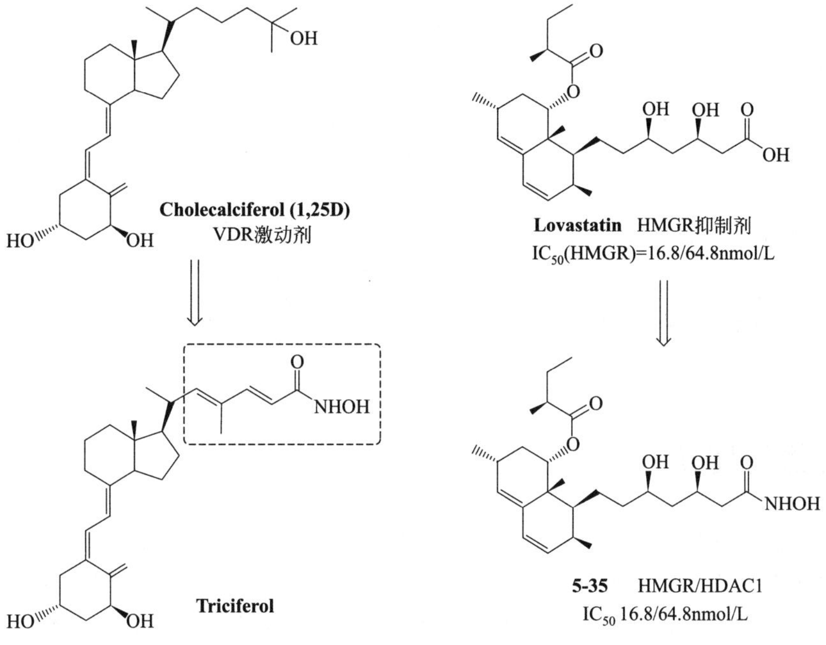

图 5-19　HDACi 与 VD 受体激动剂、HMGR 抑制剂骈合

2013 年，Oyelere 等人[88]报道了 HDACi 分别与雌激素受体（ER）激动剂 TFMPV-E2 及拮抗剂 Tamoxifen 骈合的化合物（图 5-20）。化合物 **5-36a** 对 ER 的激动活性弱于 TFMPV-E2，对 HDAC 的抑制活性优于 SAHA；化合物 **5-36b** 对 ER 的抑制活性弱于 Tamoxifen，对 HDAC 的抑制活性弱于 SAHA。两者对多种肿瘤细胞株均表现出较好的抑

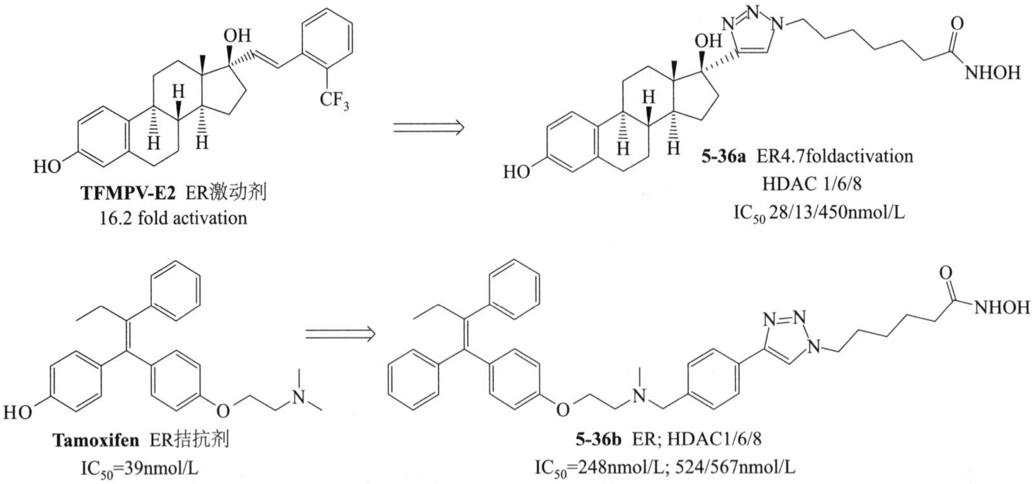

图 5-20 HDACi 与 ER 激动剂、拮抗剂骈合

制活性，但是对于健康的肾上皮细胞，化合物 **5-36a** 无抑制活性，而 **5-36b** 有较强的抑制活性（IC$_{50}$ = 9.1μmol/L），因此，HDACi 与 ER 激动剂骈合更适合做抗肿瘤药。

5.5.4 HDACi 与 HSP90 抑制剂

化合物 **5-37** 是 Curis 公司开发的 HSP90 与 HDACi 骈合的双靶标抑制剂（图 5-21）[6]，其对 HDAC 的 IC$_{50}$ 值低于 0.1μmol/L，对 HSP90 的 IC$_{50}$ 值低于 1μmol/L。

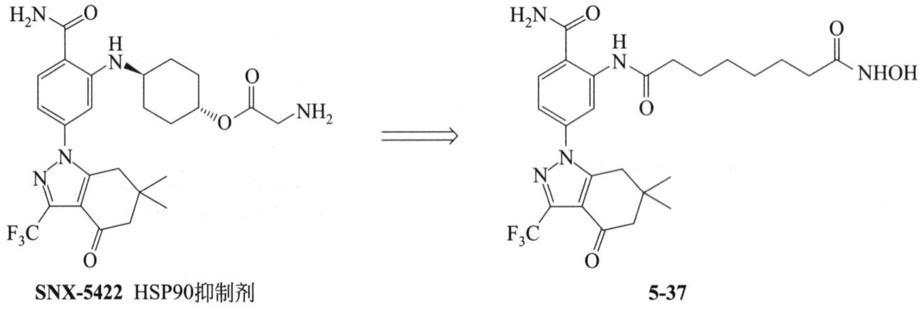

图 5-21 HDACi 与 HSP90 抑制剂骈合

5.6 总结与展望

众多进入临床研究的 HDACi 及已经被批准上市的两个药物都充分证明了 HDAC 作为抗肿瘤靶标的重要性。早期的第一代 HDACi，如 SAHA、FK228 等，均具有较好的 HDAC 抑制活性和相应的抗肿瘤活性，但是它们在临床前药代动力学研究中都表现出较高的清除率；而在血液中，其对组蛋白的乙酰化药效会延长，因此，它们对淋巴瘤、MM、AML 等血液瘤表现出较好的疗效，而对固体瘤效果较差。苯甲酰胺类 HDACi，如 MS-275，虽然拥有更好的药代动力学性质，但是其 HDAC 抑制活性较低，因而抗肿瘤效果仍有待加强。近年来发展的第二代 HDACi，如 SB939、AR-42、CHR-3996、JNJ-26481585 等，不仅具有很好的 HDAC 抑制活性，而且具有优良的药代动力学性质，因而在临床上对多种固体瘤也表现出很好的疗效。

另一方面，2004 年以来，包括 HDAC2/3/4/7/8/9 在内的多个 HDAC 亚型与相关底物的共晶衍射结构相继被报道，这些研究成果不仅阐明了不同 HDAC 亚型的结构特征，也揭示了不同 HDAC 与底物的作用模式，从而为 HDAC 亚型选择性抑制剂的设计提供了可靠的依据。目前，除了早期研究较多的 HDAC1/2 选择性抑制剂外，其他亚型的选择性抑制剂也得到迅速发展，如 HDAC8 的亚性选择性抑制剂 PCI-34051、C149、A8B4，HDAC6 的亚性选择性抑制剂 ACY-1215（临床Ⅱ期）、Tubastatin A、QNQ-1 等。这些亚性选择性抑制剂为进一步了解相关亚型的生物活性，及其在肿瘤治疗中的作用提供了可能。

由于肿瘤自身是一种多靶标、多通路的复杂疾病，单一药物很难从根本上达到治疗肿瘤的效果，因此临床上多采用联合用药的方法，通过多靶标协同作用达到肿瘤治疗的目。对于第一代 HDACi 单独作用效果较差的固体瘤，就可以通过 HDACi 与其他药物联用达到较好的治疗效果。而由联合用药发展而来的单分子多靶标 HDACi 也得到飞速发展，其中，具有 EGFR 和 HDAC 抑制活性的 CUDC-101，以及具有 PI3K 和 HDAC 抑制活性的 CUDC-907 都已进入Ⅰ期临床研究之中。在单分子多靶标 HDACi 分子中，常用的作用于 HDAC 的结构部分主要是羟肟酸或苯甲酰胺，它们不仅可以产生对 HDAC 的抑制活性，而且可以起到定位肿瘤细胞的作用，因而可以加强多靶标分子的疗效。接下来，发展药代动力学性质更好、疗效更高、毒性更小的 HDACi 仍然是我们需要努力的方向。

参 考 文 献

[1] Gargiulo G，Minucci S. Epigenomic profiling of cancer cells [J]. Int J Biochem Cell Biol，2009，41 (1)：127-135.

[2] Berkley E G，Quaovi H S，Oyelere A K. Targeted cancer therapy：giving histone deacetylase inhibitors all they need to succeed [J]. Future Med Chem，2012，4 (4)：505-524.

[3] http：//www. accessdata. fda. gov/scripts/cder/drugsatfda/index. cfm.

[4] 苏红，尤启东. 组蛋白去乙酰化酶抑制剂的研究进展 [M]. 药物化学进展，2007，5：167-200.

[5] Barneda-Zahonero B，Parra M. Histone deacetylases and cancer [J]. Mol Oncol，2012，6 (6)：579-589.

[6] Thaler F. Current trends in the development of histone deacetylase inhibitors：a review of recent patent applications [J]. Pharm Pat Analyst，2012，1 (1)：75-90.

[7] Riggs M G，Whittaker R G，Neumann J R，et al. n-Butyrate causes histone modification in HeLa and Friend erythroleukaemia cells [J]. Nature，1977，268 (5619)：462-464.

[8] Yoshida M，Hoshikawa Y，Koseki K，et al. Structural specificity for biological activity of trichostatin A，a specific inhibitor of mammalian cell cycle with potent differentiation-inducing activity in Friend leukemia cells [J]. J Antibiot，1990，43 (9)：1101-1106.

[9] Ronald B，Branko J，Paul A M，et al. Novel potent inducers of terminal differentiation and methods of use thereof. USA，WO1993007148 [P]. 1993-04-15 [2013-10-20].

[10] Richon V M，Emiliani S，Verdin E，et al. A class of hybrid polar inducers of transformed cell differentiation inhibits histone deacetylases [J]. Proc Natl Acad Sci USA，1998，95 (6)：3003-3007.

[11] http：//www. clinicaltrials. gov/ct2/results? term＝HDAC＋&Search＝Search.

[12] Gediya L K，Chopra P，Purushottamachar P，et al. A New Simple and High-Yield Synthesis of Suberoylanilide Hydroxamic Acid and Its Inhibitory Effect Alone or in Combination with Retinoids on Proliferation of Human Prostate Cancer Cells [J]. J Med Chem，2005，48 (15)：5047-5051.

[13] Atadja P. Development of the pan-DAC inhibitor panobinostat (LBH589)：successes and challenges [J]. Cancer Lett，2009，280 (2)：233-241.

[14] Wang H, Yu N, Chen D, et al. Discovery of (2E)-3-{2-butyl-1-[2-(diethylamino)ethyl]-1H-benzimidazol-5-yl}-N-hydroxyacrylamide (SB939), an orally active histone deacetylase inhibitor with a superior preclinical profile [J]. J Med Chem, 2011, 54 (13): 4694-4720.

[15] Santo L, Hideshima T, Kung A L, et al. Preclinical activity, pharmacodynamic, and pharmacokinetic properties of a selective HDAC6 inhibitor, ACY-1215, in combination with bortezomib in multiple myeloma [J]. Blood, 2012, 119 (11): 2579-2589.

[16] Arts J, King P, Mariën A, et al. JNJ-26481585, a Novel "Second-Generation" Oral Histone Deacetylase Inhibitor, Shows Broad-Spectrum Preclinical Antitumoral Activity [J]. Clin Cancer Res, 2009, 15 (22): 6841-6851.

[17] http://www. fiercebiotech. com/story/spectrum-adds-cancer-pipeline-350m-deal/2010-02-02 # ixzz0f-BunZz8B.

[18] Plumb J A, Finn P W, Williams R J, et al. Pharmacodynamic Response and Inhibition of Growth of Human Tumor Xenografts by the Novel Histone Deacetylase Inhibitor PXD101 [J]. Mol Cancer Ther, 2003, 2 (8): 721-728.

[19] Cai X, Zhai H X, Wang J, et al. Discovery of 7-(4- (3-ethynylphenylamino)-7-methoxy-quinazolin-6-yloxy)-N-hydroxyheptanamide (CUDc-101) as a potent multi-acting HDAC, EGFR, and HER2 inhibitor for the treatment of cancer [J]. J Med Chem, 2010, 53 (5): 2000-2009.

[20] Mandl-Weber S, Meinel F G, Jankowsky R, et al. The novel inhibitor of histone deacetylase resminostat (RAS2410) inhibits proliferation and induces apoptosis in multiple myeloma (MM) cells. Br J Haematol [J]. 2010, 149 (4): 518-528.

[21] Qian C, Lai C-J, Bao R, et al. Cancer Network Disruption by a Single Molecule Inhibitor Targeting Both Histone Deacetylase Activity and Phosphatidylinositol 3-Kinase Signaling [J]. Clin Cancer Res, 2012, 18 (15): 4104-4113.

[22] Buggy J J, Cao Z A, Bass K E, et al. CRA-024781: a novel synthetic inhibitor of histone deacetylase enzymes with antitumor activity in vitro and in vivo [J]. Mol Cancer Ther, 2006, 5 (5): 1309-1317.

[23] Arts J, Angibaud P, Marien A, et al. R306465 is a novel potent inhibitor of class I histone deacetylases with broad-spectrum antitumoral activity against solid and haematological malignancies [J]. Brit J cancer, 2007, 97 (10): 1344-1353.

[24] Moffat D, Patel S, Day F, et al. Discovery of 2-(6-{[(6-fluoroquinolin-2-yl)methyl]amino}bicyclo[3. 1.0]hex-3-yl)-N-hydroxypyrim idine-5-carboxamide (CHR-3996), a class I selective orally active histone deacetylase inhibitor [J]. J Med Chem, 2010, 53 (24): 8663-8678.

[25] Suzuki T, Ando T, Tsuchiya K, et al. Synthesis and Histone Deacetylase Inhibitory Activity of New Benzamide Derivatives [J]. J Med Chem, 1999, 42 (15): 3001-3003.

[26] Ning Z-Q, Li Z-B, Newman M, et al. Chidamide (CS055/HBI-8000): a new histone deacetylase inhibitor of benzamide class with antitumor activity and the ability to enhance immune cell-mediated tumor cell cytotoxicity [J]. Cancer Chemoth Pharm, 2012, 69 (4): 901-909.

[27] Zhou N, Moradei O, Raeppel S, et al. Discovery of N-(2-Aminophenyl)-4-[(4-pyridin-3-ylpyrimidin-2-ylamino)methyl]benzamide (MGCD0103), an Orally Active Histone Deacetylase Inhibitor [J]. J Med Chem, 2008, 51 (14): 4072-4075.

[28] Bowers A A, Greshock T J, West N, et al. Synthesis and Conformation-Activity Relationships of the Peptide Isosteres of FK228 and Largazole [J]. J Am Chem Soc, 2009, 131 (8): 2900-2905.

[29] Delcuve G P, Khan D H, Davie J R. Targeting class I histone deacetylases in cancer therapy [J]. Expert Opin Ther Targets 2013, 17 (1): 29-41.

[30] Bressi J C, Jennings A J, Skene R, et al. Exploration of the HDAC2 foot pocket: Synthesis and SAR

of substituted N-(2-aminophenyl) benzamides [J]. Bioorg Med Chem Lett, 2010, 20 (10): 3142-3145.

[31]　Wilson K J, Witter D J, Grimm J B, et al. Phenylglycine and phenylalanine derivatives as potent and selective HDAC1 inhibitors (SHI-1) [J]. Bioorg Med Chem Lett, 2008, 18 (6): 1859-1863.

[32]　Wong J C, Tang G, Wu X, et al. Pharmacokinetic Optimization of Class-Selective Histone Deacetylase Inhibitors and Identification of Associated Candidate Predictive Biomarkers of Hepatocellular Carcinoma Tumor Response [J]. J Med Chem, 2012, 55 (20): 8903-8925.

[33]　Marson C M, Matthews C J, Yiannaki E, et al. Discovery of Potent, Isoform-Selective Inhibitors of Histone Deacetylase Containing Chiral Heterocyclic Capping Groups and a N-(2-Aminophenyl) benzamide Binding Unit [J]. J Med Chem, 2013, 56 (15): 6156-6174.

[34]　Olsen C A, Montero A, Leman L J, et al. Macrocyclic Peptoid-Peptide Hybrids as Inhibitors of Class I Histone Deacetylases [J]. ACS Med Chem Lett, 2012, 3 (9): 749-753.

[35]　Kinzel O, Llauger-Bufi L, Pescatore G, et al. Discovery of a Potent Class I Selective Ketone Histone Deacetylase Inhibitor with Antitumor Activity in Vivo and Optimized Pharmacokinetic Properties [J]. J Med Chem, 2009, 52 (11): 3453-3456.

[36]　Villadsen J S, Stephansen H M, Maolanon A R, et al. Total Synthesis and Full Histone Deacetylase Inhibitory Profiling of Azumamides A-E as Well as β2-epi-Azumamide E and β3-epi-Azumamide E [J]. J Med Chem, 2013, 56 (16): 6512-6120.

[37]　Ying Y, Taori K, Kim H, et al. Total Synthesis and Molecular Target of Largazole, a Histone Deacetylase Inhibitor [J]. J Am Chem Soc, 2008, 130 (26): 8455-8459.

[38]　Baud M G, Leiser T, Haus P, et al. Defining the mechanism of action and enzymatic selectivity of psammaplin A against its epigenetic targets [J]. J Med Chem, 2012, 55 (4): 1731-1750.

[39]　Somoza J R, Skene R J, Katz B A, et al. Structural Snapshots of Human HDAC8 Provide Insights into the Class I Histone Deacetylases [J]. Structure, 2004, 12 (7): 1325-1334.

[40]　Vannini A, Volpari C, Filocamo G, et al. Crystal structure of a eukaryotic zinc-dependent histone deacetylase, human HDAC8, complexed with a hydroxamic acid inhibitor [J]. PNAS, 2004, 101 (42): 15064-15069.

[41]　Krennhrubec K, Marshall B L, Hedglin M, et al. Design and evaluation of Linkerless hydroxamic acids as selective HDAC8 inhibitors [J]. Bioorg Med Chem Lett, 2007, 17 (10): 2874-2878.

[42]　Balasubramanian S, Ramos J, Luo W, et al. A novel histone deacetylase 8 (HDAC8)-specific inhibitor PCI-34051 induces apoptosis in T-cell lymphomas [J]. Leukemia, 2008, 22 (5): 1026-1034.

[43]　Suzuki T, Ota Y, Ri M, et al. Rapid Discovery of Highly Potent and Selective Inhibitors of Histone Deacetylase 8 Using Click Chemistry to Generate Candidate Libraries [J]. J Med Chem, 2012, 55 (22): 9562-9575.

[44]　Tang W, Luo T, Greenberg E F, et al. Discovery of histone deacetylase 8 selective inhibitors [J]. Bioorg Med Chem Lett, 2011, 21 (9): 2601-2605.

[45]　Huang W-J, Wang Y-C, Chao S-W, et al. Synthesis and Biological Evaluation of ortho-Aryl N-Hydroxycinnamides as Potent Histone Deacetylase (HDAC) 8 Isoform-Selective Inhibitors [J]. ChemMedChem, 2012, 7 (10): 1815-1824.

[46]　Galletti P, Quintavalla A, Ventrici C, et al. Azetidinones as Zinc-Binding Groups to Design Selective HDAC8 Inhibitors [J]. ChemMedChem, 2009, 4 (12): 1991-2001.

[47]　Whitehead L, Dobler M R, Radetich B, et al. Human HDAC isoform selectivity achieved via exploitation of the acetate release channel with structurally unique small molecule inhibitors [J]. Bioorg Med Chem, 2011, 19 (15): 4626-4634.

［48］ Kazantsev A G, Thompson L M. Therapeutic application of histone deacetylase inhibitors for central nervous system disorders ［J］. Nat Rev Drug Discov, 2008, 7 (10): 854-868.

［49］ Bottomley M J, Lo Surdo P, Di Giovine P, et al. Structural and functional analysis of the human HDAC4 catalytic domain reveals a regulatory structural zinc-binding domain ［J］. J Biol Chem, 2008, 283 (39): 26694-26704.

［50］ Jones P, Bottomley M J, Carfi A, et al. 2-Trifluoroacetylthiophenes, a novel series of potent and selective class II histone deacetylase inhibitors ［J］. Bioorg Med Chem Lett, 2008, 18 (11): 3456-3461.

［51］ Muraglia E, Altamura S, Branca D, et al. 2-Trifluoroacetylthiophene oxadiazoles as potent and selective class II human histone deacetylase inhibitors ［J］. Bioorg Med Chem Lett, 2008, 18 (23): 6083-6087.

［52］ Scarpelli R, Di Marco A, Ferrigno F, et al. Studies of the metabolic stability in cells of 5-(trifluoroacetyl) thiophene-2-carboxamides and identification of more stable class II histone deacetylase (HDAC) inhibitors ［J］. Bioorg Med Chem Lett, 2008, 18 (23): 6078-6082.

［53］ Ontoria J M, Altamura S, Di Marco A, et al. Identification of novel, selective, and stable inhibitors of class II histone deacetylases. Validation studies of the inhibition of the enzymatic activity of HDAC4 by small molecules as a novel approach for cancer therapy ［J］. J Med Chem, 2009, 52 (21): 6782-6789.

［54］ Mai A, Massa S, Pezzi R, et al. Discovery of (Aryloxopropenyl) pyrrolyl Hydroxyamides as Selective Inhibitors of Class II a Histone Deacetylase Homologue HD1-A ［J］. J Med Chem, 2003, 46 (23): 4826-4829.

［55］ Mai A, Massa S, Pezzi R, et al. Class II (II a) -Selective Histone Deacetylase Inhibitors. 1. Synthesis and Biological Evaluation of Novel (Aryloxopropenyl) pyrrolyl Hydroxyamides ［J］. J Med Chem, 2005, 48 (9): 3344-3353.

［56］ Tessier P, Smil D V, Wahhab A, et al. Diphenylmethylene hydroxamic acids as selective class II a histone deacetylase inhibitors ［J］. Bioorg Med Chem Lett, 2009, 19 (19): 5684-5688.

［57］ Marek L, Hamacher A, Hansen F K, et al. Histone Deacetylase (HDAC) Inhibitors with a Novel Connecting Unit Linker Region Reveal a Selectivity Profile for HDAC4 and HDAC5 with Improved Activity against Chemoresistant Cancer Cells ［J］. J Med Chem, 2012, 56 (2): 427-436.

［58］ Dallavalle S, Pisano C, Zunino F. Development and therapeutic impact of HDAC6-selective inhibitors ［J］. Biochem Pharmacol, 2012, 84 (6): 756-765.

［59］ Butler K V, Kalin J, Brochier C, et al. Rational Design and Simple Chemistry Yield a Superior, Neuroprotective HDAC6 Inhibitor, Tubastatin A ［J］. J Am Chem Soc, 2010, 132 (31): 10842-10846.

［60］ Kalin J H, Butler K V, Akimova T, et al. Second-Generation Histone Deacetylase 6 Inhibitors Enhance the Immunosuppressive Effects of Foxp3+ T-Regulatory Cells ［J］. J Med Chem, 2012, 55 (2): 639-651.

［61］ Wong J C, Hong R, Schreiber S L. Structural Biasing Elements for In-Cell Histone Deacetylase Paralog Selectivity ［J］. J Am Chem Soc, 2003, 125 (19): 5586-5587.

［62］ Schafer S, Saunders L, Eliseeva E, et al. Phenylalanine-containing hydroxamic acids as selective inhibitors of class IIb histone deacetylases (HDACs) ［J］. Bioorg Med Chem, 2008, 16 (4): 2011-2033.

［63］ Schafer S, Saunders L, Schlimme S, et al. Pyridylalanine-containing hydroxamic acids as selective HDAC6 inhibitors ［J］. ChemMedChem, 2009, 4 (2): 283-290.

［64］ Kozikowski A P，Chen Y，Lopez-Sanchez M，et al. A Series of Potent and Selective，Triazolylphenyl-Based Histone Deacetylases Inhibitors with Activity against Pancreatic Cancer Cells and Plasmodium falciparum ［J］. J Med Chem，2008，51 (12)：3437-3448.

［65］ Kozikowski A P，Chen Y，Gaysin A M，et al. Chemistry，Biology，and QSAR Studies of Substituted Biaryl Hydroxamates and Mercaptoacetamides as HDAC Inhibitors-Nanomolar-Potency Inhibitors of Pancreatic Cancer Cell Growth ［J］. ChemMedChem，2008，3 (3)：487-501.

［66］ Kozikowski A P，Tapadar S，Luchini D N，et al. Use of the Nitrile Oxide Cycloaddition (NOC) Reaction for Molecular Probe Generation：A New Class of Enzyme Selective Histone Deacetylase Inhibitors (HDACIs) Showing Picomolar Activity at HDAC6 ［J］. J Med Chem，2008，51 (15)：4370-4373.

［67］ Olsen C A，Ghadiri M R. Discovery of Potent and Selective Histone Deacetylase Inhibitors via Focused Combinatorial Libraries of Cyclic α3β-Tetrapeptides ［J］. J Med Chem，2009，52 (23)：7836-7846.

［68］ Auzzas L，Larsson A，Matera R，et al. Non-Natural Macrocyclic Inhibitors of Histone Deacetylases：Design，Synthesis，and Activity ［J］. J Med Chem，2010，53 (23)：8387-8399.

［69］ Smil D V，Manku S，Chantigny Y A，et al. Novel HDAC6 isoform selective chiral small molecule histone deacetylase inhibitors ［J］. Bioorg Med Chem Lett，2009，19 (3)：688-692.

［70］ Bergman J A，Woan K，Perez-Villarroel P，et al. Selective Histone Deacetylase 6 Inhibitors Bearing Substituted Urea Linkers Inhibit Melanoma Cell Growth ［J］. J Med Chem，2012，55 (22)：9891-9899.

［71］ Blackburn C，Barrett C，Chin J，et al. Potent Histone Deacetylase Inhibitors Derived from 4-(Aminomethyl)-N-hydroxybenzamide with High Selectivity for the HDAC6 Isoform ［J］. J Med Chem，2013，56 (18)：7201-7211.

［72］ Wagner F F，Olson D E，Gale J P，et al. Potent and Selective Inhibition of Histone Deacetylase 6 (HDAC6) Does Not Require a Surface-Binding Motif ［J］. J Med Chem，2013，56 (4)：1772-1776.

［73］ Zuco V，De Cesare M，Cincinelli R，et al. Synergistic Antitumor Effects of Novel HDAC Inhibitors and Paclitaxel In Vitro and In Vivo ［J］. PLoS ONE，2011，6 (12)：e29085.

［74］ Kalin J H，Bergman J A. Development and Therapeutic Implications of Selective Histone Deacetylase 6 Inhibitors ［J］. J Med Chem，2013，56 (16)：6297-6313.

［75］ Suzuki T，Kouketsu A，Itoh Y，et al. Highly potent and selective histone deacetylase 6 inhibitors designed based on a small-molecular substrate ［J］. J Med Chem，2006，49 (16)：4809-4812.

［76］ Itoh Y，Suzuki T，Kouketsu A，et al. Design，Synthesis，Structure-Selectivity Relationship，and Effect on Human Cancer Cells of a Novel Series of Histone Deacetylase 6-Selective Inhibitors ［J］. J Med Chem，2007，50 (22)，5425-5438.

［77］ Kozikowski A P，Chen Y，Gaysin A，et al. Functional Differences in Epigenetic ModulatorsSuperiority of Mercaptoacetamide-Based Histone Deacetylase Inhibitors Relative to Hydroxamates in Cortical Neuron Neuroprotection Studies ［J］. J Med Chem，2007，50 (13)：3054-3061.

［78］ Kalin J H，Zhang H，Gaudrel-Grosay S，et al. Chiral Mercaptoacetamides Display Enantioselective Inhibition of Histone Deacetylase 6 and Exhibit Neuroprotection in Cortical Neuron Models of Oxidative Stress ［J］. ChemMedChem，2012，7 (3)：425-439.

［79］ Inks E S，Josey B J，Jesinkey S R，et al. A Novel Class of Small Molecule Inhibitors of HDAC6 ［J］. ACS Chem Biol，2012，7 (2)：331-339.

［80］ Mahboobi S，Dove S，Sellmer A，et al. Design of chimeric histone deacetylase- and tyrosine kinase-inhibitors：a series of imatinib hybrides as potent inhibitors of wild-type and mutant BCR-ABL，PDGF-Rbeta，and histone deacetylases ［J］. J Med Chem，2009，52 (8)：2265-2279.

[81] Mahboobi S，Sellmer A，Winkler M，et al. Novel Chimeric Histone Deacetylase Inhibitors：A Series of Lapatinib Hybrides as Potent Inhibitors of Epidermal Growth Factor Receptor（EGFR），Human Epidermal Growth Factor Receptor 2（HER2），and Histone Deacetylase Activity［J］. J Med Chem，2010，53（24）：8546-8555.

[82] Ko K S，Steffey M E，Brandvold K R，et al. Development of a chimeric c-Src kinase and HDAC inhibitor［J］. ACS Med Chem Lett，2013，4：779-783.

[83] Brabec V，Griffith D M，Kisova A，et al. Valuable Insight into the Anticancer Activity of the Platinum-Histone Deacetylase Inhibitor Conjugate，cis-[Pt(NH$_3$)$_2$malSAHA-2H][J]. Mol Pharm，2012，9：1990-1999.

[84] Griffith D，Morgan M P，Marmion C J. A novel anti-cancer bifunctional platinum drug candidate with dual DNA binding and histone deacetylase inhibitory activity［J］. Chem Commun，2009：6735-6737.

[85] Guerrant W，Patil V，Canzoneri J C，et al. Dual targeting of histone deacetylase and topoisomerase Ⅱ with novel bifunctional inhibitors［J］. J Med Chem，2012，55（4）：1465-1477.

[86] Tavera-Mendoza L E，Quach T D，Dabbas B，et al. Incorporation of histone deacetylase inhibition into the structure of a nuclear receptor agonist［J］. PNAS，2008，105（24）：8250-8255.

[87] Chen J-B，Chern T-R，Wei T-T，et al. Design and Synthesis of Dual-Action Inhibitors Targeting Histone Deacetylases and 3-Hydroxy-3-methylglutaryl Coenzyme A Reductase for Cancer Treatment［J］. J Med Chem，2013，56（9）：3645-3655.

[88] Gryder B E，Rood M K，Johnson K A，et al. Histone Deacetylase Inhibitors Equipped with Estrogen Receptor Modulation Activity［J］. J Med Chem，2013，56（14）：5782-5796.

6 NAD⁺ 依赖的组蛋白去乙酰化酶（Sirtuin）激活剂与抑制剂的研究进展

Progress in NAD⁺-dependent Sirtuins Activators and Inhibitors

王　磊　方　浩❶

6.1　表观遗传学

研究发现，癌细胞的异常行为可通过遗传学和表观遗传学进行解释[1]。在后基因组时代，从表观遗传学角度防治疾病已成为当前药物研究的重要方向[2]。表观遗传学作为一门新兴学科，是指在基因表达过程中非 DNA 序列的可遗传变化，最终导致可遗传的表型的改变[3]。这种变化是在不改变 DNA 编码序列的前提下细胞其他遗传物质的变化，而且在发育和细胞增殖的过程中能够稳定地遗传。

表观遗传学有三个显著的特点：①可遗传性：它是通过在细胞或个体的有丝分裂或减数分裂获得遗传；②基因表达调控的可逆性；③DNA 基因序列没有变化，或者说不能从 DNA 序列的变化来解释[2]。

❶ 通讯作者，方浩，山东大学药学院（山东济南，250012），教授，博士生导师。研究方向：基于靶点结构的药物设计、合成及生物活性研究；于有机硼酸荧光探针研究。联系方式：电话：0531-88382731，E-mail：haofangcn@sdu.edu.cn。

表观遗传学的主要研究内容可以分为两大类：第一类研究针对基因转录选择性表达的调控，包括环境因素所导致的后代基因表达的改变。例如：DNA 的甲基化、组蛋白修饰、染色质重塑、基因沉默、基因组印记等；另一类针对基因转录后调控，主要研究 RNA 调控机制和不改变 DNA 的结构。例如：非编码 RNA 基因组、miRNA、反义 RNA、内含子等[4]。

6.2　组蛋白修饰

染色体的状态，会影响相关基因的表达水平。染色体由 DNA 和 DNA 结合蛋白组成。DNA 结合蛋白包括组蛋白和非组蛋白，后者又分为与 DNA 特异性结合和非特异性结合。核小体是染色质的基本单位，是由 4 个核心组蛋白组成的八聚体，包括一个 H3/H4 四聚体和两个 H2A/H2B 二聚体[5]。核小体被一段长为 146bp 的 DNA 所围绕。组蛋白有许多伸出的 DNA/组蛋白复合物末端，并能够受到许多翻译前修饰的影响，例如：甲基化、乙酰化、磷酸化以及泛素化等。这些翻译前的修饰能够影响 DNA 和组蛋白之间的相互作用，从而导致基因转录、DNA 修复、DNA 复制的改变，这些翻译前的修饰被称为"组蛋白密码"（Histone code）[6]。

与甲基化、磷酸化相比，核心组蛋白的乙酰化修饰是当前研究得最清楚的类型之一。一般来说，组蛋白的乙酰化与转录的激活与失活有关。组蛋白的乙酰化作为一种可逆的蛋白共价修饰形式，有利于 DNA 与组蛋白八聚体的解离，核小体结构松弛，从而使各种转录因子和协同转录因子能与 DNA 结合位点特异性结合，激活基因的转录。组蛋白低乙酰化状态时，核小体结构紧密，使各种促进细胞生长、分化和凋亡的基因转录受到抑制，和肿瘤的发生有关[7]。

组蛋白的乙酰化修饰发生在 N 末端保守的赖氨酸残基的 ε 氨基[8]。在体内，核心组蛋白 H3 和 H4 的乙酰化作用比较广泛，而 H2A 和 H2B 较少。乙酰化的位点主要在组蛋白 H3 的 Lys9、Lys14 和组蛋白 H4 的 Lys5、Lys8、Lys12、Lys16。在细胞核内，组蛋白乙酰化与组蛋白去乙酰化过程处于动态平衡，并由具有相反活性的组蛋白乙酰化转移酶（Histone acetyltransferases，HAT）和组蛋白去乙酰化酶（Histone deacetylases，HDAC）共同调控[9]。HAT 将乙酰辅酶 A 的乙酰基转移到组蛋白氨基末端特定的赖氨酸残基上，HDAC 使组蛋白去乙酰化，与带负电荷的 DNA 紧密结合，染色质致密卷曲，基因的转录受到抑制。

6.3　组蛋白去乙酰化酶（Histone deacetylases，HDAC）

目前至少发现了 18 种人类 HDACs 亚型[10]。根据与酵母 Rpd3、Hda1 和 Sir2 的同源性归为两大类。一是经典的 HDAC 家族，包括 HDAC Ⅰ、Ⅱ、Ⅳ亚族。HDAC Ⅰ亚族包括 HDAC1、HDAC2、HDAC3 和 HDAC8，与酵母的 Rpd3 蛋白具有同源性；HDAC Ⅱ亚族分为 HDAC Ⅱa 亚族（HDAC4、HDAC5、HDAC7 和 HDAC9）和 HDAC Ⅱb 亚族（HDAC6 和 HDAC10），与酵母的 Hda1 蛋白具有同源性；HDAC Ⅳ亚族即 HDAC11。二是 HDAC Ⅲ亚族，已有 Sirtuin1～7，与酵母的 Sir2 蛋白同源。HDAC Ⅰ、Ⅱ 和Ⅳ亚族属于 Zn^{2+} 依赖性蛋白酶，在催化活性位点具有同源性[11]，HDAC Ⅲ亚族需要 NAD^+ 发挥作用，属于 NAD^+ 依赖性蛋白酶。最近几年，Zn^{2+} 依赖性组蛋白去乙酰化酶已成为抗肿瘤研究的热门靶点，而有关于 Sirtuin 家族的研究还没有那么透彻，本文将主要介绍一下最近几年对

Sirtuin 的相关研究。

6.4 Sirtuin

沉默信息调节因子 2（Silent information regulator 2，Sir2）是最近发现的 NAD$^+$ 依赖的组蛋白和非组蛋白去乙酰化酶类。Sir2 最初在酵母细胞中发现，后经试验证实，Sir2 广泛分布于各种生物体，从细菌到人类。

6.4.1 分类和定位

哺乳动物有 7 个 Sir2 的同源基因[12]。Sirtuin 的进化是较为保守的，因此人类有不同的 Sirtuin 蛋白质，分别命名为 SIRT1～7。同时，它们分别位于 10 号、19 号、11 号、12 号、6 号、19 号、17 号染色体。无论是在染色体结构和功能，Sirtuin 都与 Sir2 保持很高的同源性，SIRT1 和酵母 Sir2 的同源性是最高的。

SIRT1、SIRT6 和 SIRT7 位于细胞核，同时 SIRT6 和 SIRT7 还在异染色质和核仁中有发现。当需要作用于细胞质靶点时，SIRT1 会转移到细胞质中，比如胰岛素信号通路的抑制过程。SIRT3、SIRT4 和 SIRT5 位于线粒体。SIRT2 位于细胞质[13]。不同亚型，不同位置的 Sirtuin 发挥着不同的作用。

6.4.2 结构和催化机制

最近，一系列的 X-线晶体衍射研究揭示了一些 Sirtuin 分子的结构，Sirtuin 和 Sir2 具有相似的基本结构，由两个结构域组成[14]。一个是 NAD$^+$ 结合的 Rossman 折叠，由 200 个氨基酸组成，临近的位置还有一个由 40 个残基组成的 Zn^{2+} 结合域。Rossman 折叠是指 6 个平行的 β-折叠（β1～β3，β7～β9）形成蛋白质的核心，在中央 β-折叠的四周填充着 2 个（αF，αG）和 4 个（αA，αD，αE，αH）α-螺旋。Zn^{2+} 结合区域由 3 个反平行的 β-折叠（β4～β6）和 2 个 α-螺旋（αB，αC）组成。乙酰化的赖氨酸结合位点位于这两个结构子单元的连接处，更靠近于 NAD$^+$ 结合位点。Zn^{2+} 离子协同四个保守的半胱氨酸残基，不参与其催化过程，仅仅起到稳定结构域的作用。

在人类基因组编码的七个乙酰化酶中，除了 SIRT1，Sir2 结构域包括大部分的一级结构和由两侧数量较少的氨基酸残基组成。SIRT1 的 Sir2 结构域两侧的氨基酸数目在 220 个左右。

通过 X-线晶体衍射分析技术，已经初步确定 SIRT1、SIRT2、SIRT3、SIRT5 和 SIRT6 的蛋白三级结构（图 6-1）。上述晶体结构均存在一个保守的 Rossman 折叠和 Zn^{2+} 结合区域[14]。根据已解析的 SIRT 晶体结构以及其作用机制，该酶的活性作用位点大致可分为：催化结合域、ADP-核糖结合域、烟酰胺结合域、乙酰化赖氨酸结合域、C-末端结合域和 N-末端结合域。

每一种 Sirtuin 亚型在酶促反应方面均有其各自的特点[20]。例如：SIRT1，SIRT2，SIRT3，SIRT5 和 SIRT6 均有 NAD$^+$ 依赖的去乙酰化酶活性，但目前 SIRT7 在组蛋白去乙酰化过程中的作用尚未确定。SIRT1 和 SIRT2 的去乙酰化酶活性是最强的，而 SIRT4 和 SIRT6 主要拥有 ADP-核糖化转移酶活性。SIRT5 还具有去丙二酰基酶和去丁二酰基酶活性。

Sirtuin 催化底物的去乙酰化过程如下（图 6-2）[21]：首先，去乙酰化酶识别 NAD$^+$ 和乙

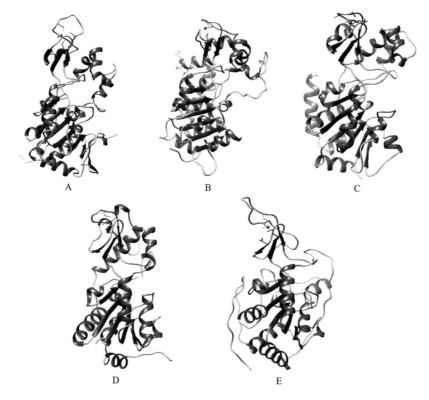

图 6-1 已知 SIRT 的晶体结构

（A—SIRT1[15]、B—SIRT2[16]、C—SIRT3[17]、D—SIRT5[18]、E—SIRT6[19]的晶体结构）

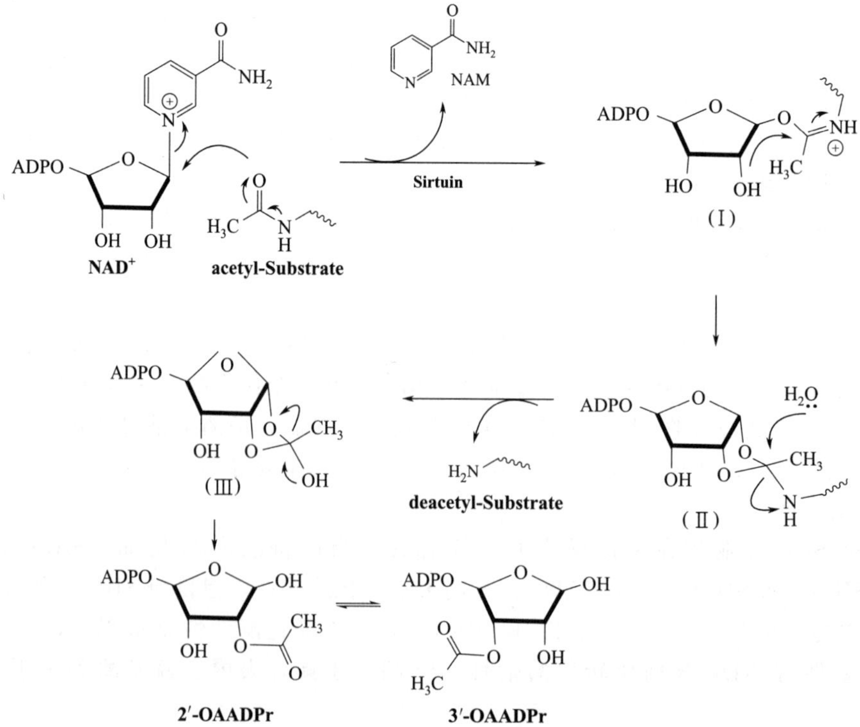

图 6-2 Sirtuin 的催化机制

酰化的底物，并且形成一个三元复合物。随后，乙酰化底物上的乙酰基的羰基氧原子进攻核糖环异头碳原子，导致 NAD^+ 烟酰胺原子糖苷键断裂，产生中间体（Ⅰ）并释放第一个产物烟碱。然后中间体（Ⅰ）发生分子内反应形成环状中间体（Ⅱ）。环状中间体（Ⅱ）水解后释放赖氨酸氨基底物，生成环状中间体（Ⅲ），最后裂解后得到 2′-O-乙酰基-ADP 核糖（2′-OAADPr）。在生理条件下，2′-OAADPr 能够可逆地转化成 3′-OAADPr。因为 Sir2 脱乙酰作用需要 NAD^+ 作为辅助因子，所以 NAD^+ 的合成和补救合成途径在调节 Sir2 的功能时发挥了重要作用。

6.4.3 作用与功能

在过去的十年中，Sir2 家族的成员，即 Sirtuin 蛋白，在不同压力信号的响应调控中被确证为关键因子。Sirtuin 与人类最重要的疾病都具有相关性，例如肿瘤、心血管疾病、糖尿病和其他内分泌疾病、疟疾以及神经退行性疾病等。目前发现与该酶功能相关的底物有[13]：去乙酰化底物包括 FOXO 1/3/4、c-myc、NF-κB、SUV39H1、p300、p53、PGC-1b、H1、H3、H4 等；转录底物包括 UCP2/3、IGFBP1 等。

6.4.3.1 SIRT1

现在有相当多的数据表明，限制饮食可以通过 SIRT1 发挥抗衰老作用[22]。首先是组蛋白的去乙酰化，接下来是细胞核受体和转录共激活剂 PGC-1α，FOXO 蛋白还有转录因子及其辅因子的去乙酰化过程。SIRT1 通过热量限制（Calorie restriction，CR）激活，刺激 PGC-1α 诱导糖异生基因的表达和降低 PGC-1α 对糖酵解基因的抑制效果，从而增加肝糖输出。通过激活 PPAR-α，SIRT1 还能增加脂肪酸氧化[23]。

SIRT1 对 FOXO 的脱乙酰作用，与脂质代谢和细胞凋亡的转录调控信息有关。同时，SIRT1 对 FOXO 的去乙酰化作用可以抑制细胞凋亡基因，并激活压力抵抗基因。

PGC-1α 是线粒体生物合成的主要调节因子，并且和诱导线粒体中的基因表达的转录因子有协同作用[23]。PGC-1α 和 SIRT1 在细胞核同时存在时不能引起去乙酰化，除非有相关的能量压力信号产生。这主要取决于 AMP/ATP 的比，当该比值增加时，SIRT1 和 AMPK 被激活。SIRT1 和 AMPK 可协同调节细胞的生理机能，例如 AMPK 磷酸化并激活 PGC-1α，磷酸化的 PGC-1α 再被 SIRT1 去乙酰化和激活。FOXO 还可以被 AMPK 磷酸化以响应能量压力[24]。

SIRT1 对肝功的影响主要调控两条糖异生作用通路[25]。SIRT1 对 FOXO 和 PGC-1α 的激活有利于葡萄糖的产生。相反，SIRT1 对 CRTC-2 的去乙酰化作用抑制葡萄糖的生成。

SIRT1 还可以通过其他转录因子的去乙酰化作用来调节糖代谢[26]。例如空腹条件下主要由 CREB 在调控的血糖平衡，但 CREB 水平又受到 CRTCs 的控制。长时间空腹，肝内 NAD^+ 增加激活 SIRT1，SIRT1 导致 CRTC2 去乙酰化，激活降解途径。在这条通路中，SIRT1 通过减弱糖异生以阻止空腹时能量过早的流失。

在去乙酰化之后，PGC-1α 和 FOXO 都能增加脂类分解代谢能力和线粒体呼吸能力。SIRT1 也能抑制脂类的合成途径。SIRT1 与 NCoR1 形成复合物，与白色脂肪组织和 LXR 的 PPAR-γ 信号产生干扰。在空腹期间，PPAR-γ 活性的抑制可以导致脂肪的转移，而不是脂肪的存储。SIRT1-LXR 通路还可以影响胆固醇的逆向转运。除了对 LXR 的去乙酰化作用外，SIRT1 还可以引起 SREBP-1c 去乙酰化，导致 SREBP-1c 和特定脂肪生成基因的激活子间的亲和力降低，并且通过泛素化和降解作用，导致细胞内 SREBP-1c 的水平下降。

在细胞质中也存在 SIRT1 的靶点[27]。细胞质乙酰辅酶 A 合成酶 1 可由 SIRT1 激活。SIRT1

还可以激活细胞质中的 eNOS, 增加 NO 含量, 诱导血管舒张, 增加血液流速, 将营养物质运送的各组织[28]。通过去乙酰化吞噬体 ATG5、ATG7 和 ATG8, 细胞质 SIRT1 还可以调控自我吞噬过程。SIRT1 还能够抑制 NF-κB 依赖的 STAT3 的表达, 降低线粒体的呼吸作用。通过抑制 c-MYC, FOXO3A 抑制多数的细胞核编码的线粒体基因, 导致线粒体复制子的减少。

6.4.3.2　SIRT2

研究发现, SIRT2 与细胞周期的进程有关[29]。SIRT2 与细胞质的微管共存时, 可导致 α-微管蛋白去乙酰化。在有丝分裂期间, SIRT2 的水平将会增加。SIRT2 在 G2/M 过渡期会很快移动到细胞核, 导致组蛋白 H4 去乙酰化并引起有丝分裂中期的染色质压缩。另外 SIRT2 也可以使组蛋白 H3 去乙酰化作用。

SIRT2 还可以与 14-3-3β 和 14-3-3γ 蛋白亚型结合, 后者能够参与调控多种的信号分子 (例如: 激酶, 磷酸酶和跨膜受体等)。SIRT2-14-3-3β/γ 的相互作用可以增强 SIRT2 对 AKT-依赖的 p53 蛋白去乙酰化作用, 降低 p53 对转录的影响。

6.4.3.3　SIRT3

SIRT3 是重要的线粒体去乙酰化酶, 它调节新陈代谢酶的乙酰化作用状态和活性, 比如乙酰辅酶 A 合成酶 2[30]。在长期饥饿时, 肝和棕色脂肪组织内的 SIRT3 水平会上调, 导致脂肪酸 β-氧化和尿素循环过程中的长链酰基脱氢酶和鸟氨酸氨甲酰水解转移酶的激活。在热量限制时, SIRT3 激活三羧酸循环 (TCA) 的组成成分 IDH2 和 GDH。GDH 可促进谷氨酸和谷氨酰胺代谢生成 ATP, 从而导致胰岛素的分泌[24]。

SIRT3 能保持基本的 ATP 水平并调控线粒体电子转移。SIRT3 主要参与氧化磷酸化, 包括电子转移复合物 I 组分 (NDUFA11 和 NDUFS8), 复合物 II 组分 (SDHA 和 SDHB), 复合物 III 组分和复合物 V 组分 (ATP5A1, ATP5B1 和 ATP5F1)。因此, SIRT3 控制线粒体有氧呼吸的最后阶段。

SIRT3 可通过多种机制来保护细胞免受氧化应激[31]。其一是通过降低 ROS, 在 SIRT3 基因敲除的小鼠中 ROS 升高。另一种机制是 SIRT3 对线粒体抗氧化酶 SOD2 的去乙酰化和激活能力。与 SIRT3 有关的其他保护效应还有预防组织缺氧和星孢菌素引起的细胞死亡。SIRT3 通过阻止线粒体膜的缺失、细胞内酸化和 ROS 的累积来实现上述保护效应。

SIRT3 还是个肿瘤抑制因子, 与 ROS 的抑制作用相关, 在许多肿瘤中也发现 SIRT3 被灭活。当在肿瘤细胞株中过度表达时, SIRT3 可以逆转 Warburg 效应, 即在肿瘤细胞代谢重新编程以通过糖酵解产生 ATP。SIRT3 通过降低 HIF-1α 来实现此效应, 并导致糖酵解和血管生成基因的抑制。

6.4.3.4　SIRT4

SIRT4 存在于线粒体, 主要参与新陈代谢过程。在胰腺 β-细胞中, SIRT4 通过 ADP-核糖基化抑制 GDH, 与 SIRT3 作用相反。在热量限制期间, β-细胞和肝内 SIRT4 的降低将会增加谷氨酸的分解代谢, 肝内的葡萄糖也是如此。肝细胞和肌管内 SIRT4 的缺失导致线粒体脂肪酸代谢酶增加。因此, 对 SIRT4 的抑制可能与 2 型糖尿病有关[32]。

6.4.3.5　SIRT5

SIRT5 存在于线粒体, 主要参与尿素循环中第一限速酶 CPS1 的激活。在热量限制期间氨基酸作为能量来源时, SIRT5 促进氨的清除。SIRT5 的活性还包括对 CPS1 的去丙二酰基和去丁二酰基作用[33]。

6.4.3.6 SIRT6

SIRT6 有缺陷的小鼠中会出现 IGF-1 水平下降，严重的低血糖，还有早亡等现象[34]。SIRT6 缺陷的细胞表现出 HIF-1α 增加，糖摄取和糖酵解，还可以减弱线粒体呼吸作用。SIRT6 和单 ADP-核糖基化酶与 PARP 结合，能够增加 PARP 多聚 ADP-核糖基化酶的活性和 DNA 修复。由于生长激素和 IGF-1 的缺乏，缺失 SIRT6 基因的小鼠出生时非常小，但是后期会表现出追赶增长以及成年肥胖现象。

SIRT6 还是一个转录调节因子[35]。SIRT6 的缺陷会改变成千上万的基因的表达。和 SIRT1 类似，SIRT6 也能够抑制 NF-κB 的活性。

6.4.3.7 SIRT7

Ford 发现 SIRT7 定位在核仁，广泛存在于小鼠增殖组织（如肝、睾丸、脾），而在许多增生组织（如心脏、大脑和骨骼肌）中低水平表达[36]。SIRT7 没有去乙酰化酶活性和 ADP-核糖转移酶活性。SIRT7 促进转录的作用是通过协同激活核糖体 RNA 基因，并结合组蛋白和 RNA 聚合酶 I 来实现的。SIRT7 缺失的小鼠表现出炎症性心肌病、心脏肥大、纤维化、III 型胶原积累增加、p53 高度乙酰化、细胞凋亡增加，以及降低抗氧化应激等现象。

6.5 小分子激活剂

在目前所发现的所有激活剂多数是 SIRT1 选择性激活剂。其中多酚类植物代谢产物（STACS）是最早发现的小分子 SIRT1 激活剂。该类化合物包括查尔酮类的紫铆因（Butein，图 6-3，**6-1**），黄酮类的槲皮素（Quercetin，图 6-3，**6-2**），芪类的白藜芦醇（Resveratrol，图 6-3，**6-3**），白皮杉醇（Piceatannol，图 6-3，**6-4**）和杨梅黄酮（Myricetin，图 6-3，**6-5**）。对比上述化合物体外激活酶能力和延长啤酒酵母细胞生命的能力，白藜芦醇（**6-3**）表现出最好的活性。

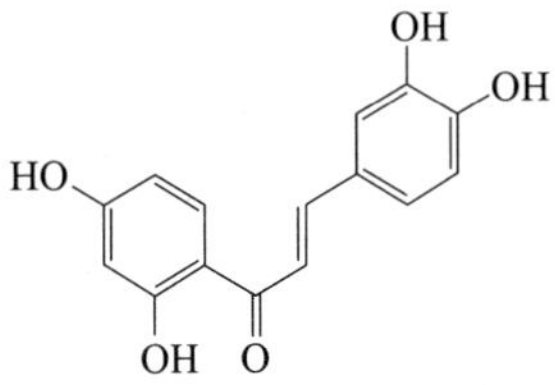

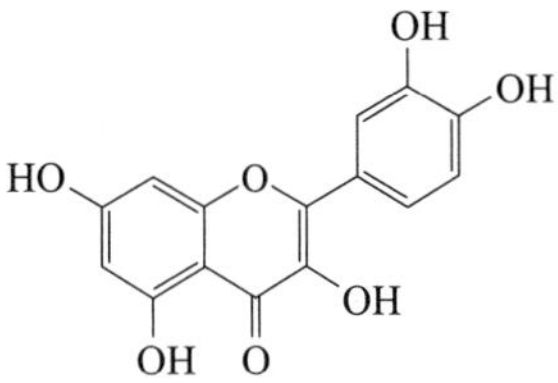

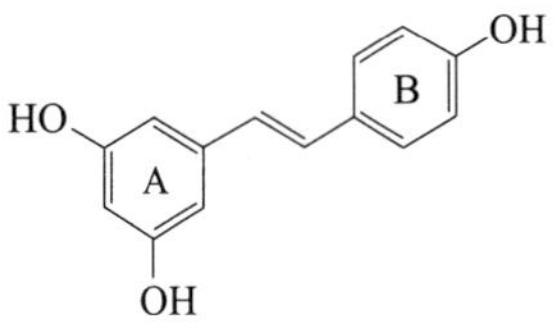

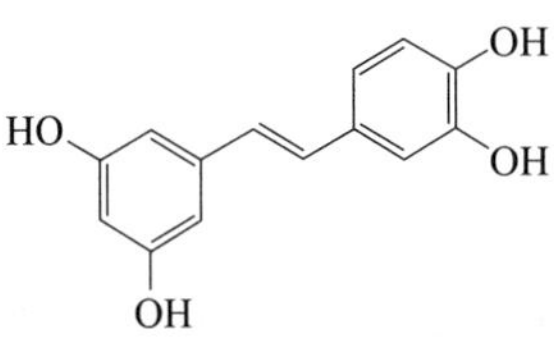

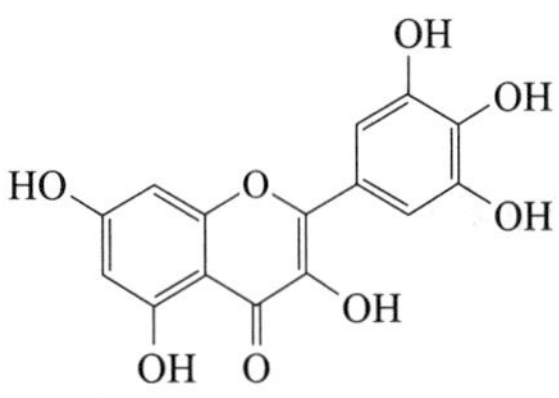

图 6-3　多酚类植物代谢产物类 Sirtuin 激活剂

然而，白藜芦醇体外激活 SIRT1 的作用很难以在体内证实，这说明白藜芦醇是间接激活 Sirtuin。白藜芦醇类 SIRT1 激活剂的构效关系（SAR）研究说明，多数活性化合物应具有两个芳香环，这两个芳香环可通过一定的基团连接。A 环上 3 位和 5 位引入羟基被认为是产生活性所必需的，而 B 环的 4 位可进行相关修饰。

Nayagam 和 Wang 等[37]发现了一系列基于咪唑并喹喔啉和吡咯并喹喔啉骨架的非多酚类 SIRT1 激活剂（图 6-4，**6-6**）。这些化合物显示出微摩尔级的活性，同时在基于细胞的测试中也表现出较好的活性。

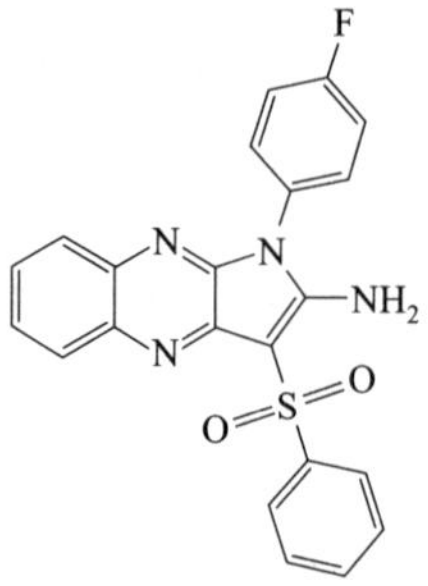

6-6
图 6-4　吡咯并喹喔啉类 SIRT1 激活剂

随后 Milne 等发现一系列结构新颖的新型小分子 SIRT1 选择性激活剂，包括 SRT1460（图 6-5，**6-7**），SRT1720（图 6-5，**6-8**）和 SRT2183（图 6-5，**6-9**）。它们在体外活性和口服生物利用度等方面的特性更加突出。例如 SRT 系列化合物在体外活性测试中展现出较白藜芦醇高二十倍以上的活性（resveratrol $EC_{1.5} = 46.2 \mu mol/L$；SRT1460 $EC_{1.5} = 2.9 \mu mol/L$；SRT2183 $EC_{1.5} = 0.36 \mu mol/L$；SRT1720 $EC_{1.5} = 0.16 \mu mol/L$），同时还表现出对 SIRT1 较好的选择性。在饮食诱导肥胖和遗传肥胖的小鼠模型中，这些化合物能提高对胰岛素的敏感度，降低血糖，提高线粒体代谢能力。因此，SIRT1 的激活作用有望成为临床治疗糖尿病（特别是 2 型糖尿病）的新方法[38]。

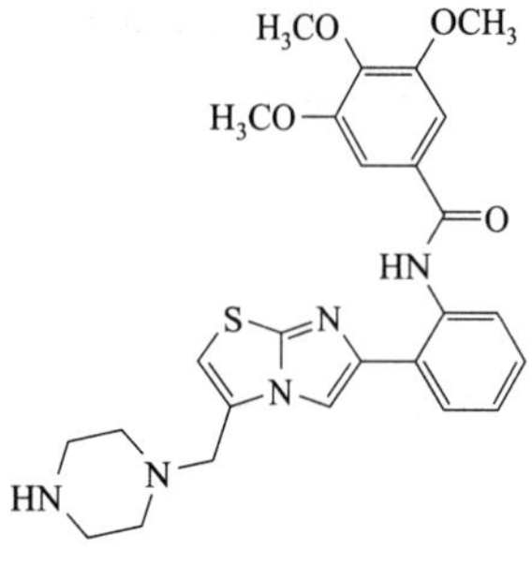

6-7 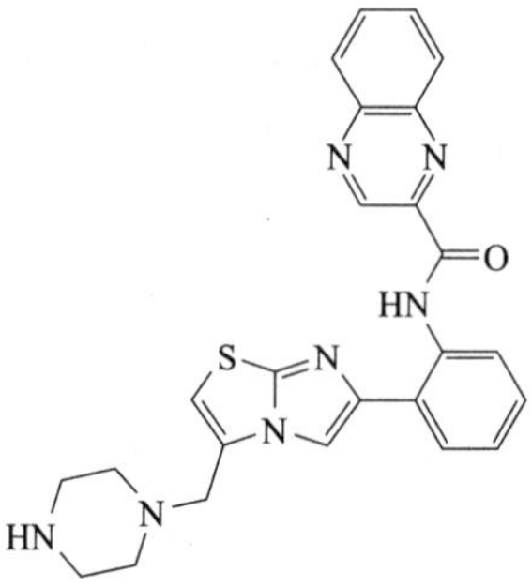　　　　　　　　　　**6-8** 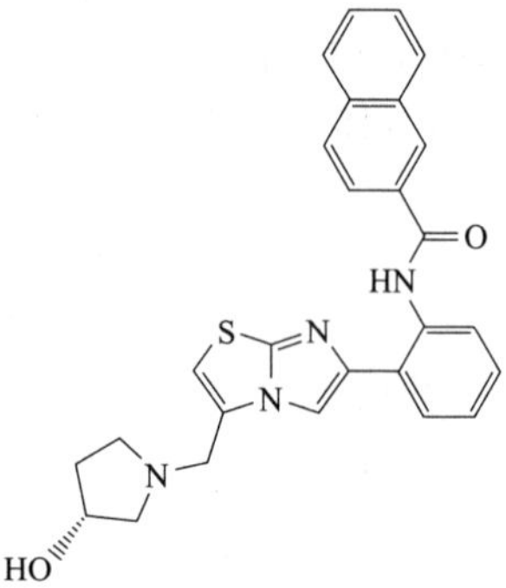　　　　　　　　　　**6-9**
图 6-5　SRT 系列 SIRT1 选择性激活剂

6.6　小分子抑制剂

过去几年内，Sirtuin 作为治疗靶点已被广泛研究，但进行疾病干预的探索中所发现的高活性小分子抑制剂却不多。根据小分子抑制剂作用机制的结构特征，可分为以下几种结构类型。

6.6.1　SIRT 底物类似物

该类药物是模拟酶的底物或代谢物结构，其中比较典型的是以 NAM（图 6-6，**6-10**）为代表的内源性抑制剂。前面在图 6-2 中曾提到，NAM 是去乙酰化反应的产物。NAM 可与 Sirtuin 蛋白的烟酰胺结合位点发生相互作用，并产生一定程度的抑制作用。然而由于其结构简单，NAM 的抑制活性较弱，并且对 SIRT1 和 SIRT2 没有选择性。另外在 B-细胞慢性淋巴细胞白血病和前列腺癌中也发现 NAM 对 SIRT1 亚型有抑制活性。但是，NAM 在应用过程中情况比较复杂，例如该药在体内可以转化成 NAD 而且还可以抑制其他家族的酶。

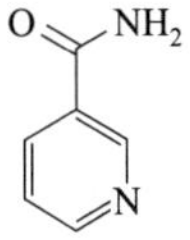

6-10

图 6-6　拟底物或代谢物抑制剂

另一个内源物质是 NAD⁺。修饰后的 NAD⁺ 化合物（如脲基 NAD⁺）可以竞争性结合 NAD⁺ 辅助因子结合位点，起到 SIRT 抑制作用。还有一些底物是根据底物多肽的结构设计而成，在体内主要与乙酰化的赖氨酸结合位点相互作用，例如硫代酰胺类抑制剂、经修饰的 p53 蛋白小片段乙酰化的赖氨酸片段等。

6.6.2　羟基萘类

通过化合物库表型筛选发现了一个小分子抑制剂 Sirtinol（图 6-7，**6-11**）。该化合物属于羟基萘甲醛与芳胺缩合的产物，对不同的 Sirtuin 亚型和多种肿瘤细胞（乳腺癌、肺癌、前列腺癌和白血病等）均有抑制作用。随后合成的衍生物，如 splitomicin（图 6-7，**6-12**）和 Salermide（图 6-7，**6-13**），又进一步提高活性。其中 Splitomicin 对人 Sirtuin 没有活性，但有抗肿瘤的活性。

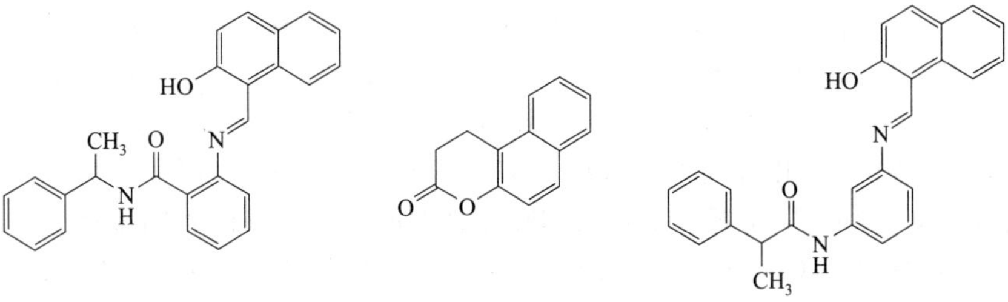

6-11　　　　　　　　**6-12**　　　　　　　　**6-13**

图 6-7　Sirtinol 及其衍生物

基于 Splitomicin 的骨架的改造又发现了活性化合物 HR73（图 6-8，**6-14**）。该化合物是一个 α-苯基取代的 Splitomicin 衍生物，抑制 SIRT1 的 IC₅₀ 为 $5\mu mol/L$。另外，HR73 能够导致病毒 TAT 蛋白可逆性乙酰化而显著降低 HIV 的转录。后来曾有人测试了 50 多种与化合物 **6-15**（图 6-8）结构类似的衍生物活性，发现化合物 **6-16**（$IC_{50}=1.5\mu mol/L$）展现出对 SIRT2 的选择性。深入研究发现还发现，化合物 **6-15** 的 R-异构体活性较好，S-异构体基本没有活性。

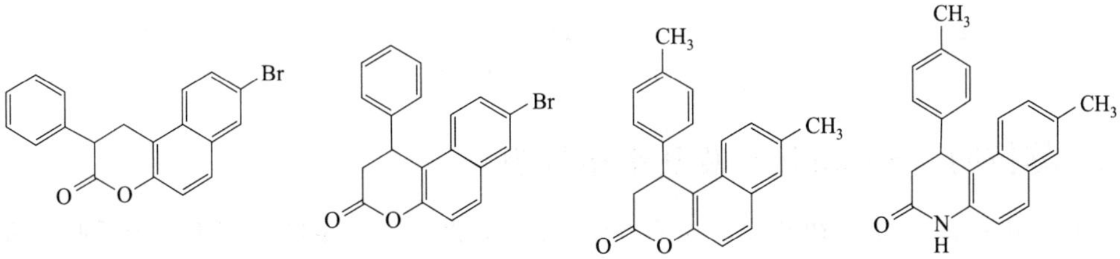

6-14　　　　　　**6-15**　　　　　　**6-16**　　　　　　**6-17**

图 6-8　Splitomicin 类抑制剂

由于 Splitomicin 的结构中存在不稳定的内酯环，因此该类化合物在生理条件 pH 下半衰期比较短。应用内酰胺代替内酯环得到的化合物 **6-17**（图 6-8），其活性与 Splitomicin 相当，且体内稳定性得到提高。

6.6.3 硫喷妥类

羟基萘衍生物中曾发现 Cambinol（图 6-9，**6-18**）具有较好的活性（SIRT1 $IC_{50}=56\mu mol/L$，SIRT2 $IC_{50}=59\mu mol/L$）。该结构中因含有硫喷妥结构，因此又发展了许多硫喷妥类似物 **6-19**、**6-20** 和 **6-21**（图 6-9），在微摩尔级别可抑制 SIRT1 和 SIRT2 活性。

6-18

6-19

6-20

6-21

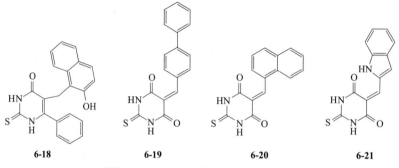

图 6-9 Cambinol 类硫喷妥类抑制剂

6.6.4 吲哚类

应用高通量筛选发现了一系列活性较好的吲哚类 SIRT1 抑制剂，其中包括迄今已知活性和选择性最好的化合物 EX-527（图 6-10，**6-22**）。EX-527 在纳摩尔级别可抑制 SIRT1 活性（SIRT1 $IC_{50}=98nmol/L$；SIRT2 $IC_{50}=20\mu mol/L$；SIRT3 $IC_{50}=49\mu mol/L$），还有较好的药代动力学参数。研究发现，EX-527 和 HDAC 抑制剂协同作用诱导白血病细胞的凋亡。在 U2OS 细胞中，该化合物可以阻断 SIRT1 介导的 p53 去乙酰化。

研究还发现，二吲哚顺丁烯二酰亚胺和吲哚骨架展现出较好的生物学活性。其中 Ro31-8220（图 6-10，**6-23**）对 SIRT1 和 SIRT2 的 IC_{50} 分别为 $3.5\mu mol/L$ 和 $0.8\mu mol/L$。GW5074（图 6-10，**6-24**）可以抑制 SIRT5 的去丁二酰基活性（$IC_{50}=19.5\mu mol/L$），为 SIRT5 选择性抑制剂的设计提供一定基础。

6-22

6-23

6-24

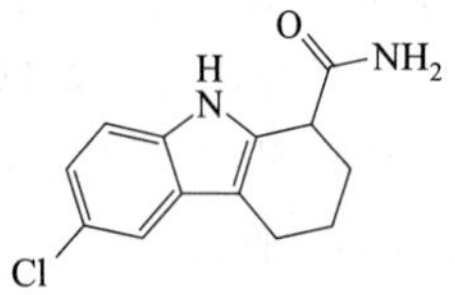

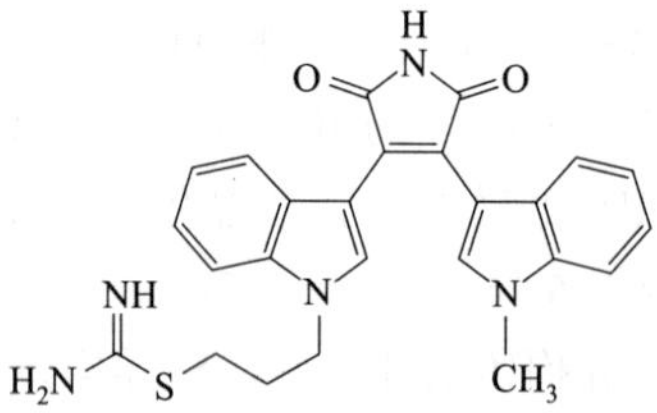

图 6-10 吲哚类抑制剂

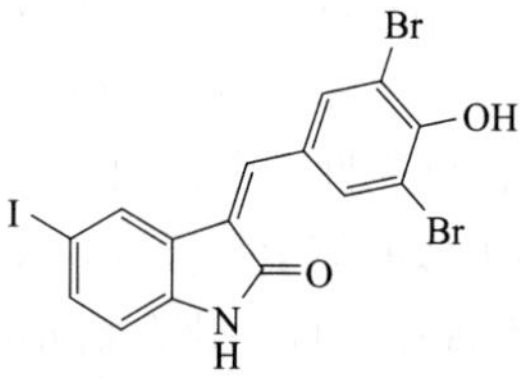

6.6.5 苏拉明（Suramin）及其衍生物类

拜耳公司于 1916 年最初开发苏拉明（Suramin，图 6-11，**6-25**）用于治疗昏睡病和盘尾丝虫病，最近报道其可以和 Sirtuin 结合并抑制其去乙酰化酶活性。根据苏拉明与 SIRT5 的 X-线衍射结果，对称性的苏拉明分子可以诱导 SIRT5 的二聚化。苏拉明在纳摩尔级别可抑制 SIRT1 和 SIRT2 的活性，并展现出对 SIRT1 的选择性。苏拉明的抗肿瘤研究已经进入临床研究阶段。

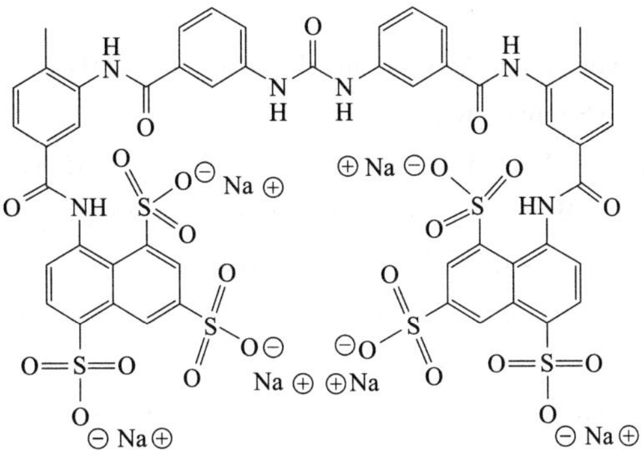

6-25

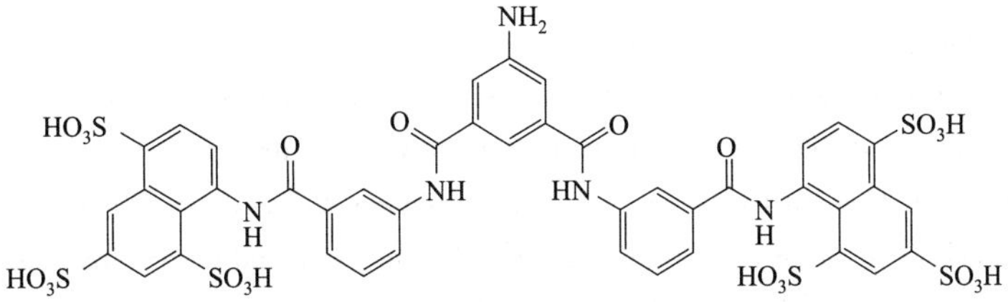

6-26

图 6-11　Suramin 及其衍生物类抑制剂

　　Trapp 等人根据苏拉明的结构设计了一系列针对 SIRT1 和 SIRT2 的苏拉明衍生物，显示出较好的生物学活性。化合物 NF675（图 6-11，**6-26**）抑制 SIRT1 的 IC$_{50}$＝93nmol/L，对 SIRT1 的选择性是 SIRT2 的 24 倍。

6.7　结语

　　从大量的文献中我们可以发现，Sirtuin 在生理过程中发挥着重要作用。近年来，有关 Sirtuin 与老化、新陈代谢、细胞周期循环和细胞凋亡等方面研究和综述论文数量不断增加。Sirtuin 有可能成为临床治疗 2 型糖尿病、心血管疾病、神经退行性疾病、炎症和癌症的重要靶点。尽管目前针对该靶点的小分子调节剂较少，但随着科学研究的不断深入，相信会有更多的小分子 Sirtuin 调节剂进入临床研究。

参　考　文　献

[1] You J S，Jones P A. Cancer genetics and epigenetics：two sides of the same coin? Cancer cell，2012，22 (1)：9-20.

[2] Egger G，Liang G，Aparicio A，Jones P A. Epigenetics in human disease and prospects for epigenetic therapy. Nature，2004，429 (6990)：457-463.

[3] Kaelin Jr W G，McKnight S L. Influence of Metabolism on Epigenetics and Disease. Cell，2013，153 (1)：56-69.

[4] Katada S，Imhof A Sassone-Corsi P. Connecting threads：epigenetics and metabolism. Cell，2012，148 (1)：24-28.

[5] Dawson M A，Kouzarides T. Cancer epigenetics：from mechanism to therapy. Cell，2012，150 (1)：

12-27.

[6] Rodríguez-Paredes M, Esteller M. Cancer epigenetics reaches mainstream oncology. Nature medicine, 2011, 330-339.

[7] Seto E. Function, Mechanism of Action, and Regulation of HDACs. Journal of Biomolecular Techniques: JBT, 2012, 23 (Suppl): S4.

[8] Barneda-Zahonero B, Parra M. Histone deacetylases and cancer. Molecular Oncology, 2012.

[9] Andrews K T, Tran T N, Wheatley N C, Fairlie D P. Targeting histone deacetylase inhibitors for anti-malarial therapy. Current topics in medicinal chemistry, 2009, 9 (3), 292-308.

[10] New M, Olzscha H, La Thangue N B. HDAC inhibitor-based therapies: Can we interpret the code? Molecular oncology, 2012.

[11] Witt O, Deubzer H E, Milde T, Oehme I. HDAC family: what are the cancer relevant targets? Cancer letters, 2009, 277 (1): 8-21.

[12] Milne J C, Denu J M. The Sirtuin family: therapeutic targets to treat diseases of aging. Current Opinion in Chemical Biology, 2008, 12 (1): 11-17.

[13] Morris B J. Seven sirtuins for seven deadly diseases of aging. Free Radical Biology and Medicine, 2012.

[14] Bordo D. Structure and Evolution of Human Sirtuins. Current drug targets, 2013, 14 (6): 662-665.

[15] Zhao X, Allison D, Condon B, Zhang F, Gheyi T, Zhang A, Ashok S, Russell M, MacEwan I, Qian Y. The 2.5Å crystal structure of the SIRT1 catalytic domain bound to nicotinamide adenine dinucleotide (NAD+) and an indole (EX527 analogue) reveals a novel mechanism of histone deacetylase inhibition. Journal of Medicinal Chemistry, 2013, 56 (3): 963-969.

[16] Moniot S, Schutkowski M, Steegborn C. Crystal structure analysis of human Sirt2 and its ADP-ribose complex. Journal of structural biology, 2013.

[17] Gertz M, Fischer F, Nguyen G T T. Lakshminarasimhan, M, Schutkowski, M, Weyand, M, Steegborn, C., Ex-527 inhibits Sirtuins by exploiting their unique NAD+-dependent deacetylation mechanism. Proceedings of the National Academy of Sciences, 2013, 110 (30): E2772-E2781.

[18] Szczepankiewicz B G, Dai H, Koppetsch K J, Qian D, Jiang F, Mao C, Perni R B. Synthesis of Carba-NAD and the Structures of Its Ternary Complexes with SIRT3 and SIRT5. The Journal of Organic Chemistry, 2012, 77 (17): 7319-7329.

[19] Jiang H, Khan S, Wang Y, Charron G, He B, Sebastian C, Du J, Kim R, Ge E, Mostoslavsky R. SIRT6 regulates TNF-[agr] secretion through hydrolysis of long-chain fatty acyl lysine. Nature, 2013, 496 (7443): 110-113.

[20] Gabay O, Sanchez C. Epigenetics, sirtuins and osteoarthritis. Joint Bone Spine, 2012, 79 (6): 570-573.

[21] Sauve A A, Youn D Y. Sirtuins: NAD (+)-dependent deacetylase mechanism and regulation. Current opinion in chemical biology, 2012, 16 (5-6): 535-543.

[22] Radak Z, Koltai E, Taylor A W, Higuchi M, Kumagai S, Ohno H, Goto S, Boldogh I. Redox-regulating sirtuins in aging, caloric restriction, and exercise. Free radical biology & medicine, 2013, 58, 87-97.

[23] Serravallo M, Jagdeo J, Glick S A, Siegel D M, Brody N I. Sirtuins in dermatology: applications for future research and therapeutics. Archives of dermatological research, 2013, 305 (4): 269-282.

[24] Caton P W, Richardson S J, Kieswich J, Bugliani M, Holland M L, Marchetti P, Morgan N G, Yaqoob M M, Holness M J, Sugden M C. Sirtuin 3 regulates mouse pancreatic beta cell function and is suppressed in pancreatic islets isolated from human type 2 diabetic patients. Diabetologia, 2013, 56 (5): 1068-1077.

［25］ Cantó C，Gerhart-Hines Z，Feige J N，Lagouge M，Noriega L，Milne J C，Elliott P J，Puigserver P，Auwerx J. AMPK regulates energy expenditure by modulating NAD+ metabolism and SIRT1 activity. Nature，2009，458（7241）：1056-1060.

［26］ Altarejos J Y，Montminy M. CREB and the CRTC co-activators：sensors for hormonal and metabolic signals. Nature Reviews Molecular Cell Biology，2011，12（3）：141-151.

［27］ Hallows W C，Lee S，Denu J M. Sirtuins deacetylate and activate mammalian acetyl-CoA synthetases. Proceedings of the National Academy of Sciences，2006，103（27）：10230-10235.

［28］ Xia N，Strand S，Schlufter F，Siuda D，Reifenberg G，Kleinert H，Forstermann U，Li H. Role of SIRT1 and FOXO factors in eNOS transcriptional activation by resveratrol. Nitric oxide：biology and chemistry/official journal of the Nitric Oxide Society，2013，32，29-35.

［29］ Dryden S C，Nahhas F A，Nowak J E，Goustin A S，Tainsky M A. Role for human SIRT2 NAD-dependent deacetylase activity in control of mitotic exit in the cell cycle. Molecular and cellular biology，2003，23（9），3173-3185.

［30］ He W，Newman J C，Wang M Z，Ho L，Verdin E. Mitochondrial sirtuins：regulators of protein acylation and metabolism. Trends in Endocrinology & Metabolism，2012.

［31］ Bause A S，Haigis M C. SIRT3 regulation of mitochondrial oxidative stress. Experimental gerontology，2013，48（7）：634-639.

［32］ Laurent G，German N J，Saha A K，de Boer V C，Davies M，Koves T R，Dephoure N，Fischer F，Boanca G，Vaitheesvaran B，Lovitch S B，Sharpe A H，Kurland I J，Steegborn C，Gygi S P，Muoio D M，Ruderman N B，Haigis M C. SIRT4 coordinates the balance between lipid synthesis and catabolism by repressing malonyl CoA decarboxylase. Molecular cell，2013，50（5），686-698.

［33］ Park J，Chen Y，Tishkoff D X，Peng C，Tan M，Dai L，Xie Z，Zhang Y，Zwaans B M，Skinner M E，Lombard D B，Zhao Y. SIRT5-mediated lysine desuccinylation impacts diverse metabolic pathways. Molecular cell，2013，50（6）：919-930.

［34］ Mostoslavsky R，Chua K F，Lombard D B，Pang W W，Fischer M R，Gellon L，Liu P，Mostoslavsky G，Franco S，Murphy M M. Genomic instability and aging-like phenotype in the absence of mammalian SIRT6. Cell，2006，124（2）：315-329.

［35］ Kawahara T L，Michishita E，Adler A S，Damian M，Berber E，Lin M，McCord R A，Ongaigui K C，Boxer L D，Chang H Y. SIRT6 links histone H3 lysine 9 deacetylation to NF-κB-dependent gene expression and organismal life span. Cell，2009，136（1）：62-74.

［36］ Ford E，Voit R，Liszt G，Magin C，Grummt I，Guarente L. Mammalian Sir2 homolog SIRT7 is an activator of RNA polymerase I transcription. Genes & development，2006，20（9）：1075-1080.

［37］ Nayagam V M，Wang X，Tan Y C，Poulsen A，Goh K C，Ng T，Wang H，Song H Y，Ni B，Entzeroth M. SIRT1 modulating compounds from high-throughput screening as anti-inflammatory and insulin-sensitizing agents. Journal of biomolecular screening，2006，11（8）：959-967.

［38］ Milne J C，Lambert P D，Schenk S，Carney D P，Smith J J，Gagne D J，Jin L，Boss O，Perni R B，Vu C B. Small molecule activators of SIRT1 as therapeutics for the treatment of type 2 diabetes. Nature，2007，450（7170）：712-716.

7 靶向 IKKβ 激酶抑制剂的研究进展

Progress in Targeting IKKβ Kinase Inhibitors

褚红喜　黄婧婕　孙昊鹏　尤启冬❶

7.1　引言

自 1986 年 Sen 和 Baltimore 在 B 淋巴细胞中发现一种能与免疫球蛋白 κ 轻链基因增强子 B 位点特异结合的核蛋白因子 NF-κB（Nuclear factor-κB）[1]之后，经过近 28 年的研究已证实，NF-κB 作为核转录因子，参与调节细胞因子、趋化因子、生长因子、黏附分子、免疫受体基因的表达，影响机体内的细胞分化、免疫反应、炎症反应、细胞凋亡、肿瘤生长等多种生物学功能[2]，其调控失衡与肿瘤[3]、恶性炎症[4]、免疫缺陷性疾病[5]、神经退行性疾病[6]等非可控性炎症性疾病的形成具有非常密切的联系。NF-κB 信号通路调控方式复杂而多样，但纵观其调控网络，IKK 激酶复合物（IκB kinase complex，IKK）是该信号转导途径的关键中枢节点[7]。因此，研究与开发靶向 IKK 选择性抑制剂，通过调控非可控性炎症进而达到预防或者治疗肿瘤的目的，具有非常重要的科研价值和广阔的应用前景。

7.2　IKK 激酶复合物（IKK）的分子生物学特征

IKK 是分子质量高达 700kDa 的多亚基激酶复合物，主要包括催化亚基 IKKα、IKKβ 和调节亚基 IKKγ（NF-κB essential modulator，NEMO）。其中，催化亚基 IKKα 和 IKKβ 同源性高达 52%，都含有 N 端蛋白激酶催化区（Kinase catalytic domain，KD）、α 螺旋骨架/二聚化域（α-Helical scaffold/dimerization domain，SDD）以及 NEMO 结合域（NEMO-

❶ 通讯作者，尤启冬，中国药科大学药学院（江苏南京，210009），教授、博士生导师。研究方向：新药分子设计与成药性优化。联系方式：电话：025-83271351，E-mail：youqd@163.com。

binding domain，NBD)[8]（图 7-1）。Xu 等[9]在 2011 年报道了活性 Loop 区模拟磷酸化突变的 *Xenopus laevis* IKKβ（*x*IKKβ 的 S177E/S181E）晶体复合物结构（PDB ID：3QA8）；它形成一个类似"闭合剪刀"状的二聚体构型；2013 年 Mosyak 等[10]报道了一个活性 Loop 区磷酸化的 *Human* IKKβ（*h*IKKβ）晶体复合物结构（PDB ID：4KIK），虽其与 *x*IKKβ 具有相似的二聚化模型，但却是"打开剪刀"状的剪刀式几何构象（图 7-2）。整体分析 *x*IKKβ 与 *h*IKKβ 的晶体结构，KD 区是典型的激酶双叶形折叠，ULD 是泛素样折叠域，而 SDD 域是由 6 个 α-螺旋组成的螺旋叶片状结构，他们之间通过范德华力和氢键作用而稳定 IKKβ 的构象。IKKα 和 IKKβ 的 KD 区均含有两个丝氨酸磷酸化位点（IKKα 的 S176/S180；IKKβ 的 S177/S181），该位点可被上游激酶磷酸化激活，继而磷酸化抑制蛋白 IκBα，进而促进 IκBα 被 26S 蛋白酶体泛素化降解。IKKα 和 IKKβ 都具有磷酸活化 IκBα 的功能，但执行不同的生物学功能：IKKβ 作为经典激活通路中磷酸化 IκBα 的主要激酶；而 IKKα 是非经典激活通路中不可缺少的，它能被 NF-κB 诱导激酶（NLK）磷酸化 Ser176 而激活，IKKα 也能直接磷酸化 IκBα，甚至在 NF-κB 依赖途径中，IKKα 能直接入核进而磷酸化组蛋白 H3 调节相关基因表达。

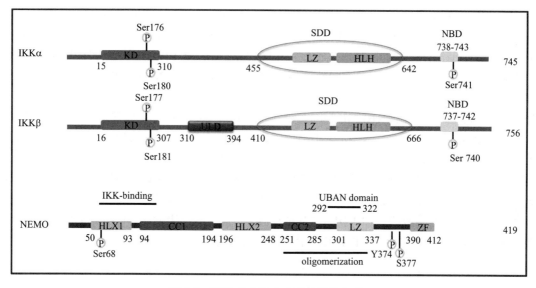

图 7-1 IKK 复合物各亚基的结构组成

此外，区别于 IKKα，IKKβ 还有一个含有关键氨基酸 Lys353 的泛素样结构域（Ubiquitin-like domain，ULD），ULD 基序可能参与了 IκBα 磷酸化降解后 IKK 复合物与 NF-κB 分离的过程[11]。*Xenopus laevis* IKKβ 晶体复合物结构也证实 ULD 和 SDD 域均参与了 IKKβ 与抑制蛋白 IκBα 相互结合作用[9]。

NEMO 是含有 419 个氨基酸的分子质量为 48kDa 非蛋白激酶活性的亚基，为 IKK 复合物的形成提供支撑骨架。它主要包括两个 Coiled-coil motifs（CC1，residues 94-194；CC2，residues 251-285），一个 Leucine zipper domain（LZ，residues 301-337）以及碳末端 Zinc finger（ZF，residues 390-419）[12]（图 7-1）。NEMO 的 N 端部分能够与 IKKα/IKKβ 的 NBD 域相结合。最新研究观点表明，IKK 复合物的活性主要依赖于 IKKα/IKKβ 与 NEMO 亚基的蛋白-蛋白相互作用[12]。NEMO$_{4-111}$ 与 IKKβ$_{701-745}$ 形成的复合物晶体结构（PDB ID：3BRV）显示（图 7-3），每两个 α-helix NEMO 亚基形成一个月牙状裂缝的二聚体，每一个 α-helix IKKβ 肽段插入到该裂缝中，与 NEMO 的 N 端氨基酸序列 4-111 段紧密结合[13]。此

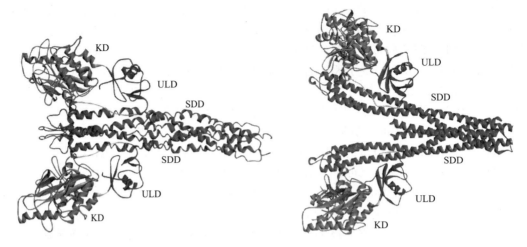

图 7-2　*Xenopus laevis* IKKβ（左，PDB ID：3QA8）和
Human IKKβ（右，PDB ID：4KIK）晶体复合物结构

外，在 NEMO 亚基的 C 端还有寡聚化域（Minimal oligomerization domain，MOD，residues 253-337）和泛素化结合域（Conserved ubiquitin-binding domain in ABIN proteins and NEMO，UBAN，residues 292-322）。寡聚化域 MOD 突变，大大地减弱了 NF-κB 的诱导激活。Ghosh 等[14]提出一个推断性模型：在无刺激条件下，NEMO 以一种寡聚态与 IKK 亚基以非活性形式存在于细胞中；当受到炎症因子刺激时，NEMO 寡聚态发生变化，导致 IKKs 构象调整，暴露出 IKKα/IKKβ 的活性 T-loop 区 Ser 位点，从而促进整个 IKK 激酶迅速被上游激酶激活。近来，NEMO 亚基的 CC2-LZ 域二聚体晶体结构（PDB ID：3FX0）、NEMO 亚基与 K63 连接双泛素分子的晶体复合物结构（PDB ID：3JSV）以及 NEMO 亚基与线性双泛素分子的晶体复合物结构的报道揭示 NEMO 的 UBAN 域能够特异性的与 K63 连接或线性聚泛素化链相结合[15~17]。与此同时，不少科学家通过实验证实，NEMO 能够识别聚泛素化的上游激酶，如 RIP1 或其他受体蛋白[18,19]。因此，NEMO 可能执行了伴侣蛋白的功能，将 IKKs 定位到上游聚泛素化活化的激酶上。

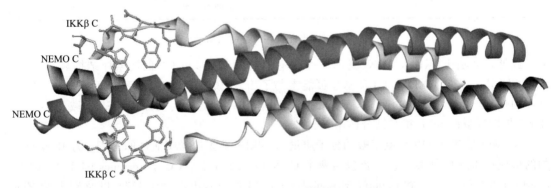

图 7-3　NEMO$_{4-111}$ 与 IKKβ$_{701-745}$ 晶体结构（PDB ID：3BRV）

综上，一旦 IKK 复合物被上游激酶激活，非活性三聚体中 IκB N 端两个保守的 Ser 残基磷酸化（IκBα 亚基的 Ser32 和 Ser36，IκBβ 亚基的 Ser19 和 Ser23）。IκB 的磷酸化导致其N 端第 21 和 22 位赖氨酸残基通过泛素连接酶与多个泛素分子共价结合，继而被 ATP 依赖性 26S 蛋白酶体识别并降解，而受抑制蛋白 IκB 约束的 NF-κB 二聚体随即释放出来，转位

到细胞核，与靶基因上的 κB 序列特异结合，从而上调靶基因如细胞因子、趋化因子、粘附分子等表达。

7.3　基于受体和配体靶向 IKK β 的激酶抑制剂

早期由于缺少 IKKβ 激酶复合物的晶体结构，而 IKKβ 与其他激酶的同源性低于 30％，许多制药公司基于信息学技术和方法学建立模型，利用已有激酶晶体结构信息，构建 IKKβ 同源模型以及基于活性配体分子的 2D/3D 药效团模型，采用虚拟筛选技术，结合 Hit-to-Lead 策略以及构效关系，成功开发出了一系列类药性的 ATP 竞争性 IKKβ 小分子选择性抑制剂或 IKKβ 变构抑制剂。

7.3.1　基于受体和配体靶向 IKK β 的激酶抑制剂的筛选模型分析

迄今，已有不少 IKKβ 的激酶抑制剂筛选模型的报道，但都存在一些问题。单一基于高活性配体构建的 IKKβ 抑制剂特征模型有（表 7-1）：Wei Long 模型[20]、Noha 模型[21]等，这些模型忽略了 IKKβ 蛋白特征及对小分子配体的影响，仅考虑小分子特征信息，准确度很差；而基于受体与配体相结合的模型有：Miller 模型[22]、Nagarajan 模型[23]、Sala 模型[24]等，此类模型采用了同源模建方式构建了 IKKβ 的结构，并基于此结构建立了药效团模型，筛选的准确度比单一基于高活性配体的方法有所提高，但是考虑到 IKKβ 与其他激酶的同源性较低，对 IKKβ 的真实结构特征表征不明确，因此基于受体结构构建的筛选模型准确度难以确证。

表 7-1　已有的基于信息学技术的研究模型

信息学方法	模型	虚拟模型建立方法
单一基于配体	Wei Long 模型	以一系列三环类 IKKβ 抑制剂为主，利用 2D-QSAR 与 3D-QSAR 技术相结合策略构建该类抑制剂的药效团特征模型
	Noha 模型	基于多类型的高活性配体构建药效团，并加入排除体积及形状限定，然后进行虚拟筛选
基于配体、受体相结合	Miller 模型	根据 CDK-2 与噻吩甲酰胺类 IKKβ 抑制剂 TPCA-1 结合的模型，同源模建 IKKβ 三维结构，并基于此受体结构，建立药效团进而进行虚拟筛选
	Nagarajan 模型	基于与 IKKβ 有一定同源性的四种激酶对 IKKβ 进行同源模建，并基于已报道的 IKKβ 抑制剂建立药效团进行第一轮的虚拟筛选；然后，根据同源模型，并通过比较选择最优的打分函数，进行第二轮对接筛选
	Sala 模型	通过两种已报道晶体结构的酶同源模建 IKKβ 三维结构，并基于此建立药效团。首先利用已建立的药效团进行筛选，允许每一个分子产生多个不同的构象；然后将筛选得到的结果与 IKKβ 同源模型进行对接；得到的对接构象再次用药效团模型筛选，但在这轮药效团筛选中不允许分子产生其他构象；最后，通过相似性及电荷性质、ADMET 性质的分析，来进一步优化虚拟筛选的结果

近年来，随着 *Xenopus laevis* IKKβ 晶体复合物结构被报道后，Huang 等[25]首次基于该晶体复合物结构，整理收集文献报道的共 162 个 IKKβ 抑制剂（IKKβ IC_{50} 值在 0.4～100nmol/L），通过 Schrödinger 2010 中的 Protein preparation wizard 和 LigPrep 模块将受体蛋白及所有化合物进行 3D 结构准备和能量优化；以 ConfGen 模块对每一个小分子生成可能具有生物活性的多构象；用 Glide v5.5 将这些生成的多构象小分子与 IKKβ 晶体结构进行 SP 模式对接，挑打分最高的构象进行下一轮 XP 模式对接，得到基于结合构象的 IKKβ 抑制剂，最后以 Refinement_Dock 评价这些构象，以此作为最优结合构象构建药效团模型。再

根据母核结构将这些抑制剂分为氨基嘧啶类、稠环类、苯基吡啶类、噻吩甲酰胺类及其他类，再针对这五类化合物与 IKKβ 晶体结构的结合构象分别建立药效团模型，并通过 3D-QSAR 模型证实了其可靠性。结合虚拟筛选和生物评价，筛选出 2 个 IC_{50} 低于 10μmol/L IKKβ 激酶小分子抑制剂。

该药效团模型不仅仅考虑了 IKKβ 真实蛋白结构，而且基于每一类抑制剂与受体 IKKβ 蛋白的最优结合构象分别建立了每一类抑制剂的药效团特征模型，较已有的研究模型（表 7-1）更加精确，此外，该模型也将分子相似性分析、理化性质及 ADMET 性质预测纳入虚拟筛选，使筛选获得的苗头化合物的类药性及成药性大大增加。这种建立于基于 IKKβ 晶体复合物结构的设计方法，有望获得与 IKKβ 形成精细识别的高选择性抑制剂。

7.3.2 小分子 IKKβ 激酶抑制剂概述

目前，小分子 IKKβ 激酶抑制剂的结构种类多样（图 7-4），主要有：①氨基嘧啶类，如 Novartis 公司开发的化合物 **7-1**（IKKβ IC_{50} =66nmol/L；IKKα IC_{50} =200nmol/L）；②苯基吡啶类，如 Bayer 公司报道的化合物 **7-2**（IKKβ IC_{50} =8.5nmol/L；IKKα IC_{50} =250nmol/L）；③芳甲酰胺类，该类化合物种类众多。芳甲酰氨基和取代基中的脲基等可作用于 IKKβ 铰链区，形成氢键，是活性必需基团。如常用作 IKKβ 激酶活性测试阳性药的噻吩甲酰胺类化合物 **7-3**（TPAC-1，IKKβ IC_{50} =18nmol/L）；Boehringer 公司开发的噻吩［2,3-*b*］吡啶-2-甲

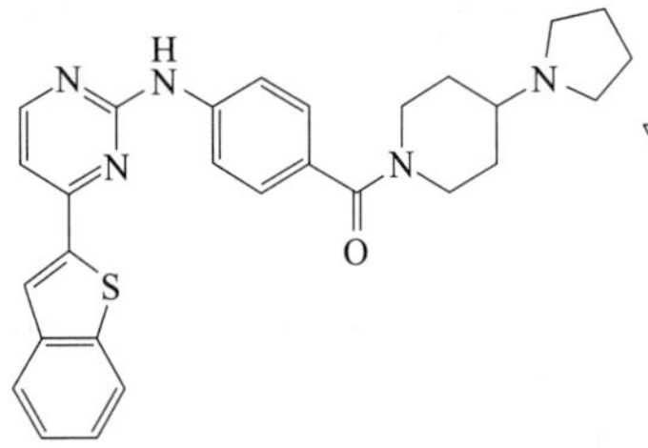

7-1

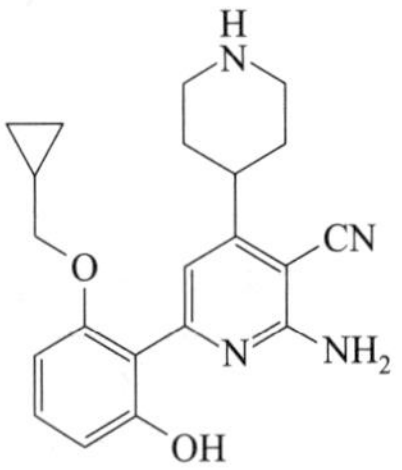

7-2

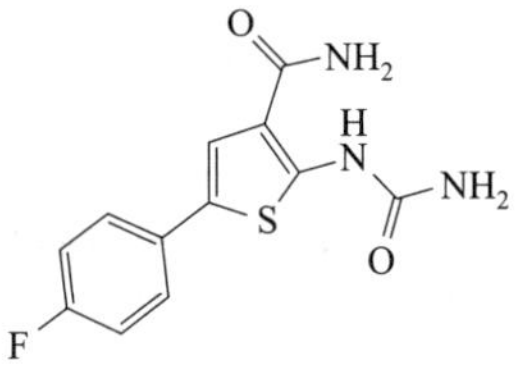

7-3 (TPCA-1)

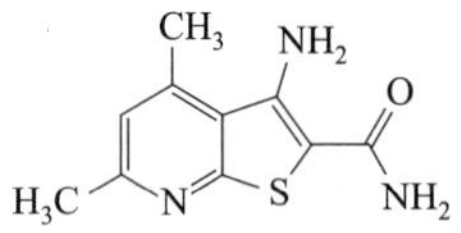

7-4

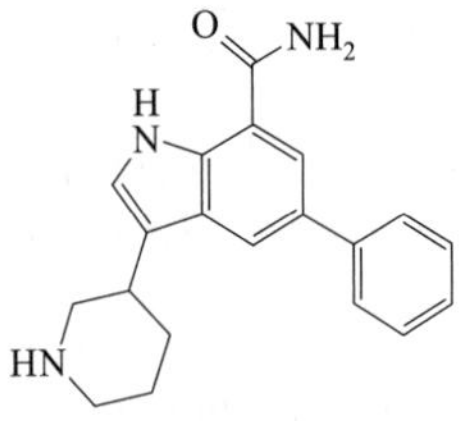

7-5

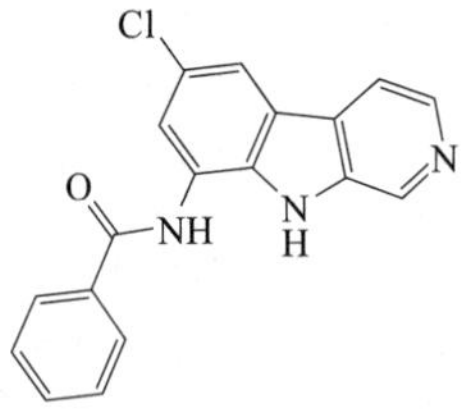

7-6 (PS-1145)

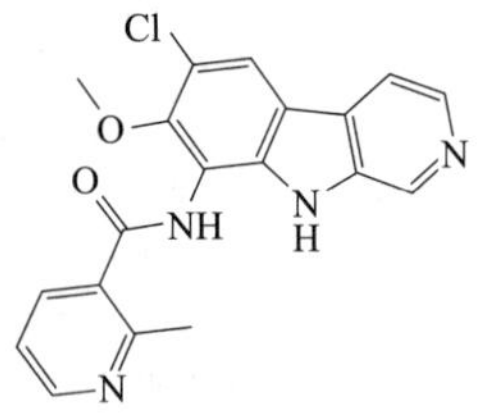

7-7 (ML120B)

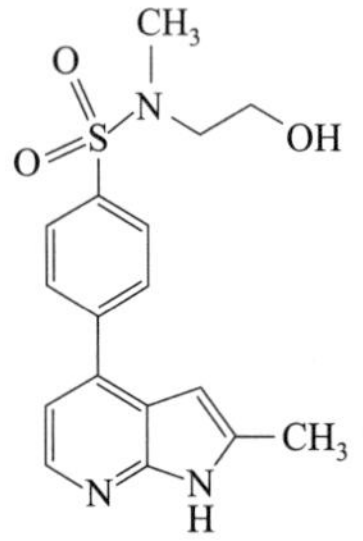

7-8

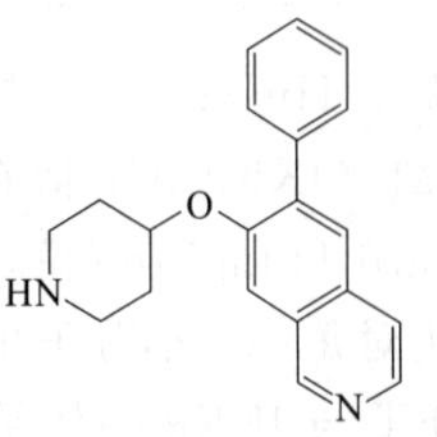

7-9

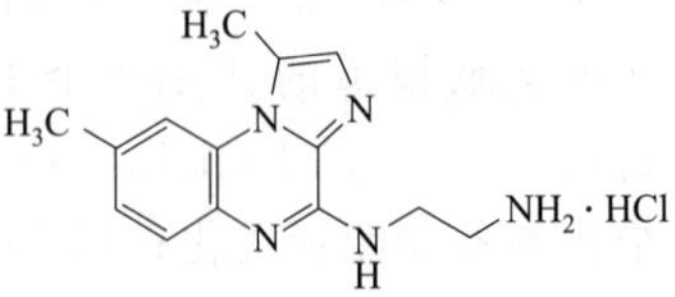

BMS-345541

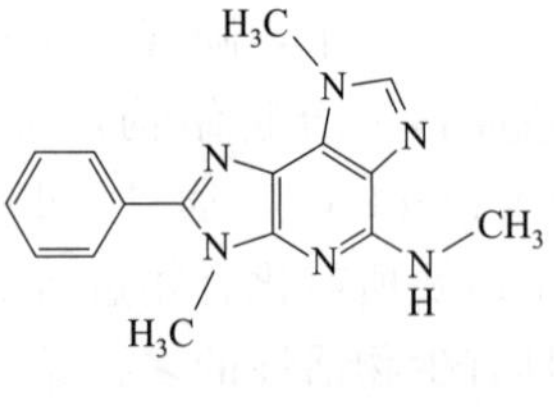

7-10

图 7-4 典型小分子 IKKβ 激酶抑制剂的化学结构

酰胺类母核化合物 **7-4**（IKKβ IC$_{50}$＝2.2μmol/L；IKKα IC$_{50}$＝28μmol/L）以及 Glaxo-SmithKline 公司设计的吲哚-7-甲酰胺类化合物 **7-5**（IKKβ IC$_{50}$＝160nmol/L）；④β-咔啉类，如 Millennium 基于 β-咔啉母核设计的化合物 **7-6**（PS-1145，IKKβ IC$_{50}$＝100nmol/L）和 **7-7**（ML120B，IKKβ IC$_{50}$＝60nmol/L）；⑤氮杂吲哚类，如 GlaxoSmithKline 开发的化合物 **7-8**（IKKβ IC$_{50}$＝39nmol/L；IKKα IC$_{50}$＝3160nmol/L）；⑥异喹啉类，如 GlaxoSmithKline 设计的化合物 **7-9**（IKKβ IC$_{50}$＝0.1μmol/L；IKKα IC$_{50}$＝2.5μmol/L）；⑦基于 BMS-345541 为先导的多环类，如化合物 **7-10**（IKKβ IC$_{50}$＝52nmol/L；IKKα IC$_{50}$＝4280nmol/L）。

除 BMS-345541 及其类似物外，其余小分子都是 ATP 竞争性的 IKKβ 激酶类抑制剂，因此必须关注激酶选择性。其中，化合物 **7-2** 对 IKKβ 的激酶抑制活性是 IKKα 的 30 倍，且对 Syk、MKK4 等激酶也具有较好的选择性（IC$_{50}$＞20μmol/L），对花生四烯酸诱导的大鼠耳肿胀具有明显的剂量依赖性抑制活性，口服有效剂量 ED$_{50}$ 为 1.0mg/kg，略高于地塞米松的口服有效剂量 0.3mg/kg[26]。化合物 **7-8** 是 GlaxoSmithKline 通过各种激酶交叉筛选试验和构效关系优化而来，其对 IKKβ 激酶抑制活性是 IKKα 的 80 倍，是 Aurora A、ROCK1 的 200 倍甚至更高，计算机模拟对接显示，吡咯环 N1 以及吡啶环 N 分别与 IKKβ 铰链区 Glu97，Cys99，Gln100 形成氢键[27]。TPCA-1（化合物 **7-3**）对 IKKβ 有高抑制抑制活性，IC$_{50}$ 值为 18nmol/L，但选择性仅仅是 IKKα 的 10 倍左右。

此外，这些化合物能明显抑制 IKKβ-NF-κB 通路所调控相关基因的表达，部分化合物在细胞活性及动物炎症模型方面都有很好的抑制活性。化合物 **7-1** 在细胞水平上显著地阻断了 IκBα 的降解和下游基因 E-选择素的表达，抑制活性 IC$_{50}$ 为 289nmol/L，在动物实验模型上具有良好的生物利用度（口服 30mg/kg，血清中 TNF-α 的抑制率为 75％），可以作进一步开发[28]。化合物 **7-5** 具有中等抑制活性，可能是哌啶环上 N 原子质子化后可与 Asp103 的羧酸残基形成电荷相互作用，此外该化合物有较高的溶解性（136μg/ml）、低蛋白结合率（与人血清白蛋白结合率为 91％）、低体外清除率［＜1ml/(min·mg)］和较好的口服生物利用度（在大鼠模型中达 22％）[22]。化合物 **7-9** 能显著性抑制 PBMC 中 LPS 诱导的 TNF-α 的生成（IC$_{50}$＝0.79μmol/L），对其他 59 种激酶的抑制活性 IC$_{50}$＜1μmol/L[29]。PS-1145（化合物 **7-6**）对抑制内源性 IKK 活性达 100nmol/L，TNF-α 诱导 *HeLa* 细胞溶菌产物的激酶免疫共沉淀实验证明，该化合物能够有效地阻断 IκB-α 的磷酸化，剂量依赖性的抑制 NF-κB 的激活（EC$_{50}$＝5.0μmol/L），进而阻断了 NF-κB 靶基因 ICAM-1 的表达[30]。ML120B（化合物 **7-7**）是另一个具有选择性可逆的 ATP 竞争性抑制剂，对 IKKβ 的抑制活性比其他 IKK 亚型或其他激酶的抑制活性高达 100 倍以上。与 PS-1145 相比，ML120B 只作用于 NF-κB 信号通路（IC$_{50}$＝2.8μmol/L），且能浓度依赖性地抑制 IκBα 的磷酸化，从而抑制 RA-相关炎症细胞中 NF-κB 相关基因的激活，有可能成为新型类风湿性疾病治疗药物[31]。

BMS-345541 是 Bristol-Myers Squibb 公司在 2003 年研究发现的一类具有三环咪唑并 [1,2-*a*] 喹喔嗪类结构的新型非 ATP 结合位点竞争性抑制剂[32]。据报道，该化合物剂量依赖性地抑制 IKKβ 催化亚基活性 IC$_{50}$ 为 0.30μmol/L，而对 IKKα IC$_{50}$ 约为 4.0μmol/L，对 IKKγ 无抑制作用。激酶选择性实验证明，当 BMS-345541 浓度达 100μmol/L 时对一系列的丝氨酸/苏氨酸和酪氨酸激酶几乎无抑制活性。通过对 IKKβ 双重抑制（ATP 结合位点的抑制和底物结合位点）研究证明，BMS-345541 均不作用于 IKKα、IKKβ 的 ATP 结合位点，而是其变构位点，该化合物与 IKKα 相互作用中导致 ATP 结合口袋构象发生变化，而与 IKKβ 相互作用中导致底物 IκBα 结合位点构象变化，从而竞争性抑制 IKKβ[32]。基于对

BMS-345541 的研究结果，许多新型三环、四环类骨架被开发作为 IKKβ 抑制剂，其中化合物 **7-10** 在口服给药量 30mg/kg 时，对 LPS 诱发的大鼠血清 TNF-α 分泌量抑制率达 85％，且体内代谢稳定，大鼠体内半衰期 4.8h，清除率为 1.8mL/(min·kg)，具有良好的 PK 性质。

但是到目前为止，IKKβ 激酶抑制剂中仅仅有三个化合物进入了临床研究（图 7-5），CHS-828 以及其前药 EB-1627 曾进入临床 I 期用于治疗成人固体瘤，但于 2012 年因未知原因退出临床试验。IMD-0354 的前药 IMD-1041 是日本药物研发公司 IMMD 开发，具有较好的安全性和药代动力学性质，2009 年被推入临床 II 期，用于治疗慢性阻塞性肺病（Chronic obstructive pulmonary disease，COPD），但是 IMD-1041 的结构尚未被揭示。

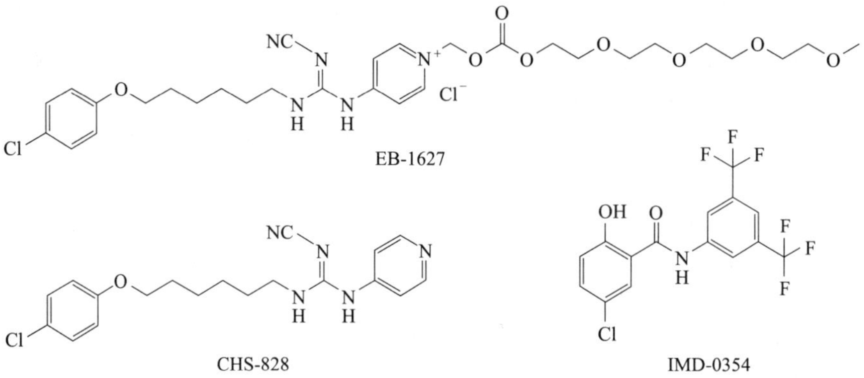

图 7-5 临床在研的 IKKβ 抑制剂

7.3.3 小分子 IKKβ 激酶抑制剂尚存在的问题

纵观上述已经报道的 IKKβ 抑制剂，我们不难发现这些抑制剂可能尚存在一些问题：

（1）这些小分子抑制剂几乎均为 ATP-竞争性抑制剂，结构相对简单，母核种类多，如氨基嘧啶、噻吩甲酰胺、异喹啉、β-咔啉等。它们都是在未有 IKKβ 晶体复合物报道之前，利用信息学技术和方法建立研究模型，通过 HTS 筛选获得的。这些研究在方法上存在着一定的局限性，不能精细地表达人源 IKKβ 激酶结构域的特征，特别是 ATP 结合域的空间特点。

（2）IKKβ 激酶属于激酶家族，虽与其他蛋白激酶同源性较低，但研究中其激酶选择性仍是这种 ATP 竞争性抑制剂的瓶颈，由于上述抑制剂的研究方法的不足，使得这些小分子抑制剂难以实现对 IKKβ 激酶的特异性抑制。

（3）由于核蛋白因子 NF-κB 在正常细胞组织内承担着维持免疫应答和细胞生存等重要的生理功能，抑制 NF-κB 活性可能对正常、易感组织的发育造成不可估量的毒性。而对于该类抑制剂用于动物或临床试验存在的毒性的评估较少。已上临床 I 期的 CHS-28 以及其前体药 EB-1627 于 2012 年因未知原因退出临床试验。而 IMD-1041 的临床实验信息尚未披露。

随着 *Human* IKKβ 晶体复合物的报道，基于 IKKβ 晶体结构，设计新型 IKKβ 小分子激酶抑制剂、变构抑制剂和底物竞争性抑制剂，或许能解决这些问题，精确地识别 IKKβ 蛋白激酶，实现准确、有效、安全的调控。

7.4 靶向 IKKβ-NEMO 蛋白-蛋白相互作用

考虑到 IKKβ 激酶抑制剂的种种问题，近来，作用于 IKKβ 与 NEMO 亚基之间蛋白-蛋白相互作用引起了药物化学家们的兴趣。IKK 各个亚基的分子生物学特征以及与底物的晶体复合物结构信息为寻找作用于 IKKβ 的非激酶类抑制剂提供了生物学基础。

最新研究发现 IKK 复合物的活性主要依赖于 IKKα/IKKβ 与 NEMO 亚基的蛋白-蛋白相互作用[12]。早在 2000 年 Michael 等就发现肽段 IKKβ$_{644-756}$ 能阻断 NEMO 亚基与 IKKα/IKKβ 之间的相互作用，且剂量依赖性地抑制稳转荧光素酶报告基因的 NF-κB 的转录活性，并通过点突变实验，定义了 IKKα/IKKβ C-末端六肽 LDWSWL 为 NEMO 结合的关键域（NBD，NEMO-binding domain）[12]。此外，细胞透膜型的 IKKβ NBD 肽能改善炎细胞以及动物炎症模型的炎症反应。如 TAT-NBD（*YGRKKRRQRRR*-G-TT<u>LDWSWL</u>QME）肽能显著地抑制破骨前体细胞向成熟的破骨细胞分化，IC$_{50}$ 值为 $50\mu mol/L$[33]；给予胶原性关节炎的小鼠 ANT-NBD（*DRQIKIWFQNRRMKWKK*-TA<u>LDWSWL</u>QTE），发现该肽能抑制破骨细胞生成，改善骨侵蚀等炎症病症[34]。给予 A357 黑丝素瘤细胞 $12.5\mu mol/L$ 透膜型 NBD 肽段 3h 后，发现黑色素瘤细胞的增殖受到抑制，促进了细胞的凋亡[35]。最值得注意的是，给予细胞或动物 NBD 肽并未发现明显的不良毒性现象，Baima 等[36]通过生物学实验证明，NBD 肽段能抑制 IKKβ 的磷酸化，对上游激酶不产生任何影响。由此可见，调控 NEMO 与 IKKβ 两个亚基之间的相互作用能安全有效地调控 NF-κB 通路。

NEMO$_{4-111}$ 与 IKKβ$_{701-745}$ 晶体结构（PDB ID：3BRV）显示，两者之间蛋白-蛋白相互作用是一个较广泛的疏水性口袋，IKKβ 上疏水性氨基酸 Phe734、Asp738、Trp739，以及 Trp741 较浅地深入该疏水性口袋[13]（图 7-6），且 Golden 等[37]通过虚拟丙氨酸突变等方法探讨了 NEMO/IKKβPPI 的结合热区（Hot spots）：Asp738、Trp739、Trp741、Leu742、Leu708/Val709 以及 Leu719/Ile723。该突破性进展，将有助于开发非肽类小分子化合物来调控 NEMO 与 IKKβ 亚基之间相互作用。Gotoh 等[38]采用基于均相时间分辨荧光技术的筛选方法，筛选出 7 个阳性靶标化合物，但其结构尚未报道。由此可见，鉴于调控 P53-MDM2 等蛋白-蛋白相互作用的非肽类小分子抑制剂的开发策略，采用计算机辅助药物设计和先进的均相时间分辨荧光技术筛选方法，可能会成为开发新型 IKKβ 抑制剂未来的发展方向。

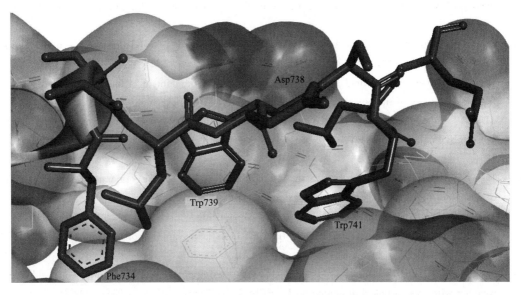

图 7-6　NEMO$_{4-111}$ 与 IKKβ$_{701-745}$ 晶体结构中六肽 LDWSWL 序列作用疏水性口袋（PDB ID：3BRT）

7.5 结语

综上所述，深入考察 IKKβ 和 NEMO 两亚基晶体复合物结构特征，综合运用化学生物学、分子生物学、计算机辅助药物设计学等多种技术手段，开发新型的、安全的、有效的 IKKβ 抑制剂，有可能成为新型治疗炎症、免疫缺陷以及肿瘤等恶性疾病的靶向药物，这也将助于科学家们探讨基于 NF-κB 节点的炎癌转化机制。

致谢：国家自然科学基金重点项目（81230078）；国家自然科学基金青年基金项目（81202463）。

参 考 文 献

[1] Sen R，Baltimore D. Inducibility of κ lmmunoglobulin Enhancer-Binding Protein NF-κB by a Posttranslational Mechanism [J]. Cell，1986，47（6）：921-928.

[2] Liu F，Xia Y，Parker A S，et al. IKK biology [J]. *Immunological Reviews*，2012，246：239-253

[3] Greten F R，Karin M. The IKK/NF-κB activation pathway-a target for prevention and treatment of cancer [J]. Cancer Lett，2004，206（2）：193-199.

[4] Tak P P，Firestein G S. NF-κB a key role in inflammatory diseases [J]. The Journal of Clinical Investigation，2001，107（1）：7-11.

[5] Jain A，Ma C A，Liu S，et al. Specific missense mutations in NEMO result in hyper-IgM syndrome with hypohydrotic ectodermal dysplasia [J]. Nature immunology，2001，2（3）：223-228.

[6] Qin Z H，Tao L Y，Chen X. Dual roles of NF-κB in cell survival and implications of NF-κB inhibitors in neuroprotective therapy [J]. Acta Pharmacol Sin，2007，28（12）：1859-1872.

[7] Gamble C，McIntosh K，Scott R，et al. Inhibitory kappa B Kinases as targets for pharmacological regulation [J]. Br J Pharmacol，2012，165（4）：802-819.

[8] Zandi E，et al. Direct Phosphorylation of IκB by IKKα and IKKβ：Discrimination Between Free and NF-κB-Bound Substrate [J]. Science，1998，281（5381）：1360-1363.

[9] Xu G，Lo Y C，Li Q，et al. Crystal structure of inhibitor of κB kinase β [J]. Nature，2011，472（7343）：325-330.

[10] Liu S，Misquitta Y R，Olland A，et al. Crystal structure of a human IκB kinase β asymmetric dimer [J]. J Biol Chem，2013，288（31）：22758-22767.

[11] May M J，Larsen S E，Shim J H，et al. A novel ubiquitin-like domain in IκB kinase β is required for functional activity of the kinase [J]. J Biol Chem，2004，279（44）：45528-45539.

[12] May M J，D'Acquisto F，Madge L A，et al. Selective Inhibition of NF-κB Activation by a Peptide That Blocks the Interaction of NEMO with the IκB Kinase Complex [J]. Science，2000，289（5484）：1550-1554.

[13] Rushe M，Silvian L，Bixler S，et al. Structure of a NEMO/IKK-associating domain reveals architecture of the interaction site [J]. Structure，2008，16（5）：798-808.

[14] Hayden M S，Ghosh S. Shared principles in NF-κB signaling [J]. Cell，2008，132（3）：344-362.

[15] Lo Y C，Lin S C，Rospigliosi C C，et al. Structural basis for recognition of diubiquitins by NEMO [J]. Mol Cell，2009，33（5）：602-615.

[16] Yoshikawa A，Sato Y，Yamashita M，et al. Crystal structure of the NEMO ubiquitin-binding domain in complex with Lys 63-linked di-ubiquitin [J]. FEBS Lett，2009，583（20）：3317-3322.

[17] Rahighi S，Ikeda F，Kawasaki M，et al. Specific recognition of linear ubiquitin chains by NEMO is im-

portant for NF-κB activation [J]. Cell，2009，136（6）：1098-1109.

[18]　Ea C K，Deng L，Xia Z P，et al. Activation of IKK by TNFα requires site-specific ubiquitination of RIP1 and polyubiquitin binding by NEMO [J]. Mol Cell，2006，22（2）：245-257.

[19]　Wu C J，Conze D B，Li T，et al. Sensing of Lys 63-linked polyubiquitination by NEMO is a key event in NF-κB activation [J]. Nat Cell Biol，2006，8（4）：398-406.

[20]　Long W，Liu P，Li X，et al. QSAR studies on imidazothienopyrazines as IKK-β inhibitors：from 2D to 3D [J]. Journal of Chemometrics，2009，23（6）：304-314.

[21]　Noha S M，Atanasov A G，Schuster D，et al. Discovery of a novel IKK-β inhibitor by ligand-based virtual screening techniques [J]. Bioorg Med Chem Lett，2011，21（1）：577-583.

[22]　Miller D D，Bamborough P，Christopher J A，et al. 3,5-Disubstituted-indole-7-carboxamides：the discovery of a novel series of potent，selective inhibitors of IKK-β [J]. Bioorg Med Chem Lett，2011，21（8）：2255-2258.

[23]　Nagarajan S，Ahmed A，Choo H，et al. 3D QSAR pharmacophore model based on diverse IKKβ inhibitors [J]. J Mol Model，2011，17（2）：209-218.

[24]　Sala E，Guasch L，Iwaszkiewicz J，et al. Identification of human IKK-2 inhibitors of natural origin（part I）：modeling of the IKK-2 kinase domain，virtual screening and activity assays [J]. PLoS One，2011，6（2）：e16903.

[25]　Huang J J，Wu X W，Jia J M，et al. Novel IKKβ inhibitors discovery based on the co-crystal structure by using binding-conformation-based and ligand-based method [J]. Eur J Med Chem.，2013，63：269-278.

[26]　Murata T，Shimada M，Sakakibara S，et al. Synthesis and structure-activity relationships of novel IKK-β inhibitors. Part 3：Orally active anti-inflammatory agents [J]. Bioorg Med Chem Lett，2004，14（15）：4019-4022.

[27]　Liddle J，Bamborough P，Barker M D，et al. 4-Phenyl-7-azaindoles as potent and selective IKK2 inhibitors [J]. Bioorg Med Chem Lett，2009，19（9）：2504-2508.

[28]　Waelchli R，Bollbuck B，Bruns C，et al. Design and preparation of 2-benzamido-pyrimidines as inhibitors of IKK [J]. Bioorg Med Chem Lett，2006，16（1）：108-112.

[29]　Christopher J A，Bamborough P，Alder C，et al. Discovery of 6-Aryl-7-alkoxyisoquinoline Inhibitors of IκB Kinase-β（IKK-β）[J]. Journal of Medicinal Chemistry，2009，52（9）：3098-3102.

[30]　Castro A C，Dang L C，Soucy F，et al. Novel IKK inhibitors：β-carbolines [J]. Bioorg Med Chem Lett，2003，13（14）：2419-2422.

[31]　Wen D，Nong Y H，Morgan J G，et al. A selective small molecule IκB Kinase β inhibitor blocks nuclear factor κB-mediated inflammatory responses in human fibroblast-like synoviocytes，chondrocytes，and mast cells [J]. J Pharmacol Exp Ther，2006，317（3）：989-1001.

[32]　Burke J R，Pattoli M A，Gregor K R，et al. BMS-345541 is a highly selective inhibitor of IκB kinase that binds at an allosteric site of the enzyme and blocks NF-κB-dependent transcription in mice [J]. J Biol Chem，2003，278（3）：1450-1456.

[33]　Dai S，Hirayama T，Abbas S，et al. The IκB kinase（IKK）inhibitor，NEMO-binding domain peptide，blocks osteoclastogenesis and bone erosion in inflammatory arthritis [J]. J Biol Chem，2004，279（36）：37219-37222.

[34]　Jimi E，Aoki K，Saito H，et al. Selective inhibition of NF-κB blocks osteoclastogenesis and prevents inflammatory bone destruction in vivo [J]. Nat Med，2004，10（6）：617-624.

[35]　Ianaro A，Tersigni M，Belardo G，et al. NEMO-binding domain peptide inhibits proliferation of human melanoma cells [J]. Cancer Lett，2009，274（2）：331-336.

［36］ Baima E T，Guzova J A，Mathialagan S，et al. Novel insights into the cellular mechanisms of the anti-inflammatory effects of NF-κB essential modulator binding domain peptides ［J］. J Biol Chem，2010，285 （18）：13498-13506.

［37］ Golden M S，Cote S M，Sayeg M，et al. Comprehensive experimental and computational analysis of binding energy hot spots at the NF-κB essential modulator/IKKβ protein-protein interface ［J］. J Am Chem Soc，2013，135 （16）：6242-6256.

［38］ Gotoh Y，Nagata H，Kase H，et al. A homogeneous time-resolved fluorescence-based high-throughput screening system for discovery of inhibitors of IKKβ-NEMO interaction ［J］. Anal Biochem，2010，405 （1）：19-27.

8　缺氧诱导因子（HIF）介导肿瘤耐药及其相关药物的研究进展

The Research Development of Hypoxia-mediated Drug Resistance and Drug Candidates

陈亚琼　彭　晖❶

　　人体正常组织稳态中，存在着细胞增殖和凋亡的平衡，这个过程通过一系列复杂基因的调控完成。肿瘤的形成是由于促进细胞增殖的基因异常表达，并超过控制细胞凋亡的基因表达，因此肿瘤细胞具有恶性增殖的能力。目前治疗肿瘤的主要手段有手术、化疗、放疗、靶向治疗等。在恶性肿瘤早期和不适宜做手术的恶性肿瘤患者群体中，引起治疗失败的主要原因是化疗耐药。肿瘤耐药产生的机制非常复杂，通常是多种因素共同作用的结果，目前认为肿瘤耐药机制主要包括三个方面：①药物不适当的药代动力学特征；②肿瘤细胞内在耐药性；③肿瘤细胞微环境介导耐药[1]。例如，某些肿瘤中药物的低浓度和分布的不充足归因于肝脏的代谢和异常肿瘤血管形成[2]。多项研究表明，药物代谢性质的改变、药物向细胞外外排、DNA 损伤修复增加和细胞凋亡抑制等都与肿瘤耐药相关。此外，近年来肿瘤微环境与化疗失败和药物耐药的相关性研究也得到了广泛的认可[3]。例如，肿瘤细胞的增殖速度、细胞内外的氧浓度和酸度都会影响肿瘤细胞对化疗的敏感性，而这些因素的改变与肿瘤细胞所处的微环境密切相关[4]。

　　肿瘤微环境对肿瘤发生、发展的作用越来越受到重视。缺氧是晚期实体瘤中所共有的肿瘤微环境特征，缺氧与肿瘤的恶性进展，涵盖了肿瘤细胞增殖、分化、凋亡、肿瘤表型、肿瘤血管形成、细胞代谢、耐药以及肿瘤患者的预后密切相关的诸多因素。对许多类型的恶性

　　❶　通讯作者，彭晖，中国人民解放军军事医学科学院卫生学环境医学研究所军事环境药学研究室（北京，100850），研究员，硕士生导师，室主任。研究方向：肿瘤药理和环境药学。联系方式：电话：010-66931554，E-mail：p_h2002@hotmail.com。

肿瘤来说，缺氧已经成为一个独立的预测因素。组织缺氧对放疗、化疗的拮抗作用在几十年前就得到了证实，而缺氧诱导因子（Hypoxia-inducible factor，HIF）转录因子家族是调节细胞自身对缺氧环境适应能力的关键因素[5]。HIFs影响着肿瘤生物学中的许多方面，例如肿瘤血管形成、细胞存活、对抗细胞凋亡、细胞程序性死亡、维持pH稳态等[6]。HIFs能够通过不同的机制来介导肿瘤细胞对缺氧的适应。要解决HIF介导的肿瘤耐药，可以选择靶向作用于与HIF相关的路径，抑制肿瘤细胞的缺氧耐受，从而提高抗肿瘤药物的疗效。此外，缺氧能影响酪氨酸激酶受体、雷帕霉素靶蛋白和未折叠蛋白应答，从而介导肿瘤耐药的发生。通过以酪氨酸激酶受体、雷帕霉素靶蛋白和未折叠蛋白应答为靶点的治疗，也能够达到逆转缺氧微环境介导的肿瘤耐药的目的。

8.1 缺氧在肿瘤微环境中的作用

肿瘤细胞微环境是重要的致癌因素之一，同时也是肿瘤治疗的靶点。肿瘤在初期生长迅速，细胞成对数增殖，增长的速度远远超过其滋养血管生长的速度。随着肿瘤体积变大，氧的弥散距离增加，远离血管的肿瘤细胞就不能获得充分的氧，最终导致缺氧、酸中毒、营养缺乏和间质液体压力增加等[7]。微环境中影响肿瘤生长最重要的因素就是缺氧，缺氧微环境的出现是实体肿瘤的共同特征，对许多类型的恶性肿瘤来说，缺氧也是一个独立的预测因素。肿瘤细胞对缺氧的适应会促进肿瘤细胞选择性的增殖，使肿瘤细胞更具有侵犯性，也使肿瘤细胞的耐药表型增加[8]。实体瘤的氧浓度比正常微环境低，这是由于快速的细胞分裂、异常的肿瘤血管、肿瘤血液循环形成等原因造成的。正常细胞暴露于缺氧环境时会发生死亡，但是肿瘤细胞却能在缺氧环境下长期存活。缺氧与恶性肿瘤增加、患者预后差、放化疗耐药相关。肿瘤细胞能够通过改变自身基因的转录和表达，调节持续缺氧压力下的糖酵解、细胞增殖、细胞存活路径，提高肿瘤的侵犯性，促进肿瘤的发生和恶性发展[9]。

大体上，缺氧介导的肿瘤耐药包括化疗药物的直接抑制和间接抑制。直接抑制中，许多常用化疗药物都是依赖氧发挥作用的，这些药物在细胞内产生自由基，自由基从细胞生化物质中夺取电子，传递给氧形成活性氧自由基（Reactive oxygen species，ROS），形成细胞毒作用，这些药物的最大效应依赖细胞内氧的含量，当细胞局部缺氧时，它对肿瘤细胞的杀伤作用也会减弱。代表性药物，例如环磷酰胺[10]；铂类[11]；多柔比星[12]等。而间接抑制是指，缺氧介导的肿瘤耐药作用于细胞基因组、蛋白质表达的调控，间接抑制了许多化疗药物通过不同途径诱导肿瘤细胞凋亡的治疗目的。

缺氧微环境对不同的细胞及其生理功能都有影响，包括血管形成、细胞存活、免疫监视、细胞代谢、DNA过度复制、诱导蛋白质合成（减少）等[13]。肿瘤细胞会通过把细胞需氧量调整到一定限度范围来适应缺氧微环境。缺氧效应器介导了这种调节，具有代表性的是缺氧激活转录因子家族HIF，它能够促进缺氧时内环境的稳态，因此HIF正成为当前抗肿瘤治疗研究的新靶点。

8.2 HIF的结构特征和信号转导

肿瘤患者样本和实验动物模型样本分析表明HIFs在肿瘤形成过程中发挥了重要作用。免疫组织化学分析（Immunohistochemical techuiques，IHC）显示HIF1α、HIF2α在大多数恶性肿瘤患者体内过度表达[14]。HIF1α和HIF2α的过度表达与肿瘤初期的发展、炎症细胞的聚集、肿瘤细胞转移、具有侵犯性的肿瘤表型的表达增加和患者存活率降低相关，这说明 HIFs 对肿瘤发展有促进作用[15]。HIFs 介导着正常细胞和肿瘤细胞对缺氧微环境的耐受。HIFs 家族存在于体内含氧量稳态的中枢调节系统中，它介导的通路位于大多数生理、病理路径的中枢，例如：血管形成、红细胞生成、代谢、细胞增殖和细胞分化的中心通路。HIF 是一种碱性螺旋-环-螺旋转录因子超家族成员 (Basic helix-loop-helix，bHLH)，具有 PAS (Per-aryl hydrocarbon receptor nuclear translocator-Sim，PER-ARNT-SIM) 结构域、羧基端有反式转录激活结构域 (Transactivationdomains，TAD)、入核信号等，能够形成异二聚体复杂结构[16]。如图 8-1 所示[17]。

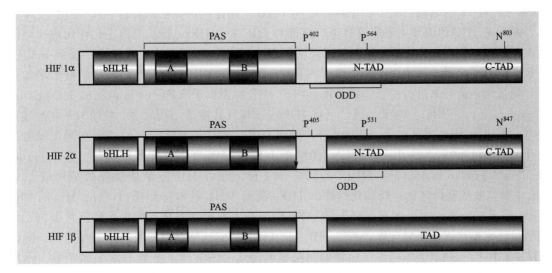

图 8-1　HIF 家族的结构域特征

现已分离出三种对氧敏感 HIFα 亚型，包括：HIF1α、HIF2α、HIF3α，它们由不同基因序列编码。HIF1α 和 HIF2α 具有一段高度同源的基因序列，会通过相似的蛋白质水解过程来进行结构修饰。正常含氧量下，HIFα 会被泛素蛋白酶体降解，因此它的半衰期很短，但在缺氧时，HIFα 的降解就会减慢。相比于 HIF1α 在组织中的广泛表达，HIF2α 在组织的表达受到很多的限制[18]。HIF1α 和 HIF2α 有相同的反式激活路径，但它们作用的靶基因不同[19]。HIFα 在所有细胞中都会表达，而在肿瘤细胞中表达水平较高。HIF2α 也叫内皮 PAS 蛋白 1 (Endothelial PAS domain protein1，EPAS1)，HIF2α 的表达受到很多限制，但其在血管中含量丰富，这说明 HIF2α 主要通过 HIF2α 信使 RNA (mRNA) 表达和血管内皮生长因 A (Vascular endothelial growth factor A，VEGFA) mRNA 的转录、表达来调控血管内皮细胞的功能。血管内皮生长因子是重要的血管生成调节因子，它参与肿瘤形成及发展的多个过程。HIF2α 蛋白还会在缺氧的小鼠肾细胞、肺细胞、结肠上皮细胞、肝细胞、巨噬细胞、肌肉细胞、星形细胞等不同类型细胞中表达，说明 HIF1α 和 HIF2α 在许多类型的细胞中都会交叉表达。大部分 HIF 转录过程由 HIF1α 和 HIF2α 介导，引发一系列肿瘤生长、发展的过程。HIF1α 和 HIF2α 也会通过调节特定的靶基因产生相互拮抗的作用，例如直接或间接与肿瘤抑制蛋白、肿瘤抑制因子 MYC、P53 作用。HIF3α 对肿瘤缺氧的作用还不明确，但是 HIF3α 的 mRNA 会编码 HIF3α 亚基与 HIF1α 形成惰性异二聚体，对其他 HIFα 亚基产生抑制作用，例如：HIF3α 的突变型包含抑制型 PAS 区域蛋白 (Inhibitory PAS domain protein，IPAS) 能够抑制其他 HIFα 亚基[16]。

HIFβ亚基又称芳香烃受体核转位蛋白（Aryl hydrocarbon receptor nuclear translocator，ARNT），HIFβ的表达不受氧含量的影响，它的构象决定了 HIF 与 DNA 的亲和力。同时，HIFβ还参与 bHLH 蛋白异二聚体形成。HIF1β存在于正常、缺氧细胞的胞浆和细胞核中，它能够与 HIFα 的 N 末端激活区域结合形成蛋白二聚体，与转录辅助激活因子共激活剂 P300/环磷酸腺苷反应元件结合蛋白 CBP（cAMP-response element binding protein，p300/CBP）结合，并激活转录。缺氧能激活 HIF 与下游调控基因的低氧反应元件（Hypoxia response element，HRE）结合，HRE 由 HIF1 结合位点（HIF1 binding site，HBS）、AGCGTG 和高度可变的旁序列组成。ARNT-HIFα 异二聚体结合在低氧反应元件 HRE 上，HRE 的五核苷酸中心序列 5′-TACGTG-3′相连，诱导基因表达[16]。

缺氧对 HIF 的诱导主要通过翻译后修饰和 HIF1α、HIF2α 亚基的稳定化作用进行，因此细胞缺氧加剧时，HIFα 的含量和转录活性都会增加。HIF1α 的表达和活性受到 mRNA 转录、蛋白质翻译、核定位、反式激活的影响。缺氧时，HIFα 稳定性和转录活性的增加主要是通过两条途径来进行的：①缺氧诱导因子 HIF 抑制因子（Factor inhibiting hypoxia-inducible factor1，FIH1）对氧敏感，可将 HIF1α 末端反式激活结构域 803 位的天冬氨酸残基羟基化，阻止 HIF1α 与 P300/CBP 结合，抑制 HIF1α 的转录激活[20]。②对氧敏感的脯氨酸羟化酶（Proline hydroxylase，PHD）能够把 HIF1α 亚基氧依赖降解结构域（Oxygen-dependent degradation domain，ODDD）564、402 位，或者 HIF2α 氧依赖降解结构域 531、405 位脯氨酸残基羟基化。羟基化修饰的 HIFα 能与 VHL 肿瘤抑制蛋白（von Hippel-Lindau tumor suppressor protein，pVHL）特异性结合，发生泛素化，募集多种泛素蛋白，共同组成泛素连接蛋白酶复合体，使得 HIFα 亚基经过泛素连接蛋白酶复合体途径降解，降低 HIFα 水平[21]。缺氧会通过许多途径抑制脯氨酸羟化酶的活性，增加 HIF 转录活性。不同组织中脯氨酸羟化酶表达不同，与不同 HIF 之间的亲和力不同，这导致了缺氧耐受的多样性。肿瘤细胞中致癌信号增加也会诱导转录、翻译 HIFα 蛋白的信使 RNA（mRNA）的表达增加。除了缺氧，还有很多其他的因素能够诱导 HIF1α 的活性，例如：生长因子、细胞因子、活性氧自由基和氮类化合物等。一些基因以及后续的一系列改变，例如癌基因激活、肿瘤抑制基因失活等，也可以诱导 HIF 的表达[15]。

8.3 HIFs 介导药物耐药的机制

HIF1 对肿瘤耐药的促进作用存在于多数肿瘤细胞中，HIF 与耐药的研究始于 Roland Wenger 和同事的发现：当 HIF1α 失活时，卡铂和依托泊苷能明显增加小鼠胚胎成纤维细胞的抗增殖作用[22]。不同于以往在正常含氧量和缺氧条件下研究 HIF1 功能，随后开展的研究主要集中于缺氧介导肿瘤耐药中 HIF1 所起的作用以及通过不同方式（例如：RNA 干扰和抑制蛋白等）靶向作用于 HIF1α 时产生的逆转作用[23]。虽然对神经细胞瘤和肺腺癌细胞的研究无法证明缺氧时 HIF1α 的失活会影响药物的作用，但是在纤维肉瘤、胃癌、乳腺癌细胞中，HIF1α 失活能够明显加强肿瘤细胞对化疗药物的敏感性[24]。后续研究证实，无论在正常含氧量还是缺氧条件下，HIF1 的产生都会增加肿瘤细胞的药物耐药性。也有相反报道称 HIF1α 过度表达会增加肿瘤细胞对化疗的敏感性，例如，采用 R-CHOP 治疗弥散性 B-细胞淋巴瘤时，HIF1α 的表达会改善弥散性 B-细胞淋巴瘤患者的存活率[25]。尽管目前大多数研究都认为实体肿瘤中 HIF1α 的表达与肿瘤转移和患者生存期缩短有关。但也存在少数研究发现 HIF1α 表达增加能够改善患者的存活率。HIF1α 通过调节相关靶基因的表达促进肿瘤的发展和转移，它在少数肿瘤患者身上出现的促存活作用可能与特异性的肿瘤恶性表型和患者治疗方案有关。ROS 能够调节 HIF1α 和 B-细胞淋巴瘤细胞表面特异性 CD22 抗原的表达。采用 R-CHOP 治疗 B-细胞淋巴瘤时[25]，HIF1α 的表达上调可能只是 CD22 抗原含量变化的反映，介导患者存活率提高的真正原因可能与利妥昔单抗和 CD22 的结合率提高有关。也有可能是利妥昔单抗与 HIF1α 下游靶基因之间或与其他致癌信号路径之间发生了相互作用，调节了 HIF1α 的转录、翻译和表达。此外，细胞长期缺氧诱导的 PHD 活性提高和 HIF1α 脱敏也会诱导 HIF1α 的表达上调。HIF1α 对肿瘤患者的促存活作用只存在于少数患者肿瘤表型中，且十分罕见。在大多数肿瘤患者身上，HIF1α 的表达上调仍与肿瘤的恶性发展和转移有关。因此，抑制 HIF1α 仍是扭转抗肿瘤药物耐药，提高患者生存期的有效靶点。HIF 通过介导不同的靶基因表达，对缺氧产生耐受，促进耐药性产生，因此，这些由 HIF 介导的通路也是提高化疗质量、减少耐药性产生的靶点。

8.3.1 HIF1 介导的肿瘤耐药机制

HIF1 介导肿瘤耐药的分子基础复杂、多样，并且与肿瘤表型有关。研究发现，HIF 能够影响药物外排、细胞凋亡、细胞自噬、细胞衰老、线粒体活性、DNA 修复和细胞代谢等过程，介导耐药性的产生。如表 8-1 所示。

表 8-1 HIF1 介导的肿瘤耐药机制

癌细胞模型	药物分子	耐药类型	分子机制	参考文献
神经胶质瘤细胞	依托泊苷,多柔比星	药物外排	MRP1	[26]
恶性胶质瘤细胞,结肠癌细胞	阿霉素	药物外排	P-gp	[27]
胃癌细胞	多种化疗药物	药物外排	P-gp、MRP1	[28]
口腔鳞状细胞癌	5-氟尿嘧啶,顺铂	药物外排	P-gp	[29]
乳腺癌细胞	甲氨蝶呤	药物外排	P-gp	[30]
肝癌细胞	5-氟尿嘧啶	药物外排	P-gp、MRP1、LRP	[31]
Hela 细胞	N-(4-羟苯基)维甲酰胺	诱导自噬作用	自噬基因 Beclin1	[32]
胃癌细胞	5-氟尿嘧啶	抑制细胞凋亡	P53,NF-κB	[24]
乳腺癌细胞	紫杉醇	抑制细胞凋亡	半胱氨酸天冬氨酸蛋白酶（Caspase）3、8 和 10；Bak,TNFRSF10A,Mcl-1	[23]
前列腺癌细胞	氟他胺	抑制细胞凋亡	抑制凋亡基因 Bcl-xL	[33]
恶性胶质瘤细胞,结肠癌细胞	阿霉素	抑制细胞凋亡	抑制凋亡基因 Bcl-2	[27]
肝癌细胞	依托泊苷	抑制细胞凋亡	促凋亡基因 Bak	[34]
纤维肉瘤细胞	顺铂	抑制细胞凋亡	Bid	[35]
胃癌细胞	多种药物	抑制细胞凋亡	Bcl-2,Bax	[28]
乳腺癌细胞	多西他赛	抑制细胞凋亡	存活素	[36]
神经母细胞瘤细胞	依托泊苷,长春新碱	抑制细胞凋亡		[37]
胰腺癌细胞	5-氟尿嘧啶,多柔比星,吉西他滨	抑制细胞凋亡	存活素	[38]
纤维肉瘤细胞,结肠癌细胞	依托泊苷	抑制细胞凋亡	Bid	[39]

癌细胞模型	药物分子	耐药类型	分子机制	参考文献
头颈部鳞状细胞癌细胞	紫杉醇	抑制细胞凋亡	Bid	[40]
结肠癌细胞	依托泊苷,奥沙利铂	抑制细胞凋亡	Bid	[41]
胃癌细胞	5-氟尿嘧啶	抑制衰老		[24]
乳腺癌细胞,前列腺癌细胞	依托泊苷	抑制 DNA 损伤	拓扑异构酶Ⅱα	[42]
鼠胚胎成纤维细胞	依托泊苷	抑制 DNA 损伤	DNA 依赖的蛋白激酶复合物	[43]
鼠胚胎成纤维细胞	依托泊苷,卡铂	抑制 DNA 损伤		[22]
口腔鳞状细胞癌细胞	5-氟尿嘧啶	活性氧自由基损伤降低	血红素加氧酶 1、锰超氧化物歧化酶、铜蓝蛋白	[29]

注：MRP1 表示多药耐药相关蛋白 1；P-gp 表示 P-糖蛋白；LRP 表示肺耐药相关蛋白。

8.3.1.1　HIF1 介导的药物外排

HIF1 在缺氧环境下可以激活多药耐药基因[44]（Multidrug resistance，MDR1），MDR1 编码细胞膜上的 ATP 结合盒式蛋白（ATP-bindingcassette，ABC）家族成员中的 P-糖蛋白（P-glycoprotein，P-gp）。P-gp 能够将化疗药物从细胞内向外排出，从而降低许多化疗药物在细胞内的浓度，例如长春新碱、蒽环类抗生素和紫杉醇等常用的一线临床用药[45]。在神经胶质瘤、胃癌、乳腺癌、结肠癌细胞中，MDR1 是 HIF1 的靶基因，HIF1 会通过介导 P-gp 表达，促进缺氧诱导耐药产生[44]。研究还发现，HIF1α 的表达与人结肠癌组织中的 P-gp 表达密切相关[46]。多药耐药相关蛋白（Multidrug resistance-associated protein1，MRP1）是另一种 ABC 转运体，由多药耐药相关基因（Multidrug resistance-associated protein gene，mrp）编码，与缺氧条件下 HIF1 介导的肿瘤耐药有关[26]。MRP 不仅是一种 ATP 依赖的药物外排泵，同时也是谷胱甘肽偶合泵，因此它能够清除包括化疗药物在内的细胞内与谷胱甘肽结合的亲脂性物质和阴离子残基，降低细胞毒性，介导耐药性的产生。MRP 可能会参与细胞内囊泡运输，导致药物分布改变，使药物在靶标部位的有效浓度降低。MRP 广泛分布于人体的正常组织，尤其是上皮、内分泌组织的管腔面的顶端胞质、肌肉组织、粒细胞、T-淋巴细胞中，MRP 几乎完全地分布在胞质内膜系统中，所以它能将细胞内产生的有害物质、进入细胞的化疗药物等排出胞外，发挥机体的保护作用。

肺耐药相关蛋白（Lung resistant-related protein，LRP）不是 ABC 转运体，但它也与缺氧下的 HIF 介导药物耐药密切相关。研究发现，LRP 能够对一些 P-gp 和 MRP 不能介导的药物产生耐受作用。这些药物都是以 DNA 作为靶点的化疗药。LRP 可能通过两种机制引起耐药作用，它能使以细胞核为靶点的药物不能通过核孔，或者将进入核孔的药物泵出细胞核。同时，它也能使细胞质中的药物进入囊泡，并经过胞吐作用，排出细胞外。

8.3.1.2　HIF 对细胞凋亡的影响

细胞凋亡（Apoptosis）是细胞在各种死亡信号刺激后发生的一系列瀑布式激活的主动死亡过程，而细胞凋亡的启动和传导需要多种基因及其产物的调控。细胞凋亡缺陷和细胞周期调节改变是耐药产生的另一个主要原因。缺氧对细胞促凋亡、抗凋亡都有作用。这种双向的调控可能跟肿瘤类型的特异性、肿瘤的发生、发展水平有关。大多数细胞对氧含量急剧下降、持续的缺氧状态以及严重缺氧的反应就是细胞周期停滞，这是一种 HIF1 介导的细胞凋亡[47]。不同细胞对缺氧的反应差异很大，这一现象已在炎症细胞，如：中性粒细胞、巨噬细胞中得到证实。为了使炎症细胞继续发挥正常作用，它们必须在严重缺氧的炎症、感染、损伤部位的微环境中生存下来。因此，炎症细胞具有强大的抵抗缺氧介导细胞凋亡的能力，这与 HIF 介导的 NF-κB 稳定化作用以及后续的抗凋亡 NF-κB 靶基因的表达有关[48]。研究发现，凋亡前因子（BNIP3，NIX，NOXA）、促凋亡因子（Bak，Bax，P53）和抗凋亡因子（Bcl-xL，Bcl-2，NF-κB）都受到 HIF1 的调节[33]。

在大多数肿瘤细胞中，HIF1 能够抑制细胞凋亡，HIF1α 还能抑制化疗药物作用下的肿瘤细胞死亡[23]。HIF1 介导的抗凋亡靶基因能够解释这种作用。研究发现，对胃癌患者进行 5-氟尿嘧啶（5-FU）化疗时，HIF1 能够抑制 P53 基因的激活。这说明 HIF 对化疗诱导细胞凋亡的抑制可能与 p53 路径有关[24]。P53 是一种抑癌基因，它是细胞生长周期中的负调节因子，与细胞周期调控、DNA 修复、细胞分化、细胞凋亡等生物学功能有关。它在细胞内的核心作用是介导 DNA 损伤启动的细胞应激反应，维持遗传稳定性。在细胞 DNA 损伤时，它可以使细胞停止于细胞合成前期（G_1 期），在 DNA 开始合成前进行损伤修复，或者介导细胞凋亡。研究发现，在肾透明细胞癌放疗过程中，HIF2 能抑制放疗引起的癌细胞 DNA 损伤诱导的 P53 的激活和细胞凋亡[49]。虽然还有待进一步的体内验证，但是上述研究在某种程度上揭示了在 P53 突变的肿瘤表型中，HIF 的抑制药物能够发挥功效。

另有文献报道，缺氧条件下线粒体活性受到抑制，ATP 生成量下降，会激活促凋亡蛋白 Bax、Bak，促使线粒体释放细胞色素 C 进入胞浆，与凋亡酶激活因子（Apoptotic protease activating facter-1，APAF-1）、天冬氨酸特异性半胱氨酸蛋白酶（Caspase-9）结合，引发细胞凋亡。缺氧还会上调促凋亡因子 BNIP3、NIX，减弱 Bcl-2 介导的抑制凋亡作用。HIF1α 能够直接调节和激活转录水平的 BNIP3。缺氧还能促进线粒体释放 ROS，上调诱导型一氧化氮合酶（Inducible nitric oxide synthase，iNOS）的含量，促进一氧化氮（NO）释放，或者通过激活其他路径来促进细胞凋亡。缺氧在肿瘤细胞凋亡中的作用存在许多争议。有学者认为，轻微或者急性缺氧时，细胞可能会通过抗细胞凋亡作用来适应这种环境压力，继续存活；而严重、长期的缺氧则会使细胞倾向于细胞凋亡。不论哪种观点，都充分说明了缺氧和凋亡之间的相关性和复杂性。

8.3.1.3 HIF1 对细胞自噬作用的影响

细胞自噬作用（Autophagy）也是细胞生存重要的调节方式[50]。为了适应营养物质减少和代谢的压力，自噬作用（自我吞噬）可以通过分解代谢或者利用内源性物质进行蛋白质合成来产生 ATP，避免细胞坏死和细胞凋亡[51]。自噬作用能够通过暂时缓解细胞对外源性营养物质的依赖，维持细胞内的代谢稳态[50]。研究发现自噬作用的丧失能够提高化疗药物的效果，例如，利用顺铂和 5-氟尿嘧啶治疗食道癌和结肠癌时，自噬作用的抑制能够提高化疗效果[52]。尽管自噬作用对肿瘤形成的具体作用还不清楚，但能肯定的是，长期的、与自噬作用相关的抗压状态的维持与肿瘤细胞的抗增殖化疗效果不理想有关[53]。抑制自噬作用不仅能够提高肿瘤细胞对化疗药物的敏感性，还能提高慢性骨髓白血病细胞对伊马替尼的敏感性[54]。

HIF1 对自噬作用的影响非常复杂，并且具有细胞特异性和组织依赖性。HIF1 是线粒体在缺氧诱导下的自噬作用的最重要的调节因子，因此在细胞适应缺氧的过程中，线粒体氧化磷酸化水平会降低[55]。这一过程依赖于 HIF1 的靶基因 BNIP3（Bcl-2/adenovirus E1B19-kDa interacting protein 3），它是 Bcl-2 蛋白家族 BH3 亚群的成员，能够对抗抑制细胞凋亡蛋白 Bcl-2 和 Bcl-xL 的作用。HIF1 诱导产生的 BNIP3 和 BNIP3L（Bcl-2/adenovirus E1B19-kDa interacting protein 3 like）是缺氧诱导自噬作用所必需的基因[56]。缺氧诱导的体内细胞毒药物化疗失败的原因之一也是通过 HIF1 介导细胞自噬作用进行的[32]。抗肿瘤药物耐药产生过程中 HIF1 与细胞自噬作用之间的相互作用还需要进一步的体内验证。某些与 HIF1 无关的信号路径也能在缺氧下诱导自噬作用，例如通过激活 AMP 激酶信号路径来降低细胞内 ATP/AMP 的比等[57]。

8.3.1.4　HIF1 对细胞衰老的影响

细胞衰老（Cellular senescence）也是重要的抑癌因素，细胞 DNA 损伤响应（DNA-Damage response，DDR）途径会引发细胞衰老，形成不可逆的细胞周期停滞[58]。DDR 介导的细胞衰老可以解释一些化疗药物的抗癌机制[59]。近期的研究发现，缺氧会减少药物诱导的细胞衰老，同时增加缺氧介导药物耐药的产生。后者的作用是由 HIF 介导的，例如 siRNAs 靶向作用于 HIF1α，能够抑制人类乳腺癌和结肠癌细胞衰老，最终导致药物耐药[60]。此外，HIF1 也能在正常含氧量下诱导药物耐药，这可能也与 HIF 控制着肿瘤细胞的衰老有关[24]。

8.3.1.5　HIF1 介导的 DNA 损伤修复

许多经典化疗药物是通过诱导肿瘤细胞 DNA 的损伤来发挥治疗恶性肿瘤作用的。DDR 路径能够对 DNA 损伤产生响应，防止 DNA 损伤传递，保持基因组完整性[61]。恶性增殖的肿瘤细胞中，经常存在 DDR 基因的突变，这种突变会导致 DNA 损伤和 DNA 损伤错误修复增加，使得肿瘤细胞基因组不稳定[62]。DNA 修复路径有时能够使肿瘤细胞逃逸遗传毒性的损伤，例如依托泊苷和博来霉素诱导肿瘤细胞 DNA 双链断裂，杀伤肿瘤细胞的过程中，当 DDR 路径缺陷时，这种杀伤作用就会增强[62]。研究发现，HIF1 能够介导对依托泊苷（经典的诱导 DNA 双链断裂药物）耐药性的产生，就是利用上述机制。HIF1α 缺陷的小鼠胚胎成纤维细胞（Murine embryonic fibroblasts，MEFs）中，三种 DNA 依赖蛋白激酶复合物，蛋白激酶 C（Protein kinase C，DNA-PKCs）、Ku80、Ku70 的基因和蛋白质表达显著降低。蛋白激酶能够催化蛋白质的磷酸化，PKC 的主要作用是促进细胞的增殖和分化，也能促进细胞凋亡[43]。在 HIF1α 缺失的乳腺癌和前列腺癌细胞中，HIF1 能够通过下调拓扑异构酶Ⅱα 的转录，抑制依托泊苷诱导的 DNA 损伤[21]，产生耐药。近期通过实验证实了 HIF1 在依托泊苷耐药中所起的重要作用，在体内实验中，HIF1α 处于失活状态时，依托泊苷能够通过 Cre-loxP 重组酶系统介导与肿瘤细胞特异性再结合，在转基因肝癌细胞模型中依托泊苷的抗增殖作用得到了显著的增强[63]。

8.3.1.6　HIF 介导的代谢改变

肿瘤的恶性转化与代谢重组密切相关，HIF 对许多肿瘤表型中过度表达的代谢路径都有调节作用，例如：葡萄糖转运、糖酵解、线粒体活性和细胞内 pH 调节等[64]。利用 ^{18}F 氟脱氧葡萄糖阳电子发射断层摄影术（^{18}F-Fluoro deoxyglucose positron emission tomography，FDG-PET）能够检测和定位肿瘤中特异性的代谢异常，还能够评估治疗效果和患者的预后情况[65]。HIF 对线粒体活性的影响是 HIF 影响代谢重组的关键[66]。线粒体对细胞活性的调节是双向的，它是产生能量、消耗能量所必需的，线粒体不仅会引发细胞凋亡[67]，还会调节非细胞凋亡途径的细胞死亡，例如细胞坏死等[68]。线粒体在引发细胞死亡的过程中发挥了重要作用，肿瘤细胞中线粒体的活性是不断变化的[69]。HIF1 能够通过不同的机制降低线粒体的活性，依赖 HIF1 的肿瘤组织能够利用稳定的分子机制来调节肿瘤细胞中线粒体的活性。

HIF1 调节线粒体活性的首条路径是，缺氧时 HIF1 介导的路径会增加细胞色素 C 氧化酶（Cytochrome C oxidase，COX）亚基的表达，使细胞呼吸与含氧量的变化相适应[70]。其次，HIF1 能抑制三羧酸循环（Tricarboxylic acid cycle，TCA），介导靶基因表达丙酮酸脱氢酶激酶 1（Pyruvate dehydrogenase kinase-1，PDK1），使丙酮酸脱氢酶（Pyruvate dehydrogenase，PDH）失活。而正常情况下，丙酮酸脱氢酶能够使丙酮酸盐变成乙酰辅酶 A，为三羧酸循环提供原料[71]。HIF 调节线粒体活性的第三条路径是，HIF1 会抑制转录因子 c-myc，后者能够调节线粒体活性[72]。缺氧能通过 HIF1 介导线粒体的自噬作用，因此线粒体活性受到 HIF1 的控制[66]。上述路径都与线粒体激活细胞内死亡途径有关，所以抑制线粒体活性也是 HIF1 介导治疗失败的原因之一。线粒体不仅会通过控制细胞凋亡和细胞坏死介导细胞死亡信号，还能通过产生 ROS 来传导细胞死亡信号。药物和放疗诱导的 ROS 是杀死肿瘤细胞的主要机制。在大多数细胞中，线粒体是 ROS 的主要来源，HIF1 的激活会抑制 ROS。有研究显示，VHL 基因（von Hippel-Lidau disease gene）缺陷的肾癌细胞，通过 VHL 基因再激活、小鼠成纤维细胞 HIF1 的失活和胃癌细胞的 RNA 干扰三种手段抑制 HIF1α 的活性后，能够使细胞内 ROS 的浓度增加[24]。HIF1α 缺陷的细胞中，化疗诱导的 ROS 的产生会增加，证明 ROS 在 HIF1α 介导的药物耐药中的作用。HIF、线粒体、药物耐药之间的内在联系不仅能够解释治疗失败的原因，也能为 HIF 介导的肿瘤耐药提供新的治疗手段[66]。

8.3.1.7 P53 在 HIF1 介导药物耐药中的作用

野生型 P53 是体内重要的抑癌基因，与细胞周期的调控、DNA 修复、细胞分化、细胞凋亡等重要的生物学功能有关。P53 能够抑制肿瘤血管增生，同时在抑制恶性肿瘤的增殖过程中也起着重要作用。在肿瘤细胞中常常发现 P53 基因突变或缺失，突变型 P53 丧失了野生型的抑癌功能，而且还可能获得了某些癌基因的功能，导致肿瘤的发生。野生型 P53 蛋白具有反式激活功能和广谱的肿瘤抑制作用。P53 基因在细胞内的核心作用是介导 DNA 损伤引起的细胞应激反应，维持遗传稳定性。研究发现，抑癌基因 P53 的失活会促进缺氧微环境中肿瘤的发展，因为 P53 基因丧失的肿瘤细胞可以抵抗缺氧诱导的细胞凋亡[73]。这提示缺氧条件下 HIF1 与 P53 基因具有相互作用，但还需要进一步的研究证实。目前的实验数据并不支持这个观点，HIF1 与 P53 基因的相关性的生理学本质也尚未明确[74]。正常氧含量下，胃癌患者在化疗时 P53 路径的激活会被 HIF1 明显的抑制。在 HIF1 表达的细胞中，HIF1 介导的细胞内 ROS 的减少也是 P53 基因稳定性降低的缘故[24]。对缺氧时 HIF1 介导的药物耐药中 P53 基因作用的研究表明：在同源的纤维肉瘤细胞中，HIF1α 功能性失活可以逆转缺氧介导的顺铂的化疗耐药，但在 P53 基因缺失的突变细胞中却观察不到这一点。通过与 HIF1α 无关的路径来维持细胞内 P53 基因的稳态同样可以提高化疗效果。在胶质母细胞瘤细胞和结肠癌细胞中，同源结构域相互作用蛋白激酶 2（Homeo-domain interacting protein kinase 2，HIPK2）是一种具有 HIF1α 抑制作用的辅助抑制物。HIPK2 自身能发挥促凋亡作用，因此无法区分 HIF1 依赖的和非 HIF1 依赖的作用。此外，这类实验并不是在真正的缺氧微环境下进行，而是利用二氯化钴在体外诱导细胞缺氧从而模拟了缺氧微环境[27]。尽管二氯化钴对 HIF1 活性是一种很好的诱导物，它能够通过抑制脯氨酸羟化酶，或者通过氧自由基介导的 HIF1α 蛋白质稳定作用提高 HIF1α 的活性。但是缺氧能激发的一系列复杂的细胞内反应，可能与单纯由二氯化钴所引起的反应有所不同[75]。因此 HIF1α 介导的药物耐药有赖于完整的 P53 路径。尽管在蠕虫和人类族群中，HIF1 对 P53 的拮抗作用是进化保守的，但它在药物耐药中的作用还有待在其他细胞类型和体内试验上的进一步验证。

8.3.1.8 HIF 对肿瘤转移的影响

肿瘤转移（Metastasis）指细胞从原位肿瘤上脱落，进入基底膜，然后内渗到血管，随着血液循环到达并留在转移灶内，通过生长增殖形成新的肿瘤。肿瘤转移是恶性肿瘤的基本特征和标志，也是造成大多数癌症患者死亡的主要原因之一。肿瘤转移与肿瘤细胞内在特性改变有关，尤其是微环境的变化。肿瘤转移会涉及肿瘤细胞之间、肿瘤细胞与间质的多个步骤和多个分子反应，因此肿瘤的发生、发展、转移是一个复杂的过程。这个过程中还有大量基因结构、表达调控的改变，如：基因突变、原癌基因激活、抑癌基因失活等。肿瘤转移的生物学过程包括肿瘤细胞粘附、细胞外基质降解（Extracelluar matrix，ECM）、归巢能力、运动迁移、肿瘤血管形成和循环系统改变等多方面。大量实验证据表明，缺氧对肿瘤的转移有促进作用，缺氧几乎参与了肿瘤转移的每一个步骤。HIF 在这一调控中发挥了关键作用[76]。在转移后的肿瘤细胞中 HIF 的表达水平远远高于原位的肿瘤细胞。HIF1α 在肿瘤组织缺氧区域中表达水平高与肿瘤的恶性程度有关，它也是抗肿瘤转移的重要靶标。研究认为，肿瘤细胞的转移必须经历从上皮细胞到间充质细胞的转换（Epithelial-mesenchymal transition，EMT）过程，使极性的上皮细胞转换成能够运动的间充质细胞，获得侵袭、迁移能力。EMT 存在于多个生理、病理过程，涉及复杂的信号通路调节。早期胚胎发育过程中，EMT 与间充质细胞向上皮细胞转换（Mesenchymal-epithelial transition，MET）之间的转换对器官的形成和发育非常重要，但同时 EMT 能促进肿瘤转移。肿瘤细胞在这一过程中去极化，获得向远端转移的能力。EMT 过程中，细胞之间、细胞与间质之间的联系降低，基因表达调控改变，例如主要分子标记物上皮型 E-钙粘蛋白（E-Cadherin）的表达下调。上皮型 E-钙粘蛋白是介导同种细胞间粘附的钙依赖性的跨膜糖蛋白，参与形成、维护正常细胞间的联结，是介导细胞间连接的重要分子之一。缺氧时，HIF 会上调 SNAIL、TWIST、TCF 和 ZEB1/2 等 E-cadherin 转录抑制因子，使 E-cadherin 下调，促进 EMT 进行[77]。缺氧会促进 TGF-α 分泌，以旁分泌形式增加肿瘤细胞运动性[78]。缺氧能通过 HIF 介导赖氨酰氧化酶（Lysyl oxidase，LOX）作用于细胞外基质，促进 EMT[79]。缺氧能介导细胞分泌金属基质蛋白酶（Matrix metalloproteinase，MMP）、血纤维蛋白溶酶原抑制因子 1（Plasminogen activator inhibitor1，PAI-1）等破坏细胞外基质的物质，促进肿瘤细胞向基底层浸润[80]。缺氧还会诱导 NAD(P)H 氧化酶，促进氧自由基产生，杀伤内皮细胞，为肿瘤细胞浸润提供便利[81]。HIF1α 能够调节血管生成，调控许多血管生成、生长因子的表达。HIF1α 上调能够促进 VEGF 表达。后者能够诱导新生血管形成，在促血管生成因子诱导下形成的血管并不成熟，没有成熟的血管层次，存在很多疏漏，这也为肿瘤细胞向血管浸润、向远端转移提供了便利[82]。缺氧能调节已经转移的肿瘤细胞与血管内皮细胞在远端的黏附[83]，避免血小板级联凝血酶促反应发生，帮助肿瘤细胞逃避机体的免疫监视，提高转移肿瘤细胞的存活能力，促进肿瘤在新病灶中的发展[84]。

8.3.1.9 HIF 对肿瘤炎症的影响

研究发现，慢性炎症病灶常伴随着肿瘤发生，肿瘤组织活检也能检测到炎症细胞。流行病学研究证明，25%的肿瘤是炎症发展形成的，因此炎症与肿瘤的发生密不可分[85]。肿瘤相关性的炎症标志有炎症细胞、炎症调节因子、组织重塑、血管新生和组织修复等。大量实验证明，肝炎病毒感染恶化会发展成肝癌；乳头瘤病毒感染会导致宫颈癌；幽门螺杆菌与胃癌有关，部分结肠癌是长期肠道炎性疾病发展而来的，上述例证都说明炎症与癌症发生密切相关。并发炎症也是恶性肿瘤的一大特征，炎症还会影响肿瘤发生、发展的每个阶段。缺氧和 HIF 路径与肿瘤相关炎症的发生关系密切，缺氧会促进免疫细胞分泌促炎症因子，例如：炎症因子肿瘤坏死因子（Tumour necrosis factor α，TNF-α）、转化生长因子-β（Transforming growth factor-β，TGF-β）、白细胞介素等，介导炎症形成[86]。同时，炎症进一步活化缺氧介导的 HIF 信号，形成正反馈系统。介导肿瘤炎症的两条信号通路，转录因子核因子[87]（Nuclear factorκB，NF-κB）和信号传导与转录激活因子 3[88]（Signal Transducer and Activator of Transcription 3，STAT3）都与 HIF 相关，缺氧下的肿瘤炎症还会影响肿瘤发展的其他方面，例如：细胞存活、增殖、代谢和转移等。在人肾癌细胞中，HIF1α 能够和 NF-κB 相互作用，上调炎症因子 TNF-α、化学趋化因子受体 CXCR4，促进炎症的产生[89]。NF-κB 是内源性促肿瘤因子，也是免疫、炎症的重要调节因子。它能够激活炎症因子、黏附分子、环氧合酶-2（Cyclooxygenase-2，COX2）、诱导型一氧化氮合酶和血管生成因子的编码蛋白。环氧合酶-2 又称前列腺素内过氧化物合成酶（Prostaglandin H synthase，PGHS），它是前列腺素（Prostaglandin，PG）合成过程中一个主要的限速酶。研究表明，COX-2 与肿瘤耐药密切相关，并且通过多条途径参与肿瘤耐药的发生。NF-κB 还能诱导抗凋亡基因 Bcl-2 表达，促进肿瘤细胞存活。HIF 激活的 STAT3 通路与肿瘤的形成、细胞凋亡抑制有关，还能通过抑制免疫反应增强肿瘤逃脱免疫监视的能力。肿瘤相关炎症存在于肿瘤的初期阶段，但参与了肿瘤的发展以及恶性细胞的迁移、侵袭和转移的过程。HIF 上调的趋化因子受体和配体能够影响细胞运动性、侵袭力和存活，趋化肿瘤细胞运动。趋化因子常在转化细胞中表达，为转化细胞移动、存活于离原发肿瘤较远的转移灶中提供便利。例如，趋化因子受体 CXCR4 和配体 CXCL12，CXCR4 与肿瘤恶性转移有关。研究发现，它与人原发性肠癌、乳腺癌、肝癌和食管癌淋巴结转移程度相关。

8.3.1.10 HIF 与肿瘤干细胞

干细胞（Stem cell，SC）是具有自我复制能力的多潜能细胞，它可以在一定条件下分化成多种功能细胞，是未充分分化的不成熟细胞，具有再生各种组织器官、人体的潜在功能。肿瘤干细胞（肿瘤起始细胞）具备自我更新、增殖分化的能力，能够独立发展成肿瘤组织。不同类型肿瘤细胞对肿瘤发生、发展的作用并不相同，这是恶性肿瘤的特征之一。随着来自不同组织的肿瘤干细胞的发现以及生物学特性的阐明，肿瘤干细胞的存在逐渐得到了认可。干细胞存在于复杂的微环境中，很多研究显示，氧的浓度会影响干细胞、干细胞祖细胞在静止期或分化期停留的时间，这一过程的长短是由细胞类型决定的[90]。与此类似，肿瘤干细胞的增殖分化、存活与周围环境密不可分。干细胞龛（Stem cell niche）是由多种不同的细胞、血管淋巴管系统、细胞外基质和各种细胞因子、激素构成的三维空间的微环境，它对肿瘤干细胞生长非常重要。研究发现，干细胞龛的氧含量低于正常细胞水平，缺氧能促进干细胞全能性、低分化状态的维持[91]。有文献报道称缺氧对维持造血干细胞[92]、间充质干细胞[93]、神经干细胞[94]、诱导多功能干细胞[95]（Induced pluripotent stem cells，iPSCs）的自我更新、低分化状态有帮助。缺氧还与成神经细胞瘤、宫颈癌、乳腺癌等实体瘤的细胞低分化状态有关[96]。

HIF1α 和 HIF2α 在干细胞的生长周期中发挥着不同的作用。HIF1α 对人中脑和海马体区域的缺氧胚胎干细胞和独立神经干细胞（Neural stem cells，NSCs）的 WNT-β 连锁蛋白路径调节发挥了重要作用。WNT-β 连锁蛋白的活性与海马体区域的低氧浓度、重要的神经干细胞龛（NSC niche）以及 HIF1α 丧失对 WNT-β 信号途径的损伤密切相关，例如：神经干细胞的增殖、分化和神经元成熟等。在结肠癌细胞中，HIF1α 能抑制 WNT-β 的活性，这暗示出 HIF1α 和 WNT-β 在干细胞、其他细胞（例如新生瘤细胞）中发生的相互作用是不同的，但是这种差异的基础还不清楚。HIF1α 能增加 Notch-1 受体在细胞内的活性和稳定性，促进 Notch 靶基因在肌细胞和神经前体细胞中的表达。Notch 信号路径存在于脊椎动物、非脊椎动物，进化上高度保守，可以通过相邻细胞间的相互作用来调节细胞、组织、器官分化和发育。在 P53 基因突变的胸腺淋巴瘤小鼠身上，HIF1α 能促进 Notch-1 受体的激活和靶基因的表达。神经细胞瘤干细胞研究数据显示，HIF1α 和 HIF2α 都能促进 Notch 路径的信号转导[97]。

HIF2α 能够调节 POU 转录因子家族 OCT4（POU5F1）的活性。OCT4 对维持胚胎干细胞、胚胎外胚层、原始生殖细胞中的未分化细胞至关重要。HIF2α 会在胶质母细胞瘤神经干细胞的 CD133+ 膜表面糖蛋白抗原中选择性的表达，而 HIF1α 则在发生肿瘤的神经干细胞和非致瘤的神经干细胞中都有表达，说明 HIF2α 在 CD133+ 亚群中发挥了独有的作用。尽管 CD133+ 的胶质母细胞瘤、神经细胞瘤新生瘤细胞、干细胞样细胞存在于内皮周围的微环境中，但它们的 HIF2α 表达水平较高。虽然这些血管的氧含量不明，但研究数据显示氧浓度较高时，HIF2α 的积累会超过 HIF1α[17]。

8.3.2 HIF2 与治疗耐受

相对于 HIF1 在肿瘤药物耐药中所发挥的重要作用，HIF2 在抗癌治疗中的作用更像是一种替补作用。这种作用已经得到了广泛的认可。在局部晚期头颈部鳞状细胞癌的 HIF2α 免疫化学组织测定中发现，HIF2α 对放化疗法只会产生部分应答[98]。有研究表明，正常氧含量下，对于 VHL 基因和 HIF1α 缺失且 HIF2α 正常表达的肾透明细胞癌（Clear cell renal cell carcinoma，ccRCC），抑制 HIF2α 能明显加强放疗的细胞毒作用[15]。这是因为 HIF2 能够介导对 P53 基因的抑制，所以在 HIF2α 缺陷的细胞中，放疗诱导的肿瘤细胞凋亡作用会增强。抑制 HIF2α，ROS 的积累增加，促进 P53 介导的细胞凋亡，这与抑制 HIF1α 增敏化疗的细胞毒作用机制相似。HIF2 也能介导化疗药物的耐药，抑制 HIF2 能够扭转人肾癌细胞对化疗药物的耐药，促进脂肪酸合成酶（Fatty acid synthase，Fas）介导的细胞凋亡作用。这是因为具有活性 HIF2α 的肾癌细胞，能增加 Hdm2 所介导的 P53 泛素化降解作用[99]，HIF 还会通过其他的分子机制抑制 P53 基因的活性。

8.4 靶向缺氧的肿瘤治疗

缺氧代表了一类治疗靶点，它在肿瘤发展、耐药性产生中发挥了重要作用，肿瘤组织中的缺氧水平远远高于正常组织（表 8-2）。利用缺氧肿瘤微环境，可以增加化疗药物的特异性、降低化疗药物的毒性。目前有两种途径可以利用缺氧来进行靶向治疗。第一种途径是寻找抑制缺氧相关分子靶点的小分子抑制剂，目前研究最多的有 HIF1、UPR 和 mTOR 路径等；第二种途径是利用靶向缺氧激活生物还原性前药，这种激活由缺氧组织中特异性的酶所控制，激活生物还原性前药能够产生具有细胞毒作用的药物，杀伤肿瘤细胞。这类生物还原性前药具有高选择性、低细胞毒性等优点，因此在肿瘤治疗中具有广阔的发展前景[97]。

8.4.1 抑制 HIF1α 的表达

HIFs 介导着正常细胞和肿瘤细胞对缺氧微环境的应答，因此可以作为肿瘤靶向治疗的靶点，通过寻找缺氧细胞中 HIF 分子靶点的抑制物来提高肿瘤治疗的效果，也是肿瘤学研

表 8-2　缺氧相关的分子靶点及其研发的抗肿瘤药物[97]

作用路径	靶点	药物	分类	研究状况
HIF1α 表达	HIF 反义 mRNA	EZN-2968	RNA 寡聚核苷酸	Ⅰ 期临床
	拓扑异构酶	拓扑替康（8-1）、多柔比星（8-2）	喜树碱类似物	上市
	多靶点	PX-478（8-3）	美法仑 N-氧化物	Ⅰ 期临床完成
	蛋白翻译	地高辛（8-4）	强心苷	研究阶段
	HSP90	格尔德霉素（8-5）、17-AAG（8-6）、赤根壳菌素（8-7）	苯醌安沙霉素抗生素	17-AAG 处于 Ⅰ 期临床
HIF1 转录	HIF-P300 连接	毛壳菌素（8-8）及其类似物	抗生素	研究阶段
	硫氧还原蛋白	PX12（8-9）	二硫咪唑	Ⅱ 期临床
		PMX290	Indoloquinol	研究阶段
	DNA 连接	棘霉素（8-10）	DNA 嵌入剂	研究阶段
HIF1 靶基因产物	人碳酸酐酶 9 和 12	芳基磺胺类药物	磺酰胺类锌结合剂	研究阶段
	GLUT1	葡磷酰胺（8-11）	葡萄糖次磷酸化突变体	研究阶段
		2-GLU-SNAP	2-葡萄糖-SNAP 共轭物	研究阶段
		Fasentin（8-12）	Oxobutanilide	研究阶段
		STF-31154	未知	研究阶段
	HK2	5-硫代-D-葡萄糖（8-13，5TDG）、2-脱氧-D-葡萄糖（8-14，2DG）、2-氟-2-脱氧-D-葡萄糖（8-15，2FDG）	糖酵解抑制剂	研究阶段
	MCT1	α-氰基-4-羟基苯乙烯（8-16）	乳酸转运体抑制剂	研究阶段
受体酪氨酸激酶	VEGFR	贝伐组单抗	单克隆抗体	上市
	EGFR	吉非替尼（8-17）、埃罗替尼（8-18）	ATP 竞争性激酶抑制剂	上市
		西妥西单抗	单克隆抗体	上市
RAS-MAPK	BRAF	索拉非尼（8-19）	ATP 竞争性激酶抑制剂	上市
mTOR	mTORC1	雷帕霉素（8-20，RA-PA，RPM）、依维莫司（8-21）	雷帕霉素靶蛋白变构结合物 FKBP12	Ⅰ 期临床
		WYE-125132（8-22）	未知	研究阶段
	自噬作用	氯喹（8-23）	溶酶体 PH	Ⅰ 期临床
UPR	HSP90	格尔德霉素	苯醌安沙霉素抗生素	Ⅰ 期临床
	IRE1	水杨醛（8-24）	IRE1 抑制剂	研究阶段
	26S 蛋白酶体	硼替佐米（8-25）	硼酸三肽	上市
		奈非那韦（8-26）、利托那韦（8-27）	HIV 蛋白酶体抑制剂	上市
	SERCA	2,5-二甲基塞来昔布（8-28）	塞来昔布类似物	研究阶段
参考文献		[100][101][102][103][104][105] 最新研究进展来自 http://clinicaltrials.gov/ct2/home		

注：DG，D-葡萄糖；EGFR，表皮生长因子受体；FDG，氟脱氧葡萄糖；FKBP12，FK506 连接蛋白 12；GLUT1，葡萄糖转运体 1；HIF，缺氧诱导因子；HK2，己糖激酶 2；HSP90，热休克蛋白 90；IRE1，肌醇需酶 1（ERN1）；MCT1，单羧酸蛋白转运体 1；mTOR1，mTOR 复合物 1；SERCA，心肌肌浆网 Ca^{2+}-ATP 酶；SNAP，S-亚硝基-乙酰基青霉胺；UPR，未折叠蛋白反应；VEGFR，血管内皮生长因子受体。

究的重点。靶向 HIF 进行治疗，可以通过抑制 HIF1α 的表达；抑制 HIF 的靶基因产物；影响 HIF1α 相关的其他信号路径，间接改善缺氧；以及利用缺氧肿瘤微环境，增加化疗药物的特异性降低毒性等方式进行。

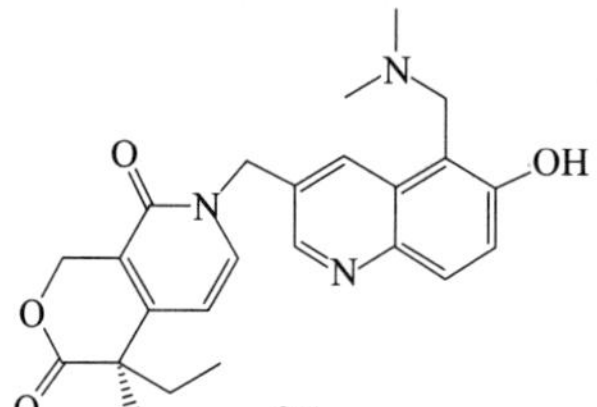

8-1

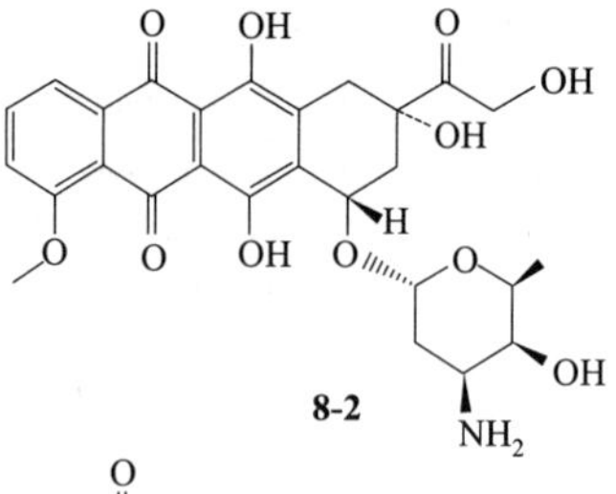

8-2

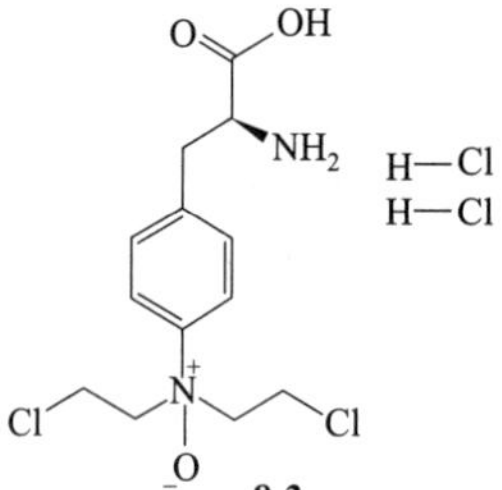

8-3

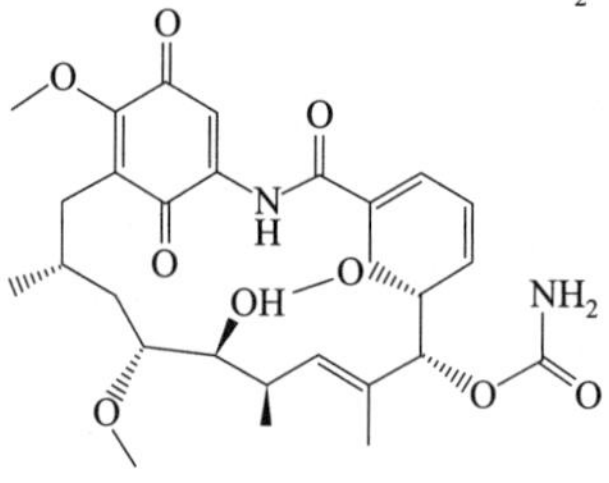

8-5

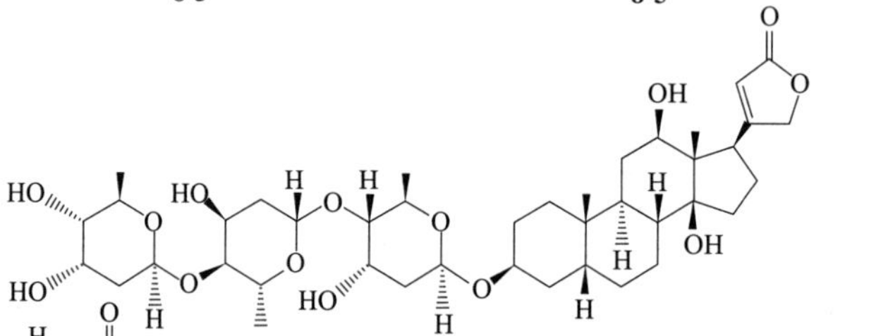

8-4

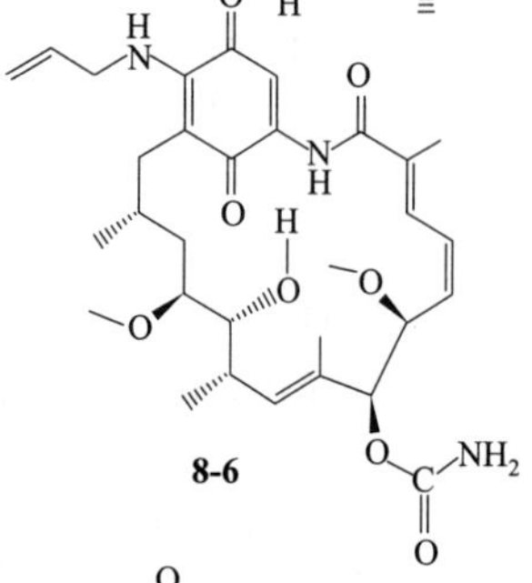

8-6

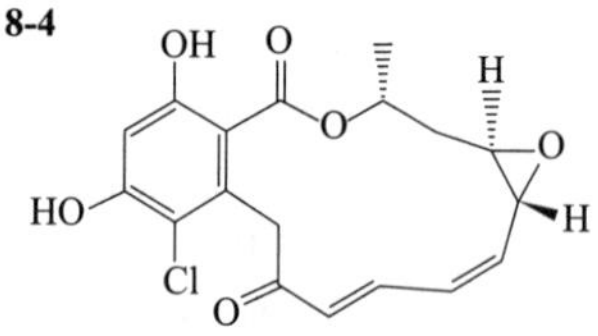

8-7

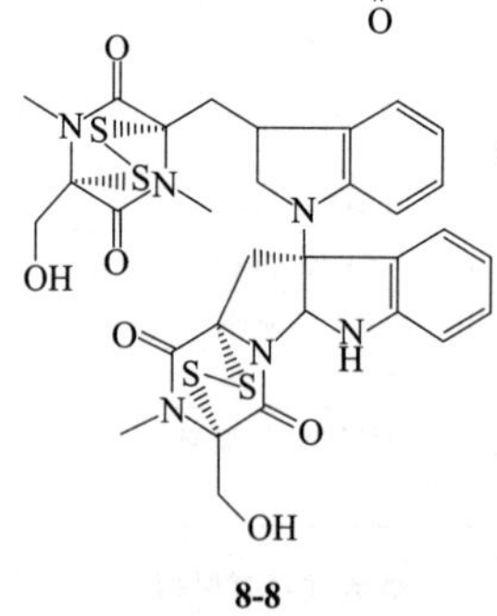

8-8

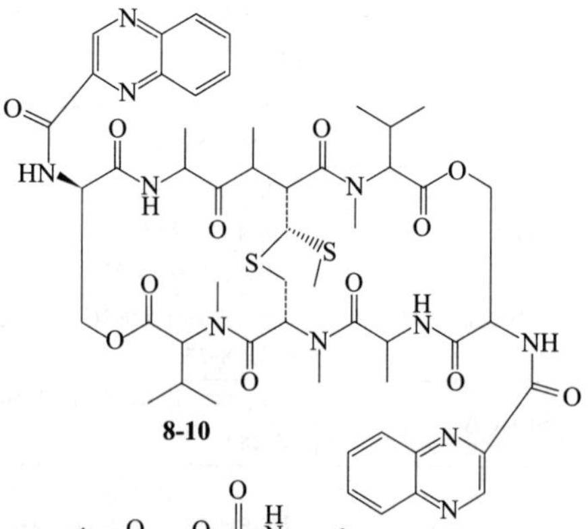

8-10

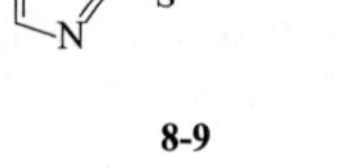

8-9

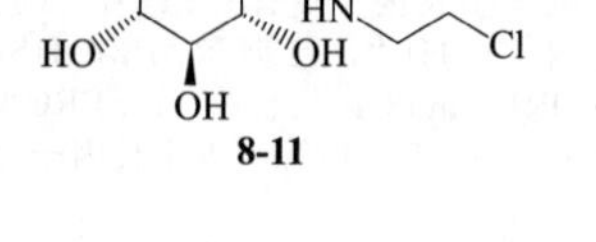

8-11

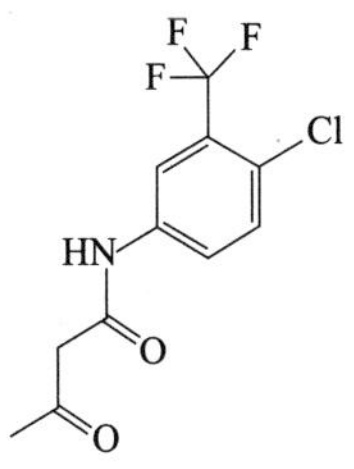

8-12 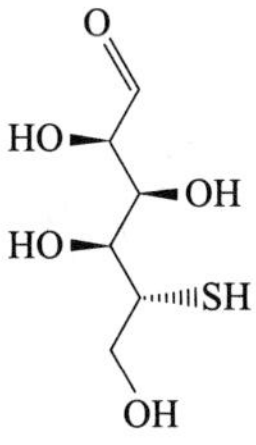 **8-13** 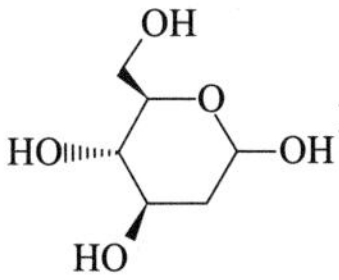 **8-14** 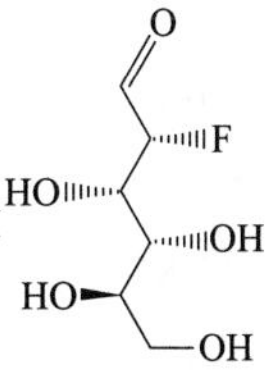 **8-15**

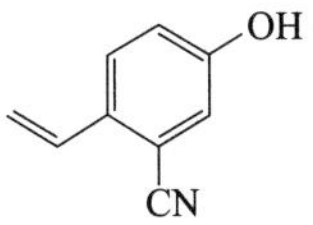

8-16 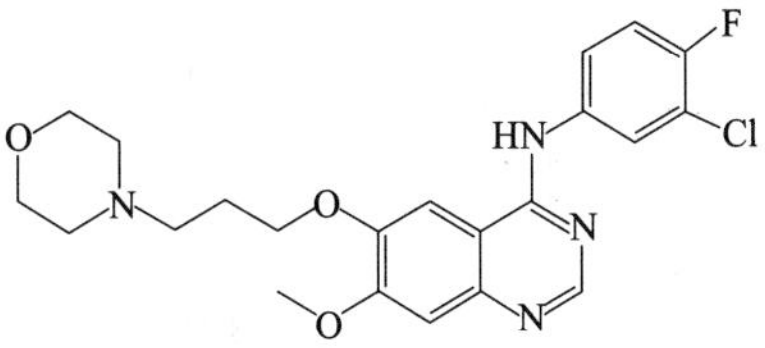 **8-17**

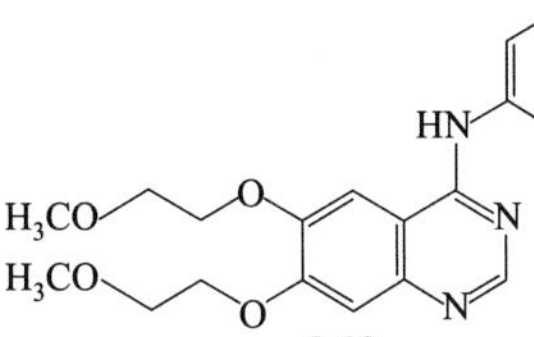

8-18 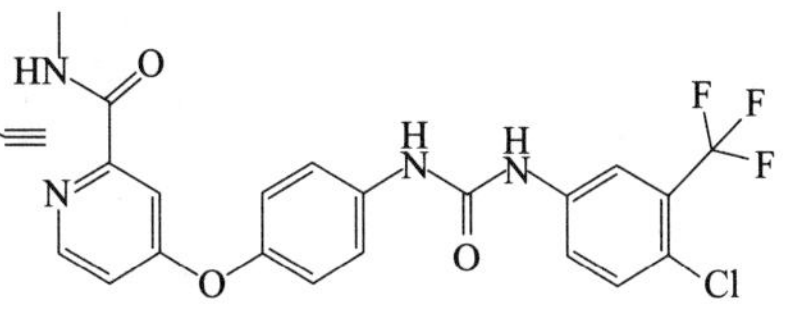 **8-19**

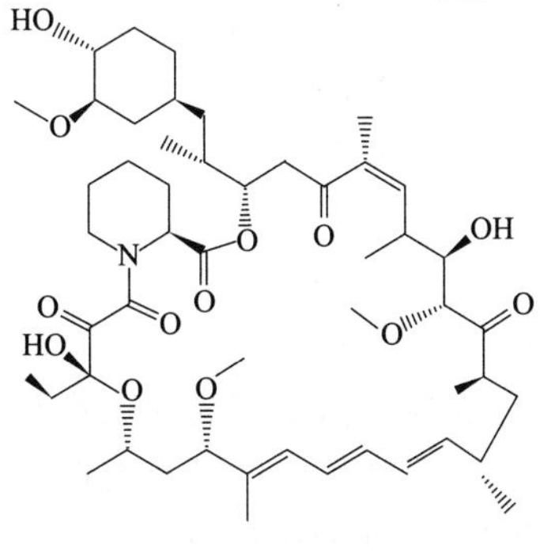

8-20

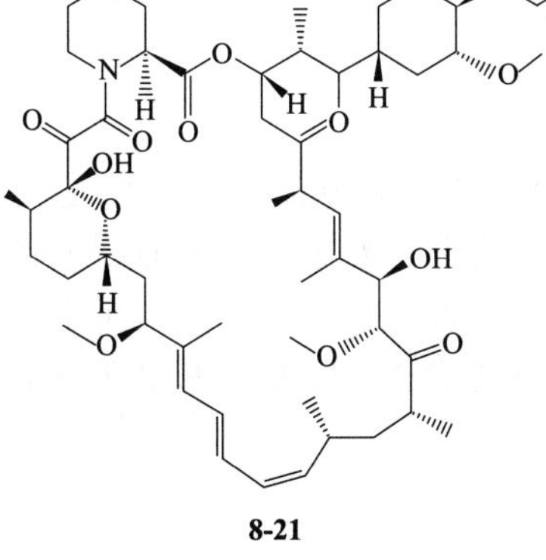

8-21 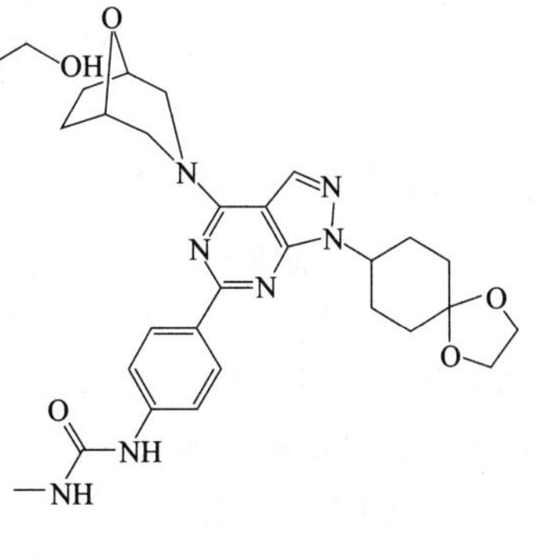 **8-22**

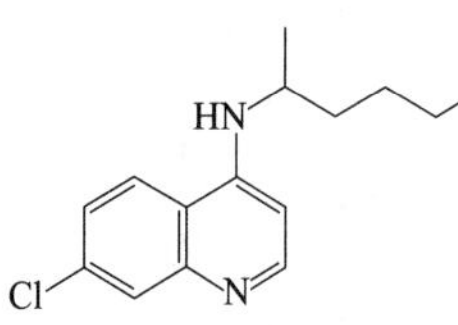

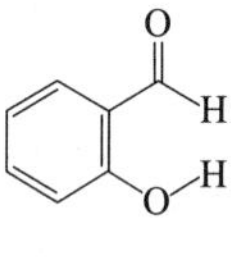

8-23

8-24

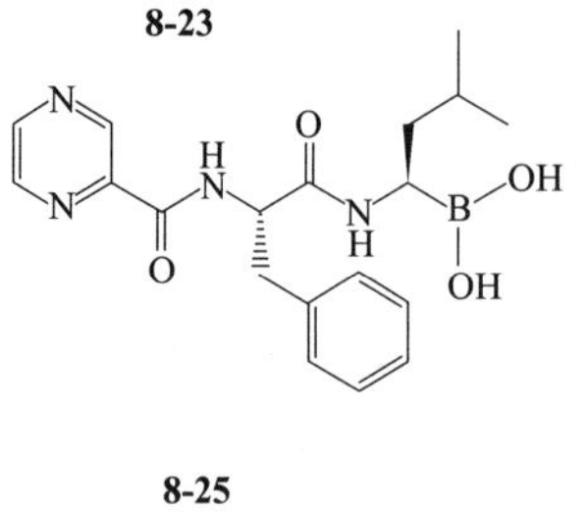

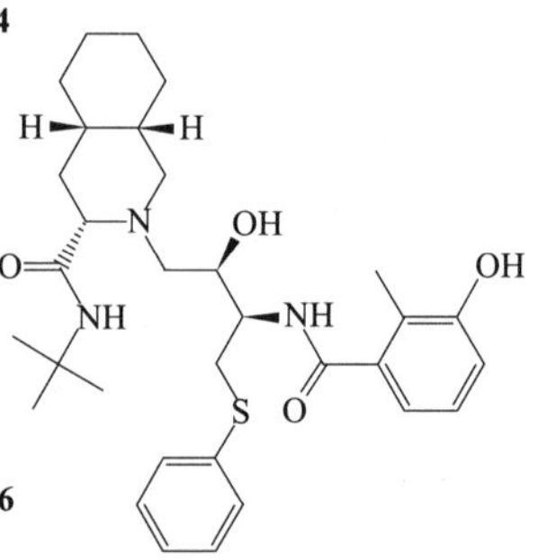

8-25

8-26

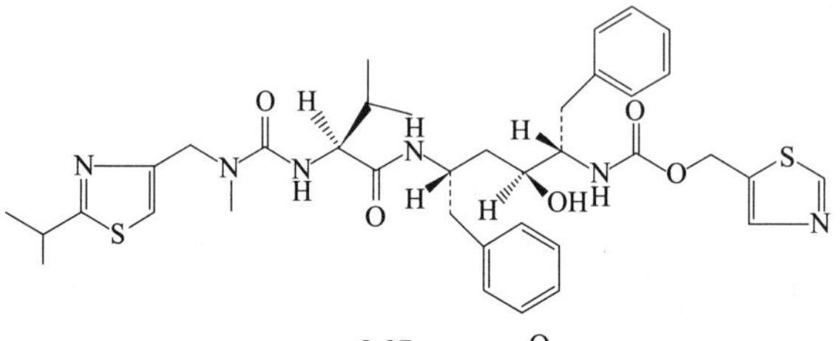

8-27

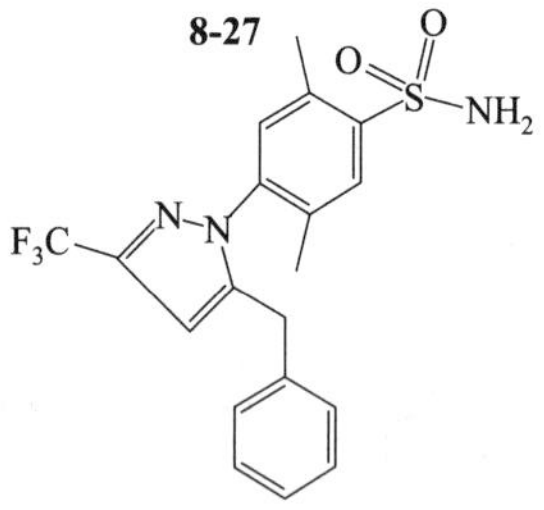

8-28

　　要调控 HIF 的表达，可以从它的反义激活、转录、翻译及翻译后结构修饰等各个阶段入手，来调节 HIF 的表达和活性。这些路径也可以作为抑制 HIF 的靶点，成为肿瘤治疗的手段。因此 HIF1α 抑制剂可以通过抑制 HIF1α 的 mRNA 转录、蛋白翻译、降解水平；DNA 结合能力；转录活性等，除此之外，HIF1α 还受到很多信号路径的诱导，这些路径的抑制剂，例如：磷酸酰肌醇 3 激酶/蛋白激酶 B（PI3K/Akt）路径、丝裂原活化蛋白激酶（Mitogen-activated protein kinases，MAPK）路径、mTOR 路径的抑制剂等已开始应用于肿瘤治疗[97]。

8.4.1.1　阻断 HIF1 与靶基因结合

　　HIF1α 亚基需要进入细胞核与 HIFβ（ARNT）亚基结合成蛋白复合物，该蛋白复合物与靶基因调控区域的 HRE 结合，才能激活靶基因的表达。因此抑制 HIF1 与靶基因的结合也能抑制肿瘤细胞耐药性的产生。棘霉素是一种喹噁啉类小分子抗生素，它能够特异地与某些 DNA 序列结合。研究发现，棘霉素能够抑制 HIF1 与 VEGF 基因 HRE 的结合，从而抑制肿瘤细胞中 VEGF 的表达活性[106]。

8.4.1.2　抑制 HIF1 转录活性

　　HIF1α 的 N-TAD、C-TAD 区域能够调节 HIF1 的转录活性，这两个区域也是 HIF1 转录活性抑制剂的靶点。转录辅助激活因子共激活剂 P300 是 HIF1 发挥转录活性所必需的，因此破坏 P300 的结构、阻断 HIF1 与 P300 的结合能够抑制 HIF1 的转录活性。毛壳菌素是毛科菌属真菌的代谢产物。它具有抗菌活性，它能够破坏 P300 的三维结构，阻断 HIF1 与 P300 的结合，抑制 HIF1 的转录和靶基因表达，因此它也是一类抗肿瘤药物。毛壳菌素类的抗肿瘤药物目前还处于研究阶段。

蛋白酶体（Proteasomes）的主要作用是降解细胞内多余的、受损的蛋白质。蛋白酶体能够抑制不同类型细胞的细胞凋亡，在大多数已经研究的细胞种类中，抑制蛋白酶体就可以促进肿瘤细胞的凋亡，还能抑制 HIF1 介导的反式激活。研究发现，蛋白酶体抑制剂主要作用于 HIF1 的 C-TAD 区域，这种抑制能够使 HIF1 集聚，集聚后的 HIF1 缺乏转录活性，无法启动靶基因的表达[107]。因此，蛋白酶体抑制剂也是一类抗肿瘤药物，例如：蛋白酶体抑制剂硼替佐米（Bortezomib）是多发性骨髓瘤治疗的一线药物。

8.4.1.3 抑制 HIF1 的表达

真核细胞 DNA 的拓扑结构由拓扑异构酶 1（Topoisomerase1，TOPO I）和拓扑异构酶 2（Topoisomerase2，TOPO II）调节，这类酶在 DNA 复制、转录、重组、维持染色体结构稳定性、DNA 链的断裂和结合中发挥了重要作用。TOPO I 的抑制剂主要是喜树碱类化合物，例如拓扑替康（Topotecan）它在临床上对卵巢癌、结直肠癌、前列腺癌效果较好。TOPO II 抑制剂较多，临床治疗效果较好的是多柔比星，将原有的抑制剂进行结构改造，还发现了新的 TOPO II 抑制剂，例如，蒽环类抗生素等都已经进入了临床研究阶段。它们可以抑制 HIF1α 蛋白表达、HIF-1 DNA 的组装。

微管在细胞分裂前期聚合，形成纺锤体，纺锤体能够在有丝分裂过程中牵引染色体向两极移动，维持细胞分裂的正常进行。微管在细胞分裂中具有重要作用，抑制微管蛋白的聚合，就能抑制细胞分裂，由于肿瘤细胞分裂旺盛，因此微管蛋白活性抑制剂也是最有效的抗肿瘤药物之一，同时它还能抑制 HIF1α 蛋白的表达。甲氧雌二醇（2-Methoxyestradiol，2ME2）、埃博霉素 B（Epothilone B）、长春新碱、紫杉醇类药物泰速帝都是通过抑制微管蛋白聚合来发挥抗肿瘤作用的，泰速帝是紫杉醇类化合物中抗肿瘤活性最好的，目前已经广泛应用于临床。

8.4.1.4 促进 HIF1 的降解

热休克蛋白（Heat shock protein，HSP）是体内的分子伴侣，它参与维持蛋白质的正常折叠、保证蛋白质正常结构的形成，调节蛋白质合成、降解的平衡，促进蛋白质的定位。细胞受到环境刺激时，热休克蛋白表达增加，可以提高细胞对应激的耐受，增强细胞修复功能。肿瘤细胞比正常细胞更能适应周围的恶劣环境，这与热休克蛋白的作用密不可分。热休克蛋白能够介导许多信号转导蛋白正常功能的发挥。当细胞发生应激反应时，热休克蛋白可以和自身结构改变的蛋白质（环境刺激介导的改变）相互作用，促进蛋白质正确的折叠，防止蛋白质非特异性聚集，维持细胞正常活性，它还可能纠正突变蛋白发生的错误折叠。热休克蛋白在肿瘤细胞的存活中有重要作用，因此也可以作为靶向治疗的靶点。第一代热休克蛋白抑制剂是安沙霉素的苯醌类代谢物，例如格尔德霉素（Geldanamycin，GA）、17-烯丙基氨基-17-去甲氧基格尔德霉素（17-Allylamino-17-demethoxygeldanamycin，17-AAG）等。格尔德霉素能够竞争性地与 HSP90 上的 ATP 结合位点结合，阻断 HSP90 与相应蛋白质的结合，促使蛋白质泛素化降解。目前 17-AAG 已经进入了临床研究阶段[105]。热休克蛋白抑制剂还能诱导 HIF1α 降解，抑制 HIF1 介导的反式激活。

核小体是真核细胞基本转录调控单位，由 DNA 双链在组蛋白八聚体上缠绕而成。组蛋白与 DNA 有高度亲和力，因此核小体核心组蛋白会影响与之结合的基因的转录。真核细胞内存在组蛋白乙酰化酶（Histone acetylase，HAT）和组蛋白去乙酰化酶（Histonede acetylase，HDAC），HAT 与 HDAC 共同控制着核小体核心组蛋白的乙酰化水平，以及相关基因转录活性。组蛋白的乙酰化能够稳定 DNA 染色质的构象。白血病涉及染色体易位、倒位和基因重排，部分染色体易位会招募 HDAC/coR 复合体的转录因子与造血发育分化有关的转录因子融合，抑制后者靶基因表达，阻碍造血分化，促进白血病发生。组蛋白去乙酰化酶抑制剂（Histone deacetylase inhibitors，DAIS）能够抑制 HDAC，促进组蛋白乙酰化，重新激活白血病细胞中由于不适的组蛋白去乙酰化而表达受阻的基因，并诱导分化。同时 DAIS 还能诱导 HIF1α 降解，抑制 HIF1 介导的反式激活。因此 DAIS 是一类高效、低毒的新型白血病化疗药物，缩酯环肽 FK228、LAQ824、曲古抑菌素 A 等，都是 DAIS 类的药物。目前这类药物的研究主要集中在体外实验阶段，只有少数处于临床研究阶段，例如缩酯环肽 FK228 等。

8.4.2　抑制 HIF 的下游靶基因产物

HIF1α 和 HIF2α（EPAS1）受到氧依赖性的双加氧酶，例如脯氨酸羟化酶（PHD）的调节，PHD 是主要的氧传感器，能够对缺氧产生适应性的应答。这种应答包括与血管形成有关的基因的转录（例如血管内皮生长因子 VEGFA）、代谢改变（例如 SLC2A1，编码葡萄糖转运蛋白 Glucose transporter1，GLUT1）、对酸性的耐受（碳酸酐酶 IX，CA9）、细胞存活（例如：胰岛素样生长因子 1，Insulin-like growth factor1，IGF1）、和肿瘤转移（赖氨酰氧化酶 LOX）[101]。除了缺氧外，还有很多因素会影响 HIF1α 的活性，靶向 HIF1α 或者它的下游产物可能会杀死伪缺氧的肿瘤细胞，伪缺氧有别于缺氧，是同样能够引发与缺氧应答类似的行为，但是驱动这种行为的并不是缺氧。即使对缺氧没有严格的特异性，HIF1 抑制剂仍然能够通过多种机制抑制耐药性的产生，包括抑制对 HIF 依赖的内皮细胞辐射的耐受，这一过程是通过周期性缺氧和阻碍血管源物质对电离辐射诱导的缺氧过程完成的[103]。

在很多人类肿瘤中都发现，HIF1α 的过度表达与治疗效果不理想有关[104]。因此，HIF1 信号路径中的很多环节都成为了候选药物的靶点[108]，并就此建立了很多药理学评价方法。有些药物原本不是抗癌药，但现在也应用于癌症治疗（例如：抗生素格尔德霉素[105]），它们对 HIF1α 有特异性地抑制。采用抑制 HIF1α 信号路径的表型筛选还发现了许多新的药物。选择性杀死 HIF1 表达细胞的机制是把脯氨酸羟化酶 PHD 敏感的氧降解区域（ODD）从 HIF1α 编码到细胞毒素蛋白中，例如半胱天冬酶-3 酶原蛋白包含 ODD 区域和蛋白质转导区域[109]。

缺氧诱导的 HIF 是高度反应性的网络状通路，它包含了许多下游靶基因产物可作为治疗靶点的路径。下面对与选择性杀死缺氧细胞相关的下游靶点进行简单阐述。肿瘤细胞中的代谢重组，有一部分是由 HIF1 介导的[110]，这一点能够从好氧性糖酵解（Warburg effect）的改变得到证明，这与缺氧也有关联。还有其他的信号路径也能调节这种代谢改变，如 MYC、P53 抑癌基因和 PI3K-AKT 路径等，从而改变代谢路径，促进生物合成、抗氧化等过程，促进了肿瘤细胞生长[111]。尽管缺氧细胞中氧化磷酸化的改变过程还不十分明确，但是对糖酵解 ATP 产生的依赖性使这些细胞容易受损，因为它们无法启动剩余的线粒体的氧化磷酸化过程，而在好氧性的肿瘤细胞中，氧化磷酸化仍然能产生 ATP[112]。对糖酵解的过分依赖使缺氧肿瘤细胞对糖酵解过程的抑制高度敏感，因此抑制糖酵解的葡萄糖类似物在体内能够产生显著的缺氧选择性细胞毒作用。这种类似物包括 2-脱氧-D-葡萄糖（2-Deoxy-D-Glucose，2DG），它能够被己糖激酶磷酸化成 6-磷酸-2-脱氧-D-葡萄糖。这种磷酸化类似物会抑制己糖激酶和磷酸葡萄糖异构酶（Phosphoglucose isomerase，GPI），GPI 会催化下一步的糖酵解[112]。2DG 正处于临床试验阶段，但是它对其他依赖糖酵解的组织也有毒性，例如脑、视网膜和睾丸等，这种毒性可能会阻碍它在临床上的进一步应用。

　　抑制其他靶点也可以限制糖酵解速率，还会提高肿瘤选择性，其中包括 HIF1 调节的临时葡萄糖转运体 GLUT1、6-磷酸果糖-2-激酶（6-Phosphofructo-2-kinase）、果糖-2,6-二磷酸激酶（Fructose-2,6-biphosphatase）和肿瘤特异性的丙酮酸激酶 M2（Pyruvate kinase M2，PKM2）亚型等。许多肿瘤表型中，都存在活性的 GLUT1，并且它已经成为病情恶化的预兆因子[113]。许多试验阶段的 GLUT1 抑制剂，例如根皮素，针对多个分子靶点，或通过间接作用来抑制 GLUT1。近期也发现有的抑制剂可以直接抑制 GLUT1，例如 Fasentin[114] 和 STF-31154。糖酵解的改变伴随着丙酮酸产量的增加，同时丙酮酸还会被乳酸脱氢酶 A（Lactate dehydrogenaseA，LDHA）催化成乳酸。乳酸的转运体单羧酸转运蛋白 1（Monocarboxylate transporter 1，MCT1）是通过葡萄糖缺乏杀死缺氧肿瘤细胞的靶点，这一过程的机制与代谢共存有关[115]。好氧性肿瘤细胞呼吸过程中，MCT1 会把乳酸作为首选的底物，采用 α-氰-4-羟基苯乙烯（CHC）抑制 MCT1，能增加体内葡萄糖的消耗和肿瘤的放疗敏感性[115]。好氧性细胞中葡萄糖的消耗会减少葡萄糖向缺氧组织的渗透，导致肿瘤缺氧细胞选择性的死亡。然而，实验室使用的 α-氰-4-羟基苯乙烯并非特异性地抑制 MCTs[116]，MCT1 的特异性抑制剂是一类免疫调节剂，它们能够提高这一途径对靶向缺氧细胞的选择性[117]。

　　由缺氧介导的糖酵解改变还会导致酸性代谢产物增加，这会提高缺氧细胞的存活率。靶向作用于 MCTs（例如 MCT1 和 MCT2）会破坏 pH 稳态，缺氧肿瘤细胞中的碳酸酐酶就是这个路径中提高肿瘤选择性的靶标[118]。HIF1α 依赖的生理反应能够上调 MCT4[119]，增加它在肿瘤细胞中的表达[120]。MCT4 可以运走乳酸和氢离子（H^+）降低细胞内的酸度，协助细胞外微环境的重塑，但是目前还没有对特异性抑制 MCT4 的抑制物的相关报道。

　　碳酸酐酶是一种金属酶，它可以可逆地催化二氧化碳合成碳酸。碳酸酐酶 9（CA9）和碳酸酐酶 12（CA12）的表达由 HIF1 控制[121]。UPR 还可以通过 ATF4 来调节 CA9 的表达[122]。尽管在跨膜蛋白的胞外催化区域，产生的氢离子 H^+ 和碳酸氢根 HCO_3^- 的量是相当的，相关的碳酸氢盐转运体可以提高细胞内的 pH，保护缺氧肿瘤细胞[118]。CA9 和 CA12 的基因沉默，会显著抑制 LS174 人结肠癌细胞异种移植瘤的生长[122]。大范围的相关药物研究已发现了一系列化合物，它们对 CA9 和 CA12 有着不同的选择性；在 CA9 表达的肿瘤模型上，一些化合物不仅会抑制肿瘤的生长，还会选择性抑制癌细胞的转移[123]，呈现出良好的应用前景。

8.4.3　利用缺氧肿瘤微环境进行治疗

　　生物还原性前药（Bioreductive prodrugs）具有化学多样性结构，它的激活有两种不同的方式：一为适度缺氧性激活，例如：第一个应用于临床试验具有抗肿瘤活性作用的低氧毒素药物替拉扎明（Tirapazamine，TPZ）；二为严重缺氧性激活，例如 PR-104，激活的药物只能在缺氧的肿瘤细胞中扩散。还原性前药会通过影响 DNA 产生细胞毒性，例如缺氧时，TPZ 会被细胞内的还原酶还原，产生高活性的、具有细胞毒性的活性代谢产物，引起单链或双链 DNA 断裂损伤，选择性杀死肿瘤缺氧细胞[124]。生物还原性前药的活性代谢产物都是能与 DNA 发生反应的细胞毒剂，这类细胞毒药物会损伤 DNA 复制叉。尽管 DNA 复制叉是现今公认的最成功的靶向治疗靶点，但其对增殖中的正常组织的毒性却是不可避免的。现今的化疗和放化疗治疗方案中对剂量的增加已经到达了骨髓毒性的最大限度，这限制了常规治疗中增加生物还原性前药应用的可能。因此，改变生物还原性前药的设计，使之产生更多的活性代谢产物变得非常重要。缺氧激活的前体药物如 AQ4N、NLCQ-1、TH-302 和 PR-104 等已进入临床试验阶段，缺氧激活的细胞毒素类药物的高选择性和靶向性使它必将为肿瘤的治疗提供广阔的发展前景。

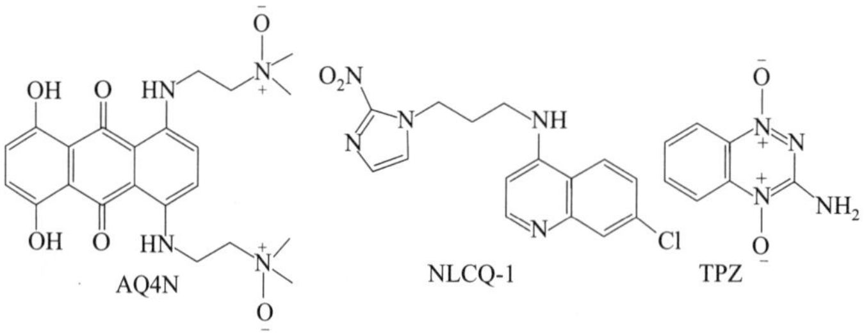

AQ4N　　　　NLCQ-1　　　　TPZ

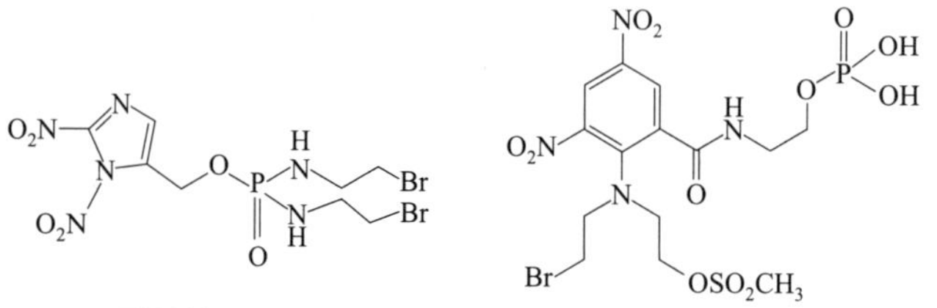

TH-302　　　　　　PR-104

改善肿瘤的缺氧水平，抑制缺氧对肿瘤的促进作用；也可以利用肿瘤特异性的缺氧，靶向性地杀死肿瘤细胞。上述两种方法都体现了研究肿瘤细胞缺氧的研究价值，因此，把缺氧作为肿瘤治疗的新靶点，会为今后的肿瘤治疗提供更多的帮助。

8.5　展望

近年来肿瘤研究发展迅速，但是抗肿瘤药物耐药的产生依然是导致临床化疗失败的主要原因之一，因此寻找靶向耐药相关通路的药物和发展新颖的治疗手段依然是抗癌药物研究发展的方向。目前国内针对肿瘤缺氧介导的肿瘤耐药机制和克服策略研究还处于起步阶段。为了找出最好的解决方法，首先要模拟体内微环境进行体外药物筛选，消除体内微环境的影响。缺氧、酸中毒、营养缺乏、细胞间质压力过大等这些微环境的变化，不仅会直接影响药物的药代动力学，还会加速肿瘤恶化，增加抗肿瘤药物的耐药。缺氧在肿瘤形成、转移、化疗药耐药的过程中所起的作用，在近几十年得到了广泛的研究和证实。HIF1α、HIF2α 在肿瘤的发生、发展过程中，会通过许多途径促进肿瘤的转移和耐药性的产生，主要的途径包括肿瘤血管形成、上皮细胞向间质细胞的转化，以及肿瘤干细胞的形成等。今后的研究将集中于肿瘤微环境的缺氧和 HIF 对非癌变细胞的作用和影响，例如巨噬细胞、淋巴细胞、内皮细胞等。

总之，肿瘤缺氧会导致肿瘤恶化、化疗耐药，但是这也为肿瘤的治疗开辟了一条新途径。缺氧研究带来的化疗耐药逆转能够减轻患者的痛苦，为患者带来福音。随着对肿瘤缺氧的原因及作用机制的不断深入探索，寻找相关的生物标志物和筛选靶向 HIF 等小分子的抑制物的研究，以及肿瘤缺氧治疗方法的不断优化，必将为癌症的治疗带来重大的影响。

参 考 文 献

［1］ Gatti L，Zunino F. Overviewof tumor cell chemoresistance mechanisms. Methods Mol Med，2005，111：127-148.

［2］ Mellor H R，Callaghan R. Resistance to chemotherapy in cancer：acomplexand integrated cellular response. Pharmacology，2008，81：275-300.

［3］ Westhoff M A，Fulda S. Adhesion-mediated apoptosis resistance in cancer. Drug Resistance Updates，2009，12：127-136.

［4］ Trédan O，Galmarini C M，Patel K，Tannock I F. Drugresistance and the solid tumor microenvironment. J Natl Cancer Inst，2007，99：1441-1454.

［5］ Weidemann A，Johnson R S. Biology of HIF-1alp. Cell Death Differ，2008，15：621-627.

［6］ Semenza G L. Hypoxia-inducible factor 1 （HIF-1） pathway. Scis STKE，2007，8.

［7］ Denko N C. Hypoxia，HIF1 and glucose metabolism in the solid tumour. Nat Rev Cancer，2008，8：705-713.

［8］ Vaupel P. The role of hypoxia-induced factors in tumor progression. Oncologist，2004，9：10-17.

［9］ Rohwer N，Cramer T. Hypoxia-mediated drug resistance：novel insights on the functional interaction of HIFs and cell death pathways. Drug Resist Updat，2011，14：191-201.

［10］ Mellor H R，Snelling S，Hall M D，Modok S，Jaffar M，Hambley T W，Callaghan R. The influence oftumourmicroenvironmental factors on the efficacy of cisplatinand novel platinum （IV） complexes. Biochemical Pharmacology，2005，70：1137-1146.

［11］ Ichihara S，Yamada Y，Kawai Y，Osawa T，Furuhashi K，Duan Z，Ichihara G. Roles of oxidativestress and Aktsignaling in doxorubicincincardiotoxicity. Biochem Biophys Res Commun，2007，359：27-33.

［12］ Calzada M J，del Peso L. Hypoxia-inducible factors andcancer. Clin Transl Oncol，2007，9：278-89.

［13］ Bertout J A，Patel S A，Simon M C. The impact of O_2 availability on human cancer. Nat Rev Cancer，2008，8：967-975.

［14］ Talks K L，Turley H，Gatter K C，Maxwell P H，Pugh C W，Ratcliffe P J，Harris A L. The expression and distribution of the hypoxia-inducible factorsHIF-1 alpha and HIF-2 alpha in normal human tissues，cancers，and tumor-associated macrophages. Am J Pathol，2000，157：411-421.

［15］ Semenza G L. Defining the role of hypoxia-inducible factor 1 in cancer biology and therapeutics. Oncogene，2010，29：625-634.

［16］ Wang G L，Semenza G L. Purification and characterization of hypoxia-inducible factor 1. J Biol Chem 1995，270：1230-1237.

［17］ Brian K，Randall S J，MCeleste S. HIF1α and HIF2α：sibling rivalry in hypoxic tumour growth and progression. Nat Rev Cancer，2012，12：9-22.

［18］ Wiesener M S，Jurgensen J S，Rosenberger C，Scholze C K，Hörstrup J H，Warnecke C，Mandriota S，Bechmann I，Frei U A，Pugh C W，Ratcliffe P J，Bachmann S，Maxwell P H，Eckardt K U. Widespread hypoxia-inducible expression of HIF-2alpha in distinct cellpopulations of different organs. FASEB J，2003，17：271-273.

［19］ Hu C J，Sataur A，Wang L，Chen H，Simon M C. The N-terminal transactivation domain confers target gene specificity of hypoxia-inducible factors HIF-1 alpha and HIF-2 alpha. Mol Biol Cell，2007，18：4528-4542.

［20］ Lando D，Peet D J，Gorman J J，Whelan D A，Whitelaw M L，Bruick R K. FIH-1 is an asparaginyl hydroxylase enzyme that regulates the transcriptional activity of hypoxia-inducible factor. Genes Dev，

2002；16：1466-1471

[21] Mahon P C，Hirota K，Semenza G L. FIH-1：a novel protein thatinteracts with HIF-1alpha and VHL to mediate repression of HIF-1 transcriptional activity. Genes Dev，2001，15：2675-2686.

[22] Unruh A，Ressel A，Mohamed H G，Johnson R S，Nadrowitz R，Richter E，Katschinski D M，Wenger R H. The hypoxia-inducible factor-1 alpha is anegative factor for tumor therapy. Oncogene，2003，22：3213-3220.

[23] Flamant L，Notte A，Ninane N，Raes M，Michiels C. Anti-apoptotic role of HIF-1and AP-1 in paclitaxel exposed breast cancercells under hypoxia. Mol Cancer，2010，9：191.

[24] Rohwer N，Dame C，Haugstetter A，Wiedenmann B，Detjen K，Schmitt C A，Cramer T. Hypoxia-inducible factor 1 alpha determines gastric cancer chemosensitivity via modulation of p53 and NF-kappaB. PloS One，2010，5：e12038.

[25] Evens A M，Sehn L H，Farinha P，Nelson B P，Raji A，Lu Y，Brakman A，Parimi V，Winter J N，Schumacker P T，Gascoyne R D，Gordon L I. Hypoxia-inducible factor-1 alpha expression predicts superior survival in patients with diffuse large B-cell lymphoma treated with R-CHOP. J Clin Oncol，2010，28：1017-1024.

[26] Chen L，Feng P，Li S，Long D，Cheng J，Lu Y，Zhou D. Effect of hypoxia-inducible factor-1 alpha silencing on the sensitivity of human brain glioma cells to doxorubicin and etoposide. Neurochem Res，2009，34：984-990.

[27] Nardinocchi L，Puca R，Sacchi A，D'Orazi G. Inhibition ofHIF-1alpha activity by homeodomain-interacting protein kinase-2 correlates with sensitization of chemoresistant cells to undergo apoptosis. Mol Cancer，2009，8：1.

[28] Liu L，Ning X，Sun L，Zhang H，Shi Y，Guo C，Han S，Liu J，Sun S，Han Z，Wu K，Fan D. Hypoxia-induciblefactor-1 alpha contributes to hypoxia-induced chemoresistance in gastric cancer. Cancer Sci，2008，99：121-128.

[29] Sasabe E，Zhou X，Li D，Oku N，Yamamoto T，Osaki T. The involvement of hypoxia-inducible factor-1 alpha in the susceptibility to gamma-rays and chemotherapeutic drugs of oral squamous cell carcinoma cells. Int J Cancer，2007，120：268-277.

[30] Li J，Shi M，Cao Y，Yuan W，Pang T，Li B，Sun Z，Chen L，Zhao R C. Knockdown of hypoxia-inducible factor-1alpha in breast carcinoma MCF-7 cells results in reduced tumor growth and increased sensitivity to methotrexate. Biochem Biophys Res Commun，2006，342：1341-1351.

[31] Zhu H，Chen X P，Luo S F，Guan J，Zhang W G，Zhang B X. Involvement of hypoxia-inducible factor-1-alpha in multidrug resistance induced by hypoxia in HepG2 cells. J Exp Clin Cancer Res，2005，24：565-574.

[32] Liu X W，Su Y，Zhu H，Cao J，Ding W J，Zhao Y C，He Q J，Yang B. HIF-1 alpha-dependent autophagy protects HeLa cells from fenretinide（4-HPR）-induced apoptosis in hypoxia. Pharmacol Res，2010，62：416-425.

[33] Chen N，Chen X，Huang R，Zeng H，Gong J，Meng W，Lu Y，Zhao F，Wang L，Zhou Q. BCL-xL is a target gene regulated by hypoxia-inducible factor-1 alpha. J Biol Chem，2009，284：10004-10012.

[34] Sermeus A，Cosse J P，Crespin M，Mainfroid V，de Longueville F，Ninane N，Raes M，Remacle J，Michiels C. Hypoxia induces protection against etoposide- induced apoptosis：molecular profiling of changes in gene expression and transcription factor activity. Mol Cancer，2008，7：27.

[35] Hao J，Song X，Song B，Liu Y，Wei L，Wang X，Yu J. Effects of lentivirus-mediated HIF-1alpha knockdown on hypoxia-related cisplatin resistance andtheir dependence on p53 status in fibrosarcoma cells. Cancer Gene Ther，2008，15：449-455.

[36] Peng X H，Karna P，Cao Z，Jiang B H，Zhou M，Yang L. Cross-talk between epidermal growth factor receptor and hypoxia-inducible factor-1 alpha signal pathways increases resistance to apoptosis by up-regulating survivin geneexpression. J Biol Chem，2006，281：25903-25914.

[37] Hussein D，Estlin E J，Dive C，Makin G W. Chronic hypoxia promotes hypoxia-inducible factor-1alpha-dependent resistance to etoposide and vincristine in neuroblastoma cells. Mol Cancer Ther，2006，5：2241-2250.

[38] Chang Q，Qin R，Huang T，Gao J，Feng Y. Effect of antisense hypoxiainducible factor 1 alpha on progression，metastasis，and chemosensitivity ofpancreatic cancer. Pancreas，2006，32：297-305.

[39] Brown L M，Cowen R L，Debray C，Eustace A，Erler J T，Sheppard F C，Parker C A，Stratford I J，Williams K J. Reversing hypoxic cell chemoresistance in vitro using genetic and small molecule approaches targeting hypoxia inducible factor-1. Mol Pharmacol，2006，69：411-418.

[40] Ricker J L，Chen Z，Yang X P，Pribluda V S，Swartz G M，Van Waes C. 2-methoxyestradiol inhibits hypoxia-inducible factor 1alpha，tumor growth，andangiogenesis and augments paclitaxel efficacy in head and neck squamous cellcarcinoma. Clin Cancer Res，2004，10：8665-8673.

[41] Erler J T，Cawthorne C J，Williams K J，Koritzinsky M，Wouters B G，Wilson C，Miller C，Demonacos C，Stratford I J，Dive C. Hypoxia-mediated down-regulation of Bid and Bax in tumors occursvia hypoxia-inducible factor 1-dependent and -independent mechanisms and contributes to drug resistance. Mol Cell Biol，2004，24：2875-2889.

[42] Sullivan R，Graham C H. Hypoxia prevents etoposide-induced DNA damagein cancer cells through a mechanism involving hypoxia-inducible factor 1. Mol Cancer Ther，2009，8：1702-1713.

[43] Wirthner R，Wrann S，Balamurugan K，Wenger R H，Stiehl D P. Impaired DNA double-strandbreak repair contributes to chemoresistance in HIF-1alpha-deficient mouse embryonic fibroblasts. Carcinogenesis，2008，29：2306-2316.

[44] Comerford K M，Wallace T J，Karhausen J，Louis N A，Montalto M C，Colgan S P. Hypoxia-inducible factor-1-dependent regulation of the multidrugresistance（MDR1）gene. Cancer Res，2002，62：3387-3394.

[45] Gottesman M M. Mechanisms of cancer drug resistance. Annu Rev Med，2002，53：615-627.

[46] Ding Z，Yang L，Xie X，Xie F，Pan F，Li J，He J，Liang H. Expression and significance of hypoxia-inducible factor-1 alpha and MDR1/P-glycoprotein in human colon carcinoma tissue and cells. J Cancer Res Clin Oncol，2010，136：1697-1707.

[47] Greijer A E，van der Wall E. The role of hypoxiainducible factor 1（HIF-1）in hypoxia induced apoptosis. J Clin Pathol，2004，57：1009-1014.

[48] Walmsley S R，Print C，Farahi N，Peyssonnaux C，Johnson R S，Cramer T，Sobolewski A，Condliffe A M，Cowburn A S，Johnson N，Chilvers E R. Hypoxia-induced neutrophil survival is mediated by HIF-1 alpha-dependent NF-kappa B activity. J Exp Med，2005，201：105-115.

[49] Bertout J A，Majmundar A J，Gordan J D，Lam J C，Ditsworth D，Keith B，Brown E J，Nathanson K L，Simon M C. HIF2 alpha inhibition promotes p53 pathway activity，tumor cell death，and radiation responses. Proc Natl Acad Sci USA，2009，106：14391-14396.

[50] Mizushima N，Levine B，Cuervo A M，Klionsky D J. Autophagy fights disease through cellular self-digestion. Nature，2008，451：1069-1075.

[51] Lum J J，De Berardinis R J，Thompson C B. Autophagy in metazoans：cell survival in the land of plenty. Nat Rev Mol Cell Biol，2005，6：439-448.

[52] Li J，Hou N，Faried A，Tsutsumi S，Kuwano H. Inhibition of autophagy augments 5-fluorouracil chemotherapy in human colon cancer in vitro and in vivo model. Eur J Cancer，2010，46：1900-1909.

[53] Chen S, Rehman S K, Zhang W, Wen A, Yao L, Zhang J. Autophagy is a therapeutic target in anti-cancer drug resistance. Biochim Biophys Acta, 2010, 1806: 220-229.

[54] Bellodi C, Lidonnici M R, Hamilton A, Helgason G V, Soliera A R, Ronchetti M, Galavotti S, Young K W, Selmi T, Yacobi R, Van Etten R A, Donato N, Hunter A. Targeting autophagy potentiates tyrosine kinase inhibitor-induced cell death in Philadelphia chromosome-positive cells, including primary CML stem cells. J Clin Invest, 2009, 119: 1109-1123.

[55] Zhang H, Bosch-Marce M, Shimoda L A, Tan Y S, Baek J H, Wesley J B, Gonzalez F J, Semenza G L. Mitochondrial autophagy is an HIF-1-dependent adaptive metabolic response to hypoxia. J Biol Chem, 2008, 283: 10892-10903.

[56] Boyd J M, Malstrom S, Subramanian T, Venkatesh L K, Schaeper U, Elangovan B, D'Sa-Eipper C, Chinnadurai G. Adenovirus E1B 19 kDa and Bcl-2 proteins interact with a common set of cellular proteins. Cell 1994, 79: 341-351.

[57] Papandreou I, Lim A L, Laderoute K, Denko N C. Hypoxia signals autophagy in tumor cells via AMPK activity, independent of HIF-1, BNIP3, and BNIP3L. Cell Death Differ, 2008, 15: 1572-1581.

[58] d'Adda di Fagagna F. Living on a break: cellular senescence as a DNA-damage response. Nat Rev Cancer, 2008, 8: 512-522.

[59] te Poele R H, Okorokov A L, Jardine L, Cummings J, Joel S P. DNA damageis able to induce senescence in tumor cells in vitro and in vivo. Cancer Res, 2002, 62: 1876-1883.

[60] Sullivan R, Pare G C, Frederiksen L J, Semenza G L, Graham C H. Hypoxia-induced resistance to anticancer drugs is associated with decreased senescence and requires hypoxia-inducible factor-1 activity. Mol Cancer Ther, 2008, 7: 1961-1973.

[61] Shiloh Y. The ATM-mediated DNA-damage response: taking shape. Trends Biochem Sci, 2006, 31: 402-410.

[62] Bolderson E, Richard D J, Zhou B B, Khanna K K. Recent advances in cancer therapy targeting proteins involved in DNA double-strand break repair. Clin Cancer Res, 2009, 15: 6314-6320.

[63] Daskalow K, Rohwer N, Raskopf E, Dupuy E, Kuhl A, Loddenkemper C, Wiedenmann B, Schmitz V, Cramer T. Role of hypoxia-inducible transcription factor 1 alpha for progression and chemosensitivity of murine hepatocellular carcinoma. J Mol Med, 2010, 88: 817-827.

[64] Semenza G L. HIF-1: upstream and downstream of cancer metabolism. Curr Opin Genet Dev, 2010,, 20: 51-56.

[65] Mankoff D A, Eary J F, Link J M, Muzi M, Rajendran J G, Spence A M, Krohn K A. Tumor-specific positron emission tomography imaging inpatients: [18F] fluoro deoxyglucose and beyond. Clin Cancer Res, 2007, 13: 3460-3469.

[66] Tormos K V, Chandel N S. Inter-connection between mitochondria and HIFs. J Cell Mol Med, 2010, 14: 795-804.

[67] Galluzzi L, Joza N, Tasdemir E, Maiuri M C, Hengartner M, Abrams J M, Tavernarakis N, Penninger J, Madeo F, Kroemer G. No death without life: vital functions of apoptotic effectors. Cell Death Differ, 2008, 15: 1113-1123.

[68] Galluzzi L, Kroemer G. Necroptosis: a specialized pathway of programmed necrosis. Cell, 2008, 135: 1161-1163.

[69] Fulda S, Galluzzi L, Kroemer G. Targeting mitochondria for cancer therapy. Nat Rev Drug Discov, 2010, 9: 447-464.

[70] Fukuda R, Zhang H, Kim J W, Shimoda L, Dang C V, Semenza G L. HIF-1 regulates cytochrome ox-

idase subunits to optimize efficiency of respiration in hypoxic cells. Cell，2007，129：111-122.

[71] Kim J W，Tchernyshyov I，Semenza G L，Dang C V. HIF-1-mediated expression of pyruvate dehydrogenase kinase：a metabolic switchrequired for cellularadaptation to hypoxia. Cell Metab，2006，3：177-185.

[72] Li F，Wang Y，Zeller K I，Potter J J，Wonsey D R，O'Donnell K A，Yustein J T，Lee L A，Dang C V. Mycstimulates nuclearly encoded mitochondrial genes and mitochondrialbiogenesis. Mol Cell Biol，2005，25：6225-6234.

[73] Graeber T G，Osmanian C，Jacks T，Housman D E，Koch C J，Lowe S W，Giaccia A J. Hypoxia-mediated selection of cells with diminished apoptotic potential in solid tumours. Nature，1996，379：88-91.

[74] Schmid T，Zhou J，Brüne B. HIF-1 and p53：communication of transcription factors under hypoxia. J Cell Mol Med，2004，8：423-431.

[75] Yuan Y，Hilliard G，Ferguson T，Millhorn D E. Cobalt inhibits the interaction between hypoxia-inducible factor-alpha and von Hippel-Lindau protein by direct binding to hypoxia- inducible factor-alpha. J Biol Chem，2003，278：15911-15916.

[76] Rundqvist H，Johnson R S. Hypoxia and metastasis inbreast cancer. Curr Top Microbiol Immunol，2010，345：121-139.

[77] Lu X，Kang Y. Hypoxia and hypoxia-inducible factors：master regulators of metastasis. Clin Cancer Res，2010，16（24）：5928-5935.

[78] Finger E C，Giaccia A J. Hypoxia，inflammation，and the tumor microenvironment in metastatic disease. Cancer Metastasis Rev，2010，29：285-293.

[79] Erler J T，Giaccia A J. Lysyl oxidase mediates hypoxic control ofmetastasis. Cancer Res，2006，66：10238-10241.

[80] Du R，Lu K V，Petritsch C，Liu P，Ganss R，Passegué E，Song H，Vandenberg S，Johnson R S，Werb Z，Bergers G. HIF1 alpha induces the recruitment of bone marrow-derived vascular modulatory cells to regulate tumor angiogenesis and invasion. Cancer Cell，2008，13：，206-220.

[81] Lin R Z，Wang T P，Hung R J，Chuang Y J，Chien C C，Chang H Y. Tumor-induced endothelial cell-apoptosis：roles of NAD（P）H oxidasederived reactive oxygen species. J Cell Physiol，2011，226：1750-1762.

[82] Jain R K. Molecular regulation of vessel maturation. Nat Med，2003，9：685-693.

[83] Koike T，Kimura N，Miyazaki K，Yabuta T，Kumamoto K，Takenoshita S，Chen J，Kobayashi M，Hosokawa M，Taniguchi A，Kojima T，Ishida N，Kawakita M，Yamamoto H，Takematsu H，Suzuki A，Kozutsumi Y，Kannagi R. Hypoxia induces adhesion molecules on cancer cells：a missing link between Warburg effect and induction of selectin-ligand carbohydrates. Proc Natl Acad Sci USA，2004，101：8132-8137.

[84] Joyce J A，Pollard J W. Microenvironmental regulation of metastasis. Nat Rev Cancer，2009，9：239-252.

[85] Hussain S P，Harris C C. Inflammation and cancer：an ancient link with novel potentials. Int J Cancer，2007，121：2373-2380.

[86] Coussens L M，Werb Z. Inflammation and cancer. Nature，2002，420：860-867.

[87] Lin W W，Karin M. Acytokine-mediated link between innate immunity，inflammation，and cancer. J Clin Invest，2007，117：1175-1183.

[88] Aggarwal B B，Sethi G，Ahn K S，Sandur S K，Pandey M K，Kunnumakkara A B，Sung B，Ichikawa H. Targeting signal-transducer-and-activator-of-transcription-3 for prevention and therapy of cancer：

modern target but ancient solution. Ann N Y Acad Sci, 2006, 1091: 151-169.

[89] Balkwill F. Cancer and the chemokine network. Nat Rev Cancer, 2004, 4: 540-550.

[90] Simon M C, Keith B. The role of oxygen availability in embryonic development and stem cell function. Nat Rev Mol Cell Biol, 2008, 9: 285-296.

[91] Mohyeldin A, Garzón-Muvdi T, Quiñones-Hinojosa A. Oxygen in stemcell biology: a critical component of the stem cell niche. Cell Stem Cell, 2010, 7: 150-161.

[92] Eliasson P, Jönsson J I. The hematopoietic stem cell niche: low in oxygen but a nice place to be. J Cell Physiol, 2010, 222: 17-22.

[93] Holzwar C, Vaegler M, Gieseke F, Pfister S M, Handgretinger R, Kerst G, Müller I. Low physiologic oxygentensions reduce proliferation and differentiation of human multipotent mesenchymal stromal cells. BMC Cell Biol, 2010, 11: 11.

[94] Morrison S J, Csete M, Groves A K, Melega W, Wold B, Anderson D J. Culture in reduced levels of oxygen promotes clonogenic sympathoadrenal differentiation by isolated neural crest stem cells. J Neurosci, 2000, 20: 7370-7376.

[95] Yoshida Y, Takahashi K, Okita K, Ichisaka T, Yamanaka S. Hypoxia enhances the generation of induced pluripotent stem cells. Cell Stem Cell, 2009. 5: 237-241.

[96] Axelson H, Fredlund E, Ovenberger M, Landberg G, Páhlman S. Hypoxia-induced dedifferentiation of tumor cells--a mechanism behind heterogeneity and aggressiveness of solid tumors. Semin Cell Dev Biol, 2005, 16: 554-563.

[97] Wilson W R, Hay M P. Targeting hypoxia in cancer therapy. J Nat Rev Cancer, 2011, 11: 393-410.

[98] Koukourakis M I, Giatromanolaki A, Sivridis E, Simopoulos C, Turley H, Talks K, Gatter K C, Harris A L. Hypoxia-inducible factor (HIF1A and HIF2A), angiogenesis, and chemo radiotherapy outcome of squamous cell head-and-neck cancer. Int J Radiat Oncol Biol Phys, 2002, 53: 1192-1202.

[99] Roberts A M, Watson I R, Evans A J, Foster D A, Irwin M S, Ohh M. Suppression of hypoxia-inducible factor 2alpha restores p53 activity via Hdm2 and reverses chemoresistance of renal carcinoma cells. Cancer Res, 2009, 69: 9056-9064.

[100] Semenza G L. Targeting HIF-1 for cancer therapy. Nat Rev Cancer, 2003, 3: 721-732.

[101] Poon E, Harris A L, Ashcroft M. Targeting the hypoxia-induciblefactor (HIF) pathway in cancer. Expert Rev Mol Med, 2009, 11: e26.

[102] Wouters B G, Koritzinsky M. Hypoxia signalling through mTOR and the unfolded protein response in cancer. Nat Rev Cancer, 2008, 8: 851-864.

[103] Martinive P, Defresne F, Bouzin C, Saliez J, Lair F, Grégoire V, Michiels C, Dessy C, Feron O. Preconditioning of the tumor vasculature and tumor cells by intermittent hypoxia: implications for cancer therapies. Cancer Res, 2006, 66: 11736-11744.

[104] Semenza G L. Evaluation of HIF-1 inhibitors as anticancer agents. Drug Discov Today, 2007, 12: 853-859.

[105] Isaacs J S, Jung Y J, Mimnaugh E G, Martinez A, Cuttitta F, Neckers L M. Hsp90 regulates a von Hippel Lindau-independent hypoxia-inducible factor-1alpha-degradative pathway. J Biol Chem, 2002, 277: 29936-29944.

[106] Kong D, Park E J, Stephen A G, Calvani M, Cardellina J H, Monks A, Fisher R J, Shoemaker R H, Melillo G. Echinomycin, a small-molecule inhibitor of hypoxia-inducible factor-1 DNA-binding activity. Cancer Res, 2005, 65: 9047-9055.

[107] Kaluz S, Kaluzová M, Stanbridge E J. Proteasoma linhibition attenuates transcriptiona 1 activity of hypoxia-inducible factor 1 (HIF-1) via specific effect on the HIF-1alpha C-terminal activati on do-

main. Mol Cell Biol，2006，26：5895-5907.

[108] Giaccia A，Siim B G，Johnson R S. HIF-1 as a target for drug development. Nat Rev Drug Discov，2003，2：803-811.

[109] Kizaka-Kondoh S，Tanaka S，Harada H，Hiraoka M. The HIF-1-active microenvironment：an environmental target for cancer therapy. Adv Drug Deliv Rev，2009，61：623-632.

[110] Marín-Hernández A，Gallardo-Pérez J C，Ralph S J，Rodríguez-Enríquez S，Moreno-Sánchez R. HIF-1alpha modulates energy metabolism in cancer cellsby inducing over-expression of specific glycolytic isoforms. Mini Rev Med Chem，2009，9：1084-1101.

[111] Cairns R A，Harris I S，Mak T W. Regulation of cancer cell metabolism. Nat Rev Cancer，2011，11：85-95.

[112] Kurtoglu M，Maher J C，Lampidis T J. Differential toxic mechanisms of 2-deoxy-D-glucose versus 2-fluorodeoxy-D-glucose in hypoxic and normoxic tumor cells. Antioxid Redox Signal，2007，9：1383-1390.

[113] Macheda M L，Rogers S，Best J D. Molecular and cellular regulation of glucose transporter (GLUT) proteins in cancer. J Cell Physiol，2005；，202：654-662.

[114] Wood T E，Dalili S，Simpson C D，Hurren R，Mao X，Saiz F S，Gronda M，Eberhard Y，Minden M D，Bilan P J，Klip A，Batey R A，Schimmer A D. A novel inhibitor of glucose uptake sensitizes cells to FAS-induced cell death. Mol Cancer Ther，2008，7：3546-3555.

[115] Sonveaux P，Végran F，Schroeder T，Wergin M C，Verrax J，Rabbani Z N，De Saedeleer C J，Kennedy K M，Diepart C，Jordan B F，Kelley M J，Gallez B，Wahl M L，Feron O，Dewhirst M W. Targeting lactate-fueled respiration selectively kills hypoxic tumor cells in mice. J Clin Invest，2008，118：3930-3942.

[116] Ovens M J，Davies A J，Wilson M C，Murray C M，Halestrap A P. AR-C155858 is a potent inhibitor of monocarboxylate transporters MCT1 and MCT2 that binds to an intracellular site involving transmembrane helices 7-10. Biochem J，2010，425：523-530.

[117] Murray C M，Hutchinson R，Bantick J R，Belfield G P，Benjamin A D，Brazma D，Bundick R V，Cook I D，Craggs R I，Edwards S，Evans L R，Harrison R，Holness E，Jackson A P，Jackson C G，Kingston L P，Perry M W，Ross A R，Rugman P A，Sidhu S S，Sullivan M，Taylor-Fishwick D A，Walker P C，Whitehead Y M，Wilkinson D J，Wright A，Donald D K. Monocarboxylate transporter MCT1 is a target for immunosuppression. Nat Chem Biol，2005，1：371-376.

[118] Chiche J，Brahimi-Horn M C，Pouysségur J. Tumour hypoxiainduces a metabolic shift causing acidosis：a common feature in cancer. J Cell Mol Med，2010，14：771-794.

[119] Ullah M S，Davies A J，Halestrap A P. The plasma membrane lactate transporter MCT4，but not MCT1，is up-regulated by hypoxia through a HIF-1alpha-dependent mechanism. J Biol Chem，2006，281：9030-9037.

[120] Gallagher S M，Castorino J J，Wang D，Philp N J. Monocarboxylate transporter 4 regulates maturation and trafficking of CD147 to the plasma membrane in the metastatic breast cancer cell line MDA-MB-231. Cancer Res，2007，67：4182-4189.

[121] Chiche J，Ilc K，Laferrière J，Trottier E，Dayan F，Mazure N M，Brahimi-Horn M C，Pouysségur J. Hypoxia-inducible carbonic anhydrase IX and XII promote tumor cell growth by counteracting acidosis through the regulation of the intracellular pH. Cancer Res，2009，69：358-368.

[122] van den Beucken T，Koritzinsky M，Niessen H，Dubois L，Savelkouls K，Mujcic H，Jutten B，Kopacek J，Pastorekova S，van der Kogel A J，Lambin P，Voncken W，Rouschop K M，Wouters B G. Hypoxia-induced expression of carbonic anhydrase 9 is dependent on the unfolded protein response. J

Biol Chem，2009，284：24204-24212.

[123] Lou Y，McDonald P C，Oloumi A，Chia S，Ostlund C，Ahmadi A，Kyle A，Auf dem Keller U，Leung S，Huntsman D，Clarke B，Sutherland B W，Waterhouse D，Bally M，Roskelley C，Overall C M，Minchinton A，Pacchiano F，Carta F，Scozzafava A，Touisni N，Winum J Y，Supuran C T，Dedhar S. Targeting tumor hypoxia：suppression of breast tumor growth and metastasis by novel carbonic anhydrase IX inhibitors. Cancer Res，2011，71：3364-3376.

[124] Ghattass K，Assah R，EI-Sabban M，Gali-Muhtasib H. Targeting hypoxia for sensitization of tumors to radio- and chemotherapy. Curr Cancer Drug Targets，2013，13：8-9.

9 天然萜类化合物逆转肿瘤和细菌多药耐药的研究进展

Progress in the Research of Natural Terpenes as Reversal Agents of Multidrug Resistance in Cancer and Bacteria

张恒源　徐进宜❶

9.1　引言

众所周知，抗生素和化疗药物的出现为人类健康做出了巨大的贡献，但随着化疗药物的应用，病原体及肿瘤细胞等对化学治疗药物敏感性降低，产生了耐药，耐药的出现已经严重威胁人类的健康。目前发现，虽然耐药机制具有多样性，但共同的主要原因是一些活性转运蛋白将一系列化学结构不同的分子泵出靶细胞，如抗生素、抗菌药物、抗疟以及肿瘤化疗药物等[1]。

天然产物是药物研发先导物的重要来源，尤其在抗肿瘤药物和抗感染药物的寻找中一直占有重要的地位[2,3]。其中，萜类化合物广泛分布于植物、昆虫、微生物和海洋生物体内，是天然产物中数量最多的化合物之一。萜类化合物大多由一个或多个异戊二烯单元头尾相连组成链状或环状结构，通常还含有其他的官能团，常见的是萜烯的含氧或不同饱和程度的衍生物，鉴于萜类化合物具有重要的生理活性，已成为研究天然产物和开发新药的重要来源[4,5]。

在萜类化合物中，二萜和三萜的研究尤为广泛。二萜化合物主要有双环二萜，代表化合物银杏内酯为治疗心血管疾病的有效药物；穿心莲内酯具有抗菌、抗炎的作用。三环二萜类的雷公藤内酯具有抗癌、抗炎等作用；关附甲素具有抗心律失常的活性。四环二萜甜菊苷可用作禁糖患者的甜味剂；紫杉醇是优良的抗癌药物。三萜类化合物主要是四环三萜和五环三萜两大

❶ 通讯作者，徐进宜，中国药科大学药学院（江苏南京，210009），教授，博士生导师。研究方向：新药分子设计与生物活性评价。联系方式：电话：025-83271299，E-mail：jinyixu@china.com。

类，代表化合物有人参皂苷、齐墩果酸、白桦酸、甘草次酸等，它们具有多种重要的生物活性和广泛的药理作用，如防治心脑血管疾病、抗肿瘤、抗菌、抗病毒、降糖、抗炎、抗过敏等[6,7]。目前二萜和三萜化合物已成为天然药物化学中研究最为活跃和进展最快的领域。

9.2 肿瘤多药耐药

肿瘤多药耐药（Multidrug resistance，MDR）是制约肿瘤成功化疗的重要因素之一，MDR 是指肿瘤细胞对一种抗肿瘤药物产生耐药性的同时，对结构和作用机制完全不同的其他抗肿瘤药物产生交叉耐药性的现象。因为单一药物的耐药频频出现，转移性的癌症治疗通常需要使用多种化疗药物。随着多药耐药的出现，近三十年来，众多研究人员努力致力于多药耐药的机制研究和治疗研究[8]。

MDR 的机制较为复杂，主要包括膜糖蛋白介导的 MDR、酶介导的 MDR 以及凋亡相关基因介导的 MDR 三类。多种膜转运蛋白能将进入肿瘤细胞内的化疗药物排出胞外，使胞内药物浓度降低，从而使细胞产生耐药，这是目前被认为最重要的一类耐药机制[8]。这些膜蛋白将药物泵出细胞，降低药物在细胞内的滞留时间和累积，使之达不到药物治疗所需的有效浓度，从而阻碍了肿瘤细胞的杀灭；或者转运蛋白使药物重新分布，远离作用位点，在这种情况下，虽然细胞内的总药物浓度没有降低，但细胞内药物的再分布限制了靶标与药物的有效接触。因此，抑制膜转运蛋白能够有效地增强化疗药物的敏感性。其中，最大的一类膜转运蛋白是 ABC 转运蛋白（ATP-binding cassette transporter，ATP 结合盒式蛋白）超家族，迄今发现含有 48 个不同的转运蛋白，它们利用结合 ATP 水解的能量跨膜转运各种底物。目前发现的与 MDR 有关的膜糖蛋白主要包括 ABC 转运蛋白超家族的成员有 P-糖蛋白（P-Glycoprotein，P-gp）、多药耐药相关蛋白（Multidrug resistance-associated protein，MRP）和乳腺癌多药耐药蛋白（Breast cancer resistance protein，BCRP）[9,10]（详见表 9-1）。

表 9-1　介导 MDR 的主要 ABC 转运蛋白

通用名	其他名称	系统名称	转运的化疗药物底物
P-gp	MDR1	ABCB1	放线菌素 D、比生群、柔红霉素、多西紫杉醇、阿霉素、依托泊苷、高三尖杉酯碱、米托蒽醌、紫杉醇、替尼泊苷、拓扑替康、长春碱、长春新碱、长春瑞滨
MDR2	—	ABCB4	紫杉醇、长春碱
MRP1	—	ABCC1	阿霉素、表柔比星、甲氨蝶呤、依托泊苷、长春新碱、长春瑞滨
CMOAT	MRP2	ABCC2	顺铂、阿霉素、依托泊苷、甲氨蝶呤、米托蒽醌、长春新碱

9.3 萜类化合物与肿瘤多药耐药

萜类化合物因分布广泛，化学结构和生物活性多样而受到重视，已发现的大量具有抗肿瘤活性的萜类化合物，包含了从单萜到五环三萜化合物，如紫素醇、β-榄香烯、紫杉醇、冬凌草甲素、白桦酸、齐墩果酸等。随着天然产物在抗肿瘤领域的研究，对多药耐药肿瘤细胞具有较好活性的萜类化合物也陆续被发现和研究。

萜类化合物对敏感肿瘤细胞和多药耐药肿瘤细胞具有显著的生长抑制作用，例如白桦酸、齐墩果酸、齐墩果酸甲酯（CDDO-Me）、坡模醇酸对人白血病细胞株具有较好的细胞毒作用[11]。从 *Euphorbia portlandica* 中分离出的 Drimane 型倍半萜香豆素醚（**9-1**）对 L5178 小鼠淋巴瘤多药耐药细胞的逆转活性强于维拉帕米[12]。Horwedel 等人[13]研究发现，青蒿素琥珀酸酯二聚体（**9-2**）和青蒿素-白桦酸杂合分子对 P-糖蛋白过度表达的 CEM/ADR5000 的白血病细胞具有较好的作用［前者 IC_{50} 值为（0.2 ±0.03）$\mu mol/L$］，且不产生交叉耐药。化合物 **9-2** 能够诱导细胞周期停滞在 G0/G1 期，诱导凋亡，形成活性氧族。甘草次酸衍生物（**9-3**）对凋亡敏感和凋亡耐药的肿瘤细胞株呈现出类似的生长抑制作用，能抑制蛋白酶体的活性[14]。Park 等人[15]研究了人参皂苷对 MDR1 基因过表达的人纤维癌细胞 KBV20C 的抗肿瘤作用，人参皂苷（20R)-Rg2、（20S)-Rg2、（20R)-Rh1、（20S)-Rh1、（20R)-Rg3、（20S)-Rg3、（20R)-Rh2、（20S)-Rh2、Rh3、Rh4、类原人参二醇和类原人参三醇中，（20S)-Rg3 的活性最强。此外，萜类化合物能在非细胞毒浓度下增强化疗药物对多药耐药肿瘤细胞的作用。如在亚细胞毒浓度下，积雪草苷（**9-4**）与长春新碱能对 KB、KBV-200、MCF-7 和 MCF-7/ADM 细胞产生药物-药物协同作用，在四个细胞系中，协同组（长春新碱＋积雪草苷）的凋亡水平、Bcl-2 磷酸化水平和激活的 Caspase-3 蛋白水平均高于长春新碱组以及积雪草苷组[16]。另外，Kwon 等人[17]还发现 120$\mu mol/L$ 的（20S)-Rg3 对多药耐药细胞 KBV20C 有细胞毒作用，而对正常的 WI 38 细胞无细胞毒作用。说明 Rg3 的细胞毒活性并不是化合物自身引起的。进一步研究发现，Rg3 能够选择性地降低耐药细胞膜的流动性，从而产生细胞毒作用。

萜类化合物的抗肿瘤活性通常是多靶点的，如阻断核因子 NF-κB 的激活、诱导凋亡、阻碍信号转导和细胞增殖、抑制血管生成等，除此，还能调控 MDR 相关的基因和蛋白[18]。

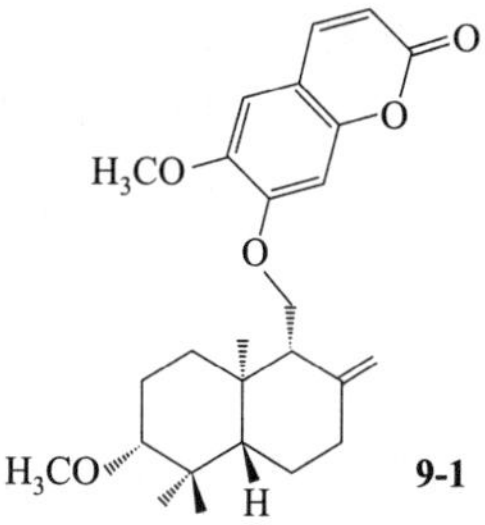

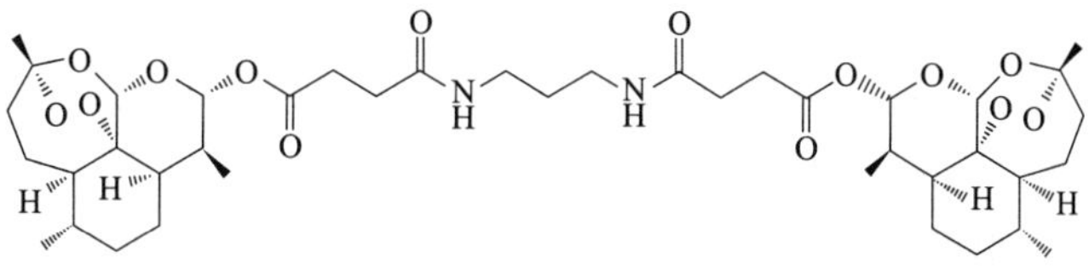

Artsunic acid homodimer
9-2

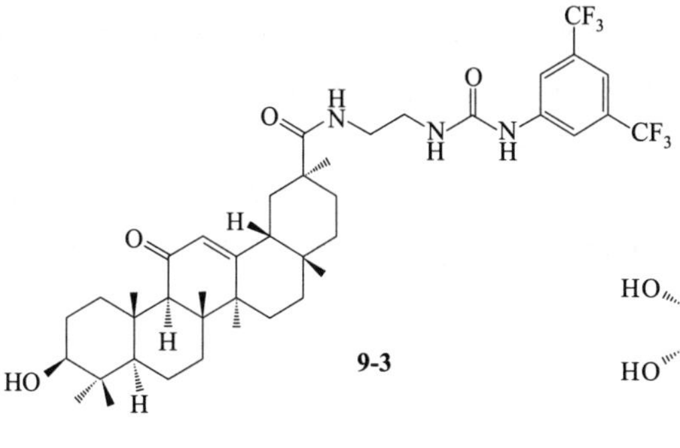

9-1

9-3

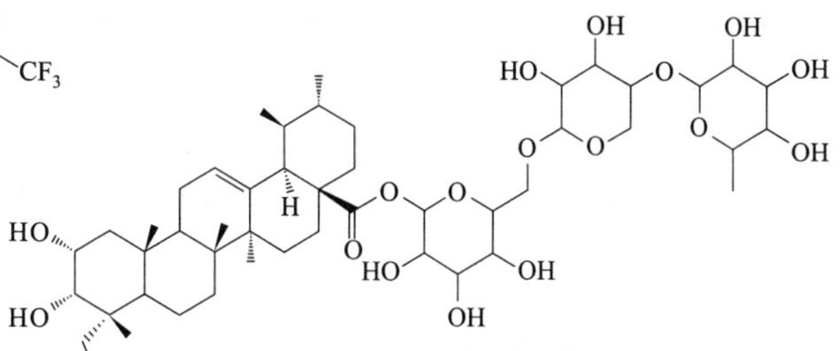

Asiaticoside
9-4

9.3.1 萜类化合物与 P-gp 作用

耐药肿瘤细胞一般均存在 P-gp 过表达。P-gp 是一种能量依赖性的外排蛋白，由多药耐药基因 mdr1 表达的一种单链跨膜糖蛋白，属于 ABC 转运蛋白超家族成员，其利用 ATP 水解释放的能量主动将疏水亲脂性的化疗药物转运至细胞膜外，导致细胞内药物浓度低于杀伤浓度，从而使肿瘤细胞产生 MDR。P-gp 还可促使药物在细胞内的再分布，积聚于与药物作用无关的细胞器内，进一步降低作用于靶点的药物浓度，导致耐药。受 P-gp 外排泵作用的多为天然来源及亲脂疏水性药物，也包括部分化学合成的药物，如米托蒽醌等（见表 9-

1)[19,20]。除此，P-gp 还具有抑制肿瘤细胞凋亡的功能，研究表明，P-糖蛋白能够抑制 Caspase 3 和 Caspase 8 的裂解激活，从而抑制了 Caspase 依赖的细胞凋亡。mdr1 及其编码产物 P-gp 糖蛋白在肿瘤细胞表面的过度表达被认为是介导 MDR 最经典的机制[21,22]。

　　MDR 逆转剂大多针对 P-gp 发挥作用，其作用机制复杂，种类繁多，发展较快。目前，针对 P-gp 的逆转剂已经发展到第三代。第一代逆转剂主要包括：钙离子通道阻滞剂、钙调蛋白抑制剂、免疫抑制药物、抗生物素类化合物及表面活性剂等，如维拉帕米、环孢菌素 A 等，主要通过竞争性拮抗 P-gp 泵的外流功能而发挥作用。由于其在体内达到治疗浓度时需要较高的血药浓度且缺乏靶向性，因而毒副作用较大，限制了其应用。第二代逆转剂为对第一代逆转剂进行结构改造获得的衍生物，主要包括右维拉帕米（Dexverapamil）、环孢素 A 的同系物伐司扑达等。与第一代相比，它们具有半衰期长、毒副作用相对较小等特点，但是由于部分第二代抑制剂能够明显抑制细胞色素 P-450（Cytochrome P-450）CYP3 家族里的 A 亚家族第四种酶 CYP 3A4 的作用，当其与抗肿瘤药物合用时，干扰后者的药代动力学过程。此外，第二代抑制剂会抑制其他 ABC 转运蛋白超家族的成员，使重要脏器的解毒功能降低，以上种种因素均限制了其应用。第三代 P-gp 抑制剂通过结合构效关系和组合化学技术来弥补第二代 P-gp 抑制剂的不足，主要代表有 Tariquidar 和 Zosuquida，它们具有特异性较高、不影响 CYP 3A4 的作用等特点，目前正处于临床试验阶段[23,24]。最近，天然产物来源的抑制剂被认为是有希望的第四代逆转剂[25]，鉴于包含萜类化合物在内的天然产物种类繁多，结构新颖多样，低毒易耐受。因此，从中发现低毒、强效、选择性的多药耐药逆转剂具有广阔前景。很多研究已证实，萜类化合物可以通过不同机制有效地抑制不同耐药细胞株中 P-糖蛋白的活性，直接与 P-糖蛋白活性位点相互作用，激活 P-糖蛋白 ATP 酶的活性或者降低 P-糖蛋白对药物的亲和力[18]。

9.3.1.1　单萜类

　　Yoshida 等人[26]研究了 70 个萜类化合物对 P-糖蛋白介导外排作用的影响，发现 Citronellal，DL-Citronellol，R-（+）-Citronellal（**9-5**），S-（−）-β-Citronellol（**9-6**），α-Terpinene（**9-7**），Terpinolene（**9-8**），（−）-β-Pinene（**9-9**），Abietic acid（**9-10**），Ophiobolin A（**9-11**），Cucurbitacin Ⅰ（**9-12**）和甘草次酸（Glycyrrhetic acid，**9-13**）对 P-糖蛋白介导的 LC-GA5-COL150 细胞中 [^{3}H] digoxin 外排的抑制作用大于 50%，进一步测试了这些化合物的 IC$_{50}$，结果如表 9-2 所示，这些萜类化合物能够剂量依赖地抑制 P 蛋白介导的 [^{3}H] Digoxin 外排作用，其中化合物 **9-5**、**9-10**、**9-11**、**9-12** 和 **9-13** 的活性强于阳性药维拉帕米。

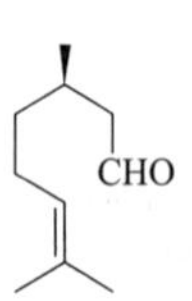

9-5 R-(+)-Citronellal 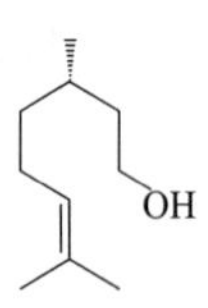　**9-6** S-(−)-β-Citronellol 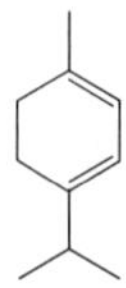　　**9-7** α-Terpinene 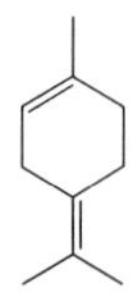　**9-8** Terpinolene 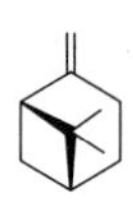　　**9-9** (−)-β-Pinene

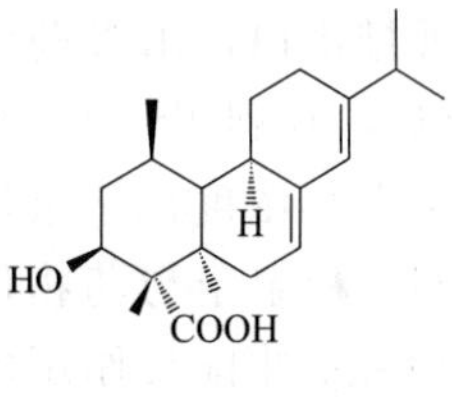

9-10 Abietic acid 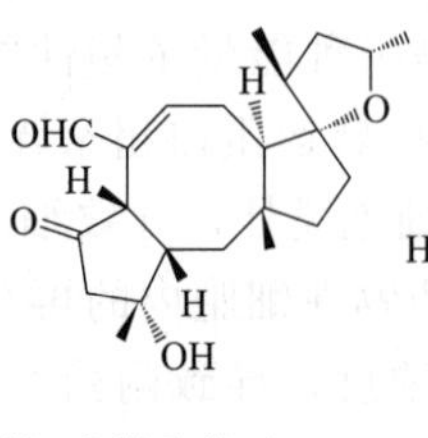　　　**9-11** Ophiobolin A 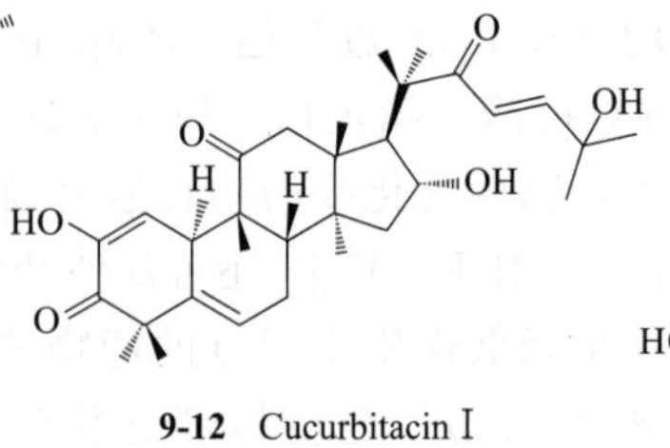　　　**9-12** Cucurbitacin Ⅰ 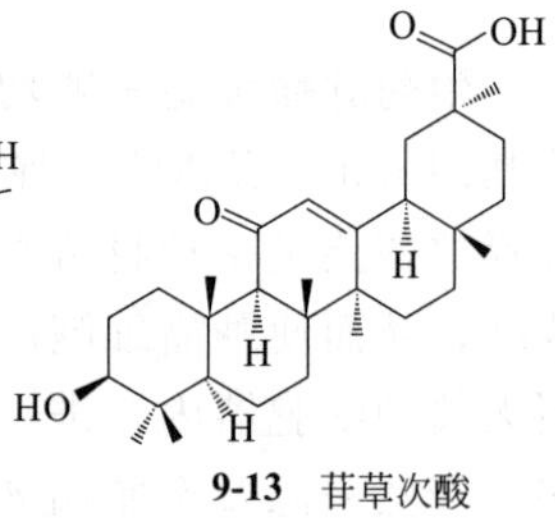　　　**9-13** 甘草次酸

在另一项研究中，Yoshida 等人[27]还研究了化合物 **9-5**、**9-6**、**9-7**、**9-8**、**9-9**、**9-10** 和 **9-13** 对 MRP2 和 BRCP 的抑制作用，发现化合物 **9-5**、**9-6**、**9-7**、**9-8**、**9-9** 仅抑制 P-糖蛋白的活性，而化合物 **9-10** 能够抑制 P-糖蛋白和 MRP2 的活性；化合物 **9-13** 能够同时抑制 P-糖蛋白、MRP2 和 BRCP 的活性，IC_{50} 值分别为 $80\mu mol/L$、$20\mu mol/L$、$39\mu mol/L$，表明甘草次酸（**9-13**）对这三个转运蛋白具有较高的亲和力，同时甘草次酸是一个较强的 MRP2 抑制剂。

表 9-2　部分萜类化合物对 LC-GA5-COL150 细胞中
[^{3}H] digoxin 外排的抑制作用

化合物	$IC_{50}(\mu mol/L)$	化合物	$IC_{50}(\mu mol/L)$
维拉帕米	237 ± 13	$(-)$-β-Pinene	608 ± 26
R-$(+)$-Citronellal	167 ± 8	Abietic acid	172 ± 9
S-$(-)$-β-Citronellol	504 ± 9	Ophiobolin A	7.86 ± 0.40
α-Terpinene	414 ± 24	Cucurbitacin I	181 ± 22
Terpinolene	481 ± 22	甘草次酸	80.8 ± 5.0

9.3.1.2　千金二萜烷型二萜

从大戟属植物中分离得到的 19 个萜类化合物，包括大环二萜、二萜内酯以及多环二萜和三萜，测试其对正常胃癌细胞（EPG85-257）、胰腺癌细胞（EPP85-181）、结肠癌细胞（HT-29）及相应 MDR1/P-gp 过表达或不表达的耐药株的活性。多数化合物对耐药株呈现出比正常敏感癌细胞株还要好的活性。其中活性最好的是千金二萜烷型二萜 Latilagascenes C（**9-15**）和 D（**9-16**），以及二萜内酯 3β-aceoxy-Helioscopinolide B（**9-18**）和 Helioscopinolide E（**9-20**），它们对耐药细胞 EPG85-257RDB 有较好的生长抑制作用（IC_{50} 值分别为 $1.5\mu mol/L$、$2.7\mu mol/L$、$4.6\mu mol/L$、$4.4\mu mol/L$）；大环千金二萜烷型二萜 Jolkinol B（**9-21**）对耐药株 EPG85-257RNOV 有较高的逆转耐药活性（IC_{50} 值为 $4.8\mu mol/L$）；五环三萜 **9-23** 对耐药株 HT-29RDB 的活性最好（IC_{50} 值为 $9.3\mu mol/L$）。表型分析证实 EPG85-257RDB，EPP85-181RDB 和 EPG85-257RNOV 细胞株中存在 MDR1/P-gp 和 BCRP 过表达。构效关系显示，千金二萜烷型二萜 C-3 和 C-16 位的乙酰氧基对耐药株 EPG85-257RDB 的活性起重要作用，羟基游离使活性下降。α，β-不饱和-γ-内酯型二萜 C-9 位羟基取代也使得活性下降[28]。

9-14　Latilagascene B: R^1, R^2=H
9-15　Latilagascene C: R^1, R^2=OAc
9-16　Latilagascene D: R^1=Bz, R^2=H

9-17　Helioscopinolide B:R=H
9-18　3β-aceoxy-Helioscopinolide B:R=Ac

9-19　Helioscopinolide D:R=OH
9-20　Helioscopinolide E:R=H

Jolkinol B
9-21

Helioscopinolide A
9-22

9-23

9.3.1.3 假白榄烷型二萜

对大戟属植物分离得到的二萜化合物进行罗丹明 123（Rhodamine-123）外排作用测试，评价其在淋巴瘤细胞中的 P-gp 抑制作用，抑制活性较高的有假白榄烷型（**9-24**、**9-25**、**9-26**、**9-27**、**9-28**）、千金二萜烷型（**9-29**、**9-30**）和四环二萜（**9-31**）。化合物 **9-32** 和 **9-33** 在较高浓度下的活性比低浓度下的活性弱，有可能是化合物 **9-32** 和 **9-33** 破坏了膜的完整性，造成 Rhodamine-123 扩散出细胞。由于测试的化合物不属于同一个系列，骨架取代和立体化学性质多样，很难系统地总结构效关系，但是，化合物的活性与亲脂/疏水性成正比，环上的取代基增加了分子构象的柔性，三维立体性质的改变也影响其活性[29]。

9-24 R=Ac
9-25 R=H

9-26

9-27

9-28

9-29

9-30

9-31

9-32

9-33

9-34 $R^1=R^2=R^4=Ac, R^3=Bz$
9-35 $R^1=R^2=R^4=Ac, R^3=Bu$
9-36 $R^1=H, R^2=R^4=Ac, R^3=Bz$

9-37

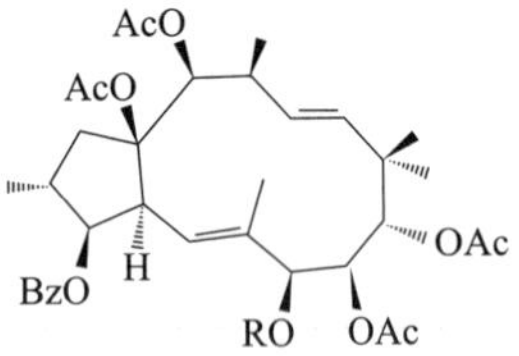

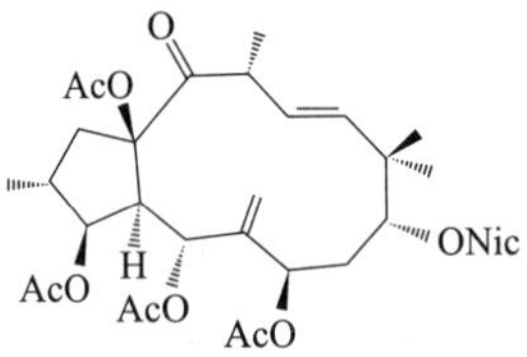

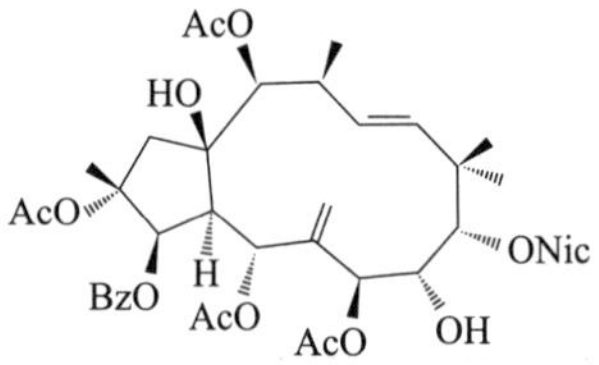

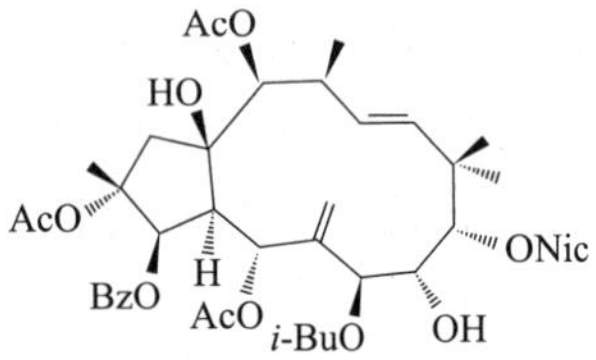

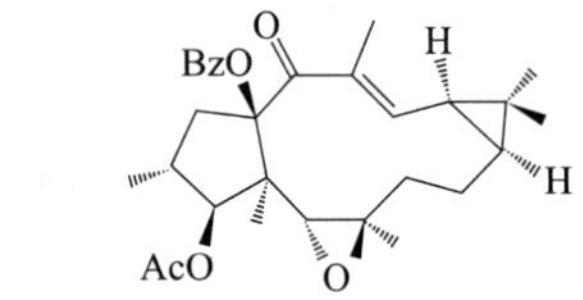

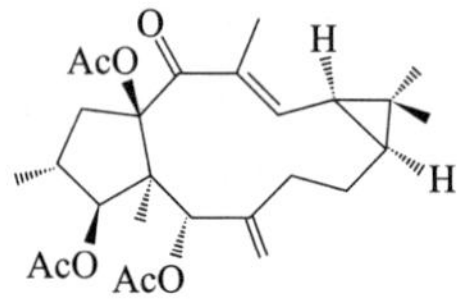

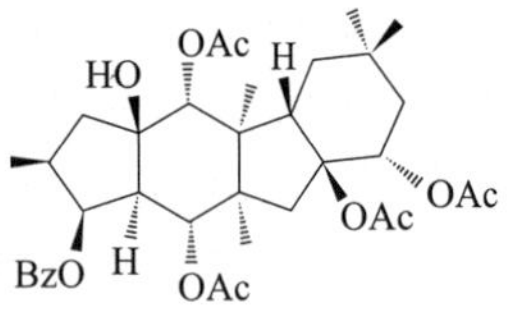

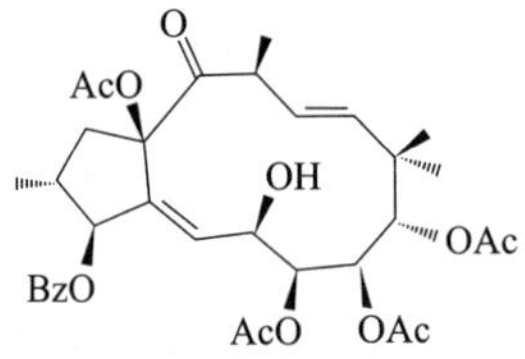

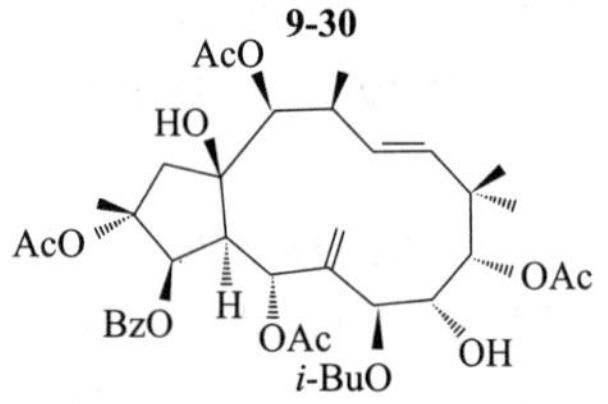

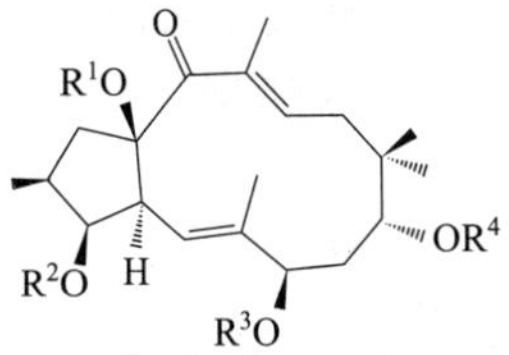

此外发现，鼠尾草酚、鼠尾草酸和熊果酸剂量依赖地抑制 P-糖蛋白过表达的 KB-C2 癌细胞中 P-糖蛋白介导的外排作用，而不能抑制人 MRP1 基因转染的 KB/MRP 细胞中 MRP1 介导的外排作用，这三者还可以激活 P-糖蛋白 ATP 酶的活性[30]。

鼠尾草酸
9-38

鼠尾草酚
9-39

熊果酸
9-40

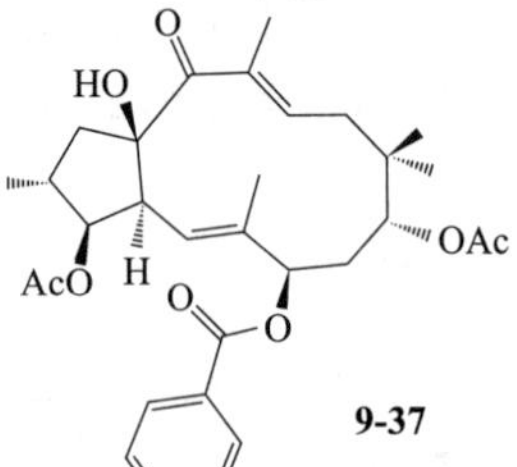

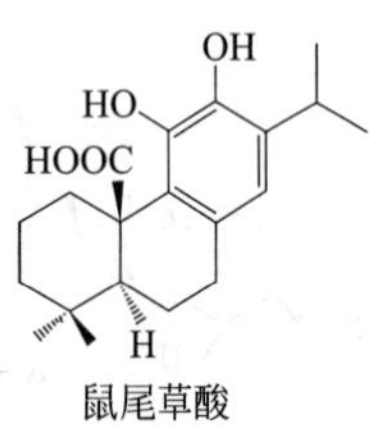

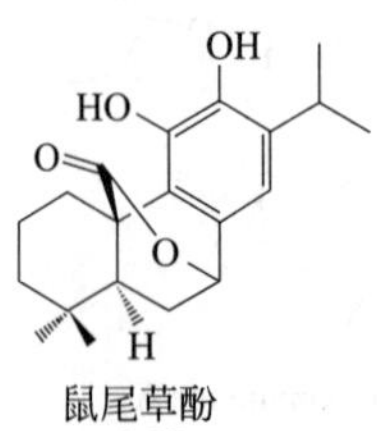

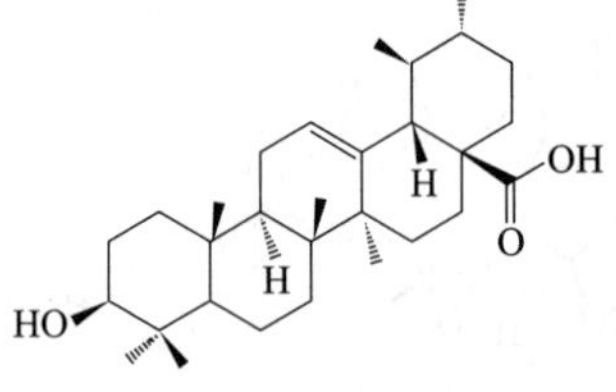

9.3.1.4 Sipholane 型三萜

从海绵中提取分离得到 Sipholane 型三萜及其半合成衍生物中，Sipholanol A（**9-41**）能够使秋水仙碱对人鳞状细胞癌耐药株 KB-C2 的作用增强 16 倍。Rhodamine-123 底物累积和外排实验显示，Sipholanol A 能直接抑制 P-糖蛋白介导的药物外排作用。Sipholane E（**9-42**）的抑制活性好于 Sipholanol A；Sipholane D（**9-43**）和 Sipholane L（**9-44**）的活性与 Sipholanol A 相近。进一步药理实验发现，Sipholane 型三萜能够增加细胞内［^{3}H］-紫杉醇（［^{3}H］-Paclitaxel）累积，激活 P-糖蛋白 ATP 酶的活性，抑制［^{125}I］-碘芳基叠氮哌唑嗪（［^{125}I］-Iodoarylazidoprazosin）与转运蛋白的光亲和标记作用，而且对 P-gp 缺乏以及 MRP1（ABCC1）、MRP7（ABCC10）或 BCRP（ABCG2）过表达的细胞株无逆转作用，表明这 4 个 Sipholane 型三萜是与 P-糖蛋白药物结合位点的底物，直接抑制了 P-糖蛋白介导的药物外排。Western blot 分析显示，Sipholane 型三萜并未改变 P-gp 的表达。为了发现活性更好的 P-糖蛋白抑制剂，研究者分离和合成了更多的 Sipholane 型三萜衍生物，构效关系显示，C-28 位取代（醛基、羟基）以及 C-16 位取代，导致 P-糖蛋白抑制活性下降[31,32]。

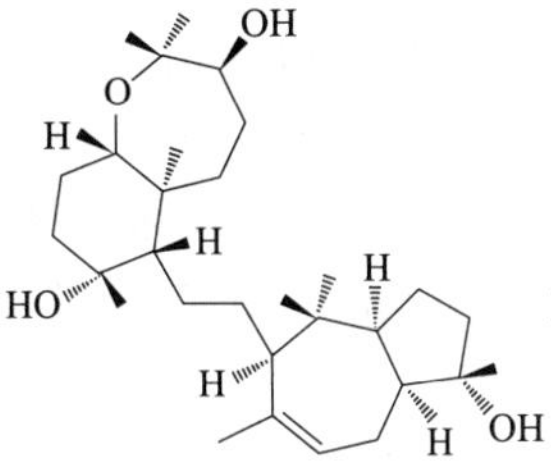

Sipholenol A
9-41

Sipholenone E
9-42

Siphonellinol D
9-43

Sipholenol L
9-44

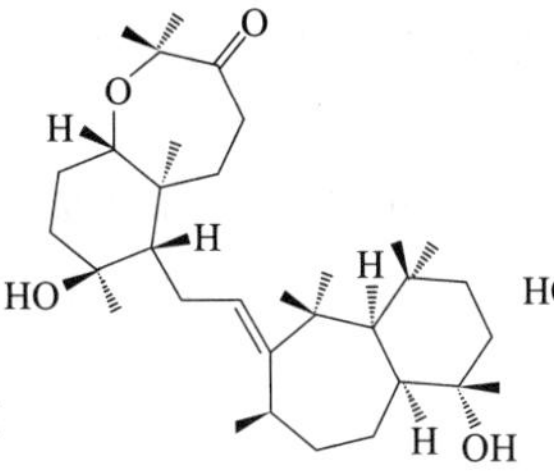

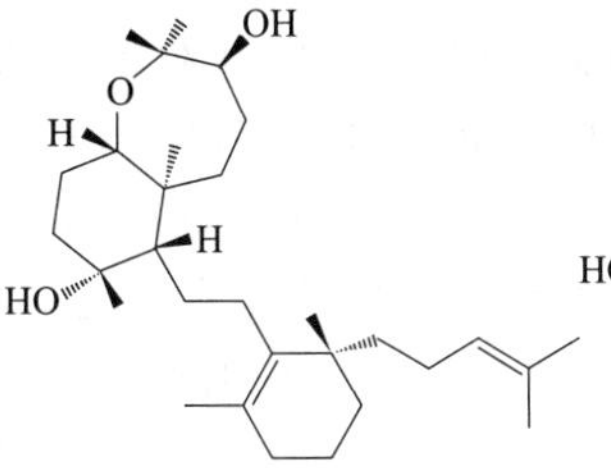

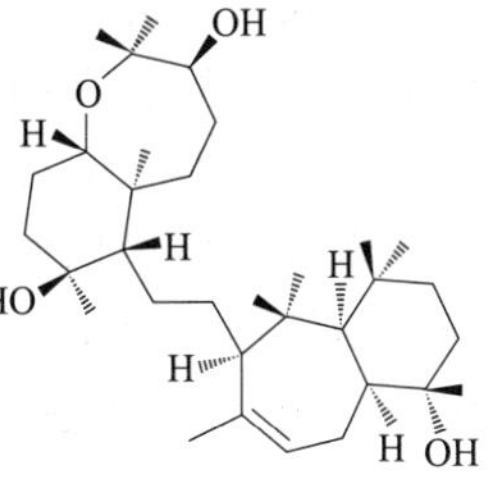

9.3.1.5 环阿尔屯烷型三萜

Madureira 等人研究了大戟属中的四环三萜、环阿尔屯烷、9，19-环丙基三萜对 L5178Y 淋巴瘤细胞多药耐药的逆转作用。其中化合物 **9-45**、**9-49** 具有较高的 Rhodamine-123 胞内累积作用，化合物 **9-46**、**9-54** 和 **9-59** 能够抑制 P-gp 介导的外排，增加药物在胞内的滞留时间。化合物 **9-48**、**9-52**、**9-53** 和 **9-55** 能减小细胞的体积大小而具有细胞毒作用。环阿尔屯烷三萜的疏水性对活性起重要作用（$\log P < 8.2$）[33]。

	R^1	R^2		R^1	R^2
9-45	OH		**9-49**	OH	
			9-50	OAc	
9-46	OH		**9-51**	OH	
9-47	OH		**9-52**	OH	
9-48	OAc				

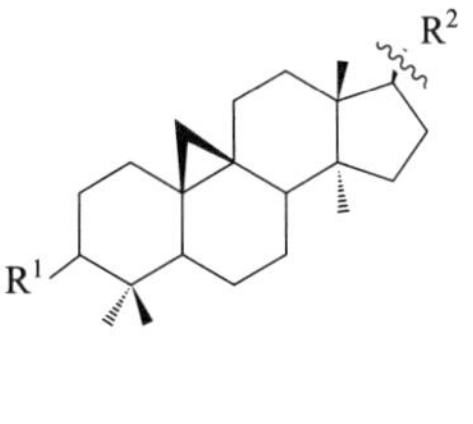

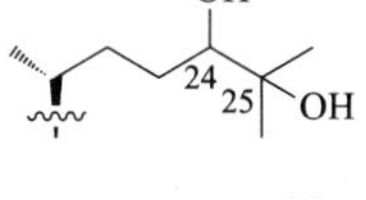

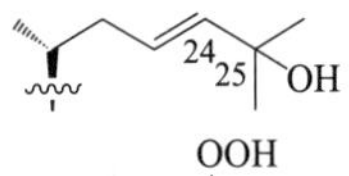

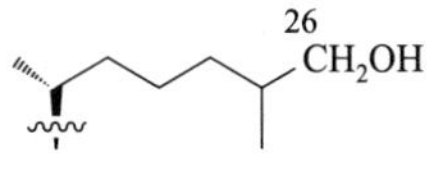

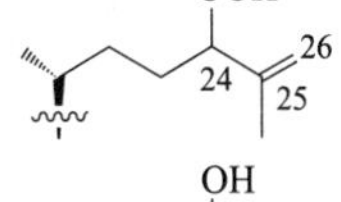

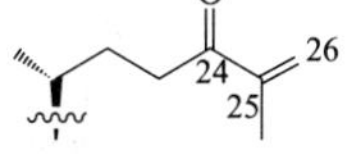

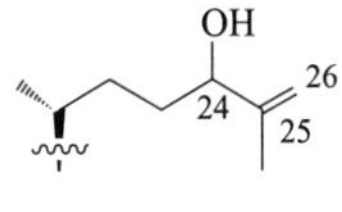

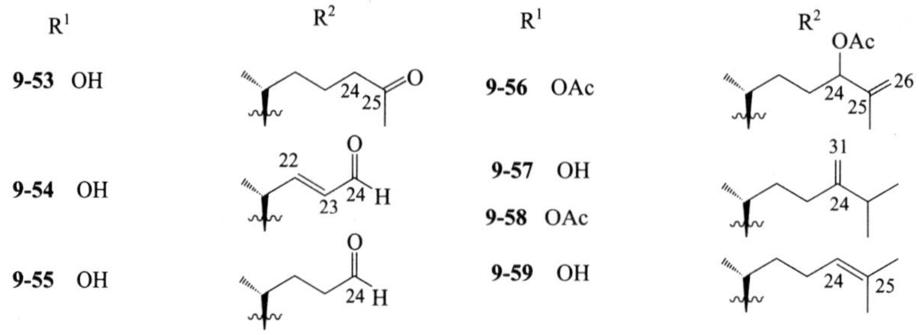

R1
R2
R1
R2
9-53 OH
9-54 OH
9-55 OH
9-56 OAc
9-57 OH
9-58 OAc
9-59 OH
OAc
24
25
26
22
23
31
O
H

9.3.1.6 人参皂苷

Zhao Y 等人[34]研究发现 20（S）-原人参二醇［20(S)-Protopapanaxadiol，PPD，**9-60**］对 P388adr 耐药株和相应非耐药株具有相似的细胞毒作用，表明 PPD 可能不是糖蛋白的底物。进一步实验表明，PPD 的 P-糖蛋白抑制活性与维拉帕米相当，且抑制作用可逆，对 P-gp ATP 酶的活性无影响。推测 PPD 可能通过其他机制抑制 P-糖蛋白的活性。

原人参三醇［20(S)-Protopapanaxatriol，PPT，**9-61**］能够逆转 P-gp 过度表达的急性粒细胞白血病亚系细胞 AML-2/D100 对柔红霉素和多柔比星的耐药。在非白血性白血病细胞中，原人参三醇可以引起柔红霉素的蓄积，蓄积作用是维拉帕米的两倍。200μg/mL 以上的原人参三醇可以完全抑制 P-gp 和 Azidopine（一种能够特异性标记 P-gp 的光亲和标记物，为钙拮抗剂二氢吡啶类似物）的光亲和标记，表明原人参三醇可以在 Azidopine 位点通过直接与 P-gp 作用来逆转 P-gp 介导的 MDR[35]。

PPD
9-60

Rh2
9-62

Rg3
9-64

PPT
9-61

Rh1
9-63

Rg2
9-65

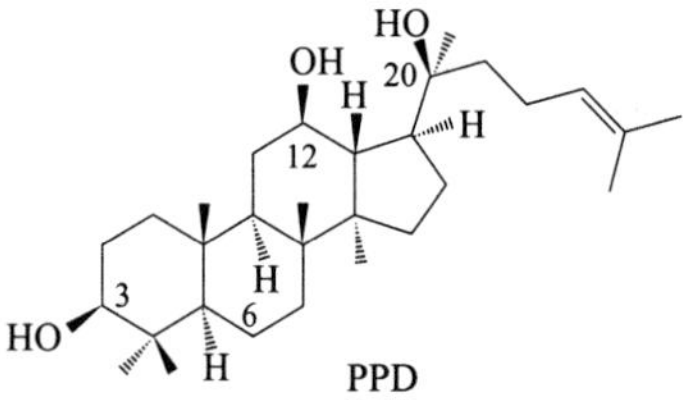

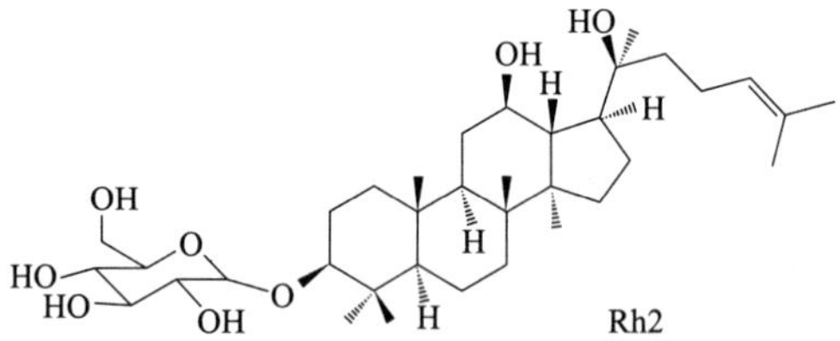

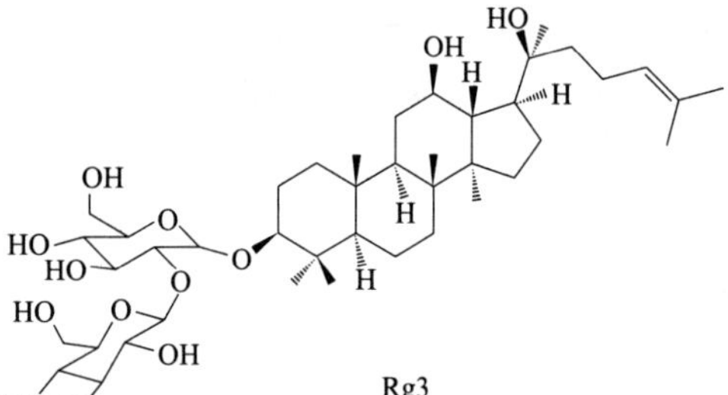

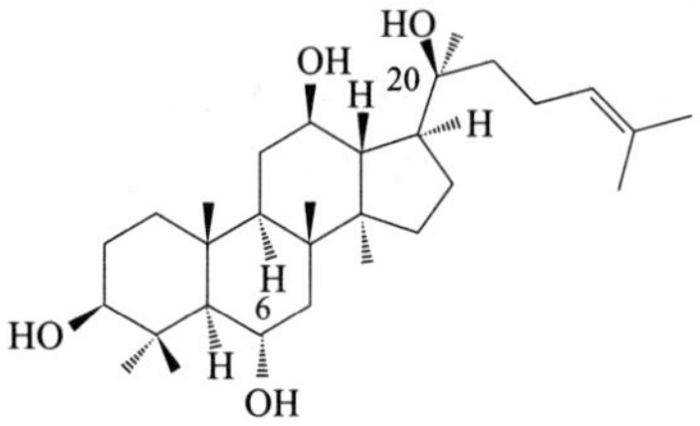

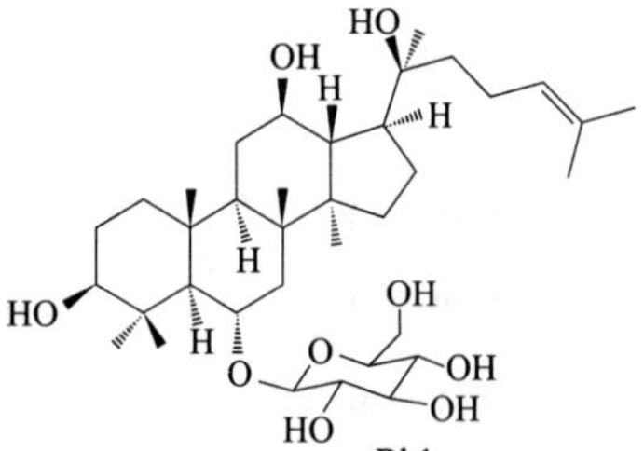

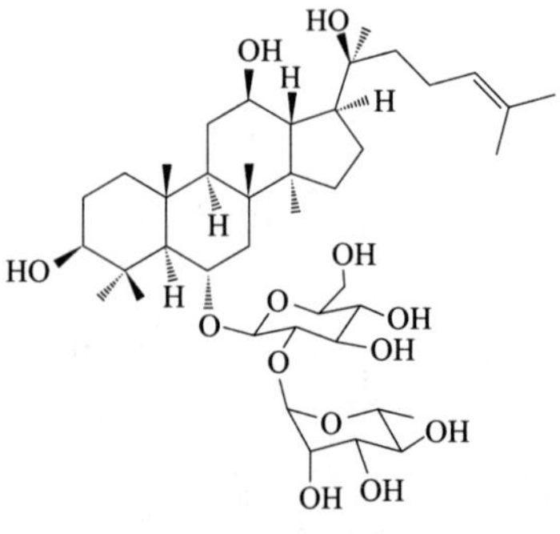

Kim 等人[36]研究了 Rg3（**9-64**）体内和体外对 MDR 的调节作用，Rg3 能够剂量依赖地增加 Rhodamine-123 在耐药细胞 KBV20C 中的累积，而对敏感 KB 细胞无此作用。Rg3 抑制［³H］-长春碱的外排，逆转 KBV20C 细胞对阿霉素、秋水仙碱、长春新碱、依托泊苷的多药耐药。Rg3 体内实验可以延长移植阿霉素耐药白血病 P388 细胞的小鼠的生命周期，抑制体重增加。目前还不清楚 Rg3 是否是 P-糖蛋白的底物，Rg3 能够和 Azidopine 竞争结合 P-糖蛋白，说明 Rg3 和 Azidopine 的结合位点可能是一致的，但没有直接的证据证明 P-gp 介导 Rg3 的转运。同样，人参皂苷 Rh2（**9-62**）也可以逆转白血病耐药细胞系 P388/ADM 细胞的 MDR，增加柔红霉素和长春碱在耐药细胞内的药物浓度。Rh2 是 P-gp 的底物，维拉帕米能够增加 Caco-2 细胞对 Rh2 的摄取。PPD 的摄取在时间、pH 和浓度条件下与 Rh2 有很大不同，因此，三个化合物的结构对与 P-gp 的作用有很大影响。

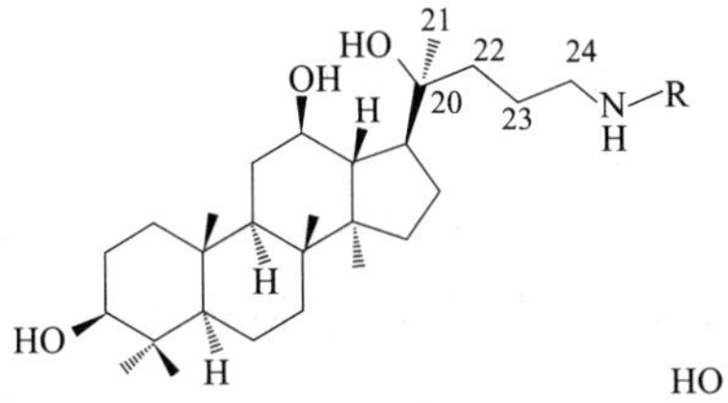

原人参二醇衍生物

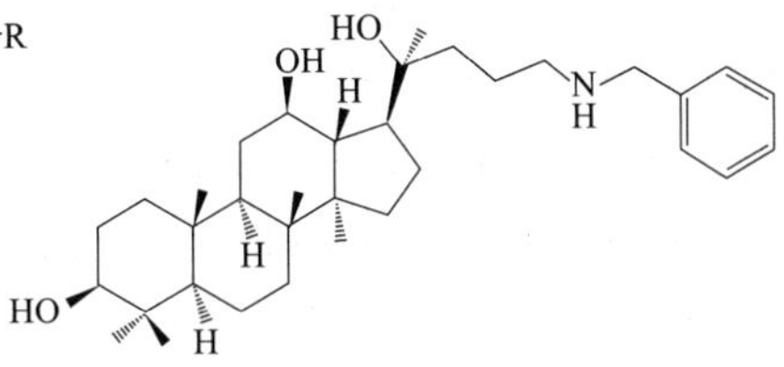

9-66

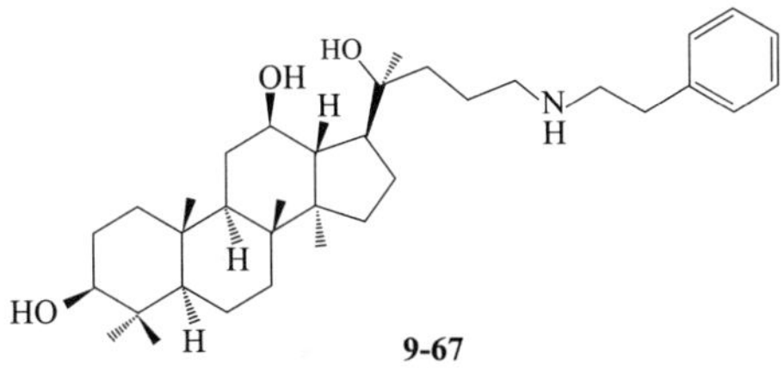

9-67

Liu 等人[37]通过氧化、还原胺化反应合成了一系列链状、环状脂肪族基团取代、芳环/杂环亲脂取代、极性基团取代的原人参二醇衍生物，并测试了衍生物对 P-gp 过表达的多药耐药株 KBvcr 的抗肿瘤活性。构效关系显示，C-24 位芳香取代的脂肪胺基团衍生物能够有效地增强耐药株对多西紫杉醇、长春新碱、阿霉素的敏感性，化合物 **9-66** 和 **9-67** 的逆转活性是维拉帕米的 1.3～2.6 倍，且活性浓度（5 μmol/L）下的 PPD 衍生物对敏感癌细胞和耐药癌细胞无细胞毒作用，说明 PPD 衍生物可以作为一个安全的多药耐药逆转剂先导物。初步的机制研究证实，PPD 衍生物可以剂量依赖地抑制 P-gp 的活性，活性化合物的 clogP 值为 4～7。由于 P-gp 是一个主要包含疏水和芳香残基结合口袋的多面膜蛋白，故疏水和芳香取代的底物更易与之结合。

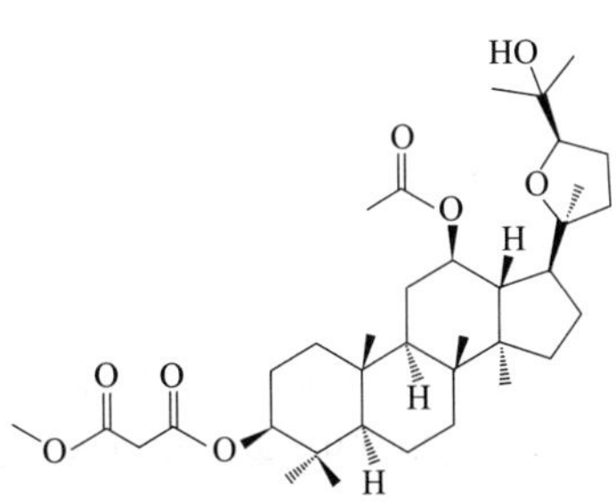

methyl papyriferate
9-68

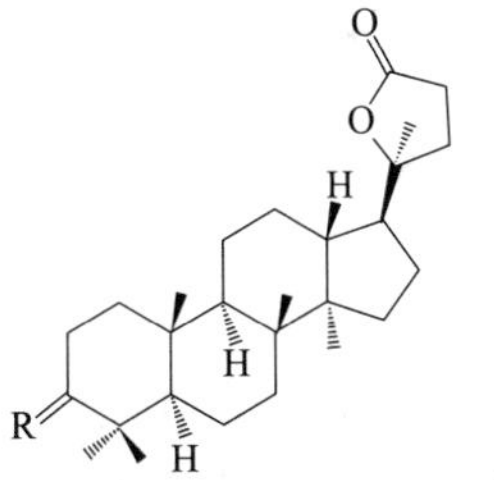

9-69 R=O
9-70 R=H 和 OH

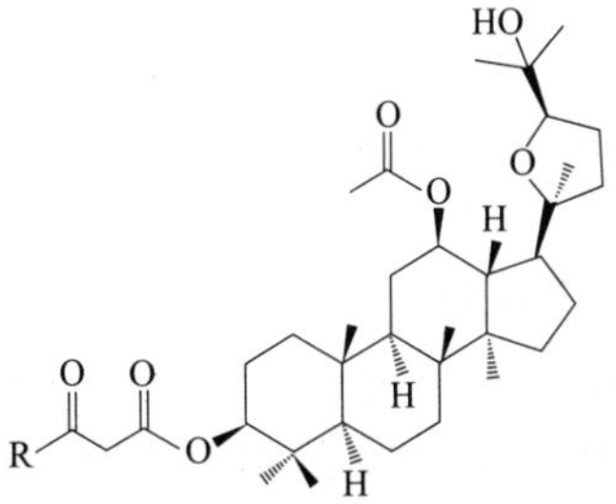

methyl papyrifetate 酰胺衍生物

R=NH₂, NHCH₃, NHC₂H₅, NHC₄H₉,
Morpholino(**9-71**), N(CH₃)₂

Kashiwada 等人[38]从桦木属植物中分离得到一系列三萜化合物，活性化合物 Methyl papyrifetate（**9-68**，ocotillol 型人参皂苷 3-位差向异构体衍生物）、**9-69**、**9-70** 在非细胞毒浓度下能逆转多药耐药细胞 KB-C2 或 K562/Adr 对秋水仙碱或阿霉素的耐药。其中 8.1μmol/L 的 Methyl papyrifetate 逆转秋水仙碱对 KB-C2 的活性与 5 μmol/L 的维拉帕米相当。该课题组还合成了一系列 Methyl papyrifetate 的衍生物，测试其细胞毒作用以及对 KB-C2 细胞的逆转作用。化合物 **9-71**（5μg/mL，7.4μmol/L）使 KB-C2 细胞对秋水仙碱的敏感性增加了 185 倍，其他几个酰胺衍生物的活性也较 Methyl papyrifetate 和维拉帕米好。构效关系表明，活性化合物均为亲脂性化合物，辛醇/水分配系数为 6.5～8.5，3 位丙二酰侧链羧基游离会显著降低活性，且含氮酰胺取代衍生物活性明显强于酯类。

9.3.1.7 Taraxastane 型三萜

从 *Euphorbia lagascae* 中分离到的 18 个萜类化合物中，四个 Taraxastane 型三萜（**9-72**、**9-73**、**9-76**、**9-77**）能够较强地逆转 L5178 人 MDR 基因转染的小鼠淋巴瘤细胞中 MDR-P-gp 介导的多药耐药，化合物 **9-74**、**9-75**、**9-78**、**9-79** 无活性。Taraxastane 型三萜间的差别主要在 A 环和 E 环，A 环的 C-3 位乙酰基取代使 P-gp 逆转活性下降；E 环 C-21 位羟基的引入使 MDR 逆转活性增强，活性化合物的 logP 为 6.7～8.6[39]，呈现出亲脂性和氢键受体性质，而 P-gp 本身是一个氢键供体[40]。

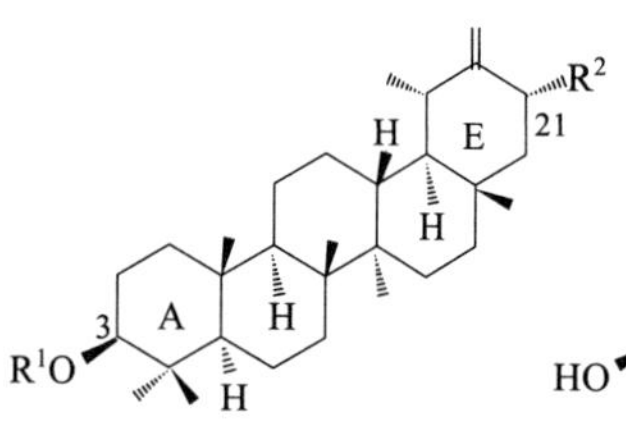

9-72	R¹=H, R²=OH
9-73	R¹=Ac, R²=OH
9-74	R¹=R²=H
9-75	R¹=Ac, R²=H

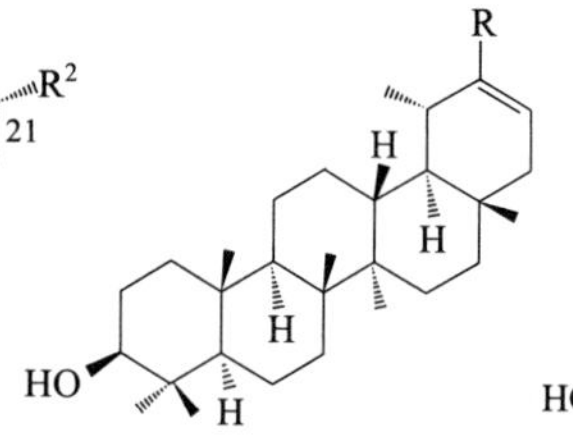

9-76 R=CH₂OH
9-77 R=CHO

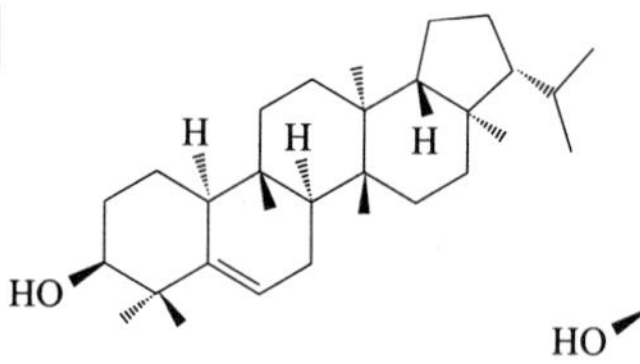

9-78

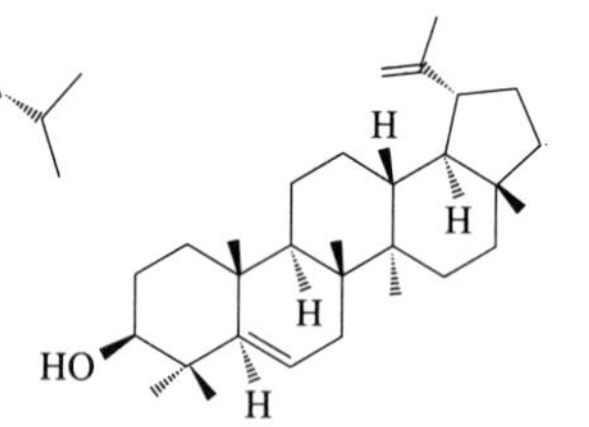

9-79

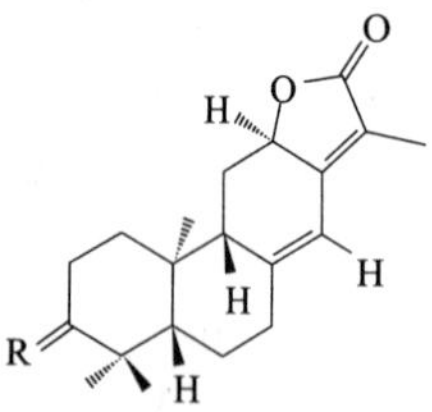

9-80 R=β-OH, α-H
9-81 R=O

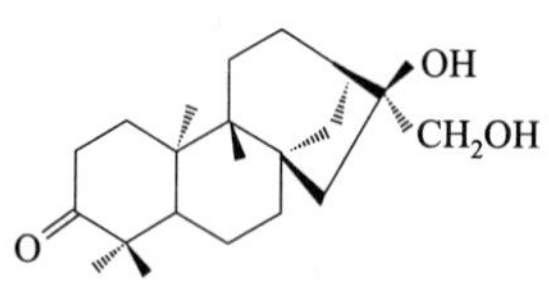

9-82

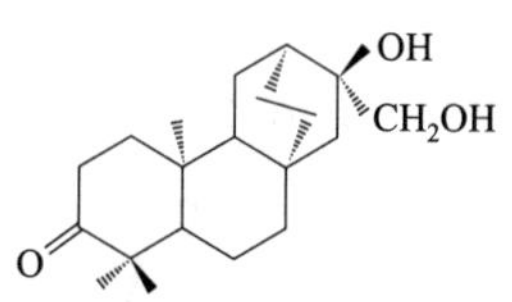

9-83

9.3.1.8 其他三萜

从茯苓中分离出的 8 个三萜在 12.5μg/mL 和 25μg/mL 浓度下，均能显著增强长春新碱对耐药株 KBV200 的细胞毒作用，其中，Dehydrotumulosic acid（**9-84**）和 **9-85** 的逆转活性最强，Dehydrotumulosic acid 能够增强长春新碱诱导的凋亡，抑制 P-糖蛋白的活性而不影响其表达。构效关系显示，A 环羟基乙酰化、氧化以及 A 环开环均使活性下降[41]。

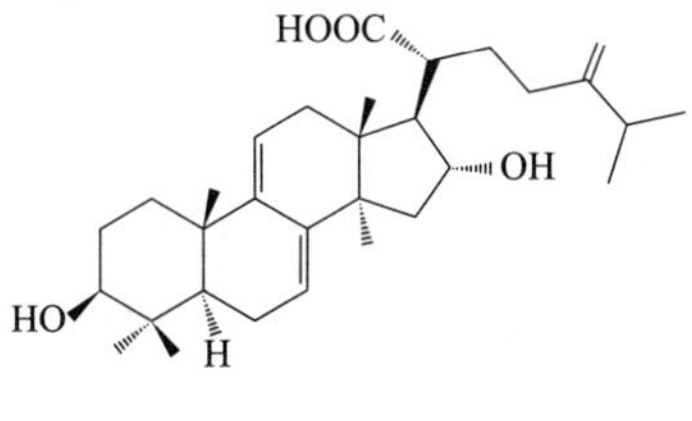

Dehydrotumulosic acid
9-84

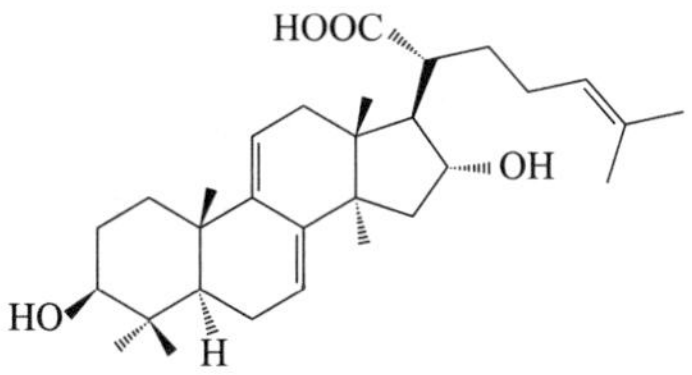

9-85

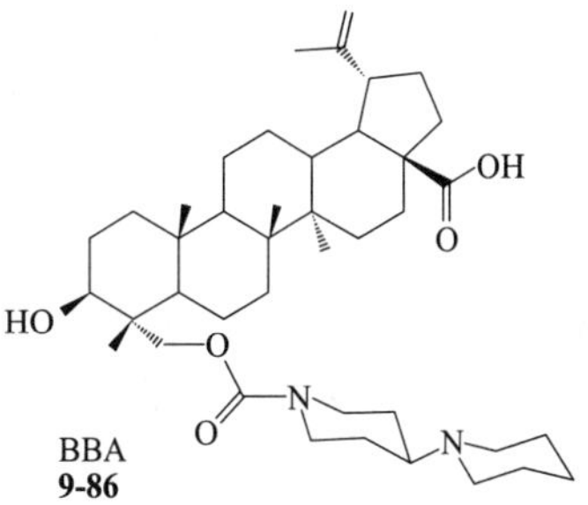

BBA
9-86

体外和体内实验表明，23-羟基白桦酸衍生物 BBA（**9-86**）能够逆转 ABCB1 介导的多药耐药，轻微逆转 ABCG2 介导的多药耐药，而不能逆转 ABCC1 介导的多药耐药。进一步机制研究发现，BBA 在低浓度下激活 ABCB1 ATP 酶的活性，高浓度下抑制 ABCB1 ATP 酶的活性，此外，BBA 能够剂量依赖地抑制维拉帕米激活的 ABCB1 ATP 酶的活性以及 [^{125}I]-碘芳基叠氮哌唑嗪（[^{125}I]-Iodoarylazidoprazosin）对 ABCB1 的光标记，表明 BBA 可以直接与 ABCB1 作用。对接研究确定 BBA 结合在 ABCB1 的药物结合位点上，但是其结合位点与维拉帕米或碘芳基叠氮哌唑嗪部分重叠[42]。此外，BBA 可剂量依赖地逆转 MRP7 转染的 HEK293/MRP7 细胞中 MRP7（ABCC10）介导的多药耐药[43]。

灵芝中的一种羊毛脂烷型三萜 Ganoderic acid Me（GA-Me，**9-87**）能够增强化疗药物对多药耐药结肠癌细胞的敏感性。GA-Me 抑制 hMDR1 启动子的活性，抑制转录从而降低 MDR1 mRNA 和蛋白的表达，同时 GA-Me 抑制 MRP1 和 MRP2 的表达水平，通过上调 p-p53、p53、Bax、Caspase-3、Caspase-9 和下调 Bcl-2 诱导凋亡，降低线粒体膜电位，释放细胞色素到胞质中。说明 GA-Me 可以抑制 MDR1 和 MRPs 的表达以及调节凋亡相关通路来有效的逆转结肠癌细胞的多药耐药[44]。

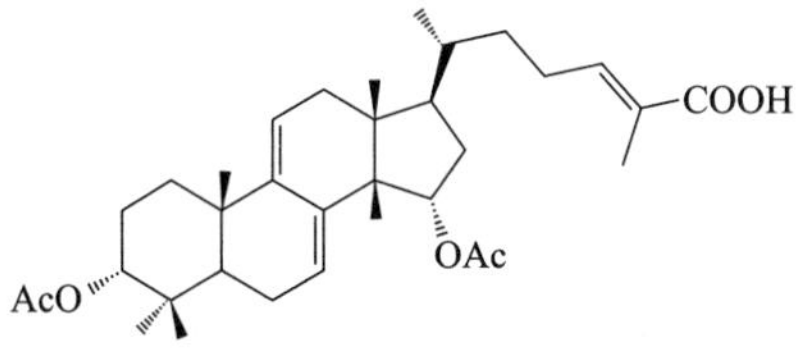

ganoderic acid Me
9-87

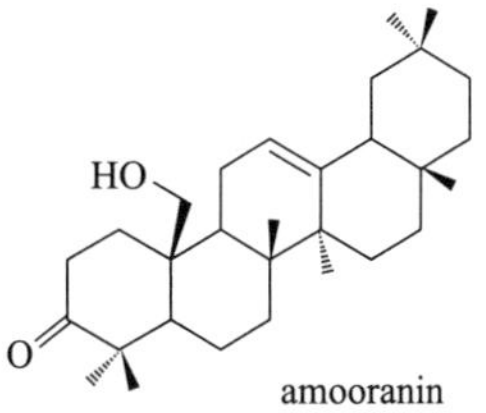

amooranin
9-88

从 *Amoora rohituka* 树皮中分离出的三萜 Amooranin（AMR，**9-88**）对白血病多药耐药细胞株 CEM/VLB 和多药耐药结肠癌细胞株 SW620/Ad-300 的活性是相应敏感细胞株的 1.9 倍和 6 倍。AMR 能够使细胞周期停滞在 G_2＋M 期，增加 G_2＋M 期细胞的比例，逆转对阿霉素的耐药。流式细胞分析证实，AMR 能够剂量依赖地增加胞内阿霉素的累积，抑制 [^{3}H]-azidopine 光标记的 P-gp 活性，高浓度时阻断 P-gp 的活性[45]。

9.3.1.9 类胡萝卜素

文献报道，类胡萝卜素在肿瘤化疗耐药方面有重要的调节作用[18]。通过 MDR1 基因转染的小鼠淋巴瘤细胞 L1210 对 rhodamine-123 的摄取研究，根据其 MDR 逆转活性可将类胡萝卜素分为无活性、中等活性、较强活性三类：α-胡萝卜素（**9-89**）和 β-胡萝卜素（**9-90**）无活性，紫黄素、番茄红素、玉米黄质素（**9-91**）、花药黄质（**9-93**）、叶黄素（**9-94**）、α-隐黄素和 β-隐黄素具有中等活性，辣椒红素（**9-92**）、辣椒玉红素（**9-95**）和番茄紫素（**9-96**）具有较强的活性。在某些类胡萝卜素存在下，人乳腺癌细胞 HTB26（仅含 MRP1 而不含 P-gp）对 Rhodamine-123 的摄取实验显示，细胞中的 Rhodamine-123 的累积并没有改变，表明有些类胡萝卜素能逆转 P-gp 过表达的小鼠淋巴瘤细胞耐药，但不能调节乳腺癌细胞中的药物积累。在两组不同的细胞系中，类胡萝卜素逆转 MDR 的活性与它们自身的化学结构性质紧密相关。同时 Molnár 等人[28]认为不同细胞系间细胞膜性质差异也是活性差别的原因之一。构效关系研究发现，右侧环己烯环 β-和 ε-端羟基化的类胡萝卜素大多具有中等的 MDR 逆转活性，如花药黄质、叶黄素、玉米黄质素；右侧环戊烯环 κ-端羟基化，同时左侧环羟基化（辣椒红素的 β-端和辣椒玉红素的 κ-端）具有较高的 MDR 逆转活性。许多研究认为 MDR 逆转剂与生物膜脂质双分子层的相互作用对 MDR 逆转活性有较大影响，类胡萝卜素-细胞膜可能的作用模式包括：类胡萝卜素分子跨过脂质双分子层，分子两端的极性基团锚在膜双分子层的极性两侧；类胡萝卜素分子（特别是顺式异构体）能够采取倾斜的构象，两侧极性基团作用于膜同侧的两个极性区域[46]。

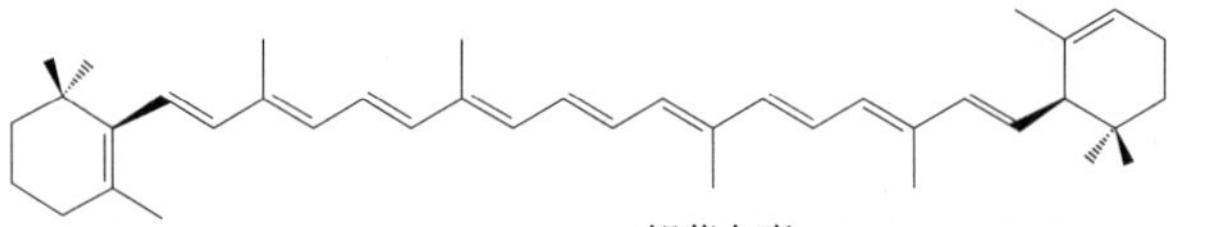

α-胡萝卜素
9-89

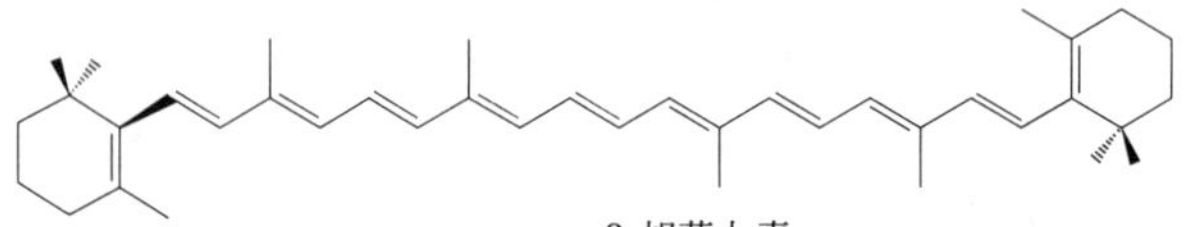

β-胡萝卜素
9-90

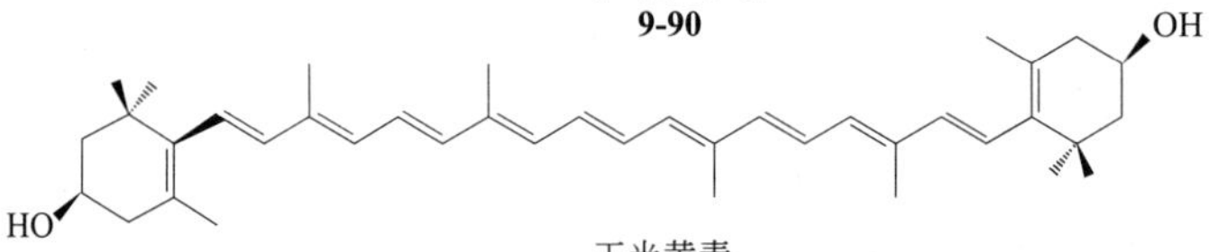

玉米黄素
9-91

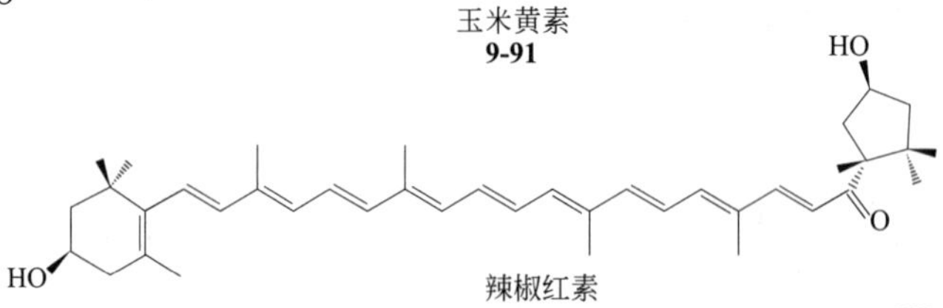

辣椒红素
9-92

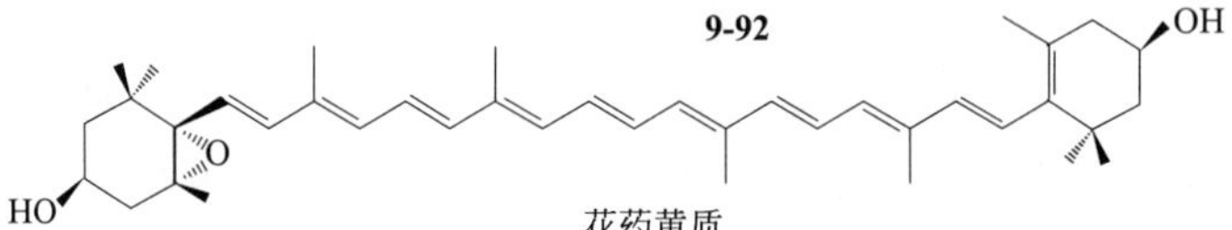

花药黄质
9-93

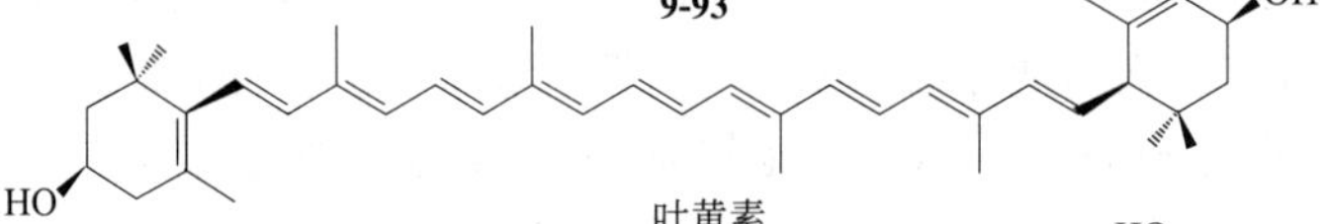

叶黄素
9-94

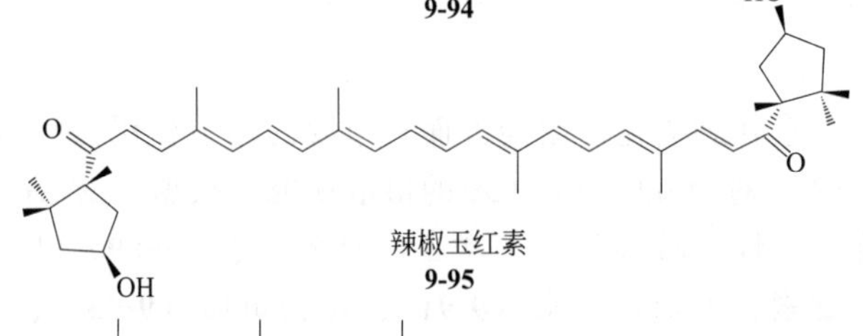

辣椒玉红素
9-95

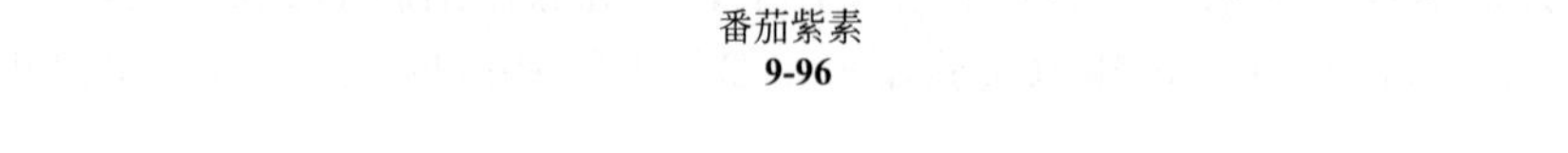

番茄紫素
9-96

9.3.2 萜类化合物与 MRP1 作用

多药耐药相关蛋白（MRP）与 P-gp 同为 ABC 转运蛋白超家族成员，且有 15% 的氨基酸序列同源。主要分布于细胞膜，也分布于胞质中，MRP 定位于 16 号染色体 p13.1 带上，由 6 500 bp 组成，为编码 1 531 个氨基酸的跨膜蛋白，分子质量为 190 kD。MRP 介导的转运往往需要谷胱甘肽（Glutathione，GSH）存在，MRP 能识别并转运与 GSH 偶合的药物（如长春新碱、阿霉素等），细胞毒药物与 GSH-S-偶合物相结合形成能被 MRP 转运的三重复合物，以致细胞内药物浓度降低或分布改变[47,48]。

谷胱甘肽的消耗会损伤 MRP1 的功能从而逆转 MDR，四环三萜 Cucurbitacin Ⅰ 能够通过增加 MRP1 对 GSH 的亲和能力来减少 GSH 的合成，激活 MRP 介导的 GSH 转运[49]。齐墩果酸（OA）和 ABC 转运蛋白的相互作用研究发现，OA 能够可逆地抑制 MRP1（ABCC1）的活性，而不能抑制 P-gp（ABCB1）的活性，表明 OA 是 MRP1 的底物之一。这种抑制作用并不影响 ABCC1 mRNA 的表达，从而有可能不对其他药物的代谢产生影响[50]。

萜类化合物与 ABC 转运蛋白的相互作用研究主要针对经典的 P-糖蛋白，所以萜类化合物抑制 MRP1 介导的外排机制还不明确，潜在机制的假设包括：（1）降低胞内 MRP1 外排所必需的 GSH 浓度；（2）作为底物与其他底物竞争；（3）直接或间接结合于 MRP1 的 ATP 结合位点或其他位点；（4）调节 MRP 的表达等[18,46]。

9.3.3 萜类化合物与 BRCP 作用

乳腺癌耐药蛋白（BCRP）是 1998 年 Doyle 等发现的另外一种 ABC 家族转运蛋白，其相对分子质量为 70000，具有半转运体的特性，只有 1 个 ATP 结合区和 1 个含有转膜区的亲脂区域。因此，BCRP 有可能通过二硫单键与其自身或其他半转运体形成一个二聚体或多聚体，即主动转运复合体。BCRP 参与形成的主动转运复合体是介导耐药所必需的，通过其主动转运功能将化疗药物泵出细胞而直接参与对化疗药物的耐药[51]。

Yoshida 等人报道甘草次酸能够较强抑制 BCRP 介导的跨膜转运，推测其可能与 BRCP 过表达的 LLC-PK1 细胞中的底物相互作用，萜类化合物是否是 BRCP 的底物及能否抑制 BRCP 的表达还有待于进一步研究[18,52]。

J. Jin 等人研究了原人参二醇组人参皂苷（Rg3、Rh2、PPD）和原人参三醇组人参皂苷（Rg1、Rh1、PPT）对 BRCP 的抑制活性，发现 Rh2、PPD、PPT 能够显著增强米托蒽醌（MX）对 BRCP 过表达的人乳腺癌细胞 MCF-7/MX 的细胞毒活性，活性次序为 PPD＞Rh2＞PPT，对正常敏感株 MCF-7 无作用。Rg3、Rg1、Rh1 对敏感株和耐药株均无活性。Rh2、PPD、PPT 能够抑制 MCF-7/MX 细胞对 MX 的外排作用，Rh2、PPD 还能增加细胞对 MX 的摄取。PPD 在 BRCP 过表达的乳酸乳球菌膜囊泡中能够抑制钒酸酯敏感的 ATP 酶的活性[53]。

综上，萜类化合物逆转 MDR 的机制可以概括为：（1）与底物竞争结合在同一位点（竞争性抑制）或者抑制 ATP 酶的活性；（2）远离结合位点变构修饰 P-gp 的活性构象（非竞争性抑制）；（3）调节 ABC 转运蛋白所在的细胞膜脂质双分子层，引起膜性质改变；（4）作用于凋亡调控基因，诱导细胞凋亡[54~56]。

9.4 细菌多药耐药

目前，有关细菌可能的耐药机制包括：（1）产生灭活酶或钝化酶，使抗菌药物失活或结构改变；（2）改变细菌细胞壁的通透性，使之不能进入菌体内；（3）通过主动外排作用，将药物排出菌体之外； （4）抗菌药物作用靶位改变或数目改变，使之不与抗菌药物结合；（5）细菌分泌细胞外多糖蛋白复合物将自身包绕形成细菌生物被膜（图 9-1）[57, 58]。

虽然细菌耐药机制多样，随抗菌药物的不同而不同，但其共同存在的耐药机制是：抗菌药物细胞膜扩散降低或药物被泵出导致的药物吸收入胞减少。细菌外排泵中也包括 ABC 转运蛋白（图 9-1）[59,60]，真核生物中存在着 ABC 转运蛋白外排泵和内输泵，而原核生物中仅存在 ABC 转运蛋白外排泵。β-内酰胺类抗生素头孢氨苄、氨苄西林、青霉素 G 也是 P-gp 的底物，细菌 ABC 转运蛋白对细菌细胞活力、毒力和致病性至关重要[61]。

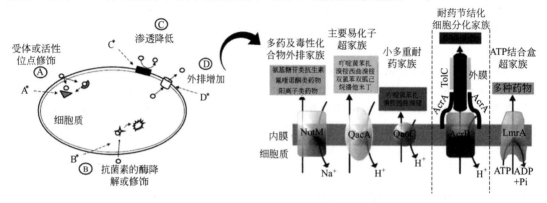

图 9-1　细菌耐药机制及其相应的膜转运蛋白示意

9.5　萜类化合物与细菌多药耐药

目前人们对萜类及其相应的皂苷的生物作用理解并不完全透彻，在植物体中，它们通常是自身防御系统的一部分，参与抗微生物、抗昆虫、植化相克等作用。一些萜类如桃柘酚（Totarol）、齐墩果酸、白桦酸、熊果酸等具有一定的抗菌活性，Totarol 对耐甲氧西林的金黄色葡萄球菌（Methicillin-resistant *Staphylococcus aureus*，MRSA）的最低抑菌浓度达到 $0.78\mu g/mL$[62]。单萜乙酸芳樟酯（**9-97**）、（＋）-薄荷醇（**9-98**）、百里香酚（**9-99**）能够通过干扰膜脂质组分，改变膜的通透性，达到抑菌作用，抑菌作用与膜的脂质组分和膜的净电荷有关[63]。从 *Alpinia nigra* 种子中分离出的两个二萜化合物 **9-101** 和 **9-102** 对革兰阳性菌和阴性菌都有较好的抑菌活性，流式细胞分析、场发射扫描电镜成像和细胞渗透分析证实，这两个化合物通过破坏细胞膜的完整性起作用[64]。异海松烷二萜 **9-100** 具有类似的膜扰乱活性[62]，一些异海松烷二萜也能显著增强抗生素对表达 Tet（K）和 Msr（A）转运蛋白菌株的抑菌活性；Carnosic acid（**9-38**）和 Carnosol（**9-39**）能增强诺氟沙星的抗菌活性，表明 Carnosic acid 和 Carnosol 可以抑制 NorA 泵的外排作用[65]。齐墩果酸衍生物和熊果酸衍生物还能够抑制细菌生物被膜的形成[66,67]。人参皂苷可以与抗生素产生叠加或协同的抗菌活性，如 Ocotillol 型三萜皂苷衍生物对 MRSA 具有较好的活性，化合物 **9-103** 使卡那霉素的活性增加了 100 多倍，氯霉素由抑菌作用转为杀菌作用[68]。

乙酸芳樟酯　　　　（+)-薄荷醇　　　百里香酚

9-97　　　　　　　**9-98**　　　　　**9-99**　　　　　　　**9-100**

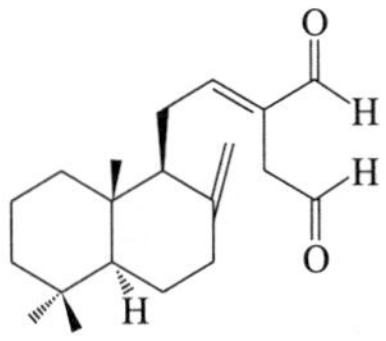

9-101 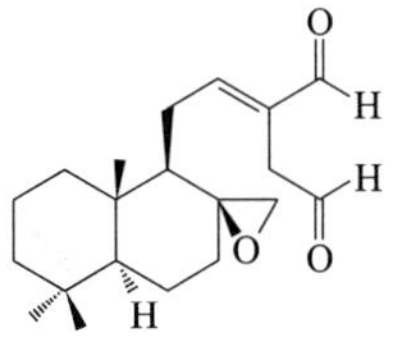 9-102 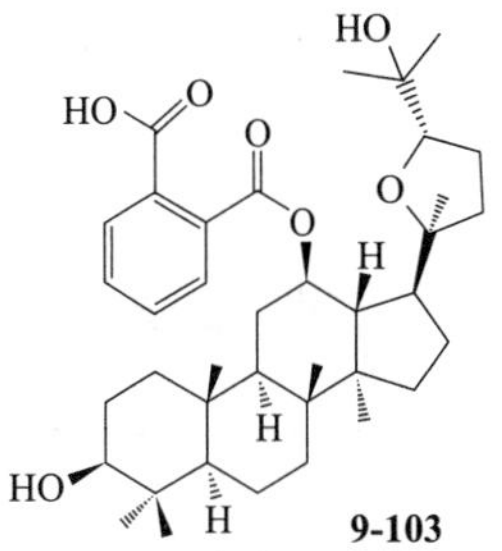 9-103

9.6　萜类化合物的细胞膜活性与多药耐药

　　萜类化合物是植物的重要次生代谢产物，也是植物细胞膜的重要组成部分，在防御、生物活性和膜的流动性调节方面有重要作用[69]。上述的一些萜类化合物也通过作用于细胞膜，影响细胞膜的结构和功能起到抗菌的作用。这些抗菌萜类大多为双亲分子，通过亲水和疏水作用作用于细胞膜，改变膜通透性，然后作用于内部靶点。细胞膜是细菌耐药作用的主要部位。细菌细胞膜中含有大量带负电荷的磷脂化合物，而哺乳动物细胞膜中带两性离子的磷脂含量较高，在细胞表面净电荷上，细菌的细胞膜与哺乳动物的细胞膜有很大的不同。此外，革兰阳性菌和革兰阴性菌的细胞膜也不同，革兰阳性菌的磷脂双分子层单层膜系统主要由肽聚糖构成，而革兰阴性菌则是由更复杂的脂多糖类构成的双层脂质膜系统[70]。因此，膜活性的抗菌化合物选择性高，抗菌谱广。目前，膜活性的抗菌化合物研究较多的是两亲型的阳离子肽类抗菌素（CPA）和阳离子甾体抗菌素（CSA），一般来说，CPA和CSA都具有两亲的构象，阳离子基团在分子表面一侧，疏水基团在分子表面的另一侧[71]。

　　萜类化合物的逆转肿瘤多药耐药活性取决于自身的化学结构，亲脂性较大和分子结构较大是他们重要的共性，这种结构性质可能有助于分子与细胞膜作用，与外排转运蛋白结合。活性三萜化合物在24，25位具有特殊的π电子分布；类胡萝卜素类的羰基氧和偶极矩与P-gp的OH、COOH、NH_2通过质子和电子转移形成复合物结合到膜脂质和肽类上。MDR-P-gp的功能表达依赖于活性构象，而ABC转运蛋白的构象与P-gp所嵌的细胞膜的结构和功能紧密相关[18]。Woodcock等人报道，药用辅料聚氧乙基蓖麻油能够通过增加耐药细胞和敏感细胞细胞膜的流动性逆转肿瘤多药耐药[72]。另外，现有的膜助流剂2-（2-Methoxye-thoxy）ethyl 8-(*cis*-2-*n*-octylcyclopropyl)octanoate（2.5～5.0μmol/L）和苯甲醇（10～20mmol/L）能够剂量依赖地增加小管细胞膜囊泡脂质流动性，调节P-gp介导的[³H]-柔红霉素和[³H]-长春碱的累积[73]。天然萜类化合物能够与细胞的脂质和蛋白形成复合物，复合物的形成与化合物的化学结构性质紧密相关，如logP、偶极矩等。鉴于萜类化合物大多都是疏水性较强的化合物，选择性地与细胞膜的脂质双分子层结合是可能的作用靶点和机制之一。

　　胆固醇是细胞膜的重要组成部分，它嵌在细胞膜的磷脂双分子层之间，使细胞膜结构富有流动性。胆固醇是维持人体正常新陈代谢不可缺少的原料，对于维持正常的细胞功能有着重要作用，比如营养的进入和废物的排出、信息的传递、免疫反应的发生等。胆固醇是正常细胞必需的一种物质，它还参与锚定一个与细胞分裂和癌症相关的信号通道。

　　Jörg M. Augustin等综述了三萜类化合物的生物膜活性，三萜皂苷能够在自身亲水部位帮助下透过膜亲水极性区域与细胞膜表面单分子层结合，然后与膜中的胆固醇等甾体组分形成复合物，积聚成基质块，造成细胞膜弯曲、形成膜孔蛋白（Pore formation），使细胞膜通透性改变，利用这种孔隙形成作用还可以进行药物递送入胞（图 9-2）[74]。

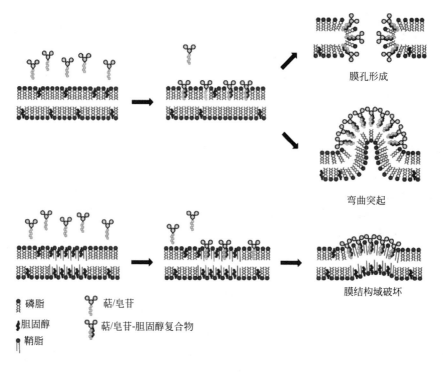

膜孔形成

弯曲突起

膜结构域破坏

█ 磷脂   Y 萜/皂苷

█ 胆固醇   Y 萜/皂苷-胆固醇复合物

█ 鞘脂

图 9-2 萜类化合物的细胞膜活性

萜类化合物可以和细胞膜上的胆固醇作用，影响细胞膜的性质，但并不是所有的皂苷都会引起溶血作用。例如人参总皂苷没有溶血作用，经过分离纯化后，B 型和 C 型的人参皂苷具有明显的溶血活性，而 A 型人参皂苷可以抑制溶血作用。目前萜类化合物的药代动力学研究较少，一些构效关系研究进一步指出，造成溶血的能力与皂苷已有的生物活性（抗菌、细胞毒等）并不具有一定的相关性。一些皂苷还能影响不同类型膜蛋白的性质，如 Ca^{2+} 通道和 Na^+-K^+ ATP 酶等[74]。

肿瘤细胞与正常细胞相比，细胞膜表面具有更多的负电荷，肿瘤细胞的电导率和介电常数均与正常细胞不同。肿瘤细胞膜结构发生改变，表现出明显的去极化，影响细胞膜通透性，使细胞内外离子的数量和种类发生变化，导致细胞表面电荷改变，进而影响细胞的信号传导。改变肿瘤电荷可以抑制肿瘤的恶性生物学行为。综上所述，改变肿瘤电荷可以降低肿瘤细胞的活性，抑制肿瘤细胞的生长、诱导肿瘤细胞凋亡并且影响细胞周期[75]。因此，可以通过电荷识别差异，有选择性地应对肿瘤和细菌的多药耐药。

9.7 结语

萜类化合物的抗肿瘤活性是多靶点的，作为转运蛋白抑制剂的同时，还与细胞凋亡、信号转导或其他抗肿瘤机制紧密关联。由于 P-gp 与 CYP 3A 的底物具有相似性，P-gp 抑制剂在逆转 MDR 的同时也会抑制 CYP 3A 的活性，会影响与其合用的抗肿瘤药物在体内的药代动力学过程。理想的逆转剂应该是高效、低毒、高选择性的。因此，寻找对 P-gp 有高选择性的萜类逆转剂，在达到有效逆转 MDR 的血药浓度时，尚不能抑制 CYP 3A 的活性；或者发现非 P-gp 底物的高活性萜类逆转剂，都可以避免干扰抗肿瘤药物的药代动力学过程。萜类化合物与化疗药物联用可能成为癌症治疗中克服 MDR 的有效途径之一，但还需进一步的体内和临床研究。除此，萜类化合物在细菌多药耐药的逆转上也有所研究，细菌的耐药转运蛋白与肿瘤耐药转运蛋白有部分相同的底物，此外，萜类化合物广泛的细胞膜作用也受到重视，通过利用细菌细胞、肿瘤细胞和正常细胞细胞膜之间的差异，有可能开发出选择性作用于三种细胞的多药耐药逆转剂，有效治疗细菌感染和恶性肿瘤。

参 考 文 献

［1］ Giacomini K M，Huang S M，Tweedie D J，et al. Membrane transporters in drug development ［J］. Nat Rev Drug Discov，2010，9 (3)：215-236.

［2］ Koehn F E，Carter G T. The evolving role of natural products in drug discovery ［J］. Nat Rev Drug Discov，2005，4 (3)：206-220.

［3］ Harvey A L. Natural products in drug discovery ［J］. Drug Discov Today，2008，13 (19)：894-901.

［4］ Paduch R，Kandefer-Szerszeń M，Trytek M，et al. Terpenes：substances useful in human healthcare ［J］. Arch Immunol Ther Exp (Warsz)，2007，55 (5)：315-327.

［5］ González-Burgos E，Gómez-Serranillos M P. Terpene compounds in nature：A review of their potential antioxidant activity ［J］. Curr Med Chem，2012，19 (31)：5319-5341.

［6］ Dinda B，Debnath S，Mohanta B C，et al. Naturally occurring triterpenoid saponins ［J］. Chem Biodivers，2010，7 (10)：2327-2580.

［7］ Gershenzon J，Dudareva N. The function of terpene natural products in the natural world ［J］. Nat Chem Biol，2007，3 (7)：408-414.

［8］ Szakács G，Paterson J K，Ludwig J A，et al. Targeting multidrug resistance in cancer ［J］. Nat Rev Drug Discov，2006，5 (3)：219-234.

［9］ Schinkel A H，Jonker J W. Mammalian drug efflux transporters of the ATP binding cassette (ABC) family：an overview ［J］. Adv Drug Deliv Rev，2012.

［10］ Rees D C，Johnson E，Lewinson O. ABC transporters：the power to change ［J］. Nat Rev Mol Cell Biol，2009，10 (3)：218-227.

［11］ Fernandes J，Castilho R O，da Costa M R，et al. Pentacyclic triterpenes from Chrysobalanaceae species：cytotoxicity on multidrug resistant and sensitive leukemia cell lines ［J］. Cancer Lett，2003，190 (2)：165-169.

［12］ Madureira AM，Molnár A，Abreu PM，et al. A new sesquiterpene-coumarin ether and a new abietane diterpene and their effects as inhibitors of P-glycoprotein ［J］. Planta Med，2004，70：828-833.

［13］ Horwedel C，Tsogoeva S B，Wei S，et al. Cytotoxicity of artesunic acid homo- and heterodimer molecules toward sensitive and multidrug-resistant CCRF-CEM leukemia cells ［J］. J Med Chem，2010，53 (13)：4842-4848.

［14］ Lallemand B，Chaix F，Bury M，et al. N-(2-{3-[3, 5-bis(trifluoromethyl)phenyl] ureido} ethyl)-glycyrrhetinamide (6b)：a novel anticancer glycyrrhetinic acid derivative that targets the proteasome and displays anti-kinase activity ［J］. J Med Chem，2011，54 (19)：6501-6513.

［15］ Park J D，Kim D S，Kwon H Y，et al. Effects of ginseng saponin on modulation of multidrug resistance ［J］. Arch Pharm Res，1996，19 (3)：213-218.

［16］ Huang Y H，Zhang S H，Zhen R X，et al. ［Asiaticoside inducing apoptosis of tumor cells and enhancing anti-tumor activity of vincristine］ ［J］. Chin J Cancer，2004，23 (12)：1599-1604.

［17］ Kwon H Y，Kim E H，Kim S W，et al. Selective toxicity of ginsenoside Rg3 on multidrug resistant cells by membrane fluidity modulation [J]. Arch Pharm Res，2008，31（2）：171-177.

[18] Molnár J，Gyémánt N，Tanaka M，et al. Inhibition of multidrug resistance of cancer cells by natural diterpenes，triterpenes and carotenoids [J]. Curr Pharm Des，2006，12（3）：287-311.

[19] Sharom F J. The P-glycoprotein multidrug transporter [J]. Essays Biochem，2011，50（1）：161-178.

[20] Aller S G，Yu J，Ward A，et al. Structure of P-glycoprotein reveals a molecular basis for poly-specific drug binding [J]. Science，2009，323（5922）：1718-1722.

[21] Buda G，Orciuolo E，Maggini V，et al. MDR1 modulates apoptosis in CD34＋ leukemic cells [J]. Ann Hematol，2008，87（12）：1017-1018.

[22] Tucci M，Quatraro C，Dammacco F，et al. Role of active drug transporters in refractory multiple myeloma [J]. Curr Top Med Chem，2009，9（2）：218-224.

[23] Takara K，Sakaeda T，Okumura K. An update on overcoming MDR1-mediated multidrug resistance in cancer chemotherapy [J]. Curr Pharm Des，2006，12（3）：273-286.

[24] Thomas H，Coley H M. Overcoming multidrug resistance in cancer：an update on the clinical strategy of inhibiting p-glycoprotein [J]. Cancer Control，2003，10（2）：159.

[25] Wu C P，Ohnuma S，Ambudkar S V. Discovering natural product modulators to overcome multidrug resistance in cancer chemotherapy [J]. Curr Pharm Biotechnol，2011，12（4）：609.

[26] Yoshida N，Koizumi M，Adachi I，et al. Inhibition of P-glycoprotein-mediated transport by terpenoids contained in herbal medicines and natural products [J]. Food Chem Toxicol，2006，44（12）：2033-2039.

[27] Yoshida N，Takada T，Yamamura Y，et al. Inhibitory effects of terpenoids on multidrug resistance-associated protein 2-and breast cancer resistance protein-mediated transport [J]. Drug Metab Dispos，2008，36（7）：1206-1211.

[28] Lage H，Duarte N，Coburger C，et al. Antitumor activity of terpenoids against classical and atypical multidrug resistant cancer cells [J]. Phytomedicine，2010，17（6）：441-448.

[29] Corea G，Fattorusso E，Lanzotti V，et al. Jatrophane diterpenes as P-glycoprotein inhibitors. First insights of structure-activity relationships and discovery of a new，powerful lead [J]. J Med Chem，2003，46（15）：3395-3402.

[30] Nabekura T，Yamaki T，Hiroi T，et al. Inhibition of anticancer drug efflux transporter P-glycoprotein by rosemary phytochemicals [J]. Pharmacol Res，2010，61（3）：259-263.

[31] Jain S，Abraham I，Carvalho P，et al. Sipholane triterpenoids：Chemistry，reversal of ABCB1/P-glycoprotein-mediated multidrug resistance，and pharmacophore modeling [J]. J Nat Prod，2009，72（7）：1291-1298.

[32] Abraham I，Jain S，Wu C P，et al. Marine sponge-derived sipholane triterpenoids reverse P-glycoprotein（ABCB1）-mediated multidrug resistance in cancer cells [J]. Biochem Pharmacol，2010，80（10）：1497-1506.

[33] Madureira AM，Spengler G，Molnár A，et al. Effect of cycloartanes on reversal of multidrug resistance and apoptosis induction on mouse lymphoma cells [J]. Anticancer Res，2004，24（2B）：859-864.

[34] Zhao Y，Bu L，Yan H，et al. 20S-protopanaxadiol inhibits P-glycoprotein in multidrug resistant cancer cells [J]. Planta Med，2009，75（10）：1124-1128.

[35] Choi C H，Kang G，Min Y D. Reversal of P-glycoprotein-mediated multidrug resistance by protopanaxatriol ginsenosides from Korean red ginseng [J]. Planta Med，2003，69（03）：235-240.

[36] Kim S W，Kwon H，Chi D W，et al. Reversal of P-glycoprotein-mediated multidrug resistance by ginsenoside Rg3 [J]. Biochem Pharmacol，2003，65（1）：75-82.

[37] Liu J，Wang X，Liu P，et al. 20（S）-Protopanaxadiol（PPD）Analogues Chemosensitize Multidrug-

Resistant Cancer Cells to Clnical Anticancer Drugs [J]. Bioorg Med Chem，2013，21（14）：4279-4287.

[38] Xiong J，Taniguchi M，Kashiwada Y，et al. Papyriferic acid derivatives as reversal agents of multidrug resistance in cancer cells [J]. Bioorg Med Chem，2010，18（8）：2964-2975.

[39] Duarte N，Ramalhete C，Varga A，et al. Multidrug resistance modulation and apoptosis induction of cancer cells by terpenic compounds isolated from Euphorbia species [J]. Anticancer Res，2009，29（11）：4467-4472.

[40] Wiese M，Pajeva I K. Structure-activity relationships of multidrug resistance reversers [J]. Curr Med Chem，2001，8（6）：685-713.

[41] Shan H，Qinglin Z，Fengjun X，et al. Reversal of Multidrug Resistance of KBV200 Cells by Triterpenoids Isolated from Poria cocos [J]. Planta Med，2012，78（05）：428-433.

[42] Zhang D M，Shu C，Chen J J，et al. BBA，a derivative of 23-hydroxybetulinic acid，potently reverses ABCB1-mediated drug resistance in vitro and in vivo [J]. Mol Pharm，2012，9（11）：3147-3159.

[43] Chen J J，Patel A，Sodani K，et al. BBA，a Synthetic Derivative of 23-hydroxybutulinic Acid，Reverses Multidrug Resistance by Inhibiting the Efflux Activity of MRP7（ABCC10）[J]. PLoS One，2013，8（9）：e74573.

[44] Jiang Z，Jin T，Gao F，et al. Effects of Ganoderic acid Me on inhibiting multidrug resistance and inducing apoptosis in multidrug resistant colon cancer cells [J]. Process Biochem，2011，46（6）：1307-1314.

[45] Ramachandran C，Rabi T，Fonseca H B，et al. Novel plant triterpenoid drug amooranin overcomes multidrug resistance in human leukemia and colon carcinoma cell lines [J]. Int J Cancer Suppl，2003，105（6）：784-789.

[46] Molnár J，Engi H，Hohmann J，et al. Reversal of multidrug resistance by natural substances from plants [J]. Curr Top Med Chem，2010，10（17）：1757-1768.

[47] Kool M，de Haas M，Scheffer G L，et al. Analysis of expression of cMOAT（MRP2），MRP3，MRP4，and MRP5，homologues of the multidrug resistance-associated protein gene（MRP1），in human cancer cell lines [J]. Cancer Res，1997，57（16）：3537-3547.

[48] Keppler D，Leier I，Jedlitschky G. Transport of glutathione conjugates and glucuronides by the multidrug resistance proteins MRP1 and MRP2 [J]. Biol Chem，1997，378（8）：787-791.

[49] Sadzuka Y，Fujiki S，Itai S. Enhancement of doxorubicin-induced antitumor activity and reduction of adverse reactions by cucurbitacin I [J]. Food Res Int，2012，47（1）：64-69.

[50] Braga F，Ayres-Saraiva D，Gattass C R，et al. Oleanolic acid inhibits the activity of the multidrug resistance protein ABCC1（MRP1）but not of the ABCB1（P-glycoprotein）：Possible use in cancer chemotherapy [J]. Cancer Lett，2007，248（1）：147-152.

[51] Doyle L A，Ross D D. Multidrug resistance mediated by the breast cancer resistance protein BCRP（ABCG2）[J]. Oncogene，2003，22（47）：7340-7358.

[52] Yan X J，Gong L H，Zheng F Y，et al. Triterpenoids as reversal agents for anticancer drug resistance treatment [J]. Drug Discov Today，2013.

[53] Jin J，Shahi S，Kang H K，et al. Metabolites of ginsenosides as novel BCRP inhibitors [J]. Biochem Biophys Res Commun，2006，345（4）：1308-1314.

[54] J Hirrlinger J，König J，Keppler D，et al. The multidrug resistance protein MRP1 mediates the release of glutathione disulfide from rat astrocytes during oxidative stress [J]. J Neurochem，2001，76（2）：627-636.

[55] Wu C P，Calcagno A M，Hladky S B，et al. Modulatory effects of plant phenols on human multidrug-

resistance proteins 1, 4 and 5 (ABCC1, 4 and 5) [J]. FEBS J, 2005, 272 (18): 4725-4740.

[56] 徐虹, 魏科达, 徐幸民 等. 天然药物与 P-糖蛋白相互作用研究进展 [J]. 中成药, 2010, 32 (9): 1565-1569.

[57] Nikaido H. Multidrug resistance in bacteria [J]. Annu Rev Biochem, 2009, 78: 119.

[58] 党京丹. 细菌耐药机制研究新进展 [J]. 临床和实验医学杂志, 2009, 8 (9): 134-135.

[59] Piddock L J V. Clinically relevant chromosomally encoded multidrug resistance efflux pumps in bacteria [J]. Clin Microbiol Rev, 2006, 19 (2): 382-402.

[60] Davidson A L, Dassa E, Orelle C, et al. Structure, function, and evolution of bacterial ATP-binding cassette systems [J]. Microbiol Mol Biol Rev, 2008, 72 (2): 317-364.

[61] Siarheyeva A, Lopez J J, Glaubitz C. Localization of multidrug transporter substrates within model membranes [J]. Biochem, 2006, 45 (19): 6203-6211.

[62] Gibbons S. Plants as a source of bacterial resistance modulators and anti-infective agents [J]. Phytochem Rev, 2005, 4 (1): 63-78.

[63] Trombetta D, Castelli F, Sarpietro M G, et al. Mechanisms of antibacterial action of three monoterpenes [J]. Antimicrob Agents Chemother, 2005, 49 (6): 2474-2478.

[64] Ghosh S, Indukuri K, Bondalapati S, et al. Unveiling the mode of action of antibacterial labdane diterpenes from Alpinia nigra (Gaertn.) B. L. Burtt seeds [J]. Eur J Med Chem, 2013, 66: 101-105.

[65] Stavri M, Piddock L J V, Gibbons S. Bacterial efflux pump inhibitors from natural sources [J]. J Antimicrob Chemother, 2007, 59 (6): 1247-1260.

[66] Kurek A, Nadkowska P, Pliszka S, et al. Modulation of antibiotic resistance in bacterial pathogens by oleanolic acid and ursolic acid [J]. Phytomedicine, 2012, 19 (6): 515-519.

[67] Hu J F, Garo E, Goering M G, et al. Bacterial Biofilm Inhibitors from Diospyros dendo [J]. J Nat Prod, 2006, 69 (1): 118-120.

[68] Zhou Z, Ma C, Zhang H, et al. Synthesis and biological evaluation of novel ocotillol-type triterpenoid derivatives as antibacterial agents [J]. Eur J Med Chem, 2013, 68: 444-453.

[69] Sparg S G, Light M E, Van Staden J. Biological activities and distribution of plant saponins [J]. J Ethnopharmacol, 2004, 94 (2): 219-243.

[70] Leontiadou H, Mark A E, Marrink S J. Antimicrobial peptides in action [J]. J Am Chem Soc, 2006, 128 (37): 12156-12161.

[71] Bangwei Ding, Qunying Guan, Joshua P. Walsh, et al. Correlation of the Antibacterial Activities of Cationic Peptide Antibiotics and Cationic Steroid Antibiotics. J Med Chem, 2002, 45: 663-669.

[72] Woodcock D M, Linsenmeyer M E, Chojnowski G, et al. Reversal of multidrug resistance by surfactants [J]. Br J Cancer, 1992, 66 (1): 62.

[73] Sinicrope F A, Dudeja P K, Bissonnette B M, et al. Modulation of P-glycoprotein-mediated drug transport by alterations in lipid fluidity of rat liver canalicular membrane vesicles [J]. J Biol Chem, 1992, 267 (35): 24995-25002.

[74] Augustin J M, Kuzina V, Andersen S B, et al. Molecular activities, biosynthesis and evolution of triterpenoid saponins [J]. Phytochemistry, 2011, 72 (6): 435-457.

[75] 王生, 陆茵, 钱文慧 等. 细胞电荷: 抗肿瘤研究潜在的重要靶标 [J]. 中国药理学通报, 2010, 26 (012): 1541-1544.

10 抗菌肽设计的研究进展

Recent Studies on Designing Antimicrobial Peptides

张　伟　谢俊秋　张邦治　王　锐❶

10.1　引言

　　抗菌肽（Antimicrobial peptide）又称为抗微生物肽，它们在许多生物体内形成一道化学保护屏障，抵抗外界微生物的入侵，是生物体先天免疫防御系统的重要组成部分。抗菌肽的研究兴起于 20 世纪 80 年代，经过 30 年的快速研究发展，研究人员已经从病毒、细菌、真菌、原生动物、植物、昆虫、两栖类动物、鸟类和哺乳动物等体内分离得到至少 2300 多种抗菌肽[1]，同时对抗菌肽的作用机制和生物功能也有了更加广泛和深入的认知。

　　抗菌肽一般具有如下特点：①氨基酸组成一般不超过 60 个氨基酸；②一般是阳离子多肽，其序列内部含有多个碱性氨基酸，如赖氨酸和精氨酸；③C 末端一般是酰胺结尾；④一般能够形成稳定的二级结构，并具有两亲性；⑤绝大部分抗菌肽的主要作用靶点是生物膜。

　　最初的研究表明抗菌肽对革兰阳性菌和革兰阴性菌都具有高效的抑杀活性。除此之外，研究人员发现抗菌肽还具有多种生物活性，如对真菌、原虫、病毒以及肿瘤细胞的抑杀活性、促进伤口愈合活性、免疫活性以及抗炎活性等[2]。由于抗菌肽不易受细菌耐药机制的影响，因此抗菌肽作为新型的抗生素已成为研究的热点。

---

❶　通讯作者，王锐，兰州大学基础医学院（甘肃兰州，730000），教授，博士生导师。研究方向：药物化学。电话：0931-8912567，E-mail：wangrui@lzu.edu.cn。

10.2　抗菌肽的作用机制

尽管对抗菌肽已有许多深入的研究，但是其具体作用机制仍存在着较多争议。研究人员普遍认为抗菌肽的杀菌作用机制分为两种：膜裂解机制和非膜裂解机制。多数抗菌肽是通过前一种机制发挥作用的，这种机制主要是抗菌肽对细胞膜的破坏[3]：抗菌肽通过静电作用和疏水作用吸附到膜外侧；抗菌肽发生结构变化（例如由无规则卷起变成 α-螺旋结构或是 β-折叠结构），并插入到膜内，导致内外膜之间张力发生变化；当抗菌肽的数量达到阈值之后，就会在膜上形成膜孔或是离子通道，使膜去极化及细胞内容物外流，而最终导致细菌死亡。当前普遍接受的作用模型主要分为 3 类[3]：即桶板模型（Barrel-stave model）、毯式模型（Carpet model）、环状孔模型（Toroidal pore model）。由于抗菌肽的作用靶点是细胞膜，其破膜作用时间非常快（几分钟就能将细菌杀死），因而细菌不容易通过改变细胞膜成分而对抗菌肽产生耐药性。近些年的研究发现许多具有强破膜活性的抗菌肽也可以通过非膜裂解机制（如阻碍细菌 DNA 复制、蛋白合成以及代谢等）抑制细菌的增殖[4]。

与正常组织细胞相比，抗菌肽更倾向于抑杀细菌，表现出明显的选择性。抗菌肽的细菌选择性主要是由于正常细胞和细菌的外膜成分存在差异造成的。细菌细胞膜外侧含有较多的阴离子脂质分子，如磷脂酰甘油（PG）、心磷脂（CL）、磷脂酰丝氨酸（PS）、脂多糖（LPS）；与之不同的是，正常细胞膜外侧主要是由磷脂酰乙醇胺（PE）、磷脂酰胆碱（PC）以及神经鞘磷脂（SM）等中性磷脂分子构成[5]。因此，带正电荷的抗菌肽更容易吸附到细菌的细胞膜上而发挥破膜活性。另外，正常组织细胞上含有更多的胆固醇，它们可以通过改变细胞膜的流动性而阻碍抗菌肽发挥破膜活性。

10.3　抗菌肽的设计

尽管多数天然抗菌肽具有很好的杀菌活性，但是如果发展成为临床用药还要面临体内系统毒性、酶解稳定性等诸多问题。为了解决这些问题，现已发展了多种设计策略。

10.3.1　理化性质的优化

抗菌肽的理化性质（如分子大小、电荷、疏水性、两亲性以及结构等）是决定抗菌肽活性的内在因素，这些理化性质的改变可对抗菌肽的杀菌活性及选择性产生显著影响。由于这些参数之间都是内在相关的，所以其中一个参数发生变化，其他参数也会随之改变，例如，把疏水性的亮氨酸替换成亲水性的赖氨酸，整个肽的电荷、疏水性以及两亲性都会发生变化。因此，优化抗菌肽就要了解并控制这些参数之间的内在关系，在这些参数的变化中寻找一个最佳的平衡点。

10.3.1.1　电荷

抗菌肽一般含有比较多的碱性氨基酸（如赖氨酸和精氨酸），在生理 pH 条件下带有正电荷，而细菌的细胞膜外侧则含有相对较多的阴离子物质，带负电荷。抗菌肽通过正负电荷之间的静电吸附作用结合到细菌膜上而发挥破膜活性，所以正电荷特性是抗菌肽能够发挥活性的重要基础。一般情况下，提高抗菌肽所带正电荷数目可以使肽更容易在膜上富集，抗菌活性增加；降低正电荷数目，抗菌活性降低。

Jiang 等人以抗菌肽 V13K 为模板（表 10-1），将其序列中的亲水性氨基酸（赖氨酸、丝氨酸以及苏氨酸）用赖氨酸和谷氨酸进行替换，以研究电荷对抗菌活性的影响[6]。他们发现当类似物所带正电荷减少时，抗菌活性降低，随着正电荷数目的增加，类似物的抗菌活性逐渐增加。Hong 等人的研究也表明增加抗菌肽 KSL 所带正电荷数可显著提高肽的抗菌活性[7]。尽管如此，正电荷数与抗菌活性并不呈完全线性关系。例如，将 Magainin-2 所带正电荷数目增加到 5 个时其抗菌活性得到明显提高；但是将 Magainin-2 所带正电荷数目增加到 6 个和 7 个时，类似物的抗菌活性反而降低，溶血活性反而增加[8]。导致抗菌活性下降的原因可能是正电荷过多使抗菌肽牢固结合在磷脂头部，从而不易进入到膜内部[9]；同时正电荷数超过一定值导致抗菌肽分子间静电斥力过强，不易在膜上形成稳定孔道[10]。另外，研究还发现当 V13K 类似物的正电荷数增加到 9 个和 10 个时，溶血活性显著增加[6]。因此，尽管正电荷是抗菌肽发挥抗菌活性的必要因素，但是不同的抗菌肽具有自身最合适的正电荷数目。

表 10-1 电荷对抗菌活性和溶血活性的影响[6]

名称	序列	电荷	抗菌活性 （MIC $\mu g/ml$）①	溶血活性 （MHC $\mu g/ml$）②
−5	Ac-EWESFLETFESAKETVLHTALEAISS-NH₂	−5	>500	>1000
+1	Ac-KWKEFLKEFKEAKKEVLHEALKAISE-NH₂	+1	>500	>1000
+4S	Ac-SWKSFLKTFSSAKSTVLHTALKAISS-NH₂	+4	>500	125
+4E	Ac-KWKEFLKTFKEAKKEVLHTALKAISS-NH₂	+4	125～500	250
V13K	Ac-KWKSFLKTFKSAKKTVLHTALKAISS-NH₂	+7	7.8～125	250
+8	Ac-KWKSFLKTFKSAKKKVLHTALKAISS-NH₂	+8	7.8～62.5	250
+9	Ac-KWKSFLKTFKSAKKKVLHKALKAISS-NH₂	+9	7.8～62.5	<7.8
+10	Ac-KWKSFLKTFKSAKKKVLHKALKAISK-NH₂	+10	7.8～31.3	<7.8

① 最小抑菌浓度；② 最大溶血浓度，用于评价药物毒性。

另外，尽管精氨酸和赖氨酸都能使抗菌肽在生理 pH 条件下带上正电荷，但是由于侧链基团的不同，它们对肽的抗菌活性和溶血活性都会产生不同的影响。Yang 等人研究发现将抗菌肽 Tritrpticin （VRRFPWWWPFLRR-NH₂）中的精氨酸替换成赖氨酸之后，不仅提高了其抗菌活性，更重要的是溶血活性显著降低[11]。另外，他们把抗菌肽 Indolicidin （ILPWKWPWWPWRR-NH₂）中的精氨酸替换成赖氨酸之后，溶血活性也显著降低[11]。产生这种结果的原因可能是精氨酸和赖氨酸与阴性膜的作用相当，因此它们都会使抗菌肽吸附到细菌的膜上，从而具有相似的抗菌活性，但是与赖氨酸相比，精氨酸与中性膜的作用更强，从而导致含有精氨酸的抗菌肽更容易吸附到红细胞膜上发生溶血。

10.3.1.2 疏水性

疏水性是抗菌肽的一个重要特征。抗菌肽的疏水性主要是由疏水性氨基酸的数量决定，如亮氨酸、异亮氨酸、缬氨酸、色氨酸等。疏水性能够使抗菌肽深入到脂质双分子层中，对孔道形成率、孔径大小及其稳定性都会产生明显的影响。提高抗菌肽的疏水性可提高肽的抗菌活性，但是其溶血活性往往也会随之升高。Chen 等人以 V13K 为模板（表 10-2），通过把序列中的亮氨酸和丙氨酸进行互换，得到一系列具有不同疏水性的类似物。他们研究发现随着疏水性的提高，类似物的抗菌活性和溶血活性逐渐升高。值得注意的是，当疏水性超过一定范围之后，抗菌活性反而下降[12]。Jiang 等人的研究也证明了这一特点[13]。这可能是因为疏水性过高，会导致抗菌肽的自聚集，从而阻碍抗菌肽与细菌膜的作用，但是这种自聚集却不会影响抗菌肽对红细胞的损伤。

表 10-2　疏水性对抗菌活性和溶血活性的影响 [12]

名称	序列	疏水性 t_R①	抗菌活性 （MIC μg/ml）②	溶血活性 （MHC μg/ml）③
L6A/L21A	Ac- KWKSFAKTFKSAKKTVLHTAAKAISS-NH₂	65.6	＞500	1000
L6A	Ac- KWKSFAKTFKSAKKTVLHTALKAISS-NH₂	70.8	125～500	1000
V13K	Ac-KWKSFLKTFKSAKKTVLHTALKAISS-NH₂	74.8	7.8～125	250
A23L	Ac-KWKSFLKTFKSAKKTVLHTALKLISS-NH₂	82.6	15.6～62.5	62.5
A12L	Ac-KWKSFLKTFKSLKKTVLHTALKAISS-NH₂	83.9	15.6～62.5	31.3
A20L	Ac-KWKSFLKTFKSAKKTVLHTLLKAISS-NH₂	85.5	7.8～31.3	31.3
A12L/A23L	Ac-KWKSFLKTFKSLKKTVLHTALKLISS-NH₂	91.4	7.8～250	15.6
A12L/A20L	Ac-KWKSFLKTFKSLKKTVLHTLLKAISS-NH₂	92.8	62.6～125	8
A12L/A20L/A23L	Ac-KWKSFLKTFKSLKKTVLHTLLKLISS-NH₂	100.4	500	4

① 通过 HPLC 测定保留时间（t_R），数值越大代表疏水性越强[14]；②最小抑菌浓度；③最大溶血浓度，用于评价药物毒性。

10.3.1.3　两亲性

当抗菌肽形成 α-螺旋或是 β-折叠结构时，一般都会表现出明显的两亲性。Chen 等人以 α-螺旋抗菌肽 V_{681} 为模板，将其疏水面第 13 位缬氨酸分别用亮氨酸、丙氨酸、甘氨酸、丝氨酸和赖氨酸进行替换，研究发现随着两亲性的提高，抗菌活性下降，而溶血活性上升；但是，将其亲水面第 11 位丝氨酸依次替换成以上氨基酸后，抗菌活性及溶血活性变化与两亲性变化之间的关联程度并不高[15]。Kondejewski 等人的研究也发现过高的两亲性反而使抗菌活性下降，溶血活性上升[16]。因此，尽管两亲性是抗菌肽发挥活性的重要结构基础，但是过高的两亲性反而产生相反的活性。

10.3.1.4　结构

抗菌肽的序列极为多样化，结构也不尽相同。抗菌肽的结构一般可分为四类：α-螺旋结构（Magainin 2）[17]、β-折叠结构（Tachyplesin Ⅰ）[18]、伸展结构（Indolicidin）[19] 及环状结构（Thanatin）[20]。二级结构是抗菌肽发挥活性的重要基础，它的变化直接影响到抗菌肽的生物活性。

具有 α-螺旋结构的抗菌肽分布最广，数量也最多。这类抗菌肽主要由易形成螺旋结构的氨基酸构成，如亮氨酸、异亮氨酸、丙氨酸、缬氨酸、苯丙氨酸、赖氨酸以及精氨酸等。抗菌肽在水溶液中一般呈无规则卷曲状态，而只有在膜环境条件下才会形成 α-螺旋结构。一般情况下，抗菌肽的螺旋度升高，其抗菌活性也随之增高，但是溶血活性也会不同程度增加[21]。脯氨酸是一类破坏 α-螺旋结构的氨基酸，将其引入到不同抗菌肽的不同位置，会产生不同的生物活性。Wang 等人研究发现将脯氨酸引入到含有 14 个氨基酸的抗菌肽 Polybia-MPI 的中间位置，会显著降低抗菌肽的螺旋度，并导致抗菌活性显著降低（表 10-3）[22]。一些研究表明将脯氨酸引入到序列相对较长的抗菌肽序列（M17，表 10-3）中，尽管降低了螺旋度，但是其抗菌活性不仅不会降低，反而有所上升，更重要的是溶血活性显著降低[23]，表现出明显的细菌选择性。对于中性的红细胞细胞膜，α-螺旋抗菌肽主要通过疏水作用吸附到细胞膜上，由于引入脯氨酸在一定程度上破坏了肽的螺旋结构，导致疏水面被破坏，从而降低了肽对细胞膜的吸附。而对于细菌，抗菌肽主要通过静电作用吸附到细菌表面，如 M17，尽管引入了脯氨酸，但其结构仍具有一定的螺旋度，形成一定的两亲性，从而破坏细菌的细胞膜。但是如果肽比较短，如 Polybia-MPI，在其序列中间引入脯氨酸之后，由于螺旋度的显著降低，其破膜活性显著下降[22]。另外，脯氨酸会打破抗菌肽的自组装，从而使吸附到细菌表面的抗菌肽更容易穿过肽聚糖层而到达细胞膜，因而比母体具有更高的抗菌活性[23]。

表 10-3 脯氨酸引入对抗菌活性和溶血活性的影响

名称	序列	螺旋度①	抗菌活性（MIC μg/ml）②	溶血活性
Polybia-MPI[22]	IDWKKLLDAAKQIL-NH₂		4～32	
Analog-1	IDWKKLLPAAKQIL-NH₂	↓	32～512	↓
Analog-2	IDWKKLPDAAKQIL-NH₂	↓	512～1024	↓
Analog-3	IDWKKLLDPAKQIL-NH₂	↓	128～1024	↓
M17[23]	KWKKLLKKLLKLLKKLL-NH₂		4～16	
M17P	KWKKLLKKPLKLLKKLL-NH₂	↓	1～8	↓
M21	KWKKLLKKLLKLLKKLLKKLK-NH₂		8～32	
M21P	KWKKLLKKLLPLLKKLLKKLK-NH₂		2～8	↓

① 肽在模拟膜条件下的 α-螺旋度；② 最小抑菌浓度；↓ 和 ↑ 分别表示与母体相比活性下降或是上升。

另外，一些抗菌肽能够形成稳定的 β-折叠结构，例如 β-Defensin[24]、Tachyplesin Ⅰ[25]。二硫键能够促进抗菌肽 β-折叠结构的形成，但是对于抗菌活性并非必须。研究表明，当去除抗菌肽 Tachyplesin Ⅰ 中的二硫键之后，类似物的抗菌活性并没有明显改变，但是其溶血活性却显著降低[26]。Liu 等人将 β-Defensin 3 中的半胱氨酸全部替换成苯丙氨酸、酪氨酸、丙氨酸或是丝氨酸之后，虽然其 β-折叠结构被破坏，但是类似物仍具有相当的抗菌活性，而对红细胞的毒性却显著降低[27]。这可能是因为 β-折叠结构的改变导致肽的双亲性和疏水性下降，而这种变化对肽的抗菌活性影响较小，却显著降低了肽对红细胞膜的吸附和破坏。

具有伸展结构的抗菌肽主要含有精氨酸、色氨酸以及脯氨酸，它们在膜内也能形成两亲性结构，例如 Indolicidin 和 Tritrpticin。当把它们中的脯氨酸替换成丙氨酸之后，类似物能够在膜内形成 α-螺旋结构，尽管抗菌活性有所增强，但是它们的溶血活性却显著提高[28,29]。这可能因为形成 α-螺旋结构之后，两亲性增强，对红细胞的吸附能力和破坏能力增加，从而降低了抗菌肽的细菌选择性。

10.3.2 非天然氨基酸的引入

氨基酸是构成多肽的基本单位，天然存在的氨基酸主要有 20 种，这些氨基酸通过不同的组合方式形成了种类繁多的生物活性多肽分子。非天然氨基酸的引入可改变多肽的物理化学特征，使其具有更优的药学特性，如提高稳定性、改善药代动力学、降低毒性及提高选择性等。

10.3.2.1 D-型氨基酸的引入

天然存在的氨基酸主要为 L 型，D-型氨基酸是其对映体。D-型氨基酸的引入不仅会改变抗菌肽的活性，更重要的是不易被水解酶识别而提高肽的稳定性。研究表明将抗菌肽的 L-氨基酸全部替换成 D-型氨基酸之后，尽管会不同程度降低肽的螺旋结构，但是其抗菌活性不会变化或是会有所提高，而酶解稳定性却显著增加[30～33]。部分位点引入 D-型氨基酸是提高抗菌肽治疗效率非常有效的方法，既能够降低抗菌肽的溶血毒性，又能提高抗菌肽的酶解稳定性（表 10-4）。但是在较短的抗菌肽中间位置引入单个 D-型氨基酸却往往会破坏肽的结构而导致其失去抗菌活性，而在多个位点同时引入 D-型氨基酸却会保留抗菌活性，并能降低溶血活性，表现出显著的细菌选择性[34]（表 10-4）。之所以具有选择性，是因为具有 α-螺旋结构的抗菌肽在膜上能够形成两亲结构，可以通过亲水面阳离子氨基酸的静电作用以及疏水面的疏水作用吸附到细菌细胞膜上而杀死细菌，尽管红细胞膜表面缺乏阴离子物质，但抗菌肽可通过疏水作用吸附到红细胞膜上而造成溶血；而部分位点引入 D-型氨基酸之后，由于破坏了抗菌肽的螺旋结构及其疏水面，抗菌肽主要通过静电作用吸附到细胞膜上，由于正常细胞表面带有较少的阴离子物质，所以 D-型非对映异构体抗菌肽主要吸附到细菌细胞膜上，从而表现出细菌选择性[34]。

表 10-4　D-型氨基酸的引入对抗菌活性和溶血活性的影响

名称	序列	抗菌活性 （MIC μM）	溶血活性 （%）①	螺旋度 （%）	酶解稳定性 （%）
BP100[32]	KKLFKKILKYL-NH$_2$	5～7.5	54	ND	75
BP140	KKLFKKIL_K_YL-NH$_2$	>7.5	0	ND	1
BP144	KK_L_FKKIL_K_YL-NH$_2$	>7.5	7	ND	50
BP149	KKL_F_KKIL_K_YL-NH$_2$	>7.5	0	ND	6
BP151	KKL_F_KKI_L_KYL-NH$_2$	5～7.5	1	ND	0
BP153	KKLFKKIL_KYL_-NH$_2$	0.62～1.25	50	ND	5
Amphipathic-1L[35]	LKLLKKLLKKLLKLL-NH$_2$	1～25	100	79	100
Amphipathic-1D	LK_L_LKK_L_LKK_L_LKLL-NH$_2$	0.5～13	0	43	58

① 在特定肽浓度下的溶血活性。

注：下划线表示此位点的氨基酸为 D-型氨基酸。

10.3.2.2　N-取代甘氨酸的引入

N-取代甘氨酸是构成类肽的基本单位，与 α-氨基酸相比，N-取代甘氨酸的侧链种类更多，并且由这类氨基酸构成的类肽具有更高的酶解稳定性[36,37]。由于侧链从 α-碳原子转移到 N 原子上，N 原子缺失了能够形成氢键的质子，因此 N-取代甘氨酸会像脯氨酸一样破坏 α-螺旋结构，不过 N-取代甘氨酸导致肽的结构柔性更强。将抗菌肽中的脯氨酸替换成 N-取代甘氨酸之后，抗菌肽的杀菌活性和选择性可以得到进一步提高[37,38]。对于 α-螺旋抗菌肽，在适当位点引入 N-取代甘氨酸会和引入脯氨酸一样起到提高抗菌活性和降低毒性的效果。Song 等人将 1 个或 2 个 N-取代甘氨酸（NAla）引入到抗菌肽 KLW 中，虽然破坏了肽的 α-螺旋结构，但是却显著提高了肽的抗菌活性，降低了对红细胞的毒性。有意思的是 N-取代甘氨酸的引入会改变抗菌肽的作用机制：与母体 KLW 的破膜机制不同，类似物 KLW-L9，13-a 是主要通过与细菌内成分（如 DNA）作用而起到杀菌效果[39]。另外，由天然氨基酸与 N-取代甘氨酸通过交替重复而构成的杂合肽，尽管不能形成特定的二级结构，却具有很好的抗菌活性，而且在高浓度下不发生溶血[40,41]。

尽管部分 N-取代甘氨酸的引入会破坏肽的螺旋结构，但是全部由 N-取代甘氨酸构成的抗菌类肽却能够形成类 I-型多聚脯氨酸的螺旋结构，而含有手性芳香环侧链的 N-取代甘氨酸（如图 10-1 中的 Nspe，Nrpe，Nsch，Nsna）能够显著稳定这种螺旋结构[42~44]。Barron 等人合成了一类模拟抗菌肽 Magainin-2 和 Pexiganan 结构的类肽化合物，研究表明这些肽能够形成具有两亲性的螺旋结构，表现出很好的抗菌活性[42]。但是 Barron 等人发现螺旋的稳定性对于抗菌活性并不是必须的，当类肽的螺旋度和疏水性增高时，溶血活性大幅度提高。因此在设计此类抗菌肽时，必须要综合考虑电荷、螺旋度和疏水性之间的平衡。

10.3.2.3　β-氨基酸的引入

尽管 β-氨基酸也存在于一些天然多肽中，但是自然界中 β-氨基酸的数量还是非常少。由于不易被水解酶识别，因而含有 β-氨基酸的多肽具有很高的酶解稳定性[45,46]。根据侧链位点的不同可以分为 β^2 和 β^3 两种类型的氨基酸，其中 β^3-氨基酸较为常用（如图 10-2）。起

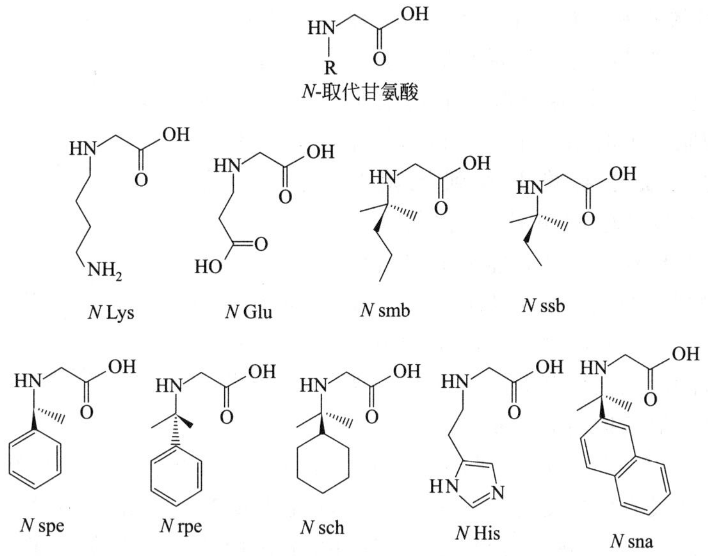

图 10-1 N-取代甘氨酸[42,43]

初，β-氨基酸被认为不利于多肽形成稳定的二级结构，研究表明由 6～12 个 β-氨基酸构成的抗菌肽就能够形成稳定的螺旋结构，而 α-抗菌肽需要 15 个氨基酸才能够形成稳定的螺旋结构。为了模拟抗菌肽，一些研究组利用 β-氨基酸合成了多类具有螺旋结构特征的 β-抗菌肽[36]。Gellman 研究组筛选出的含有 17 个 β-氨基酸的抗菌肽 ACPC$_2$-[APC-ACPC-APC-ACPC$_2$]$_3$ 和 ACPC$_2$-[AP-ACPC-AP-ACPC$_2$]$_3$，能够形成具有两亲性的螺旋结构，表现出很好的抗菌活性。不但在抗菌浓度下并未表现出溶血活性，而且当浓度增加时也表现出明显的溶血活性，这与肽的疏水性和螺旋度有着密切的关系[47,48]。另外一些研究也证明疏水性和螺旋度的提高导致 β-抗菌肽的溶血活性的增加[49,50]。通过研究，DeGrado 研究组筛选出的 β-抗菌肽 $[\beta^3 Ala$-$\beta^3 Lys$-$\beta^3 Val]_n$（$n=4$ 或 5）由于具有较好的疏水性和螺旋度的平衡，其治疗效率比 ACPC$_2$-[APC-ACPC-APC-ACPC$_2$]$_3$ 显著提高[49]。另外，Gellman 研究组将 α-氨基酸和 β-氨基酸共同引入而合成了一类杂合抗菌肽，它们也能够形成螺旋结构，并从中筛选出没有两亲性的抗菌肽 ACPC-αLeu-αAPC-(αLys-APC-αLeu-ACPC)$_2$-(αLeu-ACPC)$_2$，它不仅具有很好的抗菌活性，更重要的是未表现出溶血活性[46]。

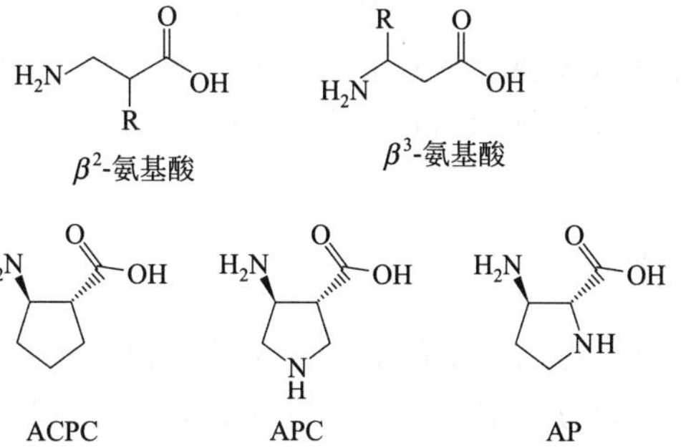

图 10-2 β-氨基酸

10.3.2.4 含氟氨基酸的引入

氟的引入可改善药物的药代动力学，因而在药物设计中被广泛应用。一些含氟氨基酸（如图 10-3）引入到多肽或是蛋白质中之后，可以提高多肽和蛋白质的结构化学和热稳定性，还可以提高多肽的酶解稳定性[51,52]。这种结构稳定性的提高主要是因为含氟氨基酸增加了肽的疏水性[53]。这种由含氟氨基酸引起的疏水性提高还能够增加肽与膜的相互作用。Tirrell 等人将不同数量的三氟亮氨酸引入到抗菌肽 Melittin 序列中，能够引起 Melittin 类似物在水溶液中的自组装，并导致与膜结合能力的显著增强[53]。含氟氨基酸的这种性质可以用于设计高效的抗菌肽。Gimenez 等人将含氟苯丙氨酸引入并合成了一系列短的两亲性抗菌肽中，研究发现含氟的苯丙氨酸可以显著提高肽的抗菌活性[54]。

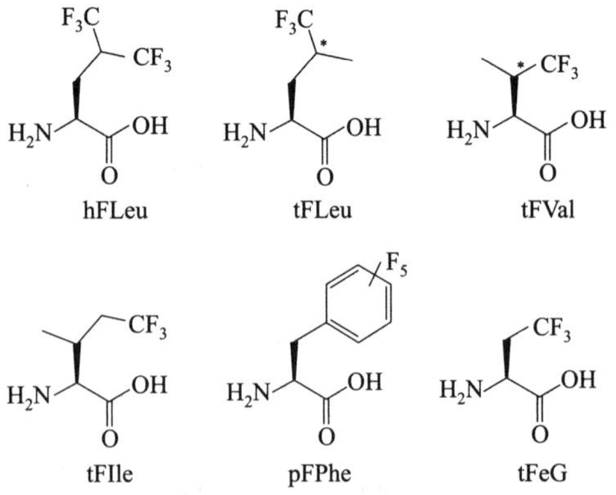

图 10-3　含氟氨基酸

Meng 等人将六氟亮氨酸引入到抗菌肽 Buforin-2 片段，与母肽相比，类似物的抗菌活性明显提高，而溶血活性没有发生变化。另外，他们将抗菌肽 Magainin-2 中第 6 位的亮氨酸和第 20 位的异亮氨酸替换成六氟亮氨酸之后，M2F2 的抗菌活性并没发生变化，由于疏水性的增加，其溶血活性也明显增加。但有意思的是当把 5 个六氟亮氨酸引入到 Magainin-2 中之后，M2F5 的抗菌活性明显降低，这可能是因为疏水性的过度增加导致 M2F5 在水溶性中发生自聚而削弱了其抗菌活性，但并不影响其溶血活性的显著增加。不过引入六氟亮氨酸之后，类似物的酶解稳定性得到显著提高，这解决了抗菌肽体内应用时所面临的一大障碍[55]。因此，在应用含氟氨基酸的时候，一定要考虑到疏水性对肽的自聚集、抗菌活性和溶血活性的综合影响。

10.3.2.5　其他类型的非天然氨基酸

正电荷和疏水性是抗菌肽具有抗菌活性的重要特征，一些研究组利用非天然氨基酸设计了一系列具有抗菌活性的超短抗菌肽。与天然抗菌肽相比，这类超短抗菌肽具有易合成、成本低、酶解稳定性高等优点（图 10-4）。Goodson 等人将脱氢松香氨与 N-取代甘氨酸合成了一类超短抗菌肽，并筛选出了抗菌活性比较好的类似物 CHIR29498（图 10-4）。尽管这类抗菌肽在高浓度下也能够导致溶血，但是 CHIR29498 在小鼠细菌感染实验中表现出非常高的体内抗菌活性[56]。Bremner 等人基于疏水联萘基团合成了一类超短的抗菌肽，类似物 2a 和 2b（图 10-4）对耐药细菌都表现出很强的快速抑杀活性[57]。Svenson 研究组基于抗菌肽的药物活性中心合成了一系列的类似物，并从中筛选出具有抗菌活性和胰酶稳定性的类似物 CAP-a[58]，然后在此基础上又筛选出对糜蛋白酶稳定性高的类似物 CAP-b[59]，最后在原有工作基础上总结了各种酶对这类抗菌肽的水解位点，合成并筛选出可以用于口服的抗菌肽 CAP-c[60]。

10.3.3　抗菌肽的环化

环化是一种有效的策略以提高多肽的酶解稳定性，提高多肽分子刚性，限定其构象，从而提高肽的生物活性。环化的方式主要有二硫键环化和酰胺键环化两种经典形式，另外还有一些非经典模式的环化，如醚键环化、内酯键环化、烯键环化等。

二硫键是天然抗菌肽中最常见的环化形式，它的存在可以显著提高肽的酶解稳定性。含有二硫键的天然抗菌肽（例如 Defensin 家族、Tachyplesin 家族等）主要形成 β-折叠结构，当失去二硫键后，抗菌肽倾向于形成 α-螺旋结构[61~63]。二硫键有助于提高抗菌肽的抗菌活性，当一些天然抗菌肽失去二硫键之后其抗菌活性显著降低。Yoshitha 等人将抗菌肽 α-defensins 5

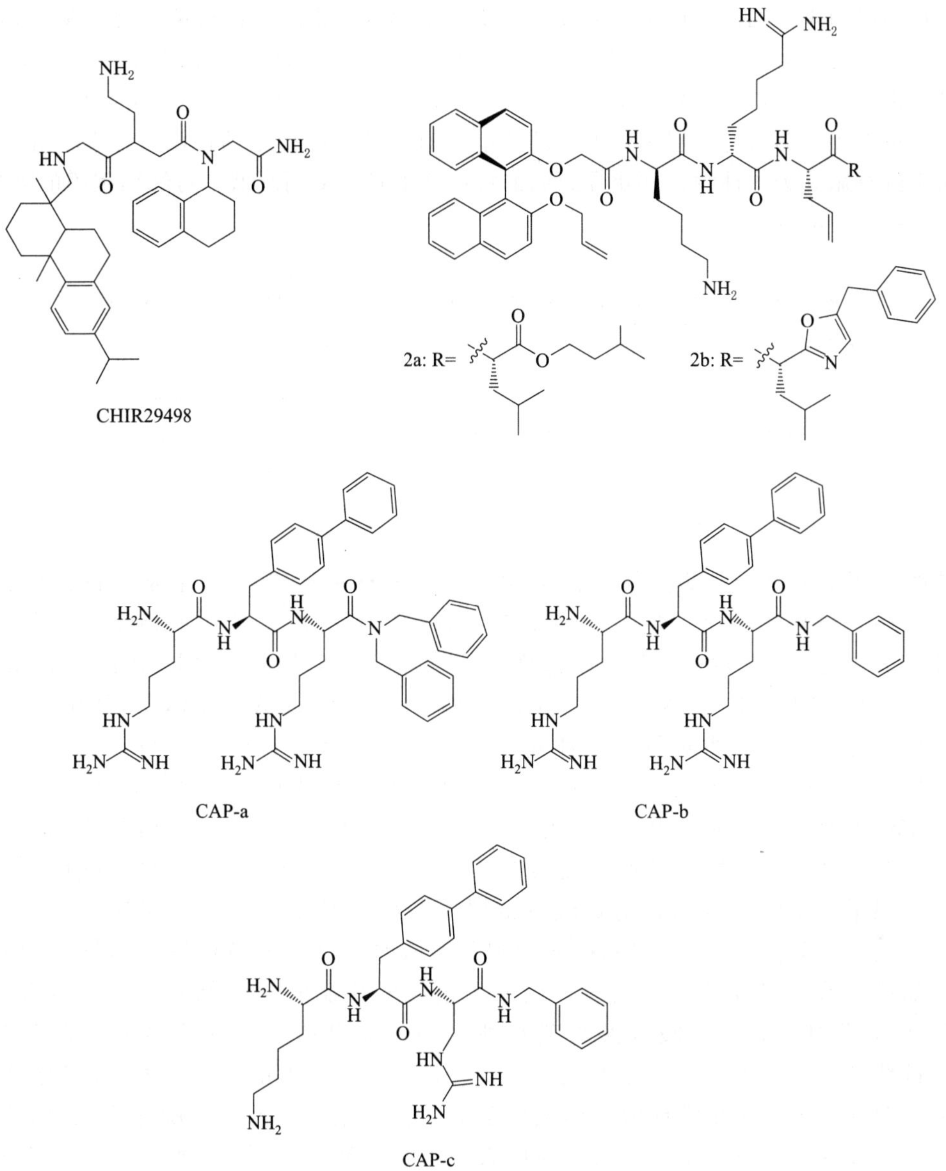

CHIR29498

2a: R=

2b: R=

CAP-a

CAP-b

CAP-c

图 10-4 各类由非天然氨基酸参与构成的超短抗菌肽

中的半胱氨酸突变成丝氨酸或是丙氨酸之后，其抗菌活性显著降低。而其他抗菌肽（如bactenecin、gomesin、tachyplesin Ⅰ、β-defensin 3）在失去二硫键之后也都会表现出抗菌活性的下降（图 10-5）[62~65]。在抗菌活性下降的同时，抗菌肽的溶血活性也往往随之降低。但是 Ramamoorthy 等人却发现将 tachyplesin Ⅰ 中的半胱氨酸删除之后，其抗菌活性有所提高，溶血活性却显著下降，这可能是因为 tachyplesin Ⅰ 的 β-折叠结构被破坏所导致[26]。不过一些研究发现将半胱氨酸替换成疏水性高的氨基酸（如色氨酸或是苯丙氨酸），线性肽的抗菌活性会与母肽相当，但是由于肽的疏水性增加，其溶血活性会明显增强[64,65]。对于一些 α-螺旋抗菌肽，通过二硫键实现肽的环化是提高肽抗菌活性的一个有效手段。Shai 研究组利用二硫键对抗菌肽 K_4L_7W 及 Melittin 环化之后，可显著提高抗菌肽的抗菌活性，同时降低了溶血活性[66]。有趣的是抗菌肽环化之后一般会对革兰阴性菌的抑杀活性增强，而对革兰阳性菌的抑杀活性相当。这主要是因为革兰阴性菌有两层膜，抗菌肽需要穿过外膜之后才能破坏内膜而杀死细菌，单个抗菌肽分子要比发生自聚集的一群抗菌肽更容易穿透外膜，二硫键的环化可显著降低肽的自聚集，因此肽更容易穿透外膜而杀死细菌。将 D-型氨基酸引入到抗菌肽 K_4L_7W 之后可导致肽不易发生自聚集，因此环化前后的抗菌活性没有显著变化。由于革兰阳性菌只有一层膜，因此环化前后对阳性菌的抑杀活性没有显著变化[61]。另外，由于红细胞膜为中性膜，环化导致肽的螺旋度下降，从而降低了对红细胞膜的吸附，最终导致肽的溶血活性下降[66]。

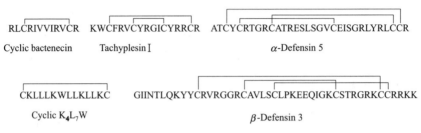

图 10-5　部分二硫键环化的抗菌肽

　　酰胺键环化也见于一些天然的抗菌肽中，如短杆菌肽 S[67]。最常见的酰胺键环化包括头尾环化和侧链环化。酰胺键环化除了能够提高抗菌肽的酶解稳定性之外，合理的设计还可以提高肽的抗菌活性和选择性。Molhoek 等人发现将抗菌肽 Cathelicidin 2（RFGRFLRKIRRFRPK，RWGRWLRKIRRWRPK，RWGRWLRKIRRWRPK）通过酰胺头尾环化之后，类似物对革兰阳性和阴性细菌的抗菌活性明显提高，对正常细胞的毒性降低[68]。Dathe 研究组对富含精氨酸和色氨酸的环化抗菌六肽（cyclo-RRWWRF，cyclo-RRWFWR，cyclo-RRRWFW）进行了一系列的研究，与线性抗菌肽相比，头尾酰胺环化显著提高了肽的抗菌活性和细菌选择性[69,70]。当这类环化六肽在接触到脂膜之后，肽骨架平行于脂膜表面，精氨酸侧链胍基与脂质分子的磷酸基团作用，色氨酸的侧链则插入到脂膜内部[71]。因此精氨酸和色氨酸对于这类六肽的抗菌活性发挥着重要作用，如果将精氨酸替换成赖氨酸，或者将色氨酸替换成苯丙氨酸，其抗菌活性会显著下降[69]，但如果把色氨酸替换成疏水性更高的氨基酸，肽的抗菌活性也会得到提高，不过肽的溶血活性也会随之升高[72]。另外，Mika 等人的研究也表明通过酰胺环化的抗菌肽 BPC194 能够在膜环境下形成稳定的 β-折叠结构，而线性肽却不能形成特定结构。因此环化的 BPC194 能够插入到膜内表现出破膜活性，而线性肽只浮于膜表面却未能表现出活性[73]。但是对于一些抗菌肽，酰胺环化并不能提高它们的抗菌活性，还有可能会降低肽的抗菌活性。Kamysz 等人对抗菌肽 LL37 和 Histatin 5 进行头尾酰胺环化之后，并未使它们的抗菌活性有所提高[74]。而 Gobbo 等人对抗菌肽 Drosocin 和 Apidaecin 进行环化之后，它们的抗菌活性几乎丧失[75]。尽管如此，酰胺环化还是一种有效的方法提高抗菌肽的抗菌活性、选择性和酶解稳定性，特别是对一些不能形成特定结构的线性短肽。

　　α-螺旋结构对于抗菌肽发挥抗菌活性起着重要作用，一般情况下，抗菌肽的抗菌活性会随着肽螺旋度增加或减少而表现出升高或降低。近年来，烯烃复分解环化反应（Ring-closing olefin metathesis，RCM）已发展成为提高和稳定多肽 α-螺旋结构的有效方法（图10-6）[76]。通过烯烃复分解环化反应对抗菌肽进行环化之后，可明显提高抗菌肽的螺旋度和抗菌活性[77,78]。但是 Chapuis 等人研究发现，多种形式的烯烃复分解环化并未提高抗菌肽的抗菌活性，反而由于螺旋度的增加而使肽的溶血活性显著上升[79]。不过，烯烃复分解环化反应可明显增加抗菌肽的酶解稳定性，这为提高抗菌肽体内应用提供了一种新的改造策略[77,78]。

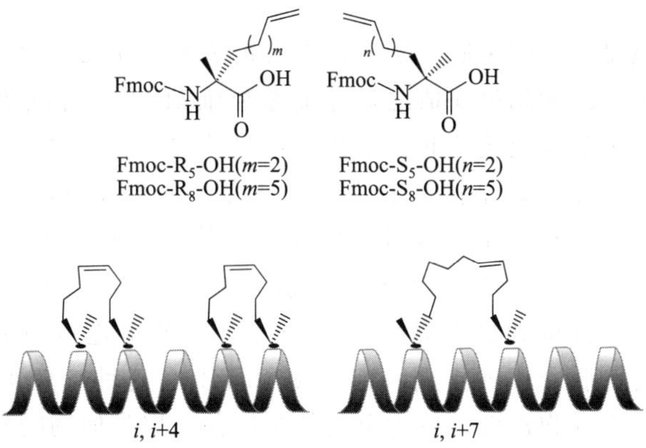

Fmoc-R₅-OH(*m*=2)
Fmoc-R₈-OH(*m*=5)
Fmoc-S₅-OH(*n*=2)
Fmoc-S₈-OH(*n*=5)

i, *i*+4 　　　　*i*, *i*+7

图 10-6　通过烯烃复分解环化反应对肽进行环化，根据参与环化的非天然
氨基酸插入肽内的位置可主要分为两种：*i*, *i*+4；*i*, *i*+7

10.3.4　末端修饰

多肽的 *C* 末端结尾主要分为羧基结尾和酰胺结尾两种形式，大多数天然抗菌肽 *C* 末端以酰胺形式结尾。*C* 末端形成酰胺键有助于提高抗菌肽的酶解稳定性和结构稳定性，如果末端变成羧基常常会导致抗菌活性的降低[80,81]。由于多肽的合成是从 *C* 端到 *N* 端，因此肽的末端修饰主要发生在 *N* 端。

抗菌肽最常用的 *N* 末端修饰是脂酰化。一些天然的脂肽是由脂肪酸与短的线肽或是环肽共价相连而构成，表现出很好的抗菌活性。研究表明将脂肪酸连接到抗菌肽的 *N* 端可显著提高其抗菌活性，并且可以提高肽的酶解稳定性。疏水性增加是脂肪酸能够提高抗菌活性的主要原因，它可以诱导肽的自组装以及提高膜亲和力[82,83]。对于脂肽的抗菌活性，并非脂链越长肽的抗菌活性越高。Shai 研究组研究了不同长度的脂肪酸（10～18 个碳原子）对肽 D-L6K6 的抗菌活性的影响，他们发现只有与 10 个碳原子的脂肪酸相连的脂肽才具有最高的抗菌活性，脂肪链长度在增加，肽的抗菌活性反而越低，但是溶血活性却明显增加。这可能是因为疏水性越强，肽越容易发生聚集，这将会导致脂肽不能穿透细菌的细胞壁到达细胞膜而杀死细菌；但是这种自聚集却能对真核细胞的细胞膜造成损伤，因此脂链越长其抗真菌和溶血活性也越强[84]。Shai 研究组将不同长度脂肪酸连接到四肽合成了一系列的抗菌脂肽类似物，尽管序列比较短小，但是这些脂肽却表现出与许多天然长链抗菌肽相当的抗菌活性，例如 C12-KLLK，C16-KLLK 以及 C16-KGGK[85]。特别是 C12-KLLK，它在高浓度下并未表现出溶血活性，这为发展新型的超短抗菌肽提供了新模板和思路。

聚乙二醇化也是抗菌肽 *N* 末端修饰的一种方法。聚乙二醇常用于提高多肽或是蛋白药物在体内的治疗效率[86]。Guiotto 等人报道了聚乙二醇尽管可以提高抗菌肽 nisin 的水溶性，但是却明显降低了肽的抗菌活性[87]。另外，Matsuzaki 等人研究了聚乙二醇（5kDa）对具有 α-螺旋结构的 Magainin-2 和具有环 β-折叠结构的 Tachyplesin Ⅰ 抗菌活性和选择性的研究[88,89]。聚乙二醇可明显降低抗菌肽的细胞毒性和抗菌活性，但是与 Magainin-2 相比，聚乙二醇对 Tachyplesin Ⅰ 的抗菌活性影响更大。尽管如此，优化聚乙二醇的大小可能是提高抗菌肽选择性和治疗效率的一个有效方法。

10.3.5　多聚抗菌肽

　　抗菌肽的杀菌机制是多个抗菌肽分子在膜上自组装形成膜孔，导致细菌因内容物外流而死亡，因此抗菌肽只有在浓度超过阈值之后才能杀死细菌[90]。将抗菌肽捆绑在一起进行预组装，增加单位膜面积上的有效抗菌肽分子数，可显著提高抗菌肽的破膜能力和抗菌活性。另外，这种抗菌肽的多聚化还赋予抗菌肽更多的优点，如提高抗菌肽的酶解稳定性和水溶性，以及在高盐浓度下仍具有抗菌活性等。Dempsey 等人将两个抗菌肽 Magainin-2 分子通过二硫键连在一起（图 10-7A），与单个 Magainin-2 相比，尽管这种二聚类似物的溶血活性有所上升，但是其抗菌活性得到显著提高[91]。除了用二硫键连接两个肽分子之外，Dewan 等人用赖氨酸将两个抗菌肽分子连接到一起（图 10-7B），这种二聚类似物的抗菌活性也得到显著提高，却未表现出细胞毒性，更为重要的是这种二聚类似物的酶解稳定性得到显著提高[92]。为了进一步提高这类多聚抗菌肽的抗菌活性，一些研究组发展了多种方法将多个抗菌肽分子通过不同的形式捆绑在一起。Sal-Man 等人分别将 5 个抗菌肽分子共价连接到一条抗菌肽上（图 10-7C），这种预组装的形式显著提高了肽的抗菌活性，特别是对真菌的抑制活性[93]。Liu 等人将多个抗菌 4 肽分子连接到活性聚马来酸酐链上之后（图 10-7D），抗菌活性提高了 10 倍之多，这种方法合成简单，且成本低，因而具有比较好的应用前景[94]。Arnusch 等人将不同数量的 Maganin-2 通过点击化学连接到树状物分子上（图 10-7E），并研究了相连肽分子数的不同对膜破坏能力的影响。他们发现随着连接肽分子个数的增加，对

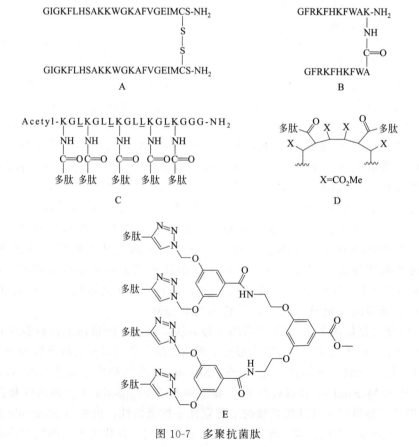

图 10-7　多聚抗菌肽

混合膜（DOPC/DOPG，用于模拟细菌的细胞膜）的破坏能力也增加，树状物分子连接 8 个 Maganin-2 分子之后，其破膜活性比单个肽分子增加了 100 多倍[95]。由以上的研究结果可知，抗菌肽经过不同形式的预组装之后，更利于肽之间的协同作用而具有更高的抗菌活性。但是必须注意到是，这种预组装都会导致溶血活性的升高，即使在抗菌活性没有增加的情况下，溶血活性也会显著增加[96]，这可能是因为肽的预组装使肽更容易吸附到红细胞膜上而造成溶血的增加。尽管如此，抗菌肽的多聚化仍表现出抗菌活性提高、使用剂量降低、酶解稳定性提高等优点，而这些优点也使多聚化成为发展高效抗菌肽药物的一个有效策略。

10.3.6 拟抗菌肽

天然抗菌肽在临床应用时面临着酶解稳定性低、组织分布差、成本高、盐离子敏感等问题，这促使人们寻找既能保留抗菌肽优点又能弥补其不足的替代物。拟抗菌肽就是一类模拟抗菌肽的结构性质而合成的具有非天然肽类骨架的化合物。近些年，一些研究组已经发展了多种具有抗菌活性的拟抗菌肽。

胆酸是一类固醇分子，具有两亲性特征。SAVAGE 研究组基于胆酸的两亲性特征，通过修饰合成了一系列模拟抗菌肽的非肽类抗菌化合物，他们将之统称为 Ceragenins（图 10-8）。在这些类似物中，CSA-8、CSA-13 和 CSA-54 都表现出了和抗菌肽一样的特性，如广谱抗菌活性、抗菌选择性、快速杀菌动力学以及不受传统耐药机制的影响等。其中，CSA-8 和 CSA-54 具有相当的抗菌活性，而 CSA-13 表现出了最高的抗菌活性，不过其溶血活性也相应增加[97]。与线性抗菌肽 LL37 以及 WLBU2 相比，CSA-13 在与黏蛋白或是胃蛋白酶孵育下仍表现出很强的抗菌活性[98]。

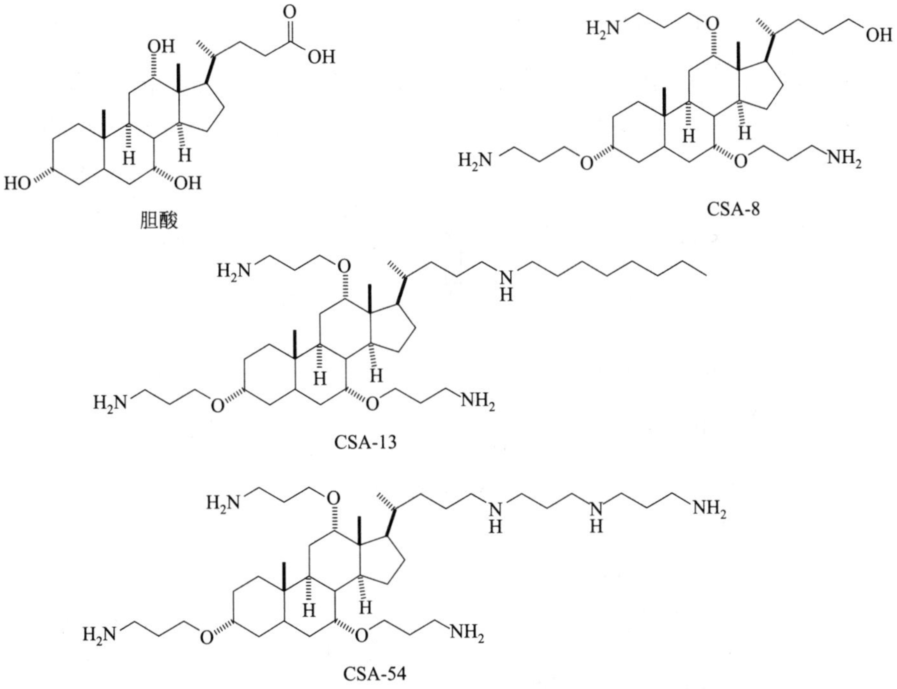

图 10-8　Ceragenins 类似物

芳香酰胺低聚物是一类新的拟抗菌肽，通过改变分布于苯环骨架两侧的亲水基团和疏水基团调节拟抗菌肽的两亲性，通过分子内氢键控制拟抗菌肽骨架的刚性（图 10-9）[99,100]。

改造这类芳香酰胺低聚物抗菌肽的主要方式分为三种：①引入亲水基团和疏水基团增加这类抗菌肽的两亲性；②通过增加分子内氢键使这类肽骨架刚性更强，为肽的两亲性奠定结构基础；③通过增加结构单元的数量提高抗菌活性[101]。与 SMAMP-1 相比，SMAMP-2 和 SMAMP-3 形成了更多的分子内氢键，肽骨架刚性的增加也使得它们的抗菌活性显著增加，另外 SMAMP-3 的溶血活性也明显下降。在 SMAMP-3 的结构基础上，通过在两侧引入胍基提高肽的电荷和亲水性而得到类似物 SMAMP-4（PMX 30016），其抗菌活性明显增加，更为重要的是其溶血活性显著降低。另外，SMAMP-4 还表现出很好的体内抗菌活性和较低的体内毒性[99]。近些年，一类基于芳基低聚物的拟抗菌肽也被发现具有很好的抗菌活性（SMAMP-5）。通过将中间的苯环替换成吡啶或是哒嗪合成了一系列的类似物，通过对这些类似物的研究发现，疏水性比结构刚性对抗菌活性和溶血活性的影响更明显，胍基比氨基更能引起抗菌或溶血活性的增加[99,102]。另外，一些研究还表明芳基低聚物（SMAMP-6）可通过中间的苯乙炔对结构进行控制，并表现出非常高的抗菌活性和选择性[99]。

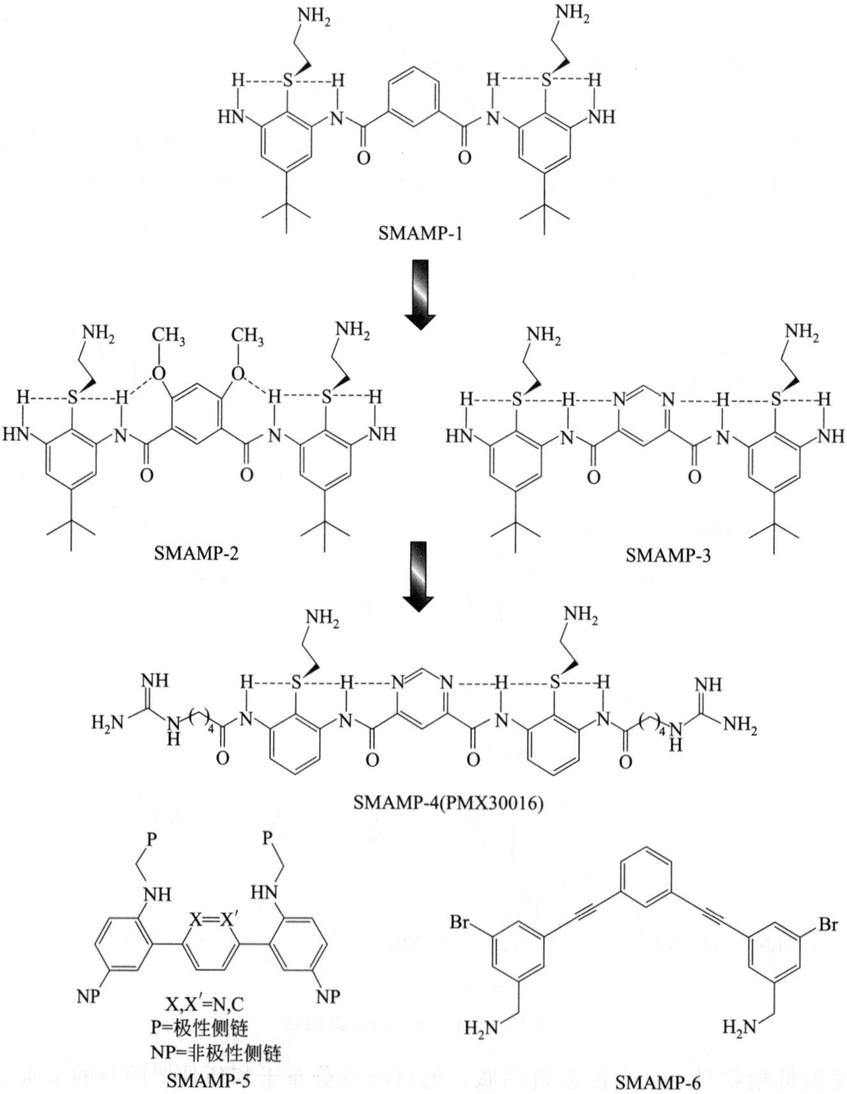

图 10-9　芳香酰胺低聚物

近些年，基于开环复分解聚合反应的聚合物拟抗菌肽因其高效的抗菌活性、选择性以及低成本等特点而受到广泛关注（图 10-10）。通过控制这类聚合物的疏水性和电荷可以调节这类拟抗菌肽的抗菌活性和溶血毒性。例如，Ploy-1 是没有抗菌活性和溶血活性的聚合物，随着疏水性的增加，类似物的抗菌活性和溶血活性也随之增加，Ploy-4 具有最高的抗菌活性和溶血活性。但是随着疏水性的进一步增加，Ploy-5 的抗菌活性下降，但是仍具有很强的溶血活性。有意思的是，将 Ploy-1 中的氨基替换成胍基得到的 Ploy-2 表现出明显的细菌选择性[100,103]。

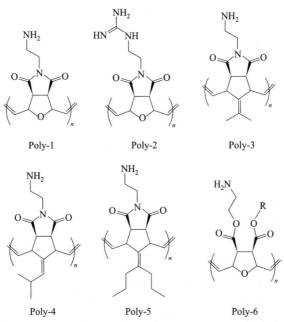

图 10-10　基于开环复分解聚合反应的聚合物拟抗菌肽

10.4　抗菌肽的研发

由于抗菌肽独特的作用机制，一些高校研究机构以及公司着重对抗菌肽进行研发，表 10-5 列出了部分在研的抗菌肽药物，令人遗憾的是迄今还没有用于临床的抗菌肽药物。尽管一些抗菌肽在临床前研究中表现出很好的治疗活性，但到了临床研究阶段却未表现出显著的治疗活性，或是因为毒性大、成本高以及没有获得资金支持等原因而被迫放弃。

表 10-5　进入研发状态的抗菌肽

名　称	描　述	适应证	开发进展
Pexiganan acetate	从非洲爪蛙的皮肤分离的线性 22 肽（乳膏）	糖尿病足溃疡	phase Ⅲ
POL7080	抗菌肽 Protegrin Ⅰ 类似物	下呼吸道引起的支气管扩张及呼吸机相关性肺炎	phase Ⅱ
Omiganan	抗菌肽 Indolicidin 类似物	丘疹脓疱型酒渣鼻	phase Ⅱ
C16G2	靶向抗菌肽	变形链球菌感染	phase Ⅱ
OP-145	来与 LL-37 的 24 肽类似物	细菌引起的慢性中耳炎	phase Ⅱ
Novexatin	环化阳离子多肽	指甲真菌感染	phase Ⅱa

名　称	描　述	适应证	开发进展
LTX-109	抗菌模拟肽	非大疱性脓疱疮,皮肤感染,鼻腔 MRSA 定植	phase Ⅱ
PAC-113	Histatin	口腔念珠菌病	phase Ⅱ
DPK-060	LL-37 类似物	特应性皮炎,急性外耳炎	phase Ⅰ/Ⅱ
PMX-30063	防御素模拟肽	金葡菌引起的急性细菌性皮肤和皮肤结构感染	phase Ⅱ
KSL-W	合成 10 肽	蛀牙	phase Ⅰ/Ⅱ
NVB302	B 类羊毛硫抗生素	难辨梭菌感染	phase Ⅰ
Arenicin	富含精氨酸和疏水性氨基酸的 21 肽	多药耐药 G^+ 菌感染	preclinical
Arenicin-3	沙蚕抗菌肽	G^- 菌感染	preclinical
MU1140	羊毛硫抗生素	G^+ 菌感染	preclinical
V13K	合成 26 肽	抗药性金黄色葡萄球菌和结核分支杆菌感染	preclinical
Iseganan	抗菌肽 Protegrin	呼吸机相关性肺炎,肿瘤治疗中辐射诱导的黏膜炎	failed
XOMA 629	hBPI 片段	痤疮	failed
CCIA,B,C COL-1	合成抗菌肽	眼部致病菌	suspended
BL-2060	合成脂肽	感染	suspended

　　Pexiganan（MSI78，Locilex™）是一种合成的抗菌肽 Magainin 类似物，含有 22 个氨基酸的多肽[104]。研究表明 Pexiganan 具有广谱抗菌活性，对革兰阳性菌和革兰阴性菌引起的局部感染都有效，可用于皮肤深部感染治疗，主要用于糖尿病足溃疡的治疗[105]。Genaera 公司已经在美国完成了治疗糖尿病足的Ⅲ期临床试验，但其申请并未获得 FDA 的批准申请。顾问委员会建议再进行一项附加的试验，比较 Pexiganan 的局部治疗和未加其他治疗的积极清创术的效果差异，以获得 Pexiganan 明确的疗效证据。如果 Pexiganan 可以获得批准，它将成为 10 年来在美国上市的第一种新类型抗生素。

　　POL7080 是一种合成的环状抗菌模拟肽，它属于抗菌多肽 Protegrin Ⅰ 的类似物，由 12 个氨基酸构成。与 Protegrin Ⅰ 的作用机制不同，POL7080 能够与细菌膜外蛋白 β-桶状蛋白 LptD（Imp/OstA）结合，通过干扰 LPS 的转运功能抑制细菌生长[106]。POL7080 在治疗多药耐药绿脓杆菌引起的感染方面拥有巨大潜力，该类细菌是临床上最常见的病原体之一，其中的一些对几乎所有市售的抗生素品种都产生了抗药性。POL7080 对于 100 余种临床分离得到的绿脓杆菌，90% 的 MIC 小于 $0.25\mu g/ml$，而对于其他细菌如鲍氏不动杆菌、肺炎克雷伯菌、大肠杆菌、粪肠球菌、金黄色葡萄球菌的 MIC 均大于 $64\mu g/ml$。基于一种全新的作用模式，POL7080 能够克服传统的耐药机制，有望为危及生命的绿脓杆菌感染带来新的治疗方案。因而 POL7080 在 2013 年被罗氏公司以 5.5 亿美元购得，目前已经进入到临床Ⅱ期试验。

　　Omiganan（MBI226）是一种合成的抗菌肽 Indolicidin 类似物，含有 12 个氨基酸的多肽[107]。Omiganan 对革兰阴性菌、革兰阳性菌以及真菌引起的感染具有很好的治疗效果，可用于预防静脉导管相关的感染和细菌定植[108]。尽管临床Ⅲ期试验数据表明了 Omiganan 具有一定的疗效，但未能被 FDA 批准。目前，Omiganan 又被开发用于丘疹脓疱型酒渣鼻的治疗，已经进入到临床Ⅱ期试验。

C16G2 是一类特异性靶向抗菌肽（STAMPs），由变异链球菌靶向序列（CSP$_{C16}$）、连接子（3 个甘氨酸）以及抗菌肽（G2，16 肽）构成。相比传统的抗菌肽，C16G2 对变异链球菌的选择性和抑杀活性显著提高，能够用于预防成人、青少年以及儿童蛀牙[109,110]。目前，C16G2 已配制成漱口水进入到临床Ⅱ期试验。

Iseganan（IB367）是一种合成的抗菌肽 Protegrin 类似物，含有 17 个氨基酸的多肽。Iseganan 可对口腔内的多种病原菌具有抑杀活性，可用于呼吸机相关性肺炎以及肿瘤治疗中辐射诱导的黏膜炎的预防和治疗[111]。尽管临床试验表明 Iseganan 能够明显降低口腔内的细菌数量，但是 Iseganan 组和安慰剂组之间没有差异，因而不能对患者提供临床益处，最终没有被 FDA 批准。

尽管大量的抗菌肽被发现，但是开发进入到临床试验的抗菌肽只有几十种，而迄今还没有一例被批准[112,113]。除了抗菌肽在药物开发时面临的一些自身缺陷外，作为新型抗生素，美国药品监管部门 FDA 和欧盟药品监管部门 EMEA 对其的"准入"控制相当严格。但是随着耐药细菌的不断出现，美国和欧盟药品监管部门已经开始制定新的政策用以鼓励新型抗生素的研发[114]，这也为抗菌肽的研发带来了希望。

10.5 结语

由于抗生素的滥用，细菌耐药性已经成为严重的公共卫生问题。特别是近几年"超级细菌"的出现，使许多抗菌药物失去疗效。因此除了规范抗菌药物的使用外，迫切需要开发具有新作用机制的抗菌药物。抗菌肽因其独特的破膜机制、抗菌活性高以及杀菌速度快等优点而受到广泛关注。但是将抗菌肽发展成为临床用药仍需解决以下问题：①未知的体内系统毒性，包括破膜活性对正常细胞及组织器官的损伤，抗菌肽的正电荷特征对血液的影响等；②体内组织液和血液成分对抗菌活性的影响，如血浆蛋白和盐离子会导致许多抗菌肽活性的下降或消失；③天然多肽在体内极易被水解酶降解；④与小分子抗生素相比，抗菌肽合成成本过高；⑤一些抗菌肽可能会产生免疫原性。尽管如此，通过抗菌肽改造经验的积累以及设计理念的创新，终将寻找到具有临床应用价值的抗菌肽药物。

参 考 文 献

[1] Ganesan S，Comstock A T，Sajjan U S. Barrier function of airway tract epithelium [J]. Tissue Barriers，2013，1（4）：e24997.

[2] Zaiou M. Multifunctional antimicrobial peptides：therapeutic targets in several human diseases [J]. J Mol Med（Berl），2007，85（4）：317-329.

[3] Zasloff M. Antimicrobial peptides of multicellular organisms [J]. Nature，2002，415（6870）：389-395.

[4] Otvos L Jr. Antibacterial peptides and proteins with multiple cellular targets [J]. J Pept Sci，2005，11（11）：697-706.

[5] Matsuzaki K. Control of cell selectivity of antimicrobial peptides [J]. Biochim Biophys Acta，2009，1788（8）：1687-1692.

[6] Jiang Z，Vasil A I，Hale J D，et al. Effects of net charge and the number of positively charged residues on the biological activity of amphipathic alpha-helical cationic antimicrobial peptides [J]. Biopolymers，2008，90（3）：369-383.

[7] Hong S Y，Park T G，Lee K H. The effect of charge increase on the specificity and activity of a short

antimicrobial peptide [J]. Peptides，2001，22 (10)：1669-1674.

[8] Dathe M，Nikolenko H，Meyer J，et al. Optimization of the antimicrobial activity of magainin peptides by modification of charge [J]. FEBS Lett，2001，501 (2-3)：146-150.

[9] Yeaman M R，Yount N Y. Mechanisms of antimicrobial peptide action and resistance [J]. Pharmacol Rev，2003，55 (1)：27-55.

[10] Matsuzaki K，Yoneyama S，Miyajima K. Pore formation and translocation of melittin [J]. Biophys J，1997，73 (2)：831-838.

[11] Yang S T，Shin S Y，Lee C W，et al. Selective cytotoxicity following Arg-to-Lys substitution in tritrpticin adopting a unique amphipathic turn structure [J]. FEBS Lett，2003，540 (1-3)：229-233.

[12] Chen Y，Guarnieri M T，Vasil A I，et al. Role of peptide hydrophobicity in the mechanism of action of alpha-helical antimicrobial peptides [J]. Antimicrob Agents Chemother，2007，51 (4)：1398-1406.

[13] Jiang Z，Kullberg B J，van der Lee H，et al. Effects of hydrophobicity on the antifungal activity of alpha-helical antimicrobial peptides [J]. Chem Biol Drug Des，2008，72 (6)：483-495.

[14] Krokhin O V，Spicer V. Peptide retention standards and hydrophobicity indexes in reversed-phase high-performance liquid chromatography of peptides [J]. Anal Chem，2009，81 (22)：9522-9530.

[15] Chen Y，Mant C T，Farmer S W，et al. Rational design of alpha-helical antimicrobial peptides with enhanced activities and specificity/therapeutic index [J]. J Biol Chem，2005，280 (13)：12316-12329.

[16] Kondejewski L H，Jelokhani-Niaraki M，Farmer S W，et al. Dissociation of antimicrobial and hemolytic activities in cyclic peptide diastereomers by systematic alterations in amphipathicity [J]. J Biol Chem，1999，274 (19)：13181-13192.

[17] Gesell J，Zasloff M，Opella S J. Two-dimensional 1H NMR experiments show that the 23-residue magainin antibiotic peptide is an alpha-helix in dodecylphosphocholine micelles，sodium dodecylsulfate micelles，and trifluoroethanol/water solution [J]. J Biomol NMR，1997，9 (2)：127-135.

[18] Laederach A，Andreotti A H，Fulton D B. Solution and micelle-bound structures of tachyplesin I and its active aromatic linear derivatives [J]. Biochemistry，2002，41 (41)：12359-12368.

[19] Rozek A，Friedrich C L，Hancock R E. Structure of the bovine antimicrobial peptide indolicidin bound to dodecylphosphocholine and sodium dodecyl sulfate micelles [J]. Biochemistry，2000，39 (51)：15765-15774.

[20] Mandard N，Sodano P，Labbe H，et al. Solution structure of thanatin，a potent bactericidal and fungicidal insect peptide，determined from proton two-dimensional nuclear magnetic resonance data [J]. Eur J Biochem，1998，256 (2)：404-410.

[21] Oren Z，Shai Y. Selective lysis of bacteria but not mammalian cells by diastereomers of melittin：structure-function study [J]. Biochemistry，1997，36 (7)：1826-1835.

[22] Wang K，Yan J，Dang W，et al. Membrane active antimicrobial activity and molecular dynamics study of a novel cationic antimicrobial peptide polybia-MPI，from the venom of Polybia paulista [J]. Peptides，2013，39：80-88.

[23] Yang S T，Lee J Y，Kim H J，et al. Contribution of a central proline in model amphipathic alpha-helical peptides to self-association，interaction with phospholipids，and antimicrobial mode of action [J]. FEBS J，2006，273 (17)：4040-4054.

[24] Zhu S，Gao B. Evolutionary origin of beta-defensins [J]. Dev Comp Immunol，2013，39 (1-2)：79-84.

[25] Kawano K，Yoneya T，Miyata T，et al. Antimicrobial peptide，tachyplesin I，isolated from hemocytes of the horseshoe crab (Tachypleus tridentatus). NMR determination of the beta-sheet structure [J]. J Biol Chem，1990，265 (26)：15365-15367.

[26] Ramamoorthy A，Thennarasu S，Tan A，et al. Deletion of all cysteines in tachyplesin I abolishes hemo-

lytic activity and retains antimicrobial activity and lipopolysaccharide selective binding [J]. Biochemistry, 2006, 45 (20): 6529-6540.

[27] Liu S, Zhou L, Li J, et al. Linear analogues of human beta-defensin 3: concepts for design of antimicrobial peptides with reduced cytotoxicity to mammalian cells [J]. Chembiochem, 2008, 9 (6): 964-973.

[28] Subbalakshmi C, Krishnakumari V, Nagaraj R, et al. Requirements for antibacterial and hemolytic activities in the bovine neutrophil derived 13-residue peptide indolicidin [J]. FEBS Lett, 1996, 395 (1): 48-52.

[29] Schibli D J, Nguyen L T, Kernaghan S D, et al. Structure-function analysis of tritrpticin analogs: potential relationships between antimicrobial activities, model membrane interactions, and their micelle-bound NMR structures [J]. Biophys J, 2006, 91 (12): 4413-4426.

[30] Hong S Y, Oh J E, Lee K H. Effect of D-amino acid substitution on the stability, the secondary structure, and the activity of membrane-active peptide [J]. Biochem Pharmacol, 1999, 58 (11): 1775-1780.

[31] Won A, Khan M, Gustin S, et al. Investigating the effects of L- to D-amino acid substitution and deamidation on the activity and membrane interactions of antimicrobial peptide anoplin [J]. Biochim Biophys Acta, 2011, 1808 (6): 1592-1600.

[32] Guell I, Cabrefiga J, Badosa E, et al. Improvement of the efficacy of linear undecapeptides against plant-pathogenic bacteria by incorporation of D-amino acids [J]. Appl Environ Microbiol, 2011, 77 (8): 2667-2675.

[33] Choi H, Hwang J S, Kim H, et al. Antifungal effect of CopA3 monomer peptide via membrane-active mechanism and stability to proteolysis of enantiomeric D-CopA3 [J]. Biochem Biophys Res Commun, 2013, 440 (1): 94-98.

[34] Shai Y, Oren Z. From "carpet" mechanism to de-novo designed diastereomeric cell-selective antimicrobial peptides [J]. Peptides, 2001, 22 (10): 1629-1641.

[35] Papo N, Oren Z, Pag U, et al. The consequence of sequence alteration of an amphipathic alpha-helical antimicrobial peptide and its diastereomers [J]. J Biol Chem, 2002, 277 (37): 33913-33921.

[36] Godballe T, Nilsson L L, Petersen P D, et al. Antimicrobial beta-peptides and alpha-peptoids [J]. Chem Biol Drug Des, 2011, 77 (2): 107-116.

[37] Zhu W L, Hahm K S, Shin S Y. Cathelicidin-derived Trp/Pro-rich antimicrobial peptides with lysine peptoid residue (Nlys): therapeutic index and plausible mode of action [J]. J Pept Sci, 2007, 13 (8): 529-535.

[38] Zhu W L, Lan H, Park Y, et al. Effects of Pro --> peptoid residue substitution on cell selectivity and mechanism of antibacterial action of tritrpticin-amide antimicrobial peptide [J]. Biochemistry, 2006, 45 (43): 13007-13017.

[39] Song Y M, Park Y, Lim S S, et al. Cell selectivity and mechanism of action of antimicrobial model peptides containing peptoid residues [J]. Biochemistry, 2005, 44 (36): 12094-12106.

[40] Ryge T S, Hansen P R. Novel lysine-peptoid hybrids with antibacterial properties [J]. J Pept Sci, 2005, 11 (11): 727-734.

[41] Olsen C A, Ziegler H L, Nielsen H M, et al. Antimicrobial, hemolytic, and cytotoxic activities of beta-peptoid-peptide hybrid oligomers: improved properties compared to natural AMPs [J]. Chembiochem, 2010, 11 (10): 1356-1360.

[42] Patch J A, Barron A E. Helical peptoid mimics of magainin-2 amide [J]. J Am Chem Soc, 2003, 125 (40): 12092-12093.

[43] Chongsiriwatana N P, Patch J A, Czyzewski A M, et al. Peptoids that mimic the structure, function, and mechanism of helical antimicrobial peptides [J]. Proc Natl Acad Sci U S A, 2008, 105 (8): 2794-2799.

[44] Fowler S A, Blackwell H E. Structure-function relationships in peptoids: recent advances toward deciphering the structural requirements for biological function [J]. Org Biomol Chem, 2009, 7 (8): 1508-1524.

[45] Patch J A, Barron A E. Mimicry of bioactive peptides via non-natural, sequence-specific peptidomimetic oligomers [J]. Curr Opin Chem Biol, 2002, 6 (6): 872-877.

[46] Schmitt M A, Weisblum B, Gellman S H. Unexpected relationships between structure and function in alpha, beta-peptides: antimicrobial foldamers with heterogeneous backbones [J]. J Am Chem Soc, 2004, 126 (22): 6848-6849.

[47] Porter E A, Wang X, Lee H S, et al. Non-haemolytic beta-amino-acid oligomers [J]. Nature, 2000, 404 (6778): 565.

[48] Porter E A, Weisblum B, Gellman S H. Mimicry of host-defense peptides by unnatural oligomers: antimicrobial beta-peptides [J]. J Am Chem Soc, 2002, 124 (25): 7324-7330.

[49] Liu D, DeGrado W F. De novo design, synthesis, and characterization of antimicrobial beta-peptides [J]. J Am Chem Soc, 2001, 123 (31): 7553-7559.

[50] Arvidsson P I, Frackenpohl J, Ryder N S, et al. On the antimicrobial and hemolytic activities of amphiphilic beta-peptides [J]. Chembiochem, 2001, 2 (10): 771-773.

[51] Buer B C, Levin B J, Marsh E N. Influence of Fluorination on the Thermodynamics of Protein Folding [J]. J Am Chem Soc, 2012.

[52] Asante V, Mortier J, Schluter H, et al. Impact of fluorination on proteolytic stability of peptides in human blood plasma [J]. Bioorg Med Chem, 2013, 21 (12): 3542-3546.

[53] Marsh E N, Buer B C, Ramamoorthy A. Fluorine—a new element in the design of membrane-active peptides [J]. Mol Biosyst, 2009, 5 (10): 1143-1147.

[54] Gimenez D, Andreu C, del Olmo M, et al. The introduction of fluorine atoms or trifluoromethyl groups in short cationic peptides enhances their antimicrobial activity [J]. Bioorg Med Chem, 2006, 14 (20): 6971-6978.

[55] Meng H, Kumar K. Antimicrobial activity and protease stability of peptides containing fluorinated amino acids [J]. J Am Chem Soc, 2007, 129 (50): 15615-15622.

[56] Goodson B, Ehrhardt A, Ng S, et al. Characterization of novel antimicrobial peptids [J]. Antimicrob Agents Chemother, 1999, 43 (6): 1429-1434.

[57] Bremner J B, Keller P A, Pyne S G, et al. Binaphthyl-based dicationic peptoids with therapeutic potential [J]. Angew Chem Int Ed Engl, 2010, 49 (3): 537-540.

[58] Svenson J, Stensen W, Brandsdal B O, et al. Antimicrobial peptides with stability toward tryptic degradation [J]. Biochemistry, 2008, 47 (12): 3777-3788.

[59] Karstad R, Isaksen G, Brandsdal B O, et al. Unnatural amino acid side chains as S1, S1′, and S2′ probes yield cationic antimicrobial peptides with stability toward chymotryptic degradation [J]. J Med Chem, 2010, 53 (15): 5558-5566.

[60] Karstad R, Isaksen G, Wynendaele E, et al. Targeting the S1 and S3 subsite of trypsin with unnatural cationic amino acids generates antimicrobial peptides with potential for oral administration [J]. J Med Chem, 2012, 55 (14): 6294-6305.

[61] Oren Z, Shai Y. Cyclization of a cytolytic amphipathic alpha-helical peptide and its diastereomer: effect on structure, interaction with model membranes, and biological function [J]. Biochemistry, 2000, 39

(20)：6103-6114.

[62]　Wu M，Hancock R E. Interaction of the cyclic antimicrobial cationic peptide bactenecin with the outer and cytoplasmic membrane [J]. J Biol Chem，1999，274 (1)：29-35.

[63]　Fazio M A，Oliveira V X，Jr.，Bulet P，et al. Structure-activity relationship studies of gomesin：importance of the disulfide bridges for conformation，bioactivities，and serum stability [J]. Biopolymers，2006，84 (2)：205-218.

[64]　Rao A G. Conformation and antimicrobial activity of linear derivatives of tachyplesin lacking disulfide bonds [J]. Arch Biochem Biophys，1999，361 (1)：127-134.

[65]　Kluver E，Schulz-Maronde S，Scheid S，et al. Structure-activity relation of human beta-defensin 3：influence of disulfide bonds and cysteine substitution on antimicrobial activity and cytotoxicity [J]. Biochemistry，2005，44 (28)：9804-9816.

[66]　Unger T，Oren Z，Shai Y. The effect of cyclization of magainin 2 and melittin analogues on structure，function，and model membrane interactions：implication to their mode of action [J]. Biochemistry，2001，40 (21)：6388-6397.

[67]　Namjoshi S，Benson H A. Cyclic peptides as potential therapeutic agents for skin disorders [J]. Biopolymers，2010，94 (5)：673-680.

[68]　Molhoek E M，van Dijk A，Veldhuizen E J，et al. Improved proteolytic stability of chicken cathelicidin-2 derived peptides by D-amino acid substitutions and cyclization [J]. Peptides，2011，32 (5)：875-880.

[69]　Dathe M，Nikolenko H，Klose J，et al. Cyclization increases the antimicrobial activity and selectivity of arginine- and tryptophan-containing hexapeptides [J]. Biochemistry，2004，43 (28)：9140-9150.

[70]　Wessolowski A，Bienert M，Dathe M. Antimicrobial activity of arginine- and tryptophan-rich hexapeptides：the effects of aromatic clusters，D-amino acid substitution and cyclization [J]. J Pept Res，2004，64 (4)：159-169.

[71]　Appelt C，Eisenmenger F，Kuhne R，et al. Interaction of the antimicrobial peptide cyclo (RRWWRF) with membranes by molecular dynamics simulations [J]. Biophys J，2005，89 (4)：2296-2306.

[72]　Bagheri M，Keller S，Dathe M. Interaction of W-substituted analogs of cyclo-RRRWFW with bacterial lipopolysaccharides：the role of the aromatic cluster in antimicrobial activity [J]. Antimicrob Agents Chemother，2011，55 (2)：788-797.

[73]　Mika J T，Moiset G，Cirac A D，et al. Structural basis for the enhanced activity of cyclic antimicrobial peptides：the case of BPC194 [J]. Biochim Biophys Acta，2011，1808 (9)：2197-2205.

[74]　Kamysz E，Sikorska E，Karafova A，et al. Synthesis，biological activity and conformational analysis of head-to-tail cyclic analogues of LL37 and histatin 5 [J]. J Pept Sci，2012，18 (9)：560-566.

[75]　Gobbo M，Biondi L，Filira F，et al. Antimicrobial peptides：synthesis and antibacterial activity of linear and cyclic drosocin and apidaecin 1b analogues [J]. J Med Chem，2002，45 (20)：4494-4504.

[76]　Kutchukian P S，Yang J S，Verdine G L，et al. All-atom model for stabilization of alpha-helical structure in peptides by hydrocarbon staples [J]. J Am Chem Soc，2009，131 (13)：4622-4627.

[77]　Liu L，Fang Y，Huang Q，et al. A rigidity-enhanced antimicrobial activity：a case for linear cationic alpha-helical peptide HP (2-20) and its four analogues [J]. PLoS One，2011，6 (1)：e16441.

[78]　Pham T K，Kim D H，Lee B J，et al. Truncated and constrained helical analogs of antimicrobial esculentin-2EM [J]. Bioorg Med Chem Lett，2013，23 (24)：6717-6720.

[79]　Chapuis H，Slaninova J，Bednarova L，et al. Effect of hydrocarbon stapling on the properties of alpha-helical antimicrobial peptides isolated from the venom of hymenoptera [J]. Amino Acids，2012，43 (5)：2047-2058.

[80]　Shalev D E，Mor A，Kustanovich I. Structural consequences of carboxyamidation of dermaseptin S3

[J]. Biochemistry，2002，41（23）：7312-7317.

[81]　Dennison S R，Harris F，Bhatt T，et al. The effect of C-terminal amidation on the efficacy and selectivity of antimicrobial and anticancer peptides [J]. Mol Cell Biochem，2009，332（1-2）：43-50.

[82]　Makovitzki A，Baram J，Shai Y. Antimicrobial lipopolypeptides composed of palmitoyl Di- and tricationic peptides：in vitro and in vivo activities，self-assembly to nanostructures，and a plausible mode of action [J]. Biochemistry，2008，47（40）：10630-10636.

[83]　Japelj B，Zorko M，Majerle A，et al. The acyl group as the central element of the structural organization of antimicrobial lipopeptide [J]. J Am Chem Soc，2007，129（5）：1022-1023.

[84]　Malina A，Shai Y. Conjugation of fatty acids with different lengths modulates the antibacterial and antifungal activity of a cationic biologically inactive peptide [J]. Biochem J，2005，390（Pt 3）：695-702.

[85]　Makovitzki A，Avrahami D，Shai Y. Ultrashort antibacterial and antifungal lipopeptides [J]. Proc Natl Acad Sci USA，2006，103（43）：15997-16002.

[86]　Harris J M，Chess R B. Effect of pegylation on pharmaceuticals [J]. Nat Rev Drug Discov，2003，2（3）：214-221.

[87]　Guiotto A，Pozzobon M，Canevari M，et al. PEGylation of the antimicrobial peptide nisin A：problems and perspectives [J]. Farmaco，2003，58（1）：45-50.

[88]　Imura Y，Nishida M，Matsuzaki K. Action mechanism of PEGylated magainin 2 analogue peptide [J]. Biochim Biophys Acta，2007，1768（10）：2578-2585.

[89]　Imura Y，Nishida M，Ogawa Y，et al. Action mechanism of tachyplesin I and effects of PEGylation [J]. Biochim Biophys Acta，2007，1768（5）：1160-1169.

[90]　Melo M N，Ferre R，Castanho M A. Antimicrobial peptides：linking partition，activity and high membrane-bound concentrations [J]. Nat Rev Microbiol，2009，7（3）：245-250.

[91]　Dempsey C E，Ueno S，Avison M B. Enhanced membrane permeabilization and antibacterial activity of a disulfide-dimerized magainin analogue [J]. Biochemistry，2003，42（2）：402-409.

[92]　Dewan P C，Anantharaman A，Chauhan V S，et al. Antimicrobial action of prototypic amphipathic cationic decapeptides and their branched dimers [J]. Biochemistry，2009，48（24）：5642-5657.

[93]　Sal-Man N，Oren Z，Shai Y. Preassembly of membrane-active peptides is an important factor in their selectivity toward target cells [J]. Biochemistry，2002，41（39）：11921-11930.

[94]　Liu Z，Deshazer H，Rice A J，et al. Multivalent antimicrobial peptides from a reactive polymer scaffold [J]. J Med Chem，2006，49（12）：3436-3439.

[95]　Arnusch C J，Branderhorst H，de Kruijff B，et al. Enhanced membrane pore formation by multimeric/oligomeric antimicrobial peptides [J]. Biochemistry，2007，46（46）：13437-13442.

[96]　Lorenzon E N，Cespedes G F，Vicente E F，et al. Effects of dimerization on the structure and biological activity of antimicrobial peptide Ctx-Ha [J]. Antimicrob Agents Chemother，2012，56（6）：3004-3010.

[97]　Lai X Z，Feng Y，Pollard J，et al. Ceragenins：cholic acid-based mimics of antimicrobial peptides [J]. Acc Chem Res，2008，41（10）：1233-1240.

[98]　Graham D Y，Shiotani A. New concepts of resistance in the treatment of Helicobacter pylori infections [J]. Nat Clin Pract Gastroenterol Hepatol，2008，5（6）：321-331.

[99]　Scott R W，DeGrado W F，Tew G N. De novo designed synthetic mimics of antimicrobial peptides [J]. Curr Opin Biotechnol，2008，19（6）：620-627.

[100]　Lohan S，Bisht G S. Recent approaches in design of peptidomimetics for antimicrobial drug discovery research [J]. Mini Rev Med Chem，2013，13（7）：1073-1088.

[101]　Som A，Vemparala S，Ivanov I，et al. Synthetic mimics of antimicrobial peptides [J]. Biopolymers，

2008，90（2）：83-93.

[102] Thaker H D，Sgolastra F，Clements D，et al. Synthetic mimics of antimicrobial peptides from triaryl scaffolds [J]. J Med Chem，2011，54（7）：2241-2254.

[103] Giuliani A，Rinaldi A C. Beyond natural antimicrobial peptides：multimeric peptides and other peptid-omimetic approaches [J]. Cell Mol Life Sci，2011，68（13）：2255-2266.

[104] Fuchs P C，Barry A L，Brown S D. In vitro antimicrobial activity of MSI-78, a magainin analog [J]. Antimicrob Agents Chemother，1998，42（5）：1213-1216.

[105] Lamb H M，Wiseman L R. Pexiganan acetate [J]. Drugs，1998，56（6）：1047-1052；discussion 1053-1044.

[106] Srinivas N，Jetter P，Ueberbacher B J，et al. Peptidomimetic antibiotics target outer-membrane bio-genesis in Pseudomonas aeruginosa [J]. Science，2010，327（5968）：1010-1013.

[107] Sader H S，Fedler K A，Rennie R P，et al. Omiganan pentahydrochloride（MBI 226），a topical 12-a-mino-acid cationic peptide：spectrum of antimicrobial activity and measurements of bactericidal activity [J]. Antimicrob Agents Chemother，2004，48（8）：3112-3118.

[108] Melo M N，Dugourd D，Castanho M A. Omiganan pentahydrochloride in the front line of clinical ap-plications of antimicrobial peptides [J]. Recent Pat Antiinfect Drug Discov，2006，1（2）：201-207.

[109] Eckert R，He J，Yarbrough D K，et al. Targeted killing of Streptococcus mutans by a pheromone-guided "smart" antimicrobial peptide [J]. Antimicrob Agents Chemother，2006，50（11）：3651-3657.

[110] Kaplan C W，Sim J H，Shah K R，et al. Selective membrane disruption：mode of action of C16G2, a specifically targeted antimicrobial peptide [J]. Antimicrob Agents Chemother，2011，55（7）：3446-3452.

[111] Giles F J，Redman R，Yazji S，et al. Iseganan HCl：a novel antimicrobial agent [J]. Expert Opin In-vestig Drugs，2002，11（8）：1161-1170.

[112] Eckert R. Road to clinical efficacy：challenges and novel strategies for antimicrobial peptide develop-ment [J]. Future Microbiol，2011，6（6）：635-651.

[113] Fox J L. Antimicrobial peptides stage a comeback [J]. Nat Biotechnol，2013，31（5）：379-382.

[114] Fox J L. Rare-disease drugs boosted by new Prescription Drug User Fee Act [J]. Nat Biotechnol，2012，30（8）：733-734.

[115] http：//aps. unmc. edu/AP/.

11 治疗糖尿病的新策略——SGLT2 抑制剂

A Novel Strategy for Diabetes Treatment-SGLT2 Inhibitors

王学堃 钱 海 黄文龙❶

11.1 引言

　　糖尿病是一种常见的能量代谢性疾病。随着经济的发展，人们的生活水平不断提高，糖尿病发病率正逐年升高，现已严重威胁人类的健康。目前，世界上大约有 3.66 亿糖尿病患者，约占世界人口的 6.4%，预计到 2030 年糖尿病患者将达到 5.52 亿[1]。糖尿病主要分为 1 型糖尿病（Type 1 diabetes mellitus，T1DM）和 2 型糖尿病（Type 2 diabetes mellitus，T2DM），T1DM 是由于胰岛 β 细胞不能产生足够的胰岛素（胰岛素绝对缺乏）所致，T2DM 是由于胰岛素分泌不足或胰岛素抵抗（胰岛素相对缺乏）所致，糖尿病患者中约有 90% 属于 2 型糖尿病。尽管目前临床上使用的降血糖药物种类繁多，但是长期使用都存在潜在副作用，应用受到限制。如二甲双胍能引起腹泻、恶心等胃肠道反应，磺酰脲类和胰岛素能引起低血糖和体重增加，噻唑烷二酮类引起体重增加和浮肿[2]。新型的 T2DM 治疗药物，如肠促胰岛素（GLP-1）模拟物，可能会产生恶心、呕吐和腹泻等[3]。这些药物都是直接或间接调节胰岛素水平发挥降血糖作用的，具有胰岛素依赖性。因此寻找新型作用机制的抗糖尿病药物一直是药物化学研究的热点。

　　肾脏是机体调节血糖平衡的重要器官之一[4]。肾脏不但通过糖异生途径参与血糖生成，而且能通过滤过和重吸收过程调节血糖代谢[5]。葡萄糖作为一种极性物质不能自由通过细胞膜，葡萄糖的滤过和重吸收需要转运蛋白的协助，肾脏中存在两类葡萄糖的转运蛋白即葡萄糖易化转运蛋白（Facilitated glucose transporters，GLUT）和钠-葡萄糖协同转运蛋白（Sodium-glucose co-transporters，SGLT）。肾脏中葡萄糖的重吸收是通过 SGLT 完成的[6]，

　　❶ 通讯作者，黄文龙，中国药科大学药物科学研究院（江苏南京，210009），教授，博士生导师。研究方向：新药分子设计与合成。电话：025-83271480，E-mail：ydhuangwenlong@126.com。

其中 SGLT2 起到主导作用。研究发现，抑制肾脏中葡萄糖的重吸收，能明显增加尿液中葡萄糖浓度，使机体内葡萄糖随尿液排出，降低血糖。这种不依赖胰岛素的降糖作用的机制使研发 SGLT2 抑制剂成为抗糖尿病药物研究的重要方向。

11.2 肾脏中葡萄糖的转运

肾脏在机体糖代谢方面发挥着非常重要的作用，其不仅参与调节葡萄糖的吸收与释放，还参与滤过，重吸收及排泄过程。研究发现机体 40% 的糖异生源于肾脏，且糖尿病患者肾葡萄糖的生成量是正常人的 3 倍[7]。健康人肾脏能重吸收 99% 以上经肾小球滤过进入肾小管的葡萄糖[8]。每天约有 180g 血浆葡萄糖经肾脏滤过，又在近曲小管处重吸收回血浆[9]，因此健康人尿液中不含葡萄糖。但是当血糖浓度超过肾糖阈（200mg/dl）时，肾脏的重吸收能力达到饱和，进入肾小管的葡萄糖不能被完全重吸收，部分葡萄糖随尿液排出，这时就会出现尿糖症状。

葡萄糖不能通过被动扩散的方式自由通过细胞膜，其跨膜转运需要转运蛋白的协助[10]，葡萄糖的跨膜转运蛋白主要有两种类型，即易化扩散的葡萄糖转运蛋白（GLUT）和钠-葡萄糖协同转运蛋白（SGLT，或称为 SLC5A 基因家族)[8]。GLUT 家族至少包含 13 个成员，每一个均具有不同的动力性质和组织分布，且具有底物特异性，通过易化扩散的方式转运葡萄糖[11]。有两个 GLUT 成员在肾脏中分布，对葡萄糖高亲和力的 GLUT2 分布在肾小管的 S1 段；低亲和力的 GLUT1 分布在肾小管的 S3 段[12]。SGLT 家族在人体内已发现 11 个成员，其中 6 个命名为 SGLT 蛋白，分别是 SGLT1、SGLT2、SGLT3、SGLT4、SGLT5 和 SGLT6[8]，其中 SGLT1 和 SGLT2 在肾脏中表达，参与调节肾脏中葡萄糖的重吸收[13]。

SGLT1 是由 664 个氨基酸残基组成，其多肽链骨架跨膜 14 次，形成 14 个跨膜螺旋，其拓扑学模型如图 11-1 所示[14]。SGLT1 主要分布于小肠刷状缘和肾近曲小管远端的 S3 节段，少量分布于心脏和气管[15,16]，是一种高亲和力、低转运能力的转运蛋白，以钠-葡萄糖 2∶1 的比例转运 D-葡萄糖和 D-半乳糖，与亲和力高的 GLUT1 一起重吸收 10% 的葡萄糖[12,15]。SGLT1 在肾脏中转运葡萄糖的过程见图 11-2[17]。SGLT2 是由 660 个氨基酸残基

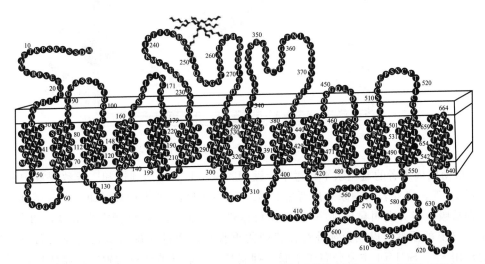

MS1 MS2 MS3 MS4 MS5 MS6 MS7 MS8 MS9 MS10 MS11 MS12 MS13 MS14

图 11-1　SGLT1 拓扑学模型

组成，氨基酸序列与 SGLT1 具有 59％的同源性[8]。其多肽链骨架与 SGLT1 不同，具有 13 个跨膜螺旋[18]。SGLT2 主要表达于肾近曲小管近端 S1 节段[9]，是一种低亲和力，高转运能力的转运蛋白，以钠-葡萄糖 1∶1 的比例转运 D-葡萄糖，与亲和力低的 GLUT2 一起重吸收 90％的葡萄糖[13]。SGLT2 在肾中转运葡萄糖的过程见图 11-3[17]。

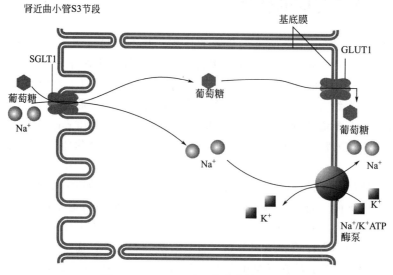

图 11-2　SGLT1 重吸收葡萄糖的过程

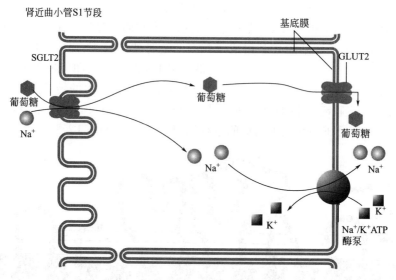

图 11-3　SGLT2 重吸收葡萄糖的过程

2 型糖尿病患者的血糖水平超过了肾糖阈，SGLT 受体达到饱和，导致尿液中葡萄糖的排泄增加[19]。研究表明糖尿病患者中 SGLT2 和 GLUT2 的表达较健康人明显增加，且肾脏葡萄糖重吸收能力也明显增强[12]，这使血糖进一步升高，加重糖毒性和胰岛 β 细胞损伤。抑制 SGLT 的活性可以减少肾脏对葡萄糖的重吸收，通过尿排出多余的葡萄糖而达到降血糖的作用[20]。SGLT1 主要分布于小肠，抑制其活性能导致严重的胃肠道副作用，因此选择性地抑制 SGLT2 成为治疗 2 型糖尿病的新策略。选择性 SGLT2 抑制剂降血糖的作用机制不依赖于胰岛素，体重增加和低血糖的风险比较低，成为抗糖尿病药物研究的重要领域。

11.3 SGLT2 抑制剂的研究现状

目前报道的 SGLT2 抑制剂大多属于糖苷类化合物，具有根皮苷（**11-1**，Phlorizin）的结构特征（如图 11-4 所示）：糖苷键连接糖基和苷元形成糖苷。其中糖环 A 多数为葡萄糖，也可以是硫代葡萄糖和多羟基环己烷；芳香环 B 为苯环或其他芳香杂环或并环；芳香环 C 多为取代苯环或芳杂环；糖苷键可以为 O-苷、C-苷或 N-苷，芳香环 B 和芳香环 C 之间的连接臂一般为亚甲基。根据结构上的差异目前 SGLT2 抑制剂可以分为 4 类：O-糖苷类、C-糖苷类、N-糖苷类和非糖苷类抑制剂。下面将按结构综述 SGLT2 抑制剂的研究进展。

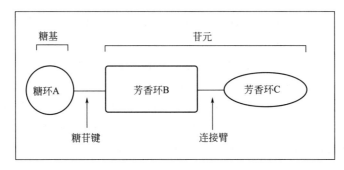

图 11-4 常见 SGLT2 抑制剂的分子结构

11.3.1 O-糖苷类 SGLT2 抑制剂

O-糖苷类是最早开发的 SGLT2 抑制剂，根据芳香环 B 的结构又可分为碳环 O-糖苷类和杂环 O-糖苷类。

11.3.1.1 碳环 O-糖苷类抑制剂

早在 1835 年法国化学家从苹果树根皮中分离得到具有二氢查耳酮结构的 Phlorizin（**11-1**），后来发现它具有抑制 SGLT 及调节血糖的作用[21]。Rossetti 等发现 Phlorizin 能够通过增加尿液中葡萄糖排出降低血糖，且能改善糖尿病大鼠的胰岛素敏感性[22]。Takii 等发现 Phlorizin 能够改善正常小鼠的糖耐量，且不产生胰岛素抵抗副作用[23]。但是由于 Phlorizin 存在 3 个方面的缺陷未能进一步开发成为药物：①胃肠道吸收差，且在体内易被糖苷酶降解失活，口服生物利用度低；②选择性差，抑制了 SGLT2 的同时，也抑制了主要分布于小肠的 SGLT1，引起小肠内葡萄糖和半乳糖吸收不良、脱水和腹泻等不良反应；③phlorizin 的体内代谢产物根皮素能够抑制 GLUT，如 GLUT1，引起胃肠道副作用[12]。

针对 Phlorizin 的不足，研究人员进行了一系列的结构改造，希望得到理想的 SGLT2 抑制剂。T-1095（**11-2**）是 tanabe 公司开发的第一个口服有效的 SGLT 抑制剂[24]，它是 T-1095A 糖环上 C6 位羟基酯化得到的前药，口服后在体内代谢转化成具有药理作用的 T-1095A，但是 T-1095A 体外抑制人 SGLT2（hSGLT2）和人 SGLT1（hSGLT1）的 IC_{50} 分别为 50nmol/L 和 200nmol/L，选择性不高[25]。Kissei 公司将芳香环 B 和芳香环 C 之间的连接臂缩短为亚甲基后开发的 Sergliflozin（**11-3**）也是糖环 C6 位羟基酯化得到的前药，具有较好的选择性，且临床研究表明 Sergliflozin 不仅能够剂量依赖性的增加健康受试者的尿糖，还能剂量依赖性的减少体重[26]。但是由于药代动力学性质差和选择性不好等问题，Sergliflozin 在临床研究中终止开发。随后 Kissei 公司对芳香 B 环进一步结构修饰得到化合

物 **11-4** 和 **11-5**，它们体外抑制 hSGLT2 的 IC_{50} 分别为 290nmol/L 和 10nmol/L，其中化合物 **11-4** 按 10mg/kg 静脉注射能有效增加 SD 大鼠的尿糖[27]。Kissei 公司还用一系列杂环取代芳香环 C，如对位吡唑取代的化合物 **11-6**，该化合物体外抑制 SGLT2 的 IC_{50} 仅为 0.1nmol/L，未报道选择性[28]。2001 年 Bristol-MyersSquibb 报道芳香环 B 和芳香环 C 之间的连接臂为酰胺键时也具有一定的 SGLT2 抑制活性，如化合物 **11-7**，但没有具体活性数据[29]。2008 年 Daiichi Sankyo 公司将 Sergliflozin 结构中的 B 环用氨基或羟甲基修饰发现，极性增大后化合物对 hSGLT1 的活性增强，当糖环上羟基同时被甲基取代后对 SGLT2 的选择性消失，如化合物 **11-8**，体外抑制 hSGLT2 和 SGLT1 的 IC_{50} 分别为 6nmol/L 和 31nmol/L[30]。

2004 年 Taisho 公司用 S 取代糖环 A 中 C5 位的氧，得到了一系列硫代-O-糖苷类的 SGLT2 抑制剂，这类化合物的 SGLT2 抑制活性为 160～600nmol/L，如化合物 **11-9**[31]。进一步结构修饰发现增加化合物 **11-9** 的极性，可以提高化合物 SGLT1 的活性，如化合物 **11-10** 体外抑制 SGLT2 和 SGLT1 的 IC_{50} 分别为 340nmol/L 和 13nmol/L[32]。

2006 年 Chugai 公司发现糖环 A 用多羟基环己烷取代也具有很好的 SGLT2 抑制活性，如化合物 **11-11**，体外抑制 SGLT2 的 IC_{50} 为 7nmol/L，未报道选择性[33]。2009 年 Theracos 公司也报道了多羟基环己烷结构的 SGLT2 抑制剂，如 **11-12**[34]。

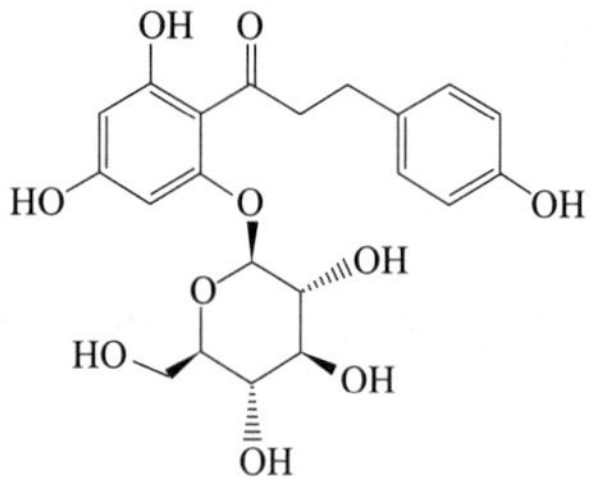

11-1 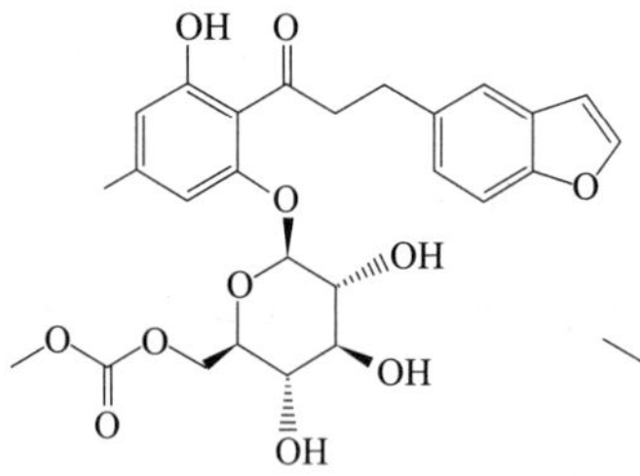　　　　　　　　**11-2** 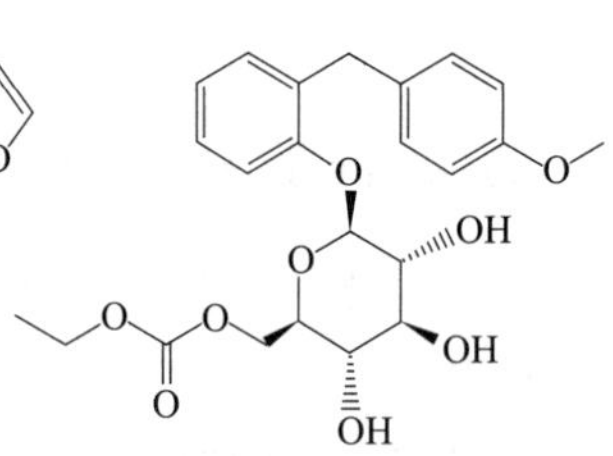　　　　　　　　**11-3**

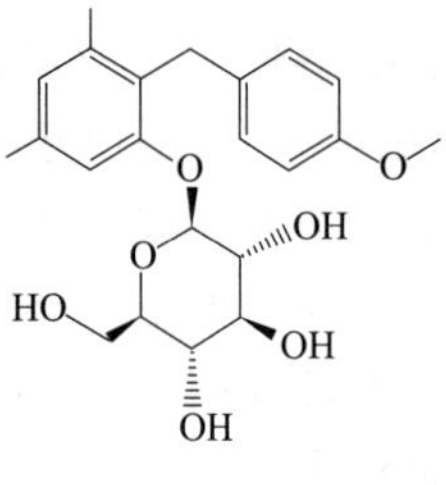

11-4 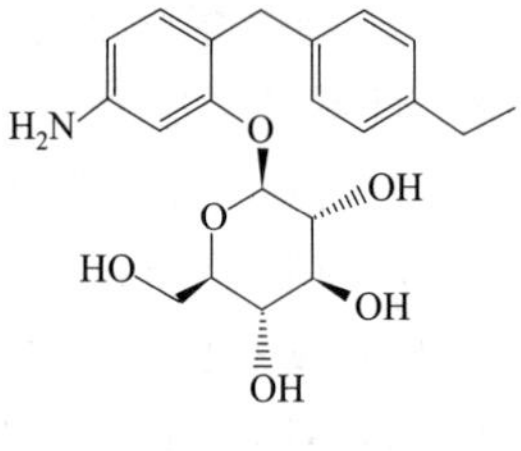　　　　　　　　**11-5** 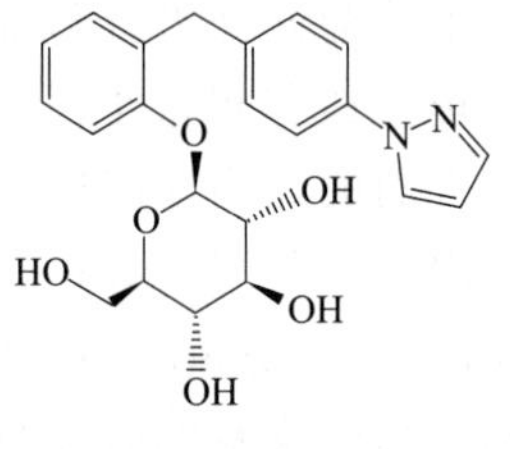　　　　　　　　**11-6**

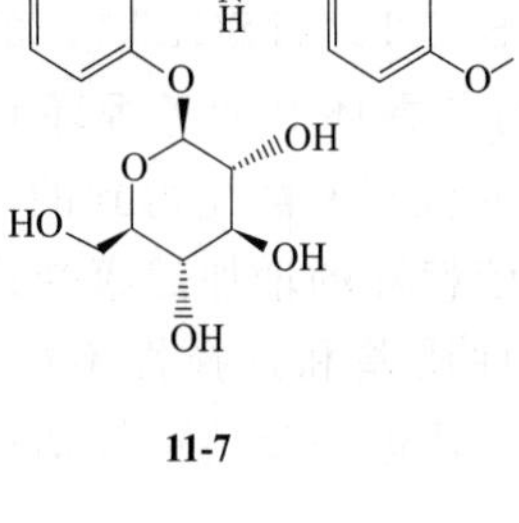

11-7 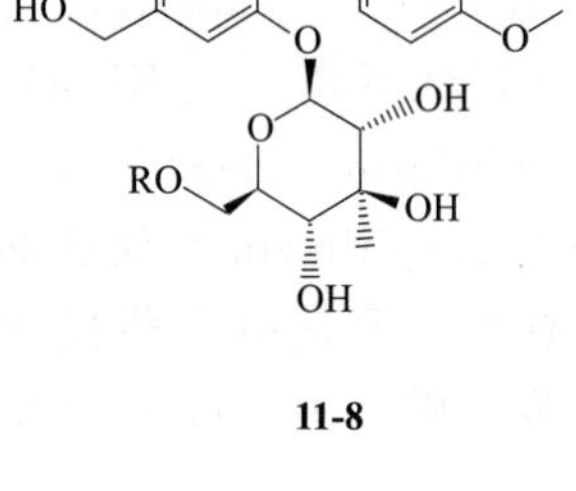　　　　　　　　**11-8** 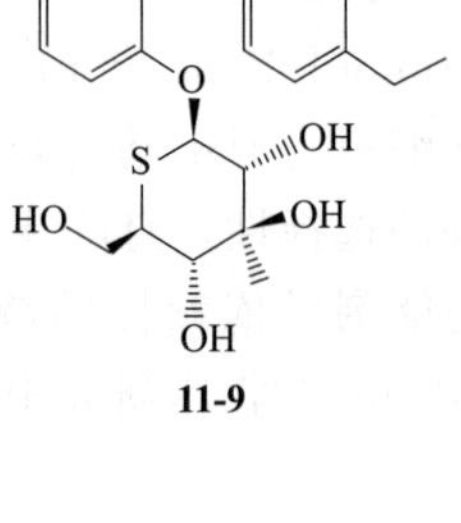　　　　　　　　**11-9**

11-10　　　　　　　　**11-11**　　　　　　　　**11-12**

11.3.1.2　杂环 *O*-糖苷类抑制剂

2003 年，Ajinomoto 公司通过筛选认为含有吡唑结构的化合物 **11-13** 可能具有 SGLT2 抑制活性，因为 Wyeth 公司曾报告该类化合物能够改善 db/db 小鼠的血糖[35]。但是研究发现化合物 **11-13** 体外并未表现出 SGLT2 抑制活性，进一步研究表明，化合物 **11-13** 是通过其糖化代谢产物发挥降血糖作用的，据此 Ajinomoto 公司开发了一类 B 环为吡唑环的 *O*-糖苷类 SGLT2 抑制剂，如化合物 **11-14**[36]。随后 Kissei 公司、Bristol-Myers Squibb 公司及 Boehringer Ingelheim 公司也报道了一系列吡唑-*O*-糖苷类抑制剂，如化合物 **11-15**[37]、**11-16**[38]、**11-17**[39] 和 **11-18**[40]。其中化合物 **11-15**（Remogliflozin）是糖环上羟基酯化得到的前药，其活性代谢产物具有较好的活性和选择性[41]。在临床研究中发现 Remogliflozin 能够明显改善 2 型糖尿病患者血糖水平，且不出现耐受性[42]。但是由于药代动力学性质和选择性等问题，Remogliflozin 在临床研究中终止开发。而化合物 **11-18** 可能是进入临床研究的 BI44847[43]。

2003 年 Kissei 公司还报道了 B 环为吡啶的 *O*-糖苷类 SGLT2 抑制剂，如化合物 **11-19**，体外抑制 hSGLT2 的 IC_{50} 为 41nmol/L[44]，进一步结构修饰得到化合物 **11-20**，体外抑制 hSGLT2 的 IC_{50} 为 3nmol/L[45]。2004 年，Fujisawa 公司报道了 B 环为嘧啶的 *O*-糖苷类 SGLT2 抑制剂，如化合物 **11-21**，但是体外抑制 hSGLT2 的 IC_{50} 为 820nmol/L[46]。

2005 年 Janssen 公司和 Tanabe 公司共同报道了 B 环为稠杂环吲唑、苯并三氮唑和吲哚的 *O*-糖苷类 SGLT2 抑制剂，如化合物 **11-22**[47]、**11-23**[48] 和 **11-24**[49]，体外抑制 hSGLT2 的 IC_{50} 分别为 460nmol/L、8nmol/L 和 20nmol/L。

另外为了寻找结构新颖的化合物，研究人员也对糖环进行了修饰。2004 年 Taisho 公司报道的硫代糖苷类抑制剂，如化合物 **11-25**[50] 和 **11-26**[51]，其中化合物 **11-26** 体外抑制 hSGLT2 的 IC_{50} 为 140nmol/L。Aventis 公司和 Sanofi 公司还分别报道了糖环 C4 位 F 取代的 SGLT2 抑制剂如化合物 **11-27**[52] 和 **11-28**[53]，体外抑制 hSGLT2 的 IC_{50} 分别为 300nmol/L 和 318nmol/L。其中 **11-28** 抑制 SGLT1 的 IC_{50} 为 27nmol/L，文献报道其用于治疗骨质疏松症和其他骨疾病。

目前报道的 *O*-糖苷类抑制剂大都具有相同的构效关系：B 环上 *O*-糖苷键和连接臂处在邻位，B 环和 C 环之间的连接臂为亚甲基时 SGLT2 抑制活性较好；B 环和 C 环上取代基对选择性影响较大，一般亲脂性基团取代有利于提高 SGLT2 的选择性，亲水性基团取代可以提高化合物 SGLT1 的抑制活性。虽然目前报道的 *O*-糖苷类抑制剂很多具有较好的 SGLT2 抑制活性和选择性，但是由于 *O*-糖苷类抑制剂在体内易被糖苷酶降解失活，生物利用度比较低，体内药代动力学性质比较差。糖环 C6 位羟基酯化制成前药后，虽然生物利用度提高，但是酯键被酯酶水解释放的原药在不同组织中仍易被降解失活，所以该类抑制剂大都没有进行更深入的研究。

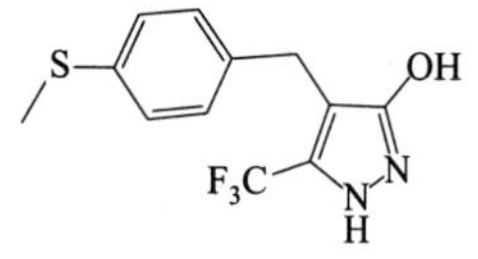

11-13

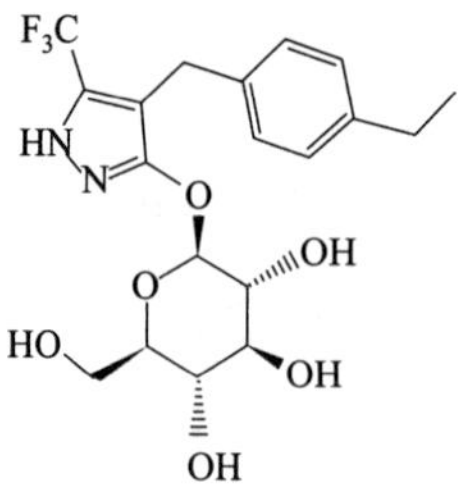

11-14

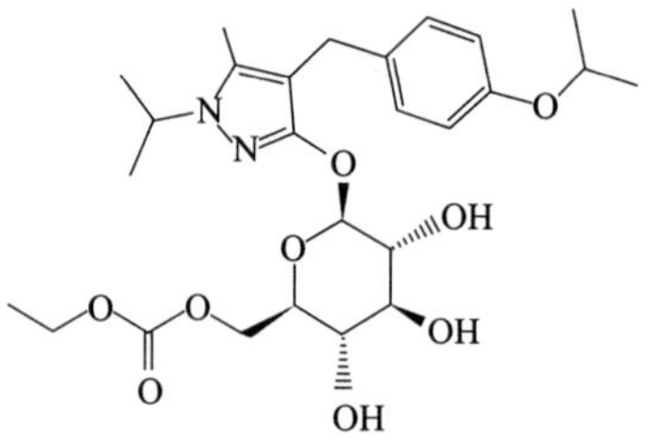

11-15

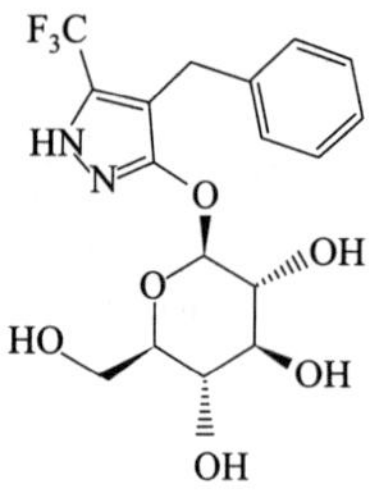

11-16

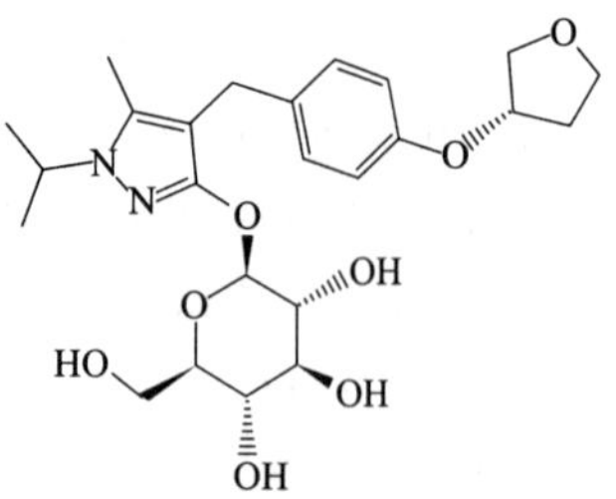

11-17

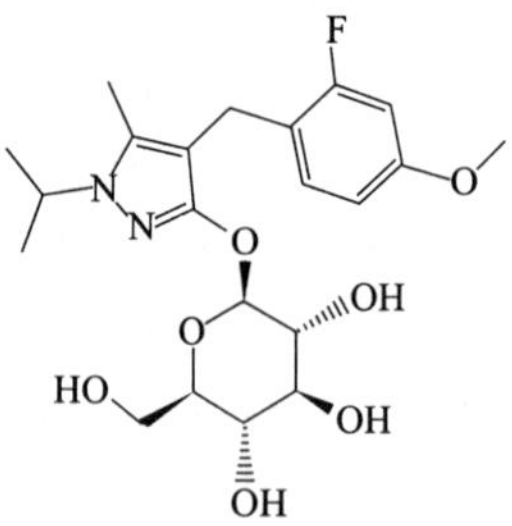

11-18

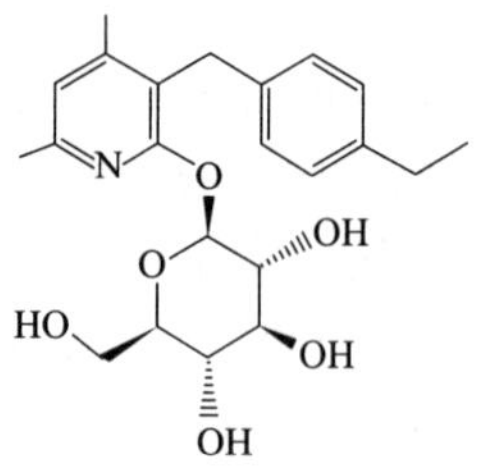

11-19

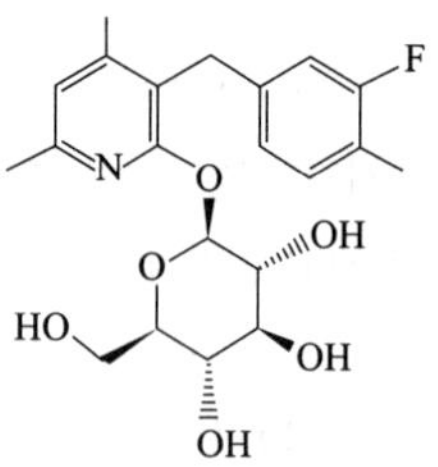

11-20

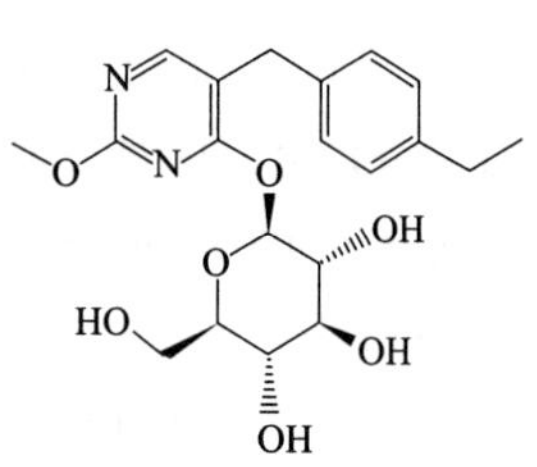

11-21

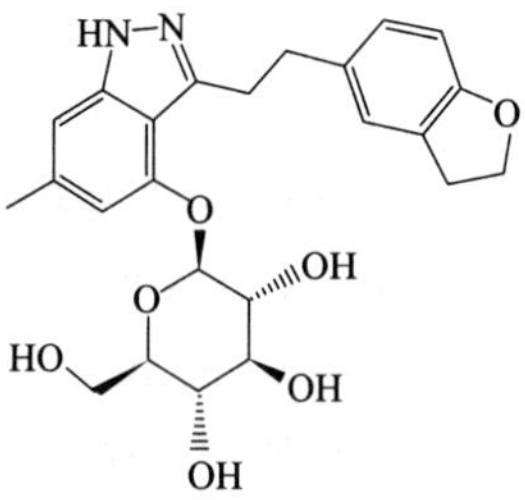

11-22

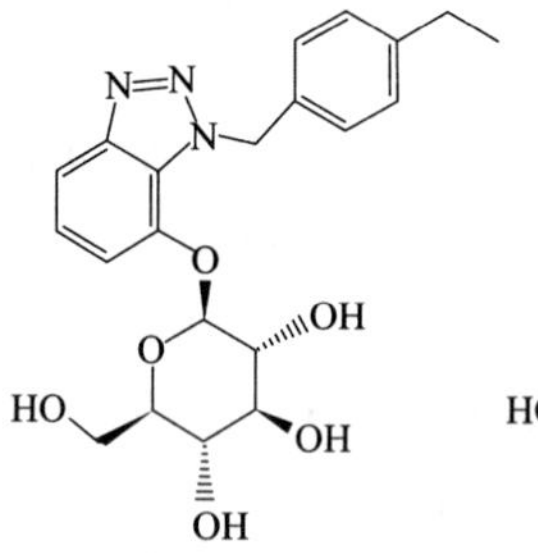

11-23

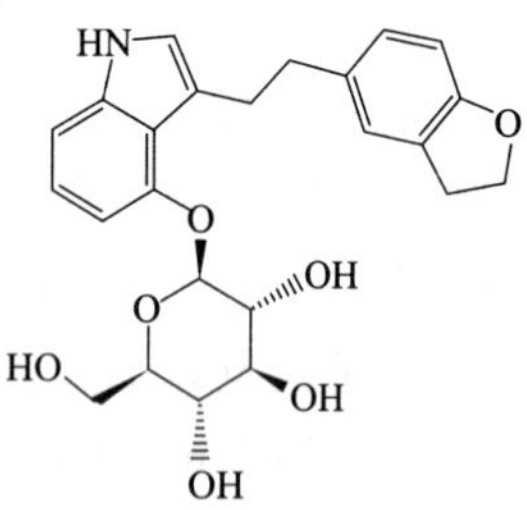

11-24

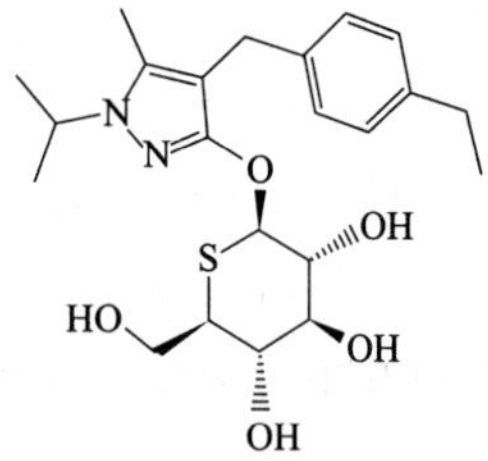

11-25

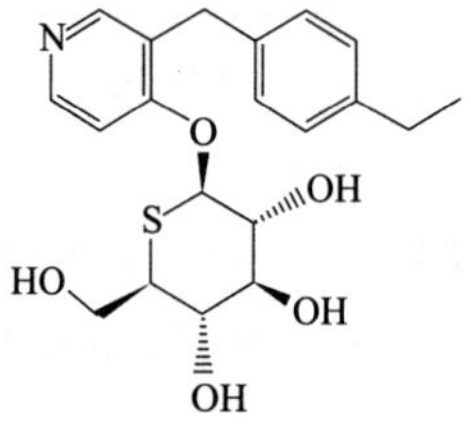

11-26

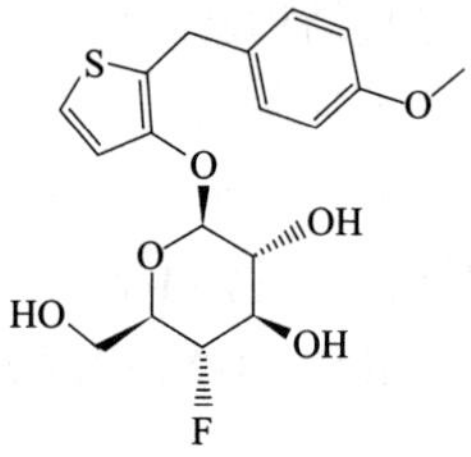

11-27

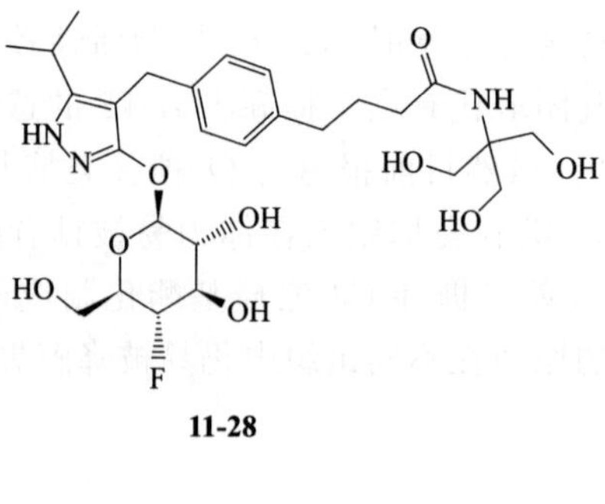

11-28

11.3.2　*C*-糖苷类 SGLT2 抑制剂

C-糖苷类抑制剂在体内不易被葡萄糖苷酶降解，化学稳定性和代谢稳定性都比较好，是目前研究最多的 SGLT2 抑制剂。其中，Dapagliflozin（**11-31**，商品名：FORXIGA）在 2012 年 11 月已被欧盟委员会批准用于治疗 2 型糖尿病。Canagliflozin（**11-30**）在 2013 年 3 月已被 FDA 批准用于与饮食及运动一起改善成人 2 型糖尿病的血糖水平。另外还有多个 *C*-糖苷类 SGLT2 抑制剂进入临床研究。根据 B 环和 C 环的结构及 B 环与糖环的连接方式，该类抑制剂可分为：碳环 *C*-糖苷类、杂环 *C*-糖苷类、螺环 *C*-糖苷类和糖基修饰的抑制剂。

11.3.2.1　碳环 *C*-糖苷类

2001 年 Kotobuki 公司和 Bristol-Myers Squibb 公司同时报道了 *C*-糖苷类 SGLT2 抑制剂，如化合物 **11-29**[54] 和 **11-30**[55]，构效关系研究表明，与 *O*-糖苷类不同，B 环上糖苷键与连接臂位于间位时活性最好，这为 *C*-糖苷类的研究打下了结构基础。随后 Bristol-Myers Squibb 公司对 C 环进行结构修饰得到化合物 **11-31**（Dapagliflozin），体外抑制 SGLT2 和 SGLT1 的 IC_{50} 分别是 1.1nmol/L 和 1390nmo/L，选择性优于 T-1095 和 Sergliflozin[56]。2009 年 Komoroski 等首次报道了单剂量（64 人，口服 Dapagliflozin 2.5mg、5mg、10mg、20mg、50mg、100mg、250mg 或 500mg）和多剂量（40 人，连续 14 天每日一次口服 Dapagliflozin 2.5mg、10mg、20mg、50mg 或 100mg）Dapagliflozin 在健康受试者中进行的安全性、耐受性、药动学和药效学评估结果。结果表明 Dapagliflozin 具有较好的安全性，能够剂量依赖性的增加尿糖，且不引起低血糖，不出现耐受性[57]。Ⅱ期临床试验对 Dapagliflozin 在 2 型糖尿病患者中的安全性和有效性进行了评估，为期两周的临床试验表明 Dapagliflozin 能够剂量依赖性地增加尿糖，且在第 14 天的尿糖量少于第 1 天，这可能是由于第 14 天的血糖水平比第 1 天低的缘故；还能明显降低空腹和餐后的血糖[58]。为期 12 周的临床试验结果表明，Dapagliflozin 不仅能够剂量依赖性地增加尿糖改善空腹和餐后血糖，还能够降低糖化血红蛋白（HbA1c）和体重，尽管高剂量时尿道感染的比例较安慰剂组增大，但是未出现严重副作用[59]；另一为期 12 周的临床试验显示，Dapagliflozin 能够增加尿糖改善空腹血糖，降低体重；对肾功能没影响；在高剂量时血清尿酸小幅度降低，血清镁和血磷小幅度增加；24h 尿量和血细胞比容呈剂量依赖性增加[60]。Ⅲ期临床对 Dapagliflozin 的安全性和有效性进行了验证，结果表明 Dapagliflozin 能够明显降低血糖、体重和 HbA1c 值，且未出现严重低血糖副作用；在临床试验中还发现给药组和安慰剂组总胆固醇（TC）和低密度脂蛋白（LDL-C）均增加，而与安慰剂组相比给药组高密度脂蛋白（HDL-C）增加和三酰甘油（TG）减少；与安慰剂相比，给药组收缩压和舒张压均显著降低，但是未出现低血压；给药组与安慰剂组尿道感染的比例相近，而给药组生殖器感染的比例略高于安慰剂组[61,62]。尽管 Dapagliflozin 在临床试验中表现出了很好的实验结果，但是由于可能增加 2 型糖尿病患者罹患乳腺癌和膀胱癌的风险，2012 年 6 月份 FDA 没有批准该药上市，目前被欧盟委员会批准上市。

2004 年 Yamanouchi 公司和 Kotobuki 公司将 C 环用稠环取代得到了一系列新型的 SGLT2 抑制剂，如化物 **11-32**[63] 和 **11-33**（ASP-1941，Ipragliflozin)[64]。其中化合物 **11-32** 体外抑制 hSGLT2 和 hSGLT1 的 IC_{50} 分别是 8.9nmol/L 和 2490nmol/L，选择性较好，其单胆碱盐（YM543）口服能够剂量依赖性的降低 KK/Aʸ 2 型糖尿病小鼠的血糖，增加尿糖改善葡萄糖耐量[65]，目前 YM543 已经进入Ⅱ临床研究[66]。ASP-1941 体外抑制 SGLT2 的

IC$_{50}$ 7.4nmol/L，对 SGLT1 的选择性为 254 倍，能够剂量依赖性的降低 KK-A^y 糖尿病小鼠和 STZ 诱导的糖尿病大鼠的血糖[67]，在临床试验中能够有效降低 2 型糖尿病患者的血糖水平，具有较好的安全性及药代动力学性质，且不出现耐受性[68]，目前 Ipragliflozin 已经进入Ⅲ期临床研究。最近研究表明 Ipragliflozin 具有一定肝损伤作用，但是未引起相应副作用[69]。2005 年，tanabe 公司也报道了 C 环为杂环的抑制剂，如化合物 **11-34** 和 **11-35** (Canagliflozin)[70]。其中 Canagliflozin 体外抑制 hSGLT2 和 hSGLT1 的 IC$_{50}$ 分别是 2.2nmol/L 和 910nmol/L，且具有较好的药代动力学性质[71]。临床试验表明 Canagliflozin 能够通过尿糖有效控制糖尿病患者的血糖，且引起尿道感染的程度与空白相当[72,73]，对 2 型糖尿病患者和慢性肾病患者都具有较好的安全性，且不出现耐受性[74]。Canagliflozin 是目前唯一一个被 FDA 批准上市的 SGLT2 抑制剂。

为了突破 Bristol-Myers Squibb 公司专利的限制，Boehringer Ingelheim 公司对 Dapagliflozin 结构中 B 环和 C 环的取代基进行了更深入的研究，如 C 环 C4 位乙基用环取代后得到的化合物 **11-36**[75]；引入取代炔基得到的化合物 **11-37**[76]；C 环 C4 位取代基末端碳引入二烷基膦酰基得到的化合物 **11-38**[77]；B 环 C4 位用腈基或环烷基取代氯得到的化合物 **11-39** 和 **11-40**[78,79] 等。其中化合物 **11-36** 又称 BI10773 或 Empagliflozin，体外抑制 SGLT2 的 IC$_{50}$ 为 3.1nmol/L，对 SGLT1、4、5 和 6 的作用很弱，在 ZDF 大鼠中表现出中等程度的血浆清除率和生物利用度，而在比格犬中表现出很低的清除率和很高的生物利用度[80]，临床研究发现每日一次口服 Empagliflozin 能有效降低 2 型糖尿病患者的血糖水平，且不出现耐受性[81]。目前该化合物已经完成Ⅲ期临床研究，2013 年 3 月份向 FDA 提交了该药物的上市申请。

2007 年 Taisho 公司报道了一系列 B 环 C6 位羟基取代，C 环 C4 位酰胺基取代的化合物，但是该类化合物对 SGLT2 的选择性消失，如化合物 **11-41**，体外抑制 SGLT1 和 SGLT2 的 IC$_{50}$分别是 11nmol/L 和 17nmol/L[82]。2008 年 Theracos 公司开发了一系列 B 环 C6 位取代的化合物，如化合物 **11-42**[83]，体外抑制 SGLT2 和 SGLT1 的 IC$_{50}$ 分别是 52nmol/L 和 91000nmol/L，具有较好的选择性[84]，构效关系研究表明芳香 B 环有亲水性基团取代时，对 SGLT1 的作用增强，选择性消失。

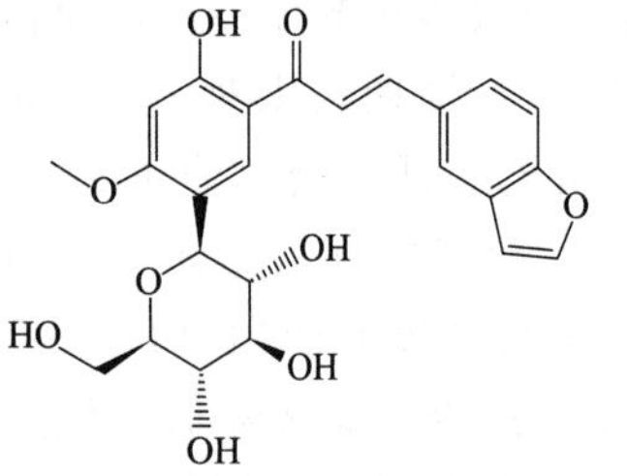

11-29

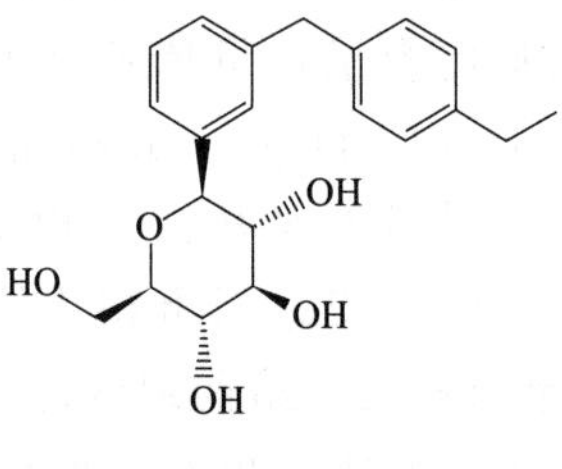

11-30

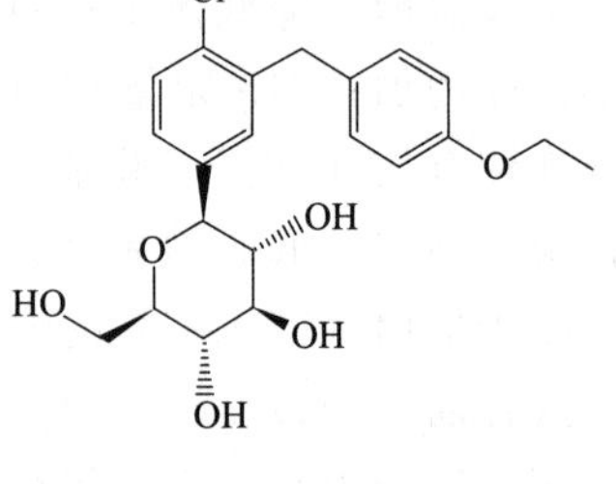

11-31

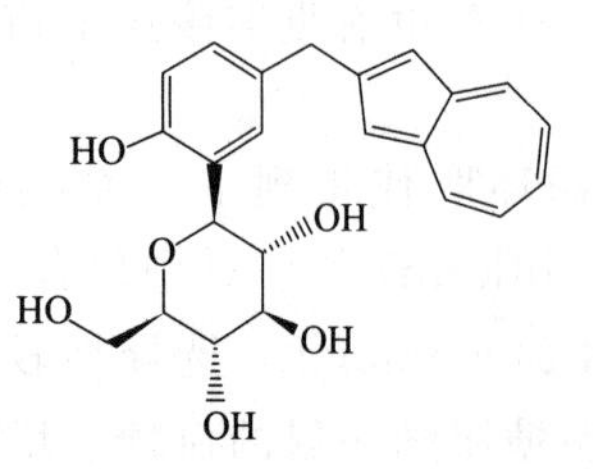

11-32

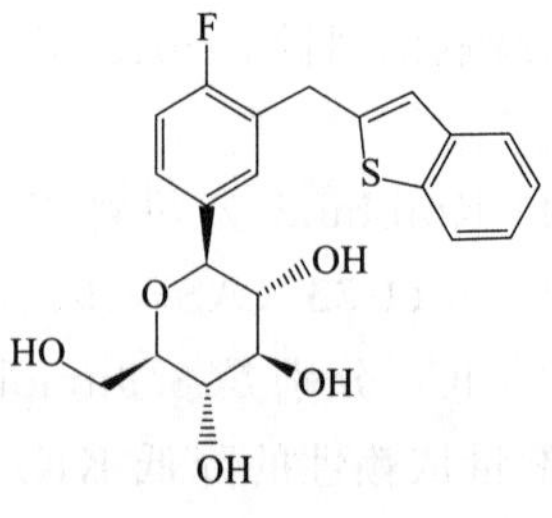

11-33

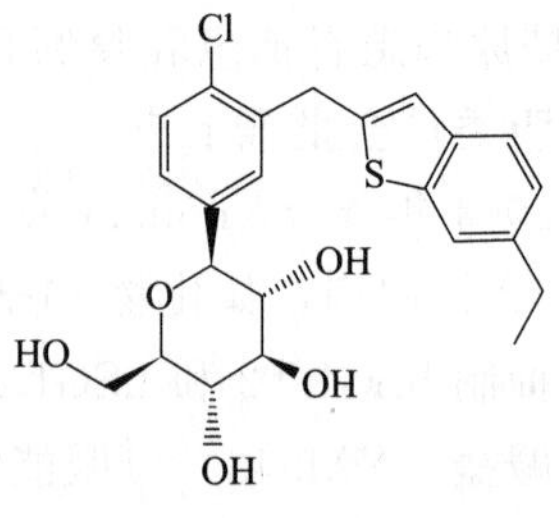

11-34

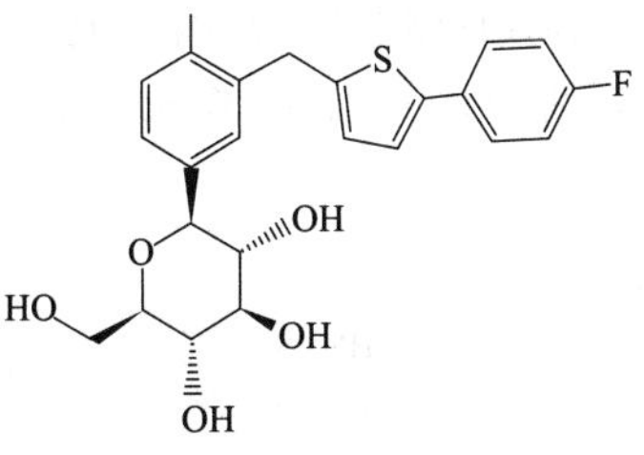

11-35 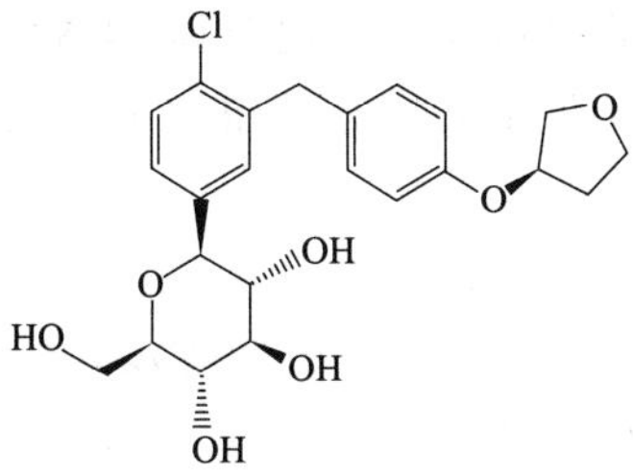　　　　　　　　11-36

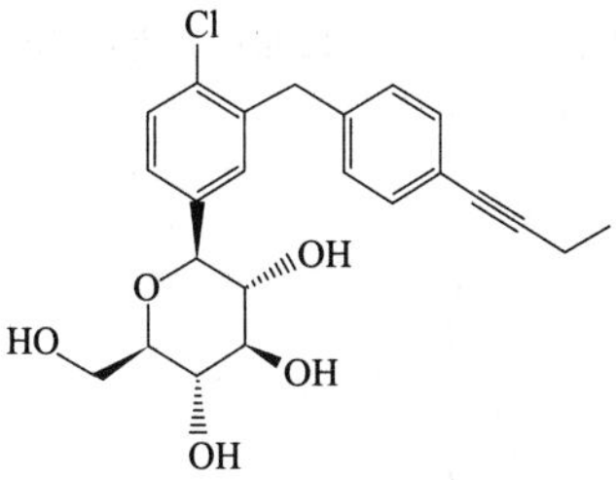

11-37

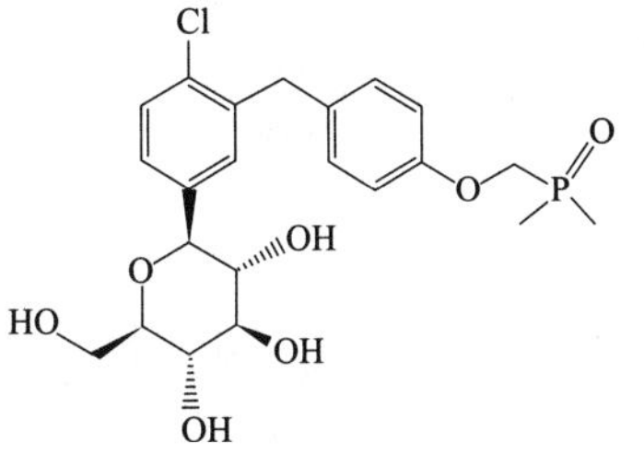

11-38 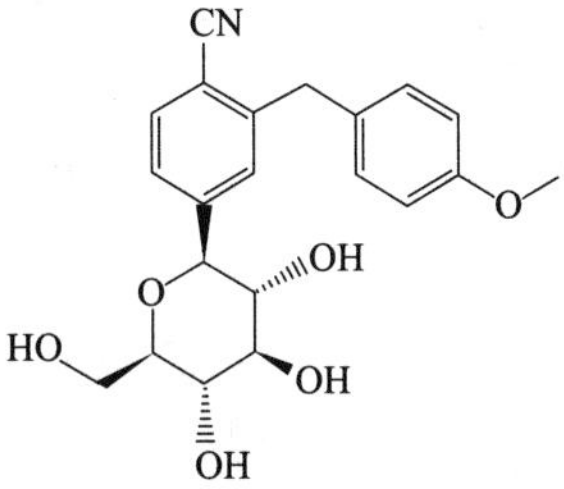　　　　　　11-39 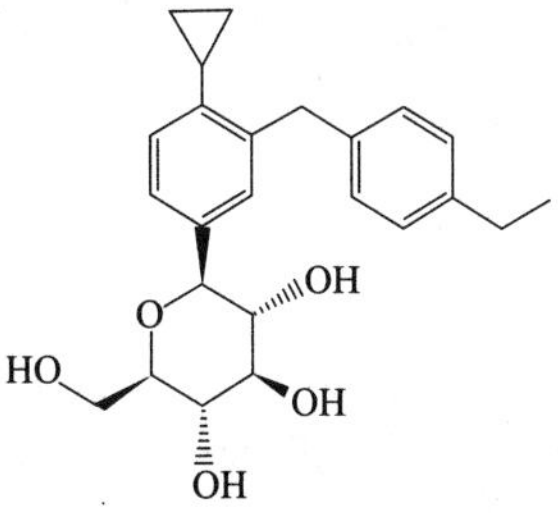　　　　　　11-40

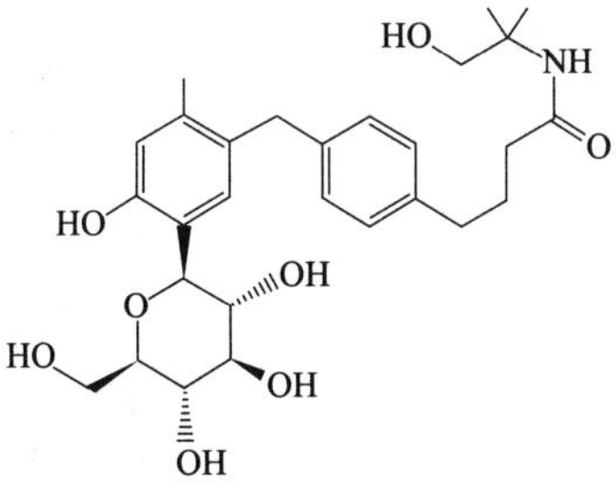

11-41 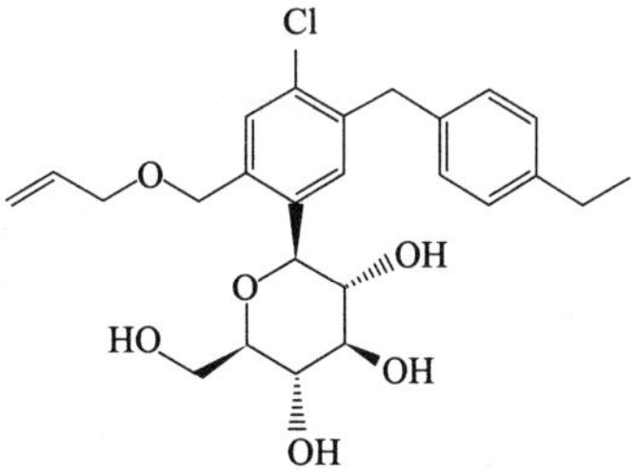　　　　　　　　11-42

2011 年韩国研究人员报道了两类含大环结构的 SGLT2 抑制，一类是将 B 环 C4 位和 C 环 C4 位用长链连接[85]，另一类是将 B 环 C6 位和糖环 C6 羟基连接[86]，此类化合物也具有较好的 SGLT2 抑制活性，但是没有选择性方面的数据报道。

11.3.2.2　杂环 *C*-糖苷类

2004 年 Yamanouchi 公司首先报道了 B 环为吡嗪、噻吩和呋喃等杂环的 *C*-糖苷类 SGLT2 抑制剂，如化合物 **11-43**、**11-44** 和 **11-45**[64]，其中化合物 **11-43** 体外抑制 SGLT2 的 IC_{50} 为 6.5nmol/L。2005 年 Jassen 公司和 tanabe 公司共同开发 B 环为吲哚，吲哚环 5 位苄基化的 *C*-糖苷类抑制剂，如化合物 **11-46**，体外抑制 SGLT2 的 IC_{50} 为 132nmol/L，对 SGLT1 无活性[87]。2006 年 Kissei 公司报道了 B 环为吲哚环而吲哚环 3 位苄基化的 SGLT2 抑制剂，如化合物 **11-47**，体外抑制 SGLT2 的 IC_{50} 为 6nmol/L。另外 Kissei 公司还报道了 B 环为苯并噻吩环的 SGLT2 抑制剂，如化合物 **11-48** 和 **11-49**，体外抑制 SGLT2 的 IC_{50} 分别是 2.0nmol/L 和 1.4nmol/L。2010 年 Novartis 公司报道了 B 环四氢喹啉、二氢苯并噁嗪和色满的 SGLT2 抑制剂，如化合物 **11-50**、**11-51**、**11-52** 和 **11-53**，体外抑制 SGLT2 的 IC_{50} 分别是 309nmol/L、66nmol/L、76nmol/L 和 21nmol/L[88]。化合物 **11-53** 的活性优于 **11-52**，进一步说明了 B 环与 C 环之间为一个亚甲基时 SGLT2 抑制活性最好[89]。另外文献中

还报道了 B 环为三氮唑和四氮唑类抑制剂，如化合物 **11-54**[90]和 **11-55**[91]。韩国研究人员用甲基嘧啶、噻吩、哒嗪和噻唑等杂环取代 B 环得到了一系列的杂环 C-糖苷类 SGLT2 抑制剂[92~94]。

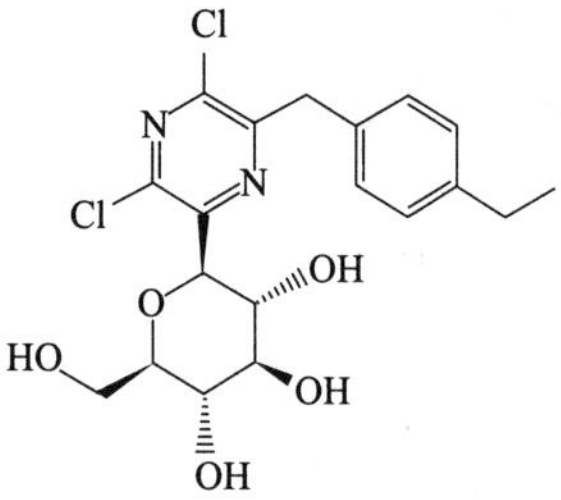

11-43 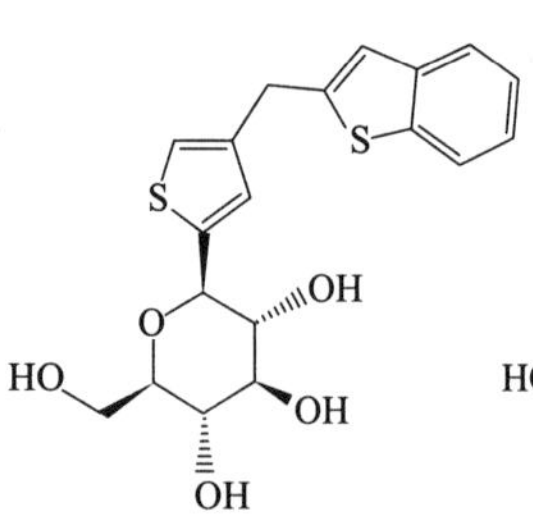   11-44 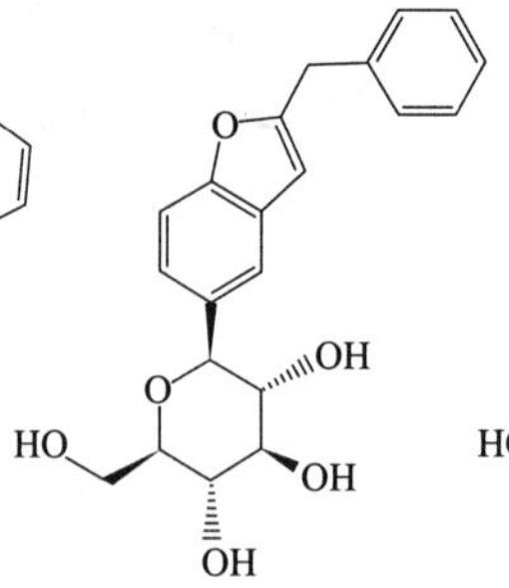   11-45 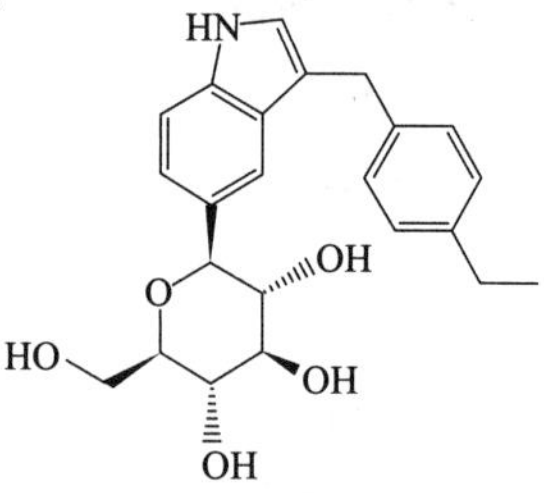   11-46

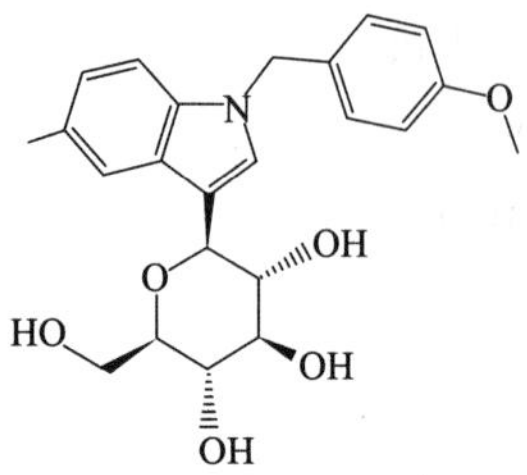

11-47 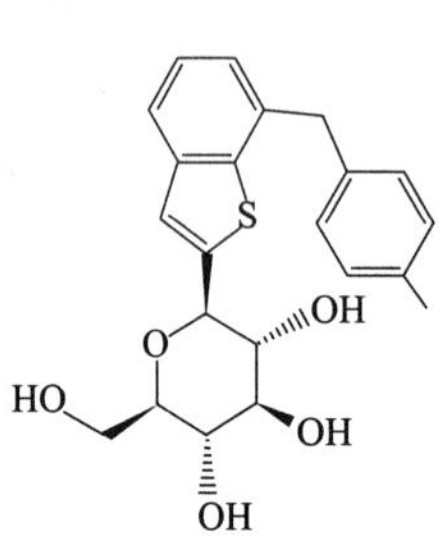   11-48 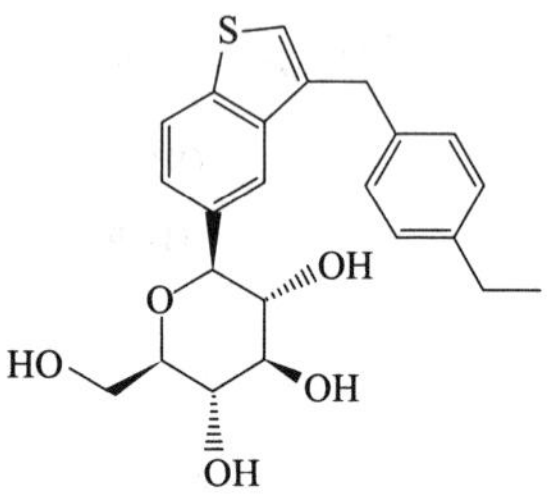   11-49 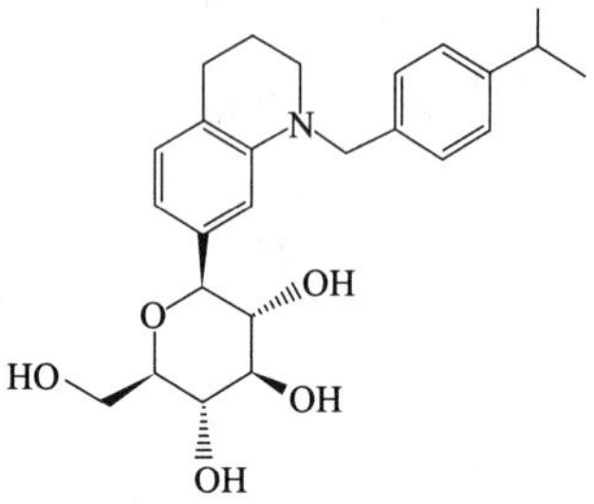   11-50

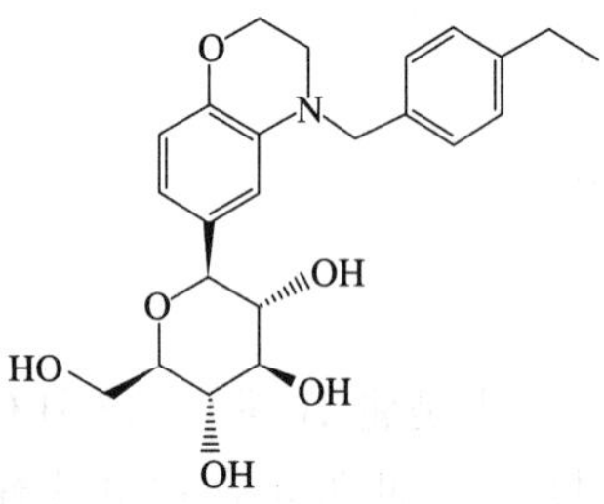

11-51 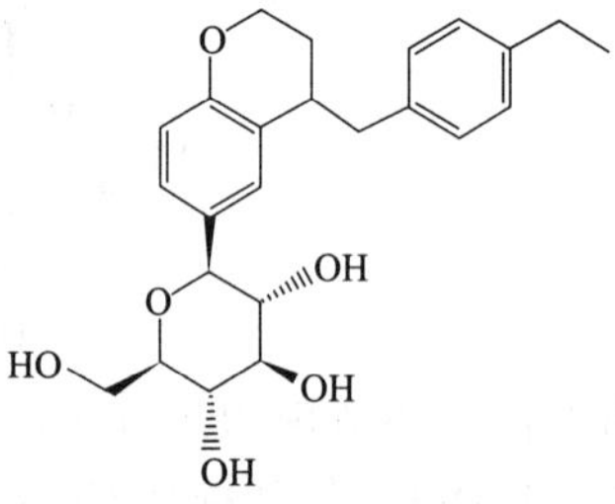   11-52 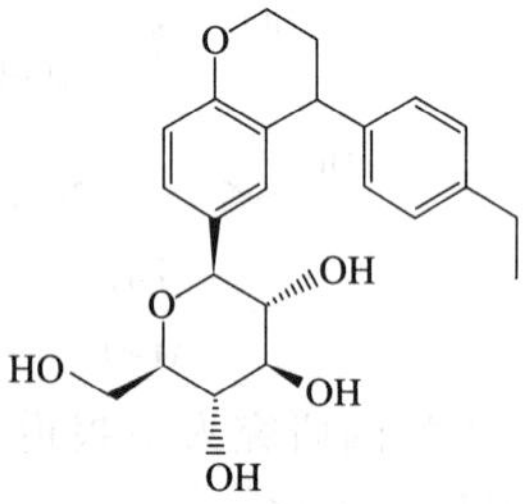   11-53

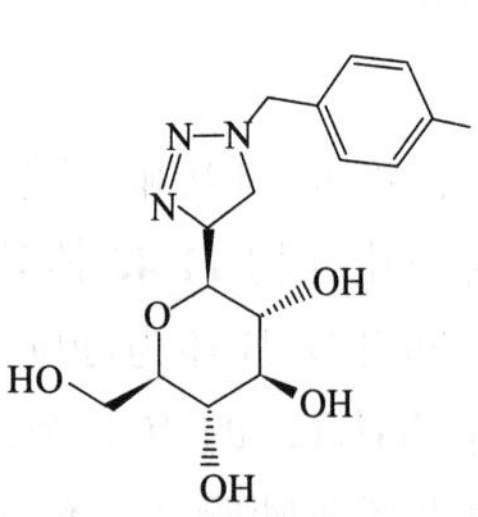

11-54 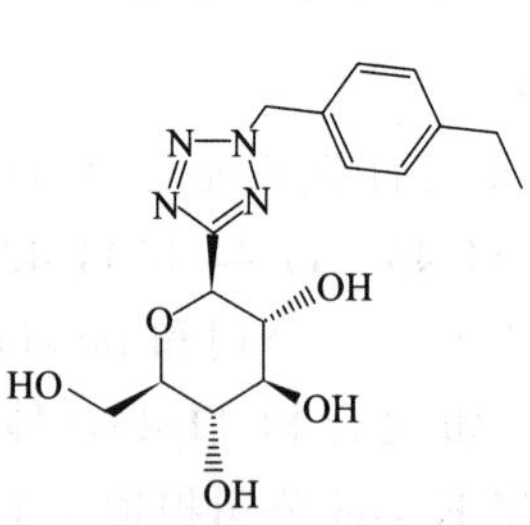   11-55

11.3.2.3 螺环 C-糖苷类

2006 年 Chugai 公司首次报道了螺环 C-糖苷类抑制剂，如化合物 **11-56**（Tofogliflozin），体外抑制 SGLT2 和 SGLT1 的 IC_{50} 分别为 2.9nmol/L 和 8444nmol/L，选择性较好，在小鼠和猴子中的生物利用度可达 75% 和 85%[95,96]，能有效控制糖尿病大鼠和小鼠的血糖水平[97]，不仅可以保护 2 型糖尿病小鼠的胰岛 β 细胞功能，还可以防止肾功能不全[98]，目前

Tofogliflozin 已经进入Ⅲ期临床研究。对化合物 **11-56** 进一步结构修饰得到的化合物 **11-57**，体外抑制 SGLT2 和 SGLT1 的 IC_{50} 分别是 425nmol/L 和 1.5nmol/L[99]，选择性降低。另外该研究组还用吲哚、吲唑、苯并异噻唑、苯并异噁唑和苯并噻吩等稠环取代 B 环，如化合物 **11-58** 和 **11-59**，体外抑制 SGLT2 的 IC_{50} 分别是 3.9nmol/L 和 2.0nmol/L[100]。2007 年之后 Theracos 公司也报道了螺环 C-糖苷类抑制剂，如化合物 **11-60**[101] 和 **11-61**[83]，但是没有具体的活性数据。

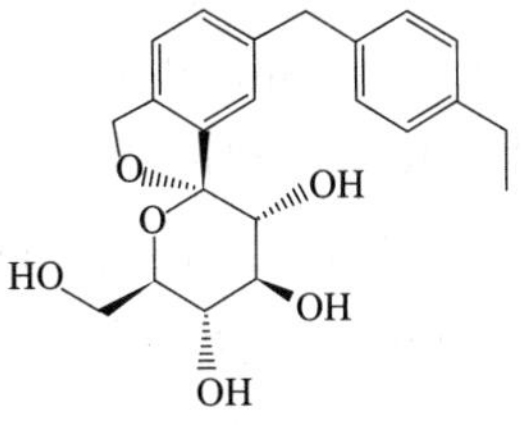

11-56 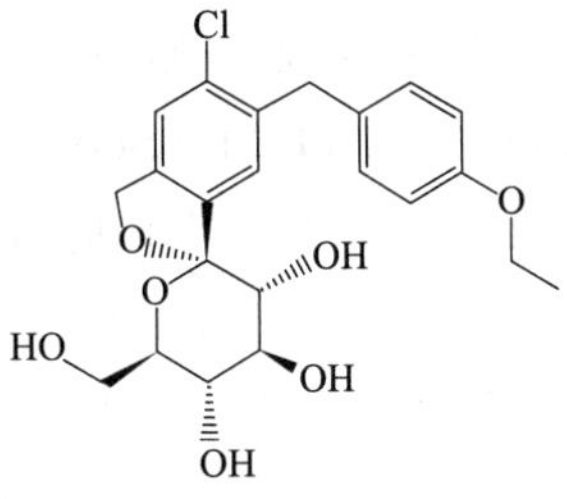　　　　　　　11-57 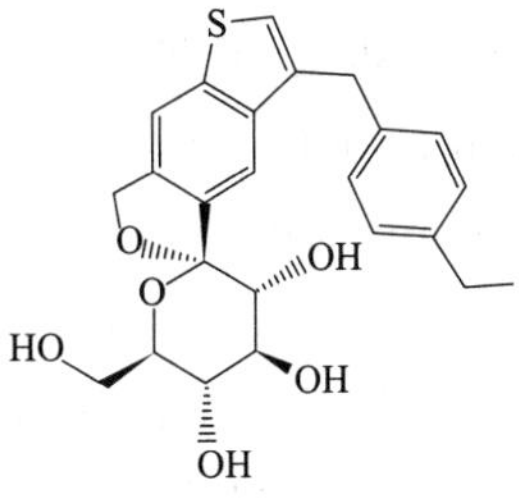　　　　　　　11-58

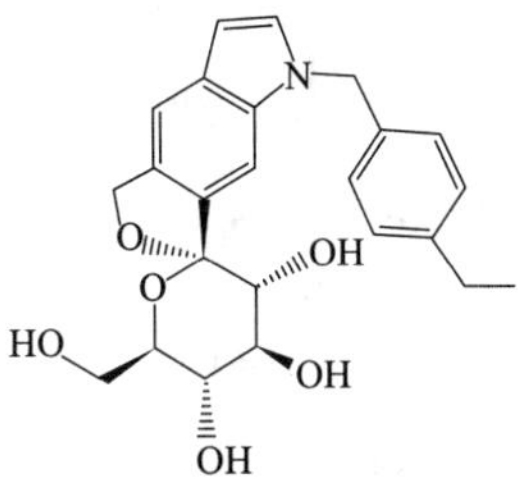

11-59 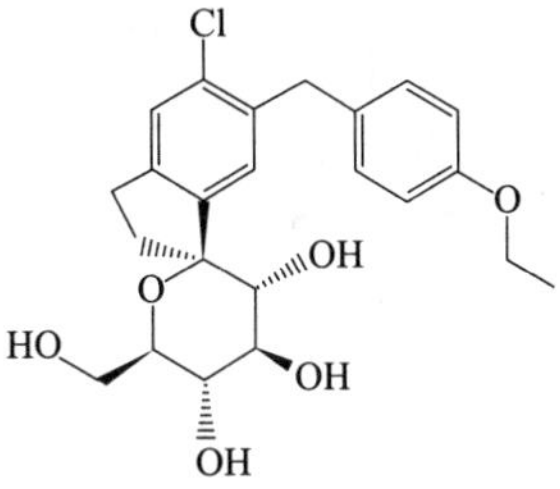　　　　　　　11-60 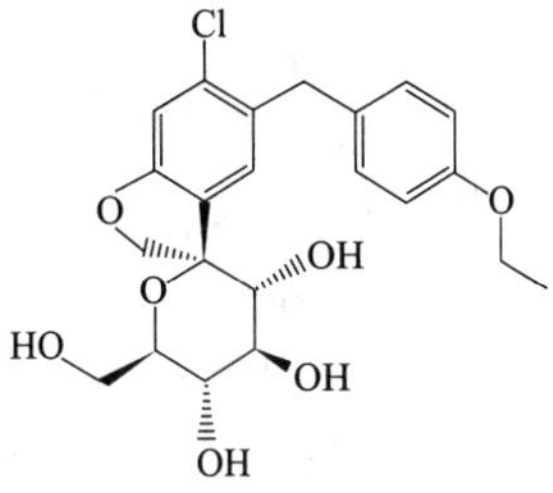　　　　　　　11-61

11.3.2.4　糖基修饰的 SGLT2 抑制剂

研究人员在对 B 环进行结构修饰的同时，还对糖基进行了结构改造，期望获得更大的专利空间。改造策略包括：①用电子等排体 S、C 或 N 取代糖环上的氧；②用其他基团取代糖环上的羟基。

2006 年 Taisho 根据硫代-O-糖苷类抑制剂的设计思想，在专利中首次报道了硫代-C-糖基类抑制剂[102]，如化合物 **11-62**，体外抑制 SGLT2 和 SGLT1 的 IC_{50} 分别是 1.77nmol/L 和 1270nmol/L，选择性与 Dapagliflozin 相当。进一步构效关系研究表明 B 环 C6 位甲氧基取代可以提高对 SGLT2 的选择性，如化合物 **11-63**（TS-071，或 Luseogliflozin），体外抑制 SGLT2 和 SGLT1 的 IC_{50} 分别是 2.26nmol/L 和 3990nmol/L，选择性好且具有较好的药代动力学性质，目前已经进入Ⅱ期临床研究[103]。同年，Chugai 公司用 C 取代糖环中的 O 得到了多羟基环己烷类的 SGLT2 抑制剂，如化合物 **11-64** 和 **11-65**，体外抑制 SGLT2 的 IC_{50} 为分别为和 7.4nmol/L 和 5.1nmol/L，活性较好[33]。2008 年，Lexicon 公司用 N 取代糖环 A 中的 O 得到了化合物 **11-66**，但是没有报道具体活性数据[104]。

2008 年 tanabe 公司，用 F 取代糖环 C4 或 C6 位羟基得到了新型的 SGLT2 抑制剂，如化合物 **11-67** 和 **11-68**，体外抑制 SGLT2 的 IC_{50} 分别是 5.3nmol/L 和 31nmol/L[105]。同年，Lexicon 公司用羟基、低级烷氧基、甲硫基或甲磺酰基取代糖环 A 中的羟甲基得到了一类 SGLT2 抑制剂，如化合物 **11-69**～**11-72**[104]，其中化合物 **11-71** 又称 LX4211，对 SGLT1 和 SGLT2 没有选择性，既能作用于肾脏增加尿糖，又能够通过减少 SGLT1 介导的肠葡萄糖的吸收提高血清 GLP-1 和 PYY 水平[106]，能够有效控制 2 型糖尿病患者的血糖水平且未出现胃肠道副作用[107,108]，目前处于临床Ⅱ期，是唯一一个进入临床研究的非 SGLT2 选择性抑制剂。

2011 年，Pfizer 公司报道了 A 环为二氧杂双环 [3.2.1] 辛烷结构的 C-糖苷抑制剂，如化合物 **11-73**（PF-04971729 或 Ertugliflozin）体外抑制 SGLT2 和 SGLT2 的 IC_{50} 分别是 0.877nmol/L 和 1960nmol/L[109]。且在健康受试者中具有较好的药代动力学性质[110]，目前处于临床Ⅱ期。

文献中还报道了糖环上的一些其他修饰，如 Sanofi-Aventis 公司用 CF_2 取代 Dapagliflozin 糖环 C4 位的 CH_2 得到的化合物 **11-74**（SGLT2，$IC_{50} = 18nmol/L$；SGLT1，$IC_{50} = 8000nmol/L$）[111]；Novartis 公司将糖环 C5 羟甲基用螺环取代得到的化合物 **11-75**（SGLT2，$IC_{50} = 0.9nmol/L$；SGLT1，$IC_{50} = 153nmol/L$）[112]；另外 Novartis 公司用硫醇或胺取代糖环 C6 位羟基得到的化合物 **11-76**（SGLT2，$IC_{50} = 20nmol/L$；SGLT1，$IC_{50} < 1000nmol/L$）[113] 和 **11-77**（SGLT2，$IC_{50} = 34nmol/L$；SGLT1，$IC_{50} = 1500nmol/L$）[114]。

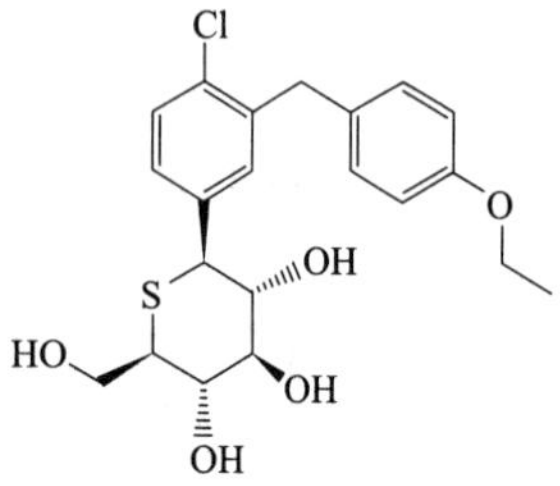

11-62 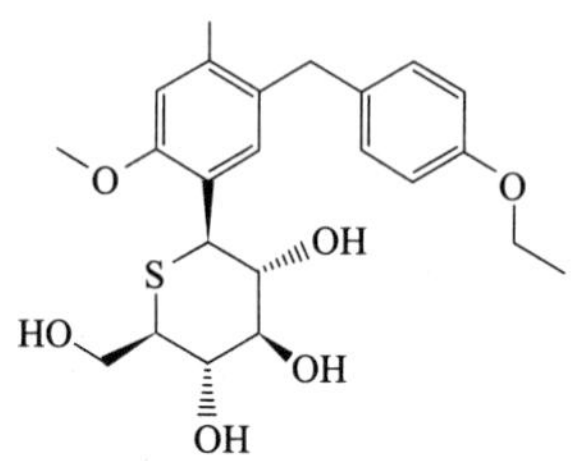 **11-63** 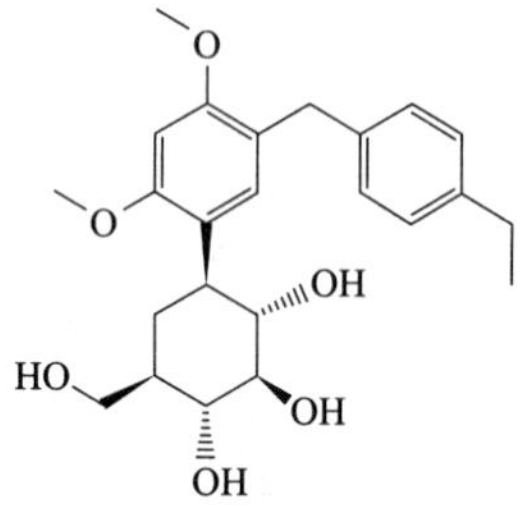 **11-64**

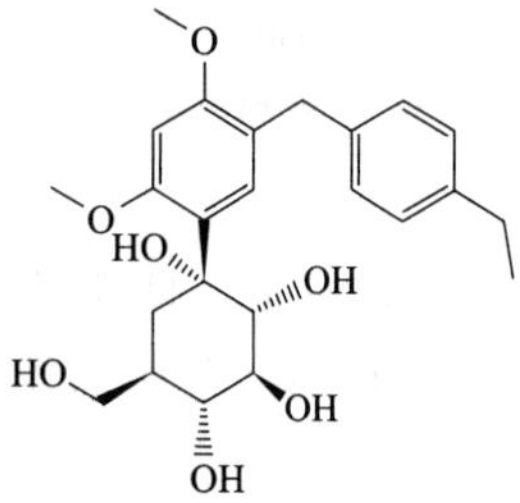

11-65 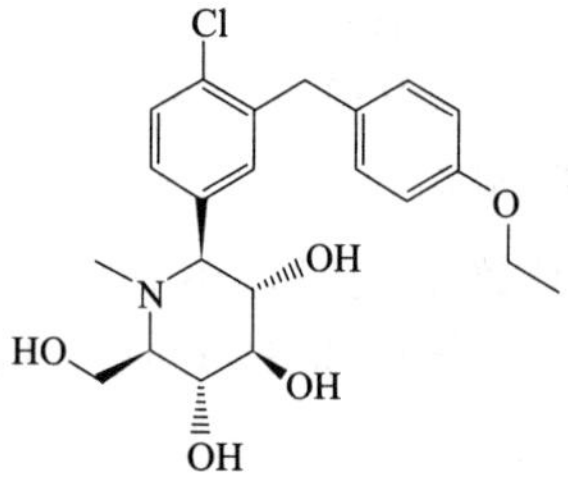 **11-66** 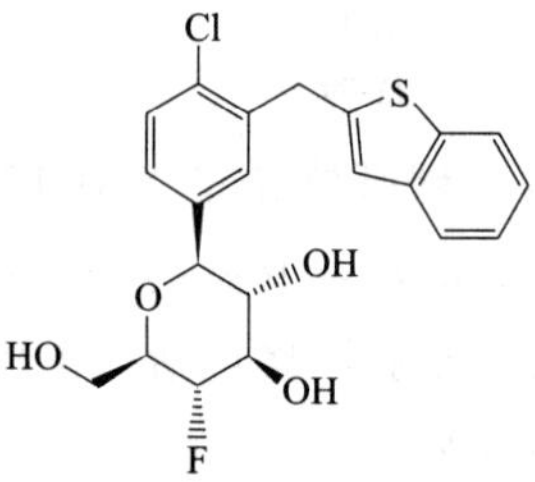 **11-67**

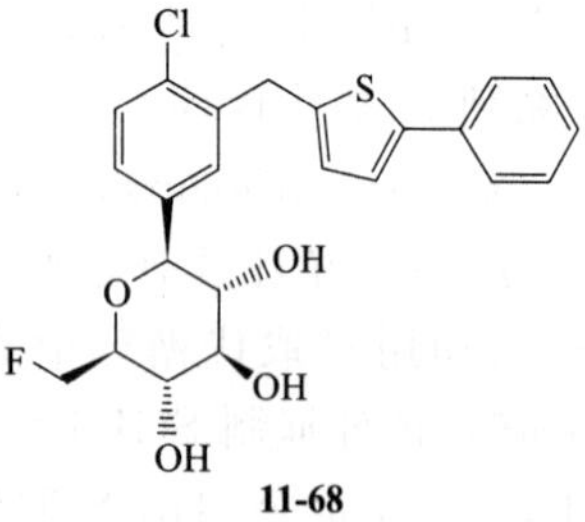

11-68 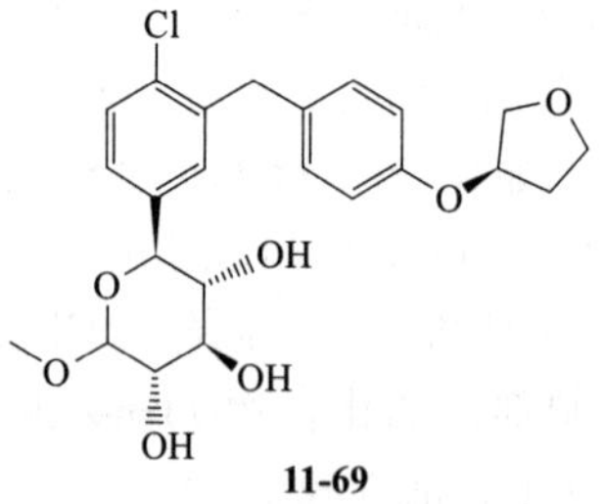 **11-69** 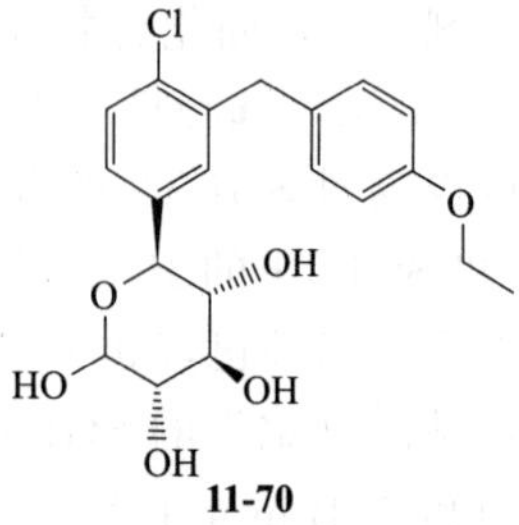 **11-70**

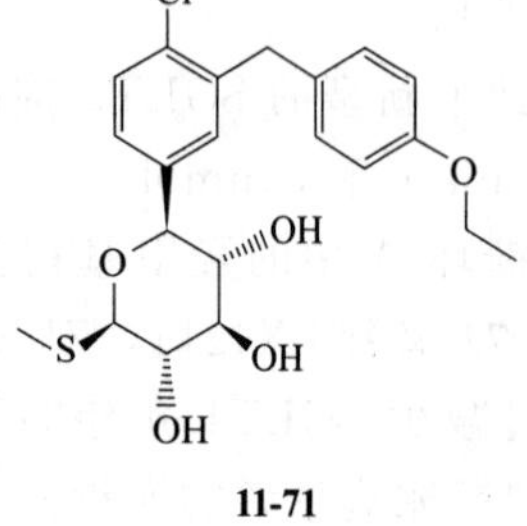

11-71 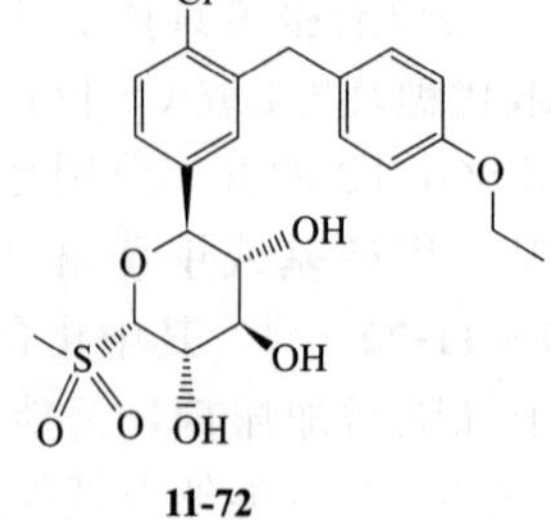 **11-72** 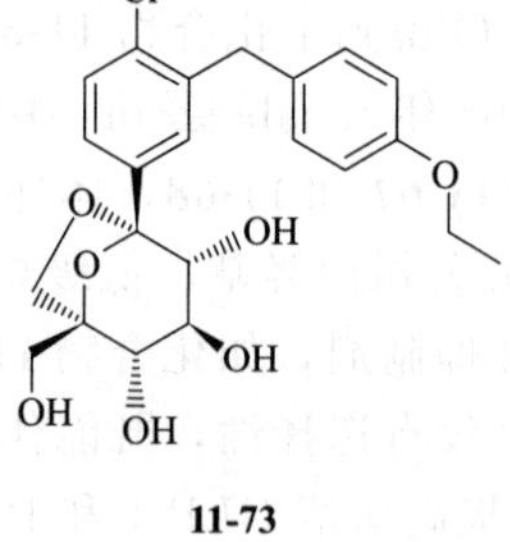 **11-73**

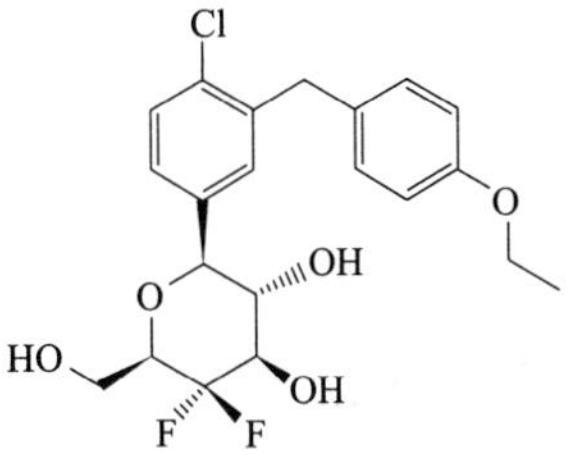

11-74

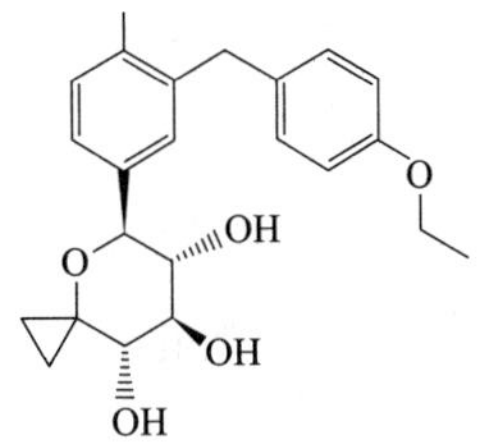

11-75

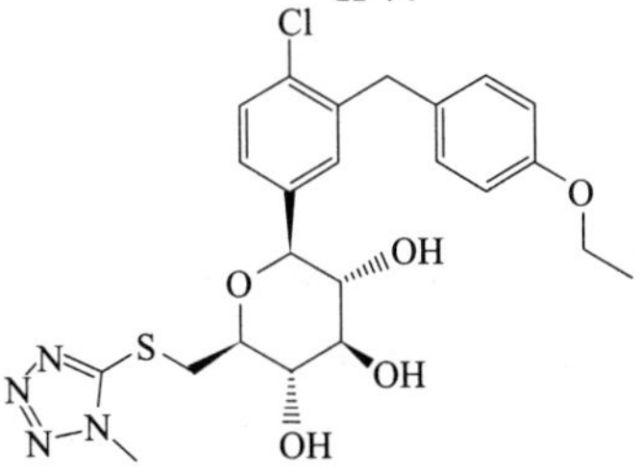

11-76

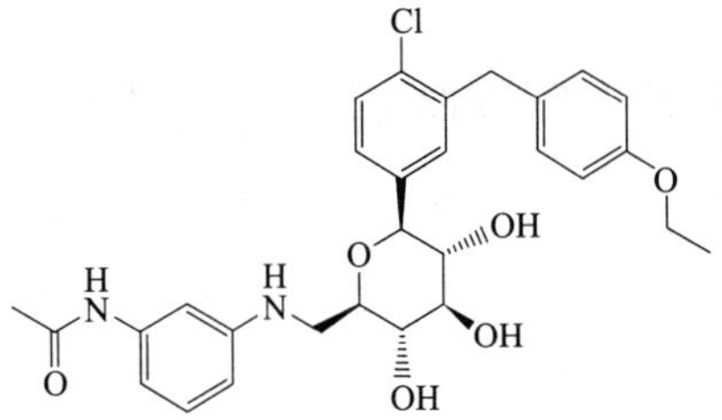

11-77

11.3.3　N-糖苷类 SGLT2 抑制剂

为了提高氧苷类的代谢稳定性，研究人员还将 O-糖苷键改成 N-糖苷键以避免被葡萄糖苷酶降解。2005 年 Tanabe 公司首先报道了 N-糖苷类的 SGLT2 抑制剂，如化合物 **11-78**[115]，随后将 B 环用杂环取代，如化合物 **11-79**～**11-81**[70]，对 B 环为吲哚环的结构母核进行进一步结构改造得到化合物 **11-82** 和 **11-83**，体外抑制 SGLT2 的 IC_{50} 分别是 1.1nmol/L 和 8.8nmol/L，且生物利用度较 O-糖苷类高[116]。另外研究人员还对该类化合物的糖环进行进一步结构修饰，如化合物 **11-84**（SGLT2，$IC_{50}=10$nmol/L）和 **11-85**[105]。另外，2006 年 Kissei 公司也报道了一系列 B 环为吲哚环的 N-糖苷类抑制剂，构效关系研究表明 C 环 C4 位亲脂性基团取代时具有较好的活性和选择性，如化合物 **11-86**，体外抑制 SGLT2 的 IC_{50} 为 0.9nmol/L，选择性高达 3500 倍，但是在 SD 大鼠体内表现出中等程度的促尿糖作用[117]。2011 年台湾研究人员报道了一类 N-β-D-木糖基吲哚类的抑制剂，如化合物 **11-87**，体外抑制 SGLT1 和 SGLT2 的活 IC_{50} 分别是 161nmol/L 和 208nmol/L，没有选择性[118]。

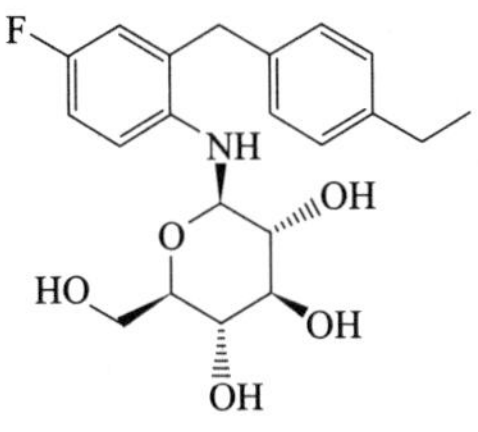

11-78

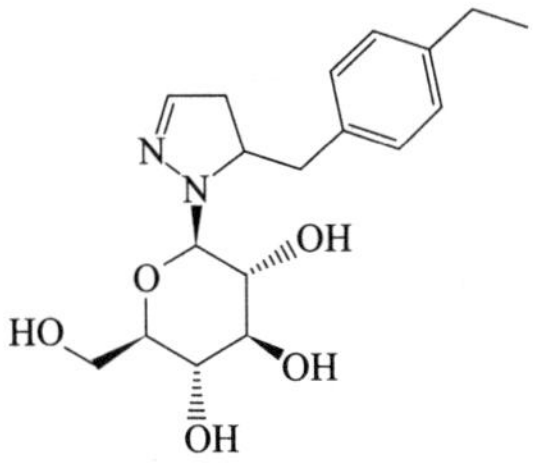

11-79

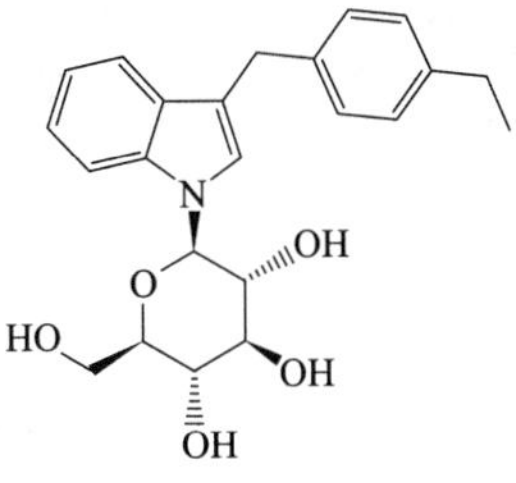

11-80

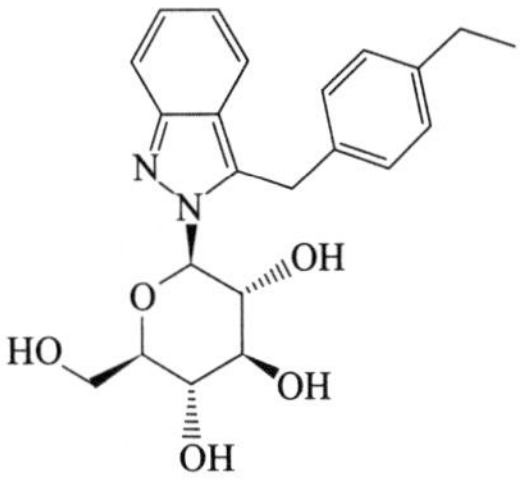

11-81

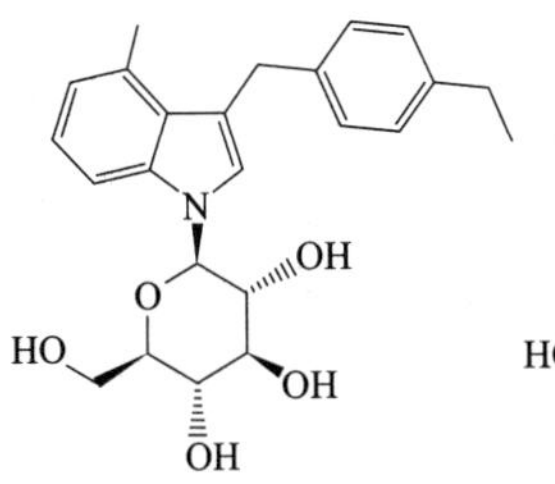

11-82

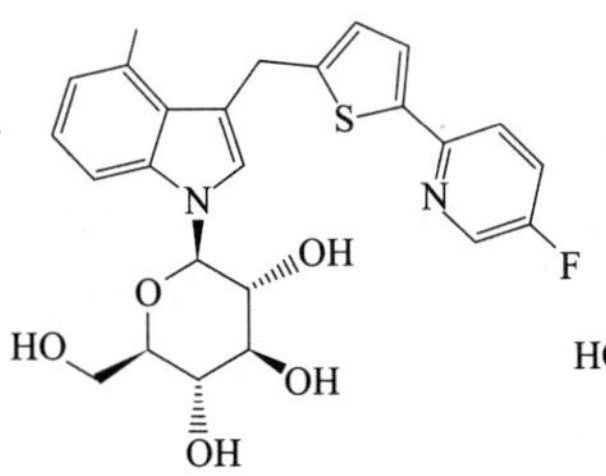

11-83

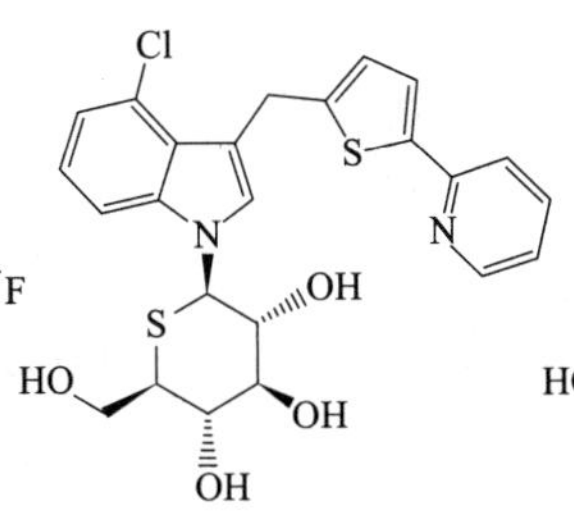

11-84

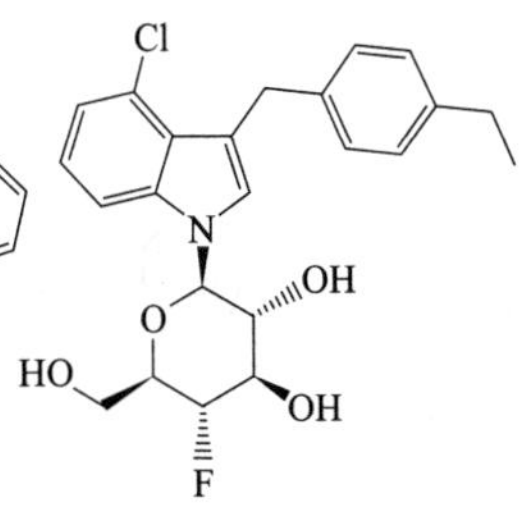

11-85

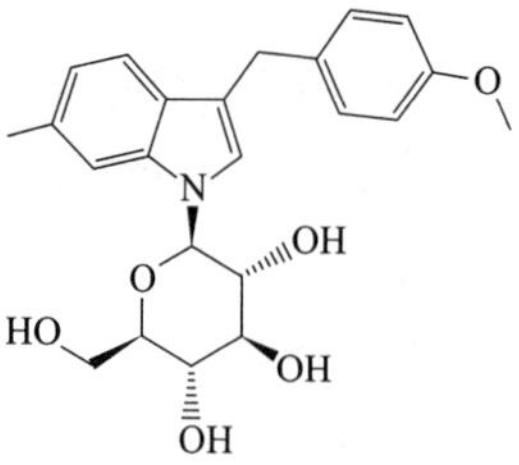

11-86 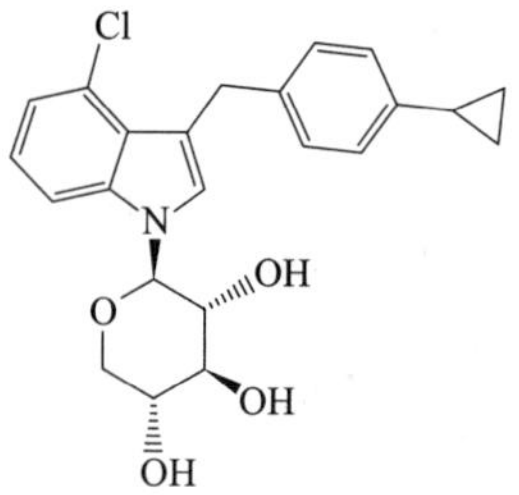   11-87

11.3.4　非糖苷类抑制剂的研究进展

尽管糖苷类 SGLT2 抑制剂在活性和选择性上都有很好的实验结果，但是合成难度较大限制了其开发和应用。因此研究人员开始把注意力转向非糖苷类 SGLT2 抑制剂的研究。2008 年和 2009 年 Merck 公司报道了一系列含双芳香杂环并环结构的非糖苷类 SGLT2 抑制剂，如化合物 **11-88**～**11-91**，体外抑制 SGLT2 的 IC_{50} 为 10～1000nmol/L，抑制 SGLT1 的 IC_{50}＞10000nmol/L，无体内活性报道[119～122]。

2010 年台湾研究人员利用 8 个 SGLT2 抑制剂组成的训练集构建药效团，并进行了虚拟筛选，得到了三个具有一定 SGLT2 抑制活性的非糖苷类抑制剂，如化合物 **11-92**～**11-94**，体外抑制 SGLT2 的 IC_{50} 分别是 3.85μmol/L、5.92μmol/L 和 8.98μmol/L，尽管活性较差，但可作为先导化合物进一步开发[123]。

2011 年 Amgen 公司报道了一类含三氮唑结构的非糖苷类抑制剂，如化合物 **11-95**，体外抑制 SGLT2 和 SGLT1 的 IC_{50} 分别为 9nmol/L 和 9140nmol/L，尽管有较好的体外活性和选择性，但是体内活性较差，仍需进一步研究[124,125]。

另外，研究人员还发现一些天然产物也具有一定的 SGLT2 抑制活性，如化合物 **11-96**～**11-98**，它们都具有较弱的 SGLT2 抑制活性，但是为寻找结构新颖的 SGLT2 抑制剂提供了更广泛的思路[126～128]。

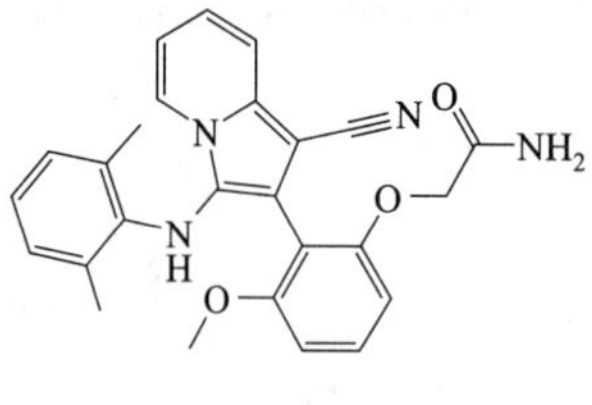

11-88 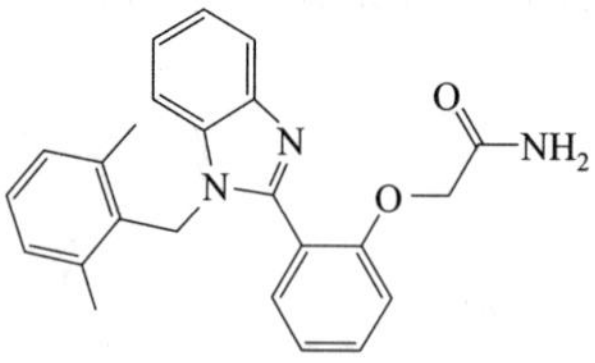   11-89 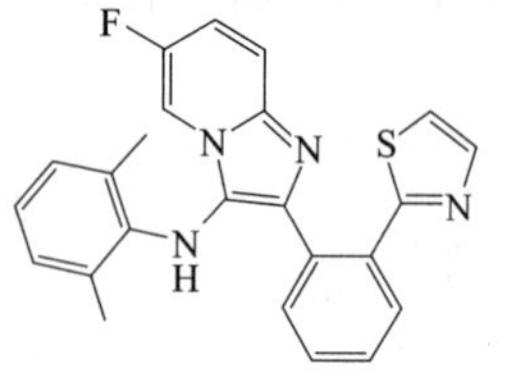   11-90

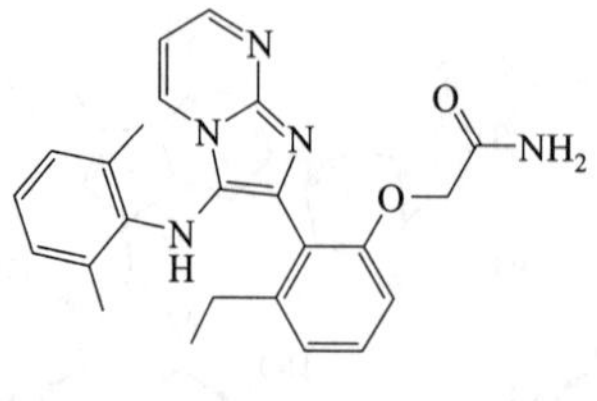

11-91 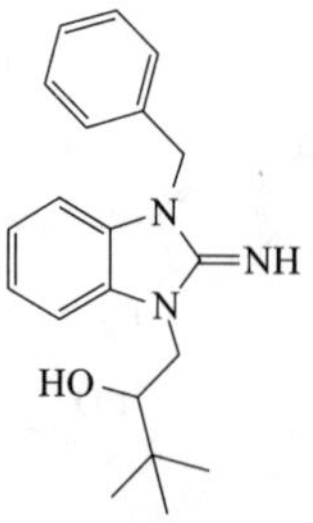   11-92 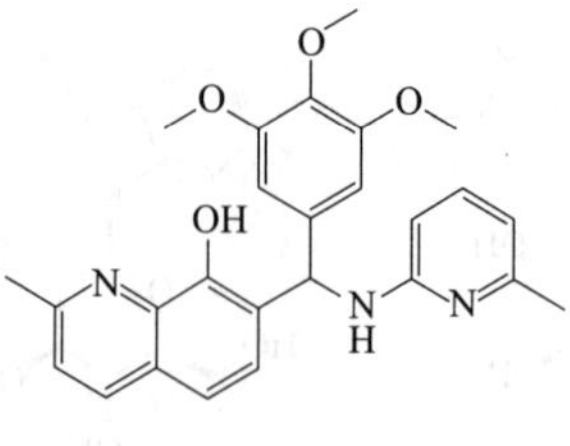   11-93

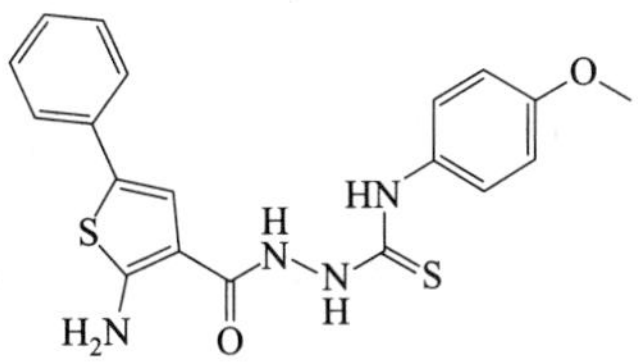

11-94 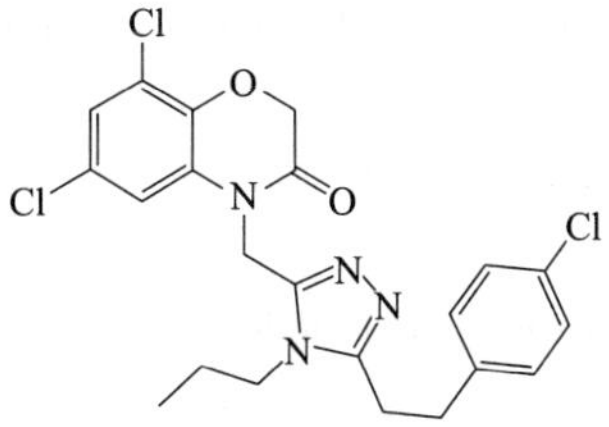   11-95 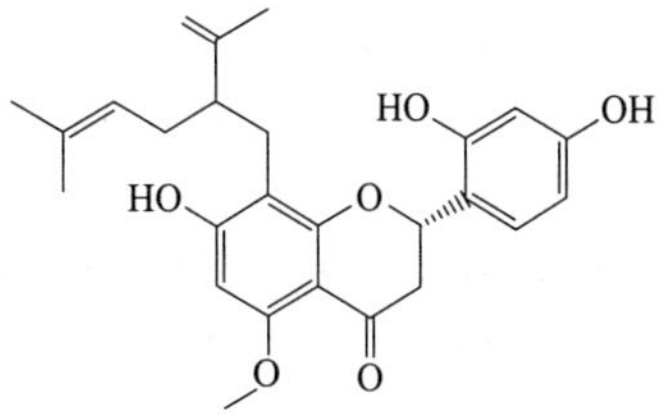   11-96

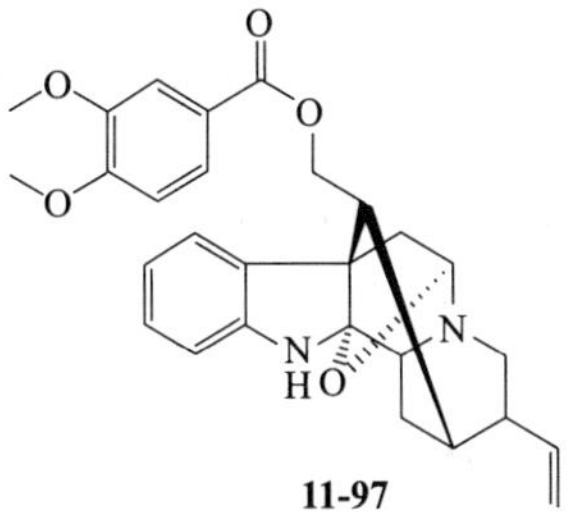

11-97 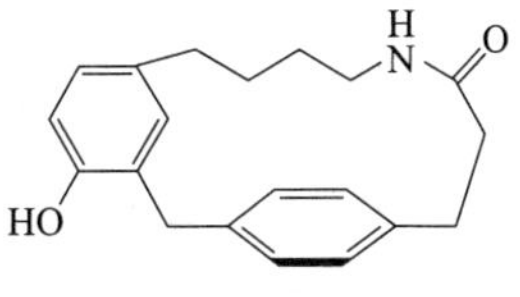   11-98

11.4 结语

SGLT2 抑制剂的研发从天然产物根皮苷的结构改造开始，先后发展了 *O*-糖苷类、*C*-糖苷类、*N*-糖苷类和非糖苷类抑制剂等。其中 *O*-糖苷类抑制剂由于易被葡萄糖苷酶降解，体内清除率较高，生物利用度较低，逐渐被后来开发的 *N*-糖苷类和 *C*-糖苷类所取代。*C*-糖苷由于不被葡萄糖苷酶识别，体内生物利用度较高，成为目前研究最广泛的一类。目前也有公司致力于开发非糖苷类的 SGLT2 抑制剂，希望获得结构简单、合成难度小、稳定性更好的新型 SGLT2 抑制剂。本课题组根据现有的 SGLT2 抑制剂，利用 Discovery Studio2.1 成功构建了具有 SGTL2 选择性的药效团模型，通过虚拟筛选得到了一系列 SGLT2 选择性抑制剂，目前正在进行结构改造希望可以获得结构新颖的非糖苷类 SGLT2 抑制剂[129]。

SGLT2 抑制剂作为一种新型的降血糖药物存在很多的优点：①SGLT2 抑制剂降低血糖的机制是非胰岛素依赖性的，不引起体重增加；②选择性的 SGLT2 抑制剂只能部分抑制肾脏中葡萄糖的重吸收，不产生低血糖副作用；③SGLT2 抑制剂引起的温和利尿作用能引起血容量不足，产生一定降低血压的作用；④SGLT2 抑制剂能够有效控制餐后血糖，具有一定的胰岛 β 细胞保护作用。但是 SGLT2 抑制剂存在的潜在的副作用也值得关注：①尿液中葡萄糖浓度增加引起尿道和生殖器官感染的概率增大；②甲状旁腺激素（PTH）和血浆中磷酸盐小幅度增加等[130]。随着 Canagliflozin 和 Dapagliflozin 的上市，SGLT2 抑制剂有望成为治疗糖尿病的重要药物。

参 考 文 献

[1] Whiting D R，Guariguata L，Weil C，et al. IDF diabetes atlas：global estimates of the prevalence of diabetes for 2011 and 2030 [J]. Diabetes Res Clin Pr，2011，94 (3)：311-321.

[2] Inzucchi S E. Oral antihyperglycemic therapy for type 2 diabetes [J]. J Am Med Assoc，2002，287 (3)：360-372.

[3] Buse J B，Henry R R，Han J，et al. Effects of exenatide（exendin-4）on glycemic control over 30 weeks in sulfonylurea-treated patients with type 2 diabetes [J]. Diabetes care，2004，27 (11)：2628-2635.

[4] Gerich J. Role of the kidney in normal glucose homeostasis and in the hyperglycaemia of diabetes mellitus: therapeutic implications [J]. Diabetic Med, 2010, 27 (2): 136-142.

[5] Mather A , Pollock C. Glucose handling by the kidney [J]. Kidney Int, 2011, 79 (suppl 120): S1-S6.

[6] Brown G. Glucose transporters: structure, function and consequences of deficiency [J]. J Inherit Metab Dis, 2000, 23 (3): 237-246.

[7] Marsenic O. Glucose control by the kidney: an emerging target in diabetes [J]. Am J Kidney Dis, 2009, 53 (5): 875-883.

[8] Wright E M , Turk E. The sodium/glucose cotransport family SLC5 [J]. Pflügers Archiv, 2004, 447 (5): 510-518.

[9] Wright E M. Renal Na^+-glucose cotransporters [J]. Am J Physiol-Renal, 2001, 280 (1): F10-F18.

[10] Wood I S , Trayhurn P. Glucose transporters (GLUT and SGLT): expanded families of sugar transport proteins [J]. Brit J Nutr, 2003, 89 (1): 3-9.

[11] Takata K. Glucose transporters in the transepithelial transport of glucose [J]. J Electron Microsc, 1996, 45 (4): 275-284.

[12] Rahmoune H, Thompson P W, Ward J M, et al. Glucose transporters in human renal proximal tubular cells isolated from the urine of patients with non-insulin-dependent diabetes [J]. Diabetes, 2005, 54 (12): 3427-3434.

[13] Kanai Y, Lee W-S, You G, et al. The human kidney low affinity Na^+/glucose cotransporter SGLT2. Delineation of the major renal reabsorptive mechanism for D-glucose [J]. J Clin Invest, 1994, 93 (1): 397-404.

[14] Turk E, Kerner C J, Lostao M P, et al. Membrane topology of the human Na/glucose cotransporter SGLT1 [J]. J Biol Chem, 1996, 271 (4): 1925-1934.

[15] Hediger M A , Rhoads D B. Molecular physiology of sodium-glucose cotransporters [J]. Physiol Rev, 1994, 74 (4): 993-1026.

[16] Zhou L, Cryan E V, D'Andrea M R, et al. Human cardiomyocytes express high level of $Na+$/glucose cotransporter 1 (SGLT1) [J]. J Cell Biochem, 2003, 90 (2): 339-346.

[17] Bailey C J. Renal glucose reabsorption inhibitors to treat diabetes [J]. Trends Pharmacol Sci, 2011, 32 (2): 63-71.

[18] Turk E , Wright E. Membrane topology motifs in the SGLT cotransporter family [J]. J Membrane Biol, 1997, 159 (1): 1-20.

[19] Farber S J, Berger E Y, Earle D P. Effect of diabetes and insulin on the maximum capacity of the renal tubules to reabsorb glucose [J]. J Clin Invest, 1951, 30 (2): 125-129.

[20] Bakris G L, Fonseca V A, Sharma K, et al. Renal sodium-glucose transport: role in diabetes mellitus and potential clinical implications [J]. Kidney Int, 2009, 75 (12): 1272-1277.

[21] Ehrenkranz J R, Lewis N G, Ronald Kahn C, et al. Phlorizin: a review [J]. Diabetes/metabolism research and reviews, 2005, 21 (1): 31-38.

[22] Rossetti L, Smith D, Shulman G, et al. Correction of hyperglycemia with phlorizin normalizes tissue sensitivity to insulin in diabetic rats [J]. J Clin Invest, 1987, 79 (5): 1510-1515.

[23] Takii H, MATsUMoTo K, Kometani T, et al. Lowering effect of phenolic glycosides on the rise in postprandial glucose in mice [J]. Biosci Biotech Bioch, 1997, 61 (9): 1531-1535.

[24] Tsujihara K, Hongu M, Saito K, et al. Na^+-glucose cotransporter (SGLT) inhibitors as antidiabetic agents. 4. Synthesis and pharmacological properties of 4′-dehydroxyphlorizin derivatives substituted on the B ring [J]. J Med Chem, 1999, 42 (26): 5311-5324.

[25] Oku A，Ueta K，Arakawa K，et al. T-1095，an inhibitor of renal Na$^+$-glucose cotransporters，may provide a novel approach to treating diabetes [J]. Diabetes，1999，48（9）：1794-1800.

[26] Hussey E K，Dobbins R L，Stoltz R R，et al. Multiple-Dose Pharmacokinetics and Pharmacodynamics of Sergliflozin Etabonate，a Novel Inhibitor of Glucose Reabsorption，in Healthy Overweight and Obese Subjects：A Randomized Double-Blind Study [J]. J Clin Pharmacol，2010，50（6）：636-646.

[27] Fujikura H，Fushimi N，Isaji M，et al. Glucopyranosyloxybenzyl benzene derivatives，medicinal compositions containing the same and intermediates in the production thereof：JP，WO2002044192A1 [P]. 2002-6-6，[2013-08-20].

[28] Fushimi N，Isaji M，Ito F. Glucopyrano syloxybenzyl benzene derivative，medicinal composition containing the same，medicinal use thereof，and intermediate for production thereof：JP，WO2003011880A1 [P]. 2003-1-13，[2013-08-20].

[29] Washburn W N. *O*-glucosylated benzamide SGLT2 inhibitors and method：US，WO2001074835A1 [P]. 2001-10-11，[2013-08-20].

[30] Abe M，Honda T，Izumi M，et al. Benzyl phenyl glucopyranoside derivative：JP，WO2008016132A1 [P]. 2008-02-7，[2013-08-20].

[31] Asanuma H，Kakinuma H，Sato M. Process for selective production of aryl 5-thio-β-d- aldohexopyranosides：JP，WO2004014930A1 [P]. 2004-02-19，[2013-08-20].

[32] Japaneses. SGLT2 inhibitors：JP，JP2009107948 [P]. 2009-05-12，[2013-08-20].

[33] Matsuoka H，Nishimoto M，Sato T，et al. Novel cyclohexane derivative，prodrug thereof and salt thereof，and therapeutic agent containing the same for diabetes：JP，WO2006011469A1 [P]. 2006-02-02，[2013-08-20].

[34] Chen Y，Dong J，Du J，et al. Benzylphenyl cyclohexane derivatives and methods of use：US，WO2009076550A1 [P]. 2008-1-18，[2013-8-20].

[35] Kees K L，Fitzgerald J J，Steiner K E，et al. New potent antihyperglycemic agents in db/db mice：synthesis and structure-activity relationship studies of（4-substituted benzyl）（trifluoromethyl）pyrazoles and-pyrazolones [J]. J Med Chem，1996，39（20）：3920-3928.

[36] Ohsumi K，Matsueda H，Hatanaka T，et al. Pyrazole-O-glucosides as novel Na$^+$-glucose cotransporter（SGLT）inhibitors [J]. Bioorg Med Chem Lett，2003，13（14）：2269-2272.

[37] Fujikura H，Fushimi N，Isaji M，et al. Glucopyranosyloxypyrazole derivatives and use thereof in medicines：JP，WO2002053573A1 [P]. 2002-7-11，[2013-08-20].

[38] Washburn W N. *O*-pyrazole glucoside SGLT2 inhibitors and method of use：US，WO2003020737A1 [P]. 2003-3-13，[2013-08-20].

[39] Barsoumian E L，Eickelmann P，Himmelsbach F，et al. Glucopyranosyloxy-pyrazoles，drugs containing said compounds the use and production method thereof：GE，WO2005021566A2 [P]. 2005-03-10，[2013-08-20].

[40] Barsoumian E L，Dugi K，Eickelmann P，et al. Methods for preventing and treating metabolic disorders and new pyrazole-o-glycoside derivatives：GE，WO2007014895A2 [P]. 2007-02-08，[2013-08-20].

[41] Fujimori Y，Katsuno K，Nakashima I，et al. Remogliflozin etabonate，in a novel category of selective low-affinity sodium glucose cotransporter（SGLT2）inhibitors，exhibits antidiabetic efficacy in rodent models [J]. J Pharmacol Exp Ther，2008，327（1）：268-276.

[42] Dobbins R，O' Connor-Semmes R，Kapur A，et al. Remogliflozin etabonate，a selective inhibitor of the sodium-dependent transporter 2 reduces serum glucose in type 2 diabetes mellitus patients [J]. Diabetes Obes Metab，2012，14（1）：15-22.

[43] Washburn W N. Evolution of sodium glucose co-transporter 2 inhibitors as anti-diabetic agents [J]. Expert Opin Ther Pat, 2009, 19 (11): 1485-1499.

[44] Fujikura H, Fushimi N, Isaji M, et al. Nitrogenous heterocyclic derivative, medicinal composition containing the same, medicinal use thereof, and intermediate therefor: JP, WO2003000712A1 [P]. 2003-01-03, [2013-08-20].

[45] Fujikura H, Isaji M, Katsuno K, et al. Nitrogen-containing heterocyclic derivatives, medicinal compositions containing the same and medicinal use thereof: JP, WO2004058790A1 [P]. 2004-07-15, [2013-08-20].

[46] Eikyu Y, Furukawa T, Kodama H, et al. Monosaccharide compounds: JP, WO2004099230A1 [P]. 2004-11-18, [2013-08-20].

[47] Patel M, Rybczynski P, Urbanski M, et al. Substituted indazole-O-glucosides: US, WO2005011592A2 [P]. 2005-02-10, [2013-08-20].

[48] Urbanski M. Substituted benzimidazole-, benztriazole-, and benzimidazolone-o-glucosides: US, WO2005012242A2 [P]. 2005-02-10, [2013-08-20].

[49] Beavers M P, Patel M, Urbanski M, et al. Substituted indole-o-glucosides: US, WO2005012243A2 [P]. 2005-02-10, [2013-08-20].

[50] Amada H, Asanuma H, Kakinuma H, et al. Method for selective preparation of heteroaryl 5-thio-β-d-aldohexopyranoside: JP, WO2004089966A1 [P]. 2004-10-21, [2013-08-20].

[51] Amada H, Asanuma H, Kakinuma H, et al. Heteroaryl 5-thio-β-D-glucopyranoside derivatives and remedies for diabetes containing the same: JP, WO2004089967A1 [P]. 2004-10-21, [2013-08-20].

[52] Frick W, Glombik H, Kramer W, et al. Novel fluoroglycoside heterocyclic derivatives, pharmaceutical products containing said compounds and the use thereof: UK, WO2004052903A1 [P]. 2004-06-24, [2013-08-20].

[53] Kissner T, Heinrichs M, Krupp E. Use of compounds with SGLT-1/SGLT-2 inhibitor activity for producing medicaments for treatment of bone diseases: UK, WO2011039338A2 [P]. 2011-04-07, [2013-08-20].

[54] Hiroshi T Y K, Atsushi N, et al. C -Glycosides and preparation of thereof as antidiabetic agents: JP, US20010041674 [P]. 2001-11-15, [2013-08-20].

[55] Ellsworth B, Meng W, Sher P M, et al. C-aryl glucoside sglt2 inhibitors: US, WO2001027128A1 [P]. 2001-04-19, [2013-08-20].

[56] Meng W, Ellsworth B A, Nirschl A A, et al. Discovery of Dapagliflozin : A Potent , Selective Renal Sodium-Dependent Glucose Cotransporter 2 (SGLT2) Inhibitor for the Treatment of Type 2 Diabetes [J]. J Med Chem, 2008, 55 (1): 1145-1149.

[57] Komoroski B, Vachharajani N, Boulton D, et al. Dapagliflozin, a novel SGLT2 inhibitor, induces dose-dependent glucosuria in healthy subjects [J]. Clin Pharmacol Ther, 2009, 85 (5): 520-526.

[58] Komoroski B, Vachharajani N, Feng Y, et al. Dapagliflozin, a novel, selective SGLT2 inhibitor, improved glycemic control over 2 weeks in patients with type 2 diabetes mellitus [J]. Clin Pharmacol Ther, 2009, 85 (5): 513-519.

[59] Wilding J P, Norwood P, Tjoen C, et al. A Study of Dapagliflozin in Patients With Type 2 Diabetes Receiving High Doses of Insulin Plus Insulin Sensitizers Applicability of a novel insulin-independent treatment [J]. Diabetes care, 2009, 32 (9): 1656-1662.

[60] List J F, Woo V, Morales E, et al. Sodium-glucose cotransport inhibition with dapagliflozin in type 2 diabetes [J]. Diabetes care, 2009, 32 (4): 650-657.

[61] Bailey C J, Gross J L, Pieters A, et al. Effect of dapagliflozin in patients with type 2 diabetes who

have inadequate glycaemic control with metformin: a randomised, double-blind, placebo-controlled trial [J]. Lancet, 2010, 375 (9733): 2223-2233.

[62] Ferrannini E, Ramos S J, Salsali A, et al. Dapagliflozin Monotherapy in Type 2 Diabetic Patients With Inadequate Glycemic Control by Diet and Exercise A randomized, double-blind, placebo-controlled, phase 3 trial [J]. Diabetes Care, 2010, 33 (10): 2217-2224.

[63] Ikegai K, Imamura M, Kitta K, et al. Azulene derivatives and salts thereof: JP, WO2004013118A1 [P]. 2004-02-12, [2013-08-20].

[64] Ikegai K, Imamura M, Iwasaki F, et al. C-glycoside derivatives and salts thereof: JP, WO2004080990A1 [P]. 2004-09-23, [2013-08-20].

[65] Yokono M, Tahara A, Kurosaki E, et al. Pharmacological Characterization of YM543, a Newly Synthesized, Orally Active SGLT2 Selective Inhibitor [J]. Endocr Res, 2013, 38 (3): 168-183.

[66] Ikegai K, Imamura M, Suzuki T, et al. Synthesis and biological evaluation of C-glucosides with azulene rings as selective SGLT2 inhibitors for the treatment of type 2 diabetes mellitus: discovery of YM543 [J]. Bioorg Med Chem, 2013, 21 (13): 3934-3948.

[67] Imamura M, Nakanishi K, Suzuki T, et al. Discovery of Ipragliflozin (ASP1941): A novel C-glucoside with benzothiophene structure as a potent and selective sodium glucose co-transporter 2 (SGLT2) inhibitor for the treatment of type 2 diabetes mellitus [J]. Bioorgan Med Chem, 2012, 20 (10): 3263-3279.

[68] Schwartz S L, Akinlade B, Klasen S, et al. Safety, pharmacokinetic, and pharmacodynamic profiles of ipragliflozin (ASP1941), a novel and selective inhibitor of sodium-dependent glucose co-transporter 2, in patients with type 2 diabetes mellitus [J]. Diabetes Technol Ther, 2011, 13 (12): 1219-1227.

[69] Zhang W, Krauwinkel W J, Keirns J, et al. The Effect of Moderate Hepatic Impairment on the Pharmacokinetics of Ipragliflozin, a Novel Sodium Glucose Co-Transporter 2 (SGLT2) Inhibitor [J]. Clin Drug Invest, 2013, 33 (7): 489-496.

[70] Kawanishi E, Nomura S, Ueta K. Novel compounds having inhibitory activity against sodium-dependant transporter: JP, WO2005012326A1 [P]. 2005-02-10, [2013-08-20].

[71] Nomura S, Sakamaki S, Hongu M, et al. Discovery of canagliflozin, a novel C-glucoside with thiophene ring, as sodium-dependent glucose cotransporter 2 inhibitor for the treatment of type 2 diabetes mellitus [J]. J Med Chem, 2010, 53 (17): 6355-6360.

[72] Devineni D, Morrow L, Hompesch M, et al. Canagliflozin improves glycaemic control over 28 days in subjects with type 2 diabetes not optimally controlled on insulin [J]. Diabetes Obes Metab, 2012, 14 (6): 539-545.

[73] Nicolle L, Capuano G, Ways K, et al. Effect of canagliflozin, a sodium glucose co-transporter 2 (SGLT2) inhibitor, on bacteriuria and urinary tract infection in subjects with type 2 diabetes enrolled in a 12-week, phase 2 study [J]. Curr Med Res Opin, 2012, 28 (7): 1167-1171.

[74] Yale J F, Bakris G, Cariou B, et al. Efficacy and safety of canagliflozin in subjects with type 2 diabetes and chronic kidney disease [J]. Diabetes Obes Metab, 2013, 15 (5): 463-473.

[75] Barsoumian E L, Eckhardt M, Eickelmann P, et al. Glucopyranosyl-substituted benzol derivatives, drugs containing said compounds, the use thereof and method for the production thereof: GE, WO2005092877A1 [P]. 2005-10-06, [2013-08-20].

[76] Barsoumian E L, Eckhardt M, Eickelmann P, et al. Glucopyranosyl-substituted benzene derivatives, medicaments containing such compounds, their use and process for their manufacture: GE, WO2006064033A2 [P]. 2006-06-22, [2013-08-20].

[77] Eckhardt M, Eickelmann P, Himmelsbach F, et al. Glucopyranosyl-substituted benzyl-benzene de-

rivatives，medicaments containing such compounds，their use and process for their manufacture：GE，WO2007000445A1 [P]. 2007-01-04，[2013-08-20].

[78] Eckhardt M，Eickelmann P，Himmelsbach F，et al. Glucopyranosyl-substituted benzonitrile derivatives，pharmaceutical compositions containing such compounds，their use and process for their manufacture：GE，WO2007128749A1 [P]. 2007-11-15，[2013-08-20].

[79] Eckhardt M，Eickelmann P，Himmelsbach F. Glucopyranosyl-substituted cyclopropylbenzene derivatives，pharmaceutical compositions containing such compounds，their use as sglt inhibitors and process for their manufacture：GE，WO2008020011A1 [P]. 2008-02-21，[2013-08-20].

[80] Grempler R，Thomas L，Eckhardt M，et al. Empagliflozin，a novel selective sodium glucose cotransporter-2 (SGLT-2) inhibitor：characterisation and comparison with other SGLT-2 inhibitors [J]. Diabetes Obes Metab，2012，14 (1)：83-90.

[81] Heise T，Seman L，Macha S，et al. Safety，Tolerability，Pharmacokinetics，and Pharmacodynamics of Multiple Rising Doses of Empagliflozin in Patients with Type 2 Diabetes Mellitus [J]. Diabetes Ther，2013，1-15.

[82] Amada H，Hashimoto Y，Iwata Y，et al. C-phenyl glycitol compound for the treatment of diabetes：JP，WO2007136116A2 [P]. 2007-11-29，[2013-08-20].

[83] Chen Y，Feng Y，Xu B，et al. Benzylic glycoside derivatives and methods of use：US，WO2008122014A1 [P]. 2008-10-09，[2013-08-20].

[84] Xu B，Feng Y，Lv B et al. Ortho-Substituted C-aryl glucosides as highly potent and selective renal sodium-dependent glucose co-transporter 2 (SGLT2) inhibitors [J]. Bioorgan Med Chem，2010，18 (12)：4422-4432.

[85] Kang S Y，Kim M J，Lee J S，et al. Glucosides with cyclic diarylpolynoid as novel C-aryl glucoside SGLT2 inhibitors [J]. Bioorg Med Chem Lett，2011，21 (12)：3759-3763.

[86] Kim M J，Lee S H，Park S O，et al. Novel macrocyclic C-aryl glucoside SGLT2 inhibitors as potential antidiabetic agents [J]. Bioorgan Med Chem，2011，19 (18)：5468-5479.

[87] Rybczynski P，Urbanski M，Zhang X. Substituted fused heterocyclic c-glycosides：US，WO2005012318A2 [P]. 2005-02-10，[2013-08-20].

[88] Bebernitz G R，Bhosale S B，Bhuniya D，et al. Fused heterocyclic c-glycosides for the treatment of diabetes：CH，WO2010128152A1 [P]. 2010-11-11，[2013-08-20].

[89] Ellsworth B A，Meng W，Patel M，et al. Aglycone exploration of C-arylglucoside inhibitors of renal sodium-dependent glucose transporter SGLT2 [J]. Bioorg Med Chem Lett，2008，18 (17)：4770-4773.

[90] Li L-T，Zhou L-F，Li Y-J，et al. Facile Synthesis of 1，2，3-Triazole Analogues of SGLT2 Inhibitors by "Click Chemistry" [J]. Bioorg Med Chem Lett，2011，22 (1)：642-644.

[91] Parthasaradhi R B，Rathnakar R K，Manohar S V，et al. Tetrazole glycosides：WO，WO2010018438A2 [P]. 2010-02-18，[2013-08-20].

[92] Lee J，Kim J Y，Choi J，et al. Pyrimidinylmethylphenyl glucoside as novel C-aryl glucoside SGLT2 inhibitors [J]. Bioorg Med Chem Lett，2010，20 (23)：7046-7049.

[93] Lee S H，Song K-S，Kim J Y，et al. Novel thiophenyl C-aryl glucoside SGLT2 inhibitors as potential antidiabetic agents：1，3，4-Thiadiazolylmethylphenyl glucoside congeners [J]. Bioorgan Med Chem，2011，18 (6)：2178-2194.

[94] Kang S Y，Song K-s，Lee J，et al. Synthesis of pyridazine and thiazole analogs as SGLT2 inhibitors [J]. Bioorg Med Chem，2010，18 (16)：6069-6079.

[95] Kobayashi T，Sato T，Nishimoto M. Spiroketal derivative and use thereof as diabetic medicine：JP，

WO2006080421A1〔P〕. 2006-08-03，〔2013-08-20〕.

〔96〕 Ohtake Y，Sato T，Kobayashi T，et al. Discovery of tofogliflozin，a novel *C*-arylglucoside with an *O*-spiroketal ring system，as a highly selective sodium glucose cotransporter 2（SGLT2）inhibitor for the treatment of type 2 diabetes〔J〕. J Med Chem，2012，55（17）：7828-7840.

〔97〕 Suzuki M，Honda K，Fukazawa M，et al. Tofogliflozin，a potent and highly specific sodium/glucose cotransporter 2 inhibitor，improves glycemic control in diabetic rats and mice〔J〕. J Pharmacol Exp Ther，2012，341（3）：692-701.

〔98〕 Nagata T，Fukuzawa T，Takeda M，et al. Tofogliflozin，a novel sodium-glucose co-transporter 2 inhibitor，improves renal and pancreatic function in db/db mice〔J〕. Brit J Pharmacol，2013，1-36.

〔99〕 Ahn K H，Honda K，Kawai T，et al. Substituted spiroketal derivative and use thereof as drug for treating diabetes：JP，WO2008013280A1〔P〕. 2008-01-31，〔2013-08-20〕.

〔100〕 Emura T，Kobayashi T，Nishimoto M，et al. Fused ring spiroketal derivative and use thereof as drug for treating diabetes：JP，WO2008013277A1〔P〕. 2008-01-31，〔2013-08-20〕.

〔101〕 Chen Y，Dong J，Feng Y，et al. Glucose transport inhibitors and methods of use：US，WO2007140191A2〔P〕. 2007-12-06，〔2013-08-20〕.

〔102〕 Hashimoto Y，Hirano H，Kakinuma H，et al. 1-thio-D-glucitol derivatives：JP，WO2006073197A1〔P〕. 2006-07-13，〔2013-08-20〕.

〔103〕 Kakinuma H，Oi T，Hashimoto-Tsuchiya Y，et al.（1S）-1，5-anhydro-1-〔5-（4-ethoxybenzyl）-2-methoxy-4-methylphenyl〕-1-thio-D-glucitol（TS-071）is a potent，selective sodium-dependent glucose cotransporter 2（SGLT2）inhibitor for type 2 diabetes treatment〔J〕. J Med Chem，2010，53（8）：3247-3261.

〔104〕 Goodwin N，Harrison B A，Kimball S D，et al. Phlorizin analogs as inhibitors of sodium glucose cotransporter 2：US，WO2008109591A1〔P〕. 2008-09-12，〔2013-08-20〕.

〔105〕 Hongu M ，Nomura S. Novel SGLT inhibitors：JP，WO2008013321A1〔P〕. 2008-01-31，〔2013-08-20〕.

〔106〕 Powell D R，Smith M，Greer J，et al. LX4211 Increases Serum GLP-1 and PYY Levels by Reducing SGLT-1-mediated Absorption of Intestinal Glucose〔J〕. J Pharmacol Exp Ther，2013，346（3）：1-33.

〔107〕 Freiman J，Ye G-l，Ogbaa I，et al. LX4211，a dual SGLT1/SGLT2 inhibitor，shows a favorable gastrointestinal and genitourinary safety profile in type 2 diabetes mellitus（T2DM）patients and healthy subjects. in 72nd Annual Meeting of the American Diabetes Association. 2012. Philadelphia.

〔108〕 Zambrowicz B，Freiman J，Brown P，et al. LX4211，a dual SGLT1/SGLT2 inhibitor，improved glycemic control in patients with type 2 diabetes in a randomized，placebo-controlled trial〔J〕. Clin Pharmacol Ther，2012，92（2）：158-169.

〔109〕 Mascitti V，Maurer T S，Robinson R P，et al. Discovery of a Clinical Candidate from the Structurally Unique Dioxa-bicyclo〔3.2.1〕octane Class of Sodium-Dependent Glucose Cotransporter 2 Inhibitors〔J〕. J Med Chem，2011，54（8）：2952-2960.

〔110〕 Miao Z，Nucci G，Amin N，et al. Pharmacokinetics，Metabolism，and Excretion of the Antidiabetic Agent Ertugliflozin（PF-04971729）in Healthy Male Subjects〔J〕. Drug Metab Dispos，2013，41（2）：445-456.

〔111〕 Elvert R，Frick W，Glombik H，et al. Novel aromatic fluoroglycoside derivatives，pharmaceuticals comprising said compounds，and the use thereof：FR，WO2009100936A2〔P〕. 2009-08-20，〔2013-08-20〕.

〔112〕 Bebernitz G R，Bock M G，Bhuniya D，et al. Glycoside derivative and uses thereof：CH，

WO2011048148A2 [P]. 2011-04-28, [2013-08-20].

[113] Bhuniya D, Kurhade S E, Palle P V, et al. Glycoside derivatives and uses thereof: CH, WO2010031813A1 [P]. 2010-03-25, [2013-08-20].

[114] Palle P V, Bhuniya D, Reddy D S, et al. Glucoside derivatives and uses thereof as SGLTinhibitors: CH, WO2010031820A1 [P]. 2010-03-28, [2013-08-20].

[115] Nomura S, Sakamoto T, Ueta K. Novel compounds: JP, WO2005012321A1 [P]. 2005-01-10, [2013-08-20].

[116] Nomura S , Yamamoto Y. Indole derivatives: JP, WO2006080577A1 [P]. 2006-08-03, [2013-08-20].

[117] Kikuchi N , Teranishi H. 1- (β -d-glycopyranosyl) -3-substituted nitrogenous heterocyclic compound, medicinal composition containing the same, and medicinal use thereof: JP, WO2006035796A1 [P]. 2006-04-06, [2013-08-20].

[118] Yao C, Song J, Chen C, et al. Discovery of Novel N-β- D -Xylosylindole Derivatives as Sodium-Dependent Glucose Cotransporter 2 (SGLT2) Inhibitors for the Management of Hyperglycemia in Diabetes [J]. J Med Chem, 2011, 54 (1): 166-178.

[119] Beier N, Burgdorf L T, Gericke R, et al. Indolizine derivatives and their use as antidiabetics: GE, WO2008071288A1 [P]. 2008-06-19, [2013-08-20].

[120] Burgdorf L T, Cezanne B, Klein M, et al. Benzimidazole derivatives: GE, WO2008101586A1 [P]. 2008-08-28, [2013-08-20].

[121] Beier N, Cezanne B, Gericke R, et al. 3-amino-imidazo [1, 2-a] pyridine derivatives having an SGLT1 and SGLT2 inhibiting action, for treating type 1 and type 2 diabetes: GE, WO2008046497A1 [P]. 2008-04-24, [2013-08-20].

[122] Beier N, Klein M, Mederski W, et al. Imidazo [1, 2-a] pyrimidine derivatives for treating diseases such as diabetes: GE, WO2009049731A1 [P]. 2009-04-23, [2013-08-20].

[123] Wu J-s, Peng Y-h, Wu J-m, et al. Discovery of Non-Glycoside Sodium-Dependent Glucose Co-Transporter 2 (SGLT2) Inhibitors by Ligand-Based Virtual Screening [J]. J Med Chem, 2010, 53 (24): 0-4.

[124] Du X, Lizarzaburu M, Turcotte S, et al. Optimization of Triazoles as Novel and Potent Non-Phlorizin SGLT2 Inhibitors [J]. Bioorg Med Chem Lett, 2011, 21 (12): 10-16.

[125] Li A-r, Zhang J, Greenberg J, et al. Discovery of Non-Glucoside SGLT2 Inhibitors [J]. Bioorg Med Chem Lett, 2011, 21 (8): 2472-2475.

[126] Sato S, Takeo J, Aoyama C, et al. Na $^+$-Glucose cotransporter (SGLT) inhibitory flavonoids from the roots of Sophora flavescens [J]. Bioorgan Med Chem, 2007, 15 (10): 3445-3449.

[127] Arai H, Hirasawa Y, Rahman A, et al. Alstiphyllanines E-H, picraline and ajmaline-type alkaloids from Alstonia macrophylla inhibiting sodium glucose cotransporter [J]. Bioorg Med Chem Lett, 2010, 18 (6): 2152-2158.

[128] Morita H, Deguchi J, Motegi Y, et al. Cyclic diarylheptanoids as Na$^+$-glucose cotransporter (SGLT) inhibitors from Acer nikoense [J]. Bioorg Med Chem Lett, 2010, 20 (3): 1070-1074.

[129] Tang C, Zhu X, Huang D, et al. A specific pharmacophore model of sodium-dependent glucose cotransporter 2 (SGLT2) inhibitors [J]. J Mol Model, 2012, 18 (6): 2795-2804.

[130] Ferrannini E , Solini A. SGLT2 inhibition in diabetes mellitus: rationale and clinical prospects [J]. Nat Rev Endocrinol, 2012, 8 (8): 495-502.

12 GPR40 和 GPR120 调控剂的研究进展

Progress in GPR40 and GPR120 Modulators

雷显涛　温小安　孙宏斌❶

12.1　引言

糖尿病是一种糖代谢异常的代谢性疾病，一直以来严重威胁着人类的生命健康。90%～95% 的糖尿病患者属于 Ⅱ 型糖尿病。高血糖、胰岛素分泌受损和胰岛素抵抗是 Ⅱ 型糖尿病的三个特征。持续的不受控制的高血糖会显著增加大血管和微血管并发症的风险，例如动脉粥样硬化、糖尿病肾病、糖尿病视网膜病变、糖尿病性心脏病和糖尿病神经病变等[1,2]。

G 蛋白偶联受体（G protein-coupled receptors，GPCR），又称七跨膜蛋白受体（The seven-transmembrane receptors，7TMR），是一类广泛存在的细胞膜表面受体。GPCR 是一类非常重要的信号分子受体，迄今已报道了近 2000 种不同的 GPCR，是体内最大的蛋白质超家族。GPCR 的结构较为保守，其肽链由 N 末端、7 个跨膜 α 螺旋、C 末端、3 个胞外环及 3～4 个胞内环组成。N 端位于胞外，C 端位于胞内，7 个跨膜的 α 螺旋反复穿过细胞膜

❶ 通讯作者，孙宏斌，中国药科大学新药研究中心（江苏南京，210009），教授，博士生导师。研究方向：抗代谢性疾病药物。电话：025-83271198，E-mail：hbsun2000@yahoo.com。

的脂双层。GPCR 与配体结合后,构象发生变化,引起下游第二信使 cAMP 和 IP_3 等的水平发生变化,进而调节机体的生理活动。GPCR 能被多种物质调节,其配体包括生物胺、激素、多肽、蛋白质、生长因子、脂质、核酸、气味分子、味觉分子、质子、钙离子和光等[3]。GPCR 能调节多种生理活动,具有广泛的生理功能,因此,GPCR 的调节剂被广泛用作治疗药物,目前大约 40% 的临床治疗药物是以 GPCR 为靶点[4]。

GPR40 和 GPR120 是以游离脂肪酸 (free fat acid, FFA) 为内源性配体的 GPCR。其中 GPR40 可以被碳链长度为 C8～C22 的饱和及不饱和 FFA 激活,GPR120 的内源性配体为碳链长度为 C14～C18 的饱和 FFA 和 C16～C22 的不饱和 FFA。GPR40 可以增强葡萄糖刺激的胰岛素分泌,并具有血糖依赖性,其激动剂用作 II 型糖尿病的治疗药物正处于临床研究阶段。GPR120 可以介导 GLP-1 和 CCK 的释放,激活 GPR120 可以发挥抗炎效应,增加胰岛素敏感性,同时增加脂肪细胞对葡萄糖的摄入。GPR120 功能缺失会导致肥胖。因此,GPR120 是糖尿病和肥胖等相关疾病的潜在治疗靶点[5]。GPR40 和 GPR120 调节剂的研究不仅可以作为工具分子进行生物学研究,而且可能作为相关疾病的候选药物进入临床研究。

12.2 GPR40、GPR120 的生理功能

12.2.1 FFA 简介

FFA 又称非酯化脂肪酸,不仅是机体重要的能量来源,而且可以作为信号分子参与各种生命活动。根据碳链长度的不同可将 FFA 分为短链脂肪酸 (其碳链上的碳原子数小于 6)、中链脂肪酸 (其碳链上碳原子数为 6～12 的脂肪酸) 和长链脂肪酸 (其碳链上碳原子数大于 12)。根据其不饱和度,FFA 可以分为饱和脂肪酸、单不饱和脂肪酸及多不饱和脂肪酸。对于多不饱和脂肪酸,根据其第一个双键 (相对于末端甲基) 的位置不同,可分为 ω-3 FFA、ω-6 FFA 和 ω-9 FFA 等。人和动物可以利用自身的脂肪酸合成酶系以乙酰 CoA 为原料,从头合成饱和及单不饱和脂肪酸。但由于缺乏 Δ-9 以上的去饱和酶,因此高等动物不能从头合成 ω-3 FFA 及 ω-6 FFA 等。这些必需脂肪酸需要从食物摄取,但人体可以利用 ω-3 系的亚麻酸和 ω-6 系的亚油酸合成 ω-3 系和 ω-6 系的其他脂肪酸 (图 12-1)。FFA 在体内可以衍生化为多种重要的生理活性物质,影响和调节生命活动。以多不饱和脂肪酸为例,ω-6 FFA 在体内可以转化为花生四烯酸,花生四烯酸经过环氧合酶、5-脂氧合酶和 CYP-450 单氧化酶的作用可以转为前列腺素 E_2、前列腺环素、血栓烷素 A_2 和白细胞三烯等[6]。

12.2.2 GPR40 的结构、分布、生理功能和分子机制

FFA 不仅可以代谢成生物活性物质间接参与并调节生命活动,而且可以直接与细胞表面的受体结合,引起第二信使水平的变化直接调节生命活动。

GPR40,又称 FFAR1,是一类以 FFA 为内源性配体的细胞膜表面受体。2003 年,Yasuaki[7]、Briscoe[8] 和 Björn Olde[9] 分别报道了 GPR40 可以被中、长链游离脂肪酸激活。hGPR40 基因定位于人染色体 19q13.1 区带。hGPR40 由 300 个氨基酸组成,分子质量为 31326kDa[10]。其肽链由 N 末端、7 个跨膜 α 螺旋、C 末端、3 个亲水性的胞外环及 3～4 个亲水性的胞内环组成。N 端在胞外,C 端在胞内,7 个跨膜的 α 螺旋反复穿过细胞膜的脂质双层 (图 12-2)。GPR40 主要与 G_q/G_{11} 家族 G 蛋白结合,也有报道 G_s、G_i/G_o 也可与 GPR40 结合。GPR40 主要分布在胰岛 β 细胞和胰岛素分泌细胞系,在脑、肝、心和骨骼肌、

胎盘和单核细胞中都有弱表达[7~9]。

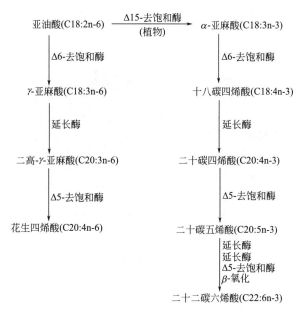

图 12-1　ω-3 FFA、ω-6 FFA 体内转化示意

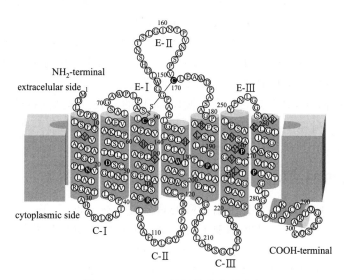

图 12-2　GPR40 的氨基酸序列示意

（摘自 Sum CS, et al. J Biol Chem，2007，282 (40)：29248-29255）

　　配体 FFA 与 GPR40 结合后，GPR40 由非活性构象转变为活性构象。GPR40 激活后引起胞内 Ca^{2+} 浓度升高，而 Ca^{2+} 的升高是胰岛素分泌的触发信号。研究表明，GPR40 与 FFA 结合后，G$_\alpha$q 脱离受体进而激活磷脂酶 C；磷脂酶 C 将磷脂酰肌醇-4,5-二磷酸转化为三磷酸肌醇和二酰基甘油；三磷酸肌醇与内质网膜上的受体结合，激活内质网的 Ca^{2+} 动员，内质网释放 Ca^{2+}，细胞内 Ca^{2+} 浓度增加。同时葡萄糖代谢关闭 K$^+$-ATP，细胞膜去极化，预激活电压门控的 L 型钙离子通道。GPR40 激活后可以进一步打开 L 型钙离子通道，使细胞外的 Ca^{2+} 内流，增加细胞内 Ca^{2+} 浓度。细胞内的 Ca^{2+} 浓度升高，β 细胞胰岛素分泌增加，增强葡萄糖刺激的胰岛素分泌（图 12-3）。实验表明，在血糖浓度未升高时，单独的

FFA 与 GPR40 结合不能引起胰岛素分泌增加；只有当血糖浓度升高时，FFA 与 GPR40 结合才能增强葡萄糖刺激的胰岛素分泌。这证明 GPR40 转导的 FFA 增加胰岛素分泌具有血糖依赖性[11~13]。

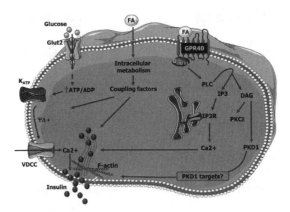

图 12-3 GPR40 的信号转导通路

（摘自 http://www.poitoutlab.ca/research_presentation001.html）

GPR40 除了直接参与葡萄糖刺激的胰岛素分泌，肠道内的 GPR40 还可以通过调节 GLP-1 的释放增加胰岛素水平。Edfalk 等[14]报道了急性口服高脂肪食物后，GPR40[lacZ/lacZ] 鼠（GPR40 无效突变）进食 60min 后血液中的 GLP-1、30 min 和 60 min 后的 GIP 显著低于野生型。Jian Luo 等[15]证实 GPR40 的完全激动剂可以显著增加 NONcNZO10/LtJ 鼠的葡萄糖刺激后的 GLP-1 的释放，而当 GPR40 被敲除后，GPR40 的完全激动剂则不能增加 NONcNZO10/LtJ 鼠的葡萄糖刺激后的 GLP-1 的释放。

除了上述功能外，GPR40 还可以参与调控 CCK 的释放，起到间接调控血糖的作用[16]。目前还有研究表明，分布于舌尖 GPR40 可以作为脂肪酸感受器[17]。此外，GPR40 还有可能与神经发生、认知、肿瘤及骨骼的病变有关[18~27]。

12.2.3 GPR120 的结构、分布、生理功能和分子机制

GPR120，又称 FFAR4，是长链脂肪酸的特异性受体。2005 年，Hirasawa[28]报道长链脂肪酸可以激活 GPR120，刺激 GLP-1 的释放。hGPR120 编码基因定位于人类第 10 号染色体短臂（10q23.33）。hGPR120 有两种亚型：长亚型和短亚型。其中短亚型由 361 个氨基酸构成，长亚型在氨基酸序列 233~248 处比短亚型多出 16 个氨基酸（图 12-4）[29]。通过 RT-PCR 检测，发现在人体 15 种组织中都有表达 GPR120 的 mRNA，包括脑、垂体、心脏、肝、肾、肺、胃、肌肉、小肠、脾、皮下组织、结肠和胰腺等。其中，人与小鼠的小肠部位 GPR120 的 mRNA 表达最为丰富。同时，在人的四种不同的脂肪组织及味蕾细胞中，GPR120 也有丰富的表达。在体外细胞系中，小鼠肠内分泌细胞系 STC-1、ghrelin 肿瘤细胞系 MGN3-1、乳腺癌细胞系 MCF-7 及胰岛 α 细胞系 αTC1-6 均表达 GPR120，但在 NCI-H716、CaCo-2、HT29、IEC-6、IEC-18 及 Min6 细胞系中并无 GPR120 表达。此外，在人的成骨和破骨细胞中也有 GPR120 的表达[28,30,31]。因此，GPR120 可能与糖尿病、肥胖及骨代谢等疾病相关。

目前，GPR120 被认为与下游的 G_q/G_{11} 家族 G 蛋白偶联，中、长链脂肪酸与 GPR120 受体结合后，GPR120 由非活性构象转变为活性构象，引起下游的一系列信号转导[32]。

GPR120 介导的不同生理功能与其下游的信号通路密切相关。目前已有不同的信号通路被报道，但其具体的作用机制仍需要进一步确证。

Hirasawa[28]报道了中、长链游离脂肪酸可以增加 STC-1 细胞内 Ca^{2+} 的浓度，促进 GLP-1 的释放。采用 GPR120 siRNA 下调 GPR120 的表达，可以显著降低中、长链游离脂肪酸对 STC-1 细胞内 Ca^{2+} 的浓度的增加和 GLP-1 的释放。对于 GPR120 转染的 HEK293 细胞，中、长链游离脂肪酸可以显著增加细胞内的 Ca^{2+} 的浓度，且不受百日咳毒素的影响，表明 GPR120 与 G_q/G_{11} 偶联。经典的 GPR 信号通路表明，与 G_q/G_{11} 偶联的

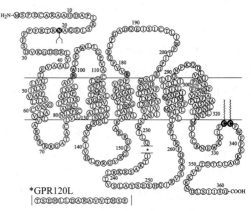

图 12-4　GPR120 的氨基酸序列示意
(摘自 Watson, et al. Mol Pharmacol, 2012, 81 (5)：631-642)

GPR 可以在受体激活时，$G_αq$ 脱离受体进而激活磷脂酶 C；磷脂酶 C 将磷脂酰肌醇-4,5-二磷酸转化为三磷酸肌醇和二酰基甘油；三磷酸肌醇与内质网膜上的受体结合，激活内质网的 Ca^{2+} 动员，内质网释放 Ca^{2+}，细胞内 Ca^{2+} 浓度增加。在 STC-1 细胞中，Ca^{2+} 浓度增加进而促进 GLP-1 的释放。

Da Young Oh[33]报道 GPR120 可以介导 ω-3 脂肪酸 DHA 和 EPA 的抗炎效应。实验表明，GPR120 在脂肪组织和巨噬细胞促炎高度表达。在单核 RAW 264.7 细胞和原发性腹腔巨噬细胞中，GPR120 被 ω-3 脂肪酸或者小分子激动剂激活时可以发挥广泛的抗炎效应。当 GPR120 基因被抑制后，这些效应就终止。LPS 和 TNF-α 信号通过诱导 TAB1 和 TAK1 结合激活 TAK1，进而激活下游的 NF-κB 和 JNK 通路，引起炎症。当 GPR120 被 DHA 激活时，胞浆内的 β-Arrestin2 移位至细胞膜与激活状态的 GPR120 结合，形成复合物，促使 GPR120 内在化；内在化的复合物结构中的 β-Arrestin2 可以与 TAB1 结合，从而阻断 TAB1 与 TAK1 的结合，因此炎症通路被阻断，发挥抗炎效应（图 12-5）。Yan Yiqing[34]报道了 GPR120 介导的抑制 NLRP3 炎症小体激活的抗炎通路。NLRP3 炎性小体作为固有免疫的重要组分在机体免疫反应和疾病发生过程中具有重要作用。由于能被多种类型的病原体或危险

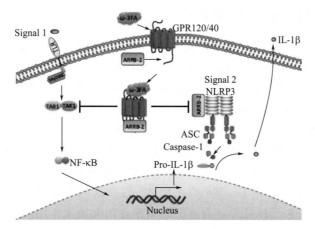

图 12-5　GPR120 抗炎信号通路
(摘自 Marty Roix R, et al. Immunity, 2013, 38 (6)：1088-1090)

信号所激活，激活的 NLRP3 炎症小体可以招募和激活促炎症蛋白酶 Caspase-1。活化的 Caspase-1 切割 IL-1β 和 IL-18 的前体，产生相应的成熟细胞因子。当 GPR120 被 ω-3 脂肪酸或者小分子激动剂激活时，胞浆内的 β-Arrestin2 移位至细胞膜与激活状态的 GPR120 结合，形成复合物，促使 GPR120 内在化；内在化的复合物促进 β-Arrestin2 与 NLRP3 的结合，抑制 NLRP3 的激活，阻断其下游信号通路，进而发挥抗炎效应（图 12-5）。

　　Atsuhiko Ichimura[35] 报道了 GPR120 功能的缺失可以导致人和鼠的肥胖，表明 GPR120 可能与肥胖相关。高脂肪食物喂食后，GPR120 功能缺陷的小鼠比正常的小鼠的白色脂肪组织和肝脏更重。GPR120 功能缺陷的小鼠附睾和皮下的脂肪细胞体积显著增加；血液中低密度脂蛋白胆固醇和高密度脂蛋白胆固醇水平显著增加，表明胆固醇代谢和肝功能失常。同时高脂肪喂食的 GPR120 功能缺陷小鼠的胰岛素抵抗比正常小鼠更严重。在人体中，肥胖者的皮下和网膜组织中 GPR120 的表达显著增加。对近 2 万个欧洲人的基因排序结果表明，GPR120 基因存在两种非同义替换（R76C、R270H）和四种罕见的同义替换（V38V、S192S、V243V、S264S），其中 R270H 突变会导致 GPR120 信号通路中断，该突变更容易导致肥胖，是正常的 1.6 倍。同时 R270H 突变还具有家族遗传性，这种携带家族性遗传的人患肥胖的概率超过 60%。

　　最新的研究表明，GPR120 还可以作为促癌受体诱导人结直肠癌细胞的血管生成和迁移。在人结直肠癌组织和细胞系内，GPR120 被诱导高度表达。GPR120 被激活后，会诱导促血管生成介质的生成和表达，包括血管内皮生长因子、白细胞介素 8 和前列腺素 E_2 等。同时，GPR120 还可以激活 PI3K/Akt-NF-κB 通路，这是 GPR120 诱导的人结直肠癌血管生成开启的必须通路。激活 GPR120 可以增加人结直肠癌细胞的迁移和肿瘤的上皮间质化转化[36]。

12.3　受体与配体的作用方式

　　尽管目前还没有关于 GPR40、GPR120 与小分子的共晶结构报道，但是通过点突变和同源模建等技术，一些关键氨基酸残基与配体小分子的相互作用已被报道，为小分子调控剂的设计和开发提供指导。

12.3.1　GPR40 与小分子作用方式

　　Chi Shing Sun[37,38] 通过点突变研究了化合物 **12-1**（亚油酸）、化合物 **12-2**（GW9508）与 GPR40 的相互作用。GW9508 与 GPR40 结合口袋的 12 个氨基酸残基具有相互作用。其酸性头部的羧基与 Arg183、Asn244、Arg258 存在静电作用和氢键相互作用。当任一精氨酸突变为丙氨酸后，GW9508 活性消失，表明精氨酸对 GPR40 的构象激活极为重要。同源模建表明，第二包外环的 Glu145 和 Glu172 分别于跨膜的 Arg183 和 Arg258 各形成一个离子锁。分子动力学模拟表明，激动剂与 GPR40 结合会破坏 Glu 与 Arg 的相互作用。当 Glu145 与 Glu172 突变为丙氨酸后，精氨酸与谷氨酸相互作用被破坏，GPR40 被激活。此外，Tyr12、Tyr91、His137、Leu186 对 GPR40 的激活也非常重要[39]。同亚油酸相比，GW9508 与 His86、Tyr91、His137 还存在芳香基团作用和疏水作用。Irina G. Tikhonova[40] 通过分子对接，发现 GW9508 分子的末端苯环与 H137 残基存在 NH-π 相互作用，这种作用对 GW9508 的高活性很重要。

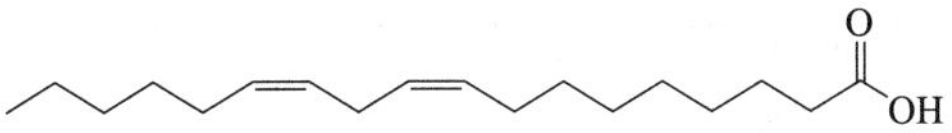

12-1

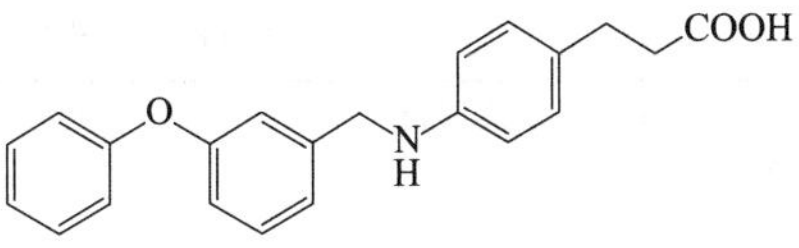

12-2

GPR120 pEC$_{50}$=5.46; GPR40 pEC$_{50}$=7.32

12.3.2 GPR120 与小分子作用方式

目前，文献中关于 GPR120 与小分子如何相互作用的报道比较少。利用点突变技术，第二跨膜区顶端的 Arg99 被证实在 GPR120 与小分子的作用中起重要作用。化合物 **12-3**（NCG21）的羧基与 Arg99 靠近，存在氢键和静电相互作用；点突变实验表明，Arg99 对 GPR120 的激活至关重要[41,42]。同源模建和对接实验结果表明，化合物 **12-4**（TUG-891）的羧基与 Arg99 之间存在两个氢键和静电相互作用；羧基相连的苯环分别于上方的 Phe304、下方的 Phe311 形成芳香基团相互作用；联苯结构插入由 Met118、Thr119、Gly122、Phe211、Asn215、Ile280、Ile281、Trp277 组成的狭窄的疏水性口袋。当 Arg99 突变为 Gln 后，化合物 **12-4** 对 GPR120 的激动活性消失[43]。同样的，当 Arg99 突变为 Ala 后，化合物 **12-2** 和化合物 **12-5**（Oleic acid）对 GPR120 的激动活性消失。

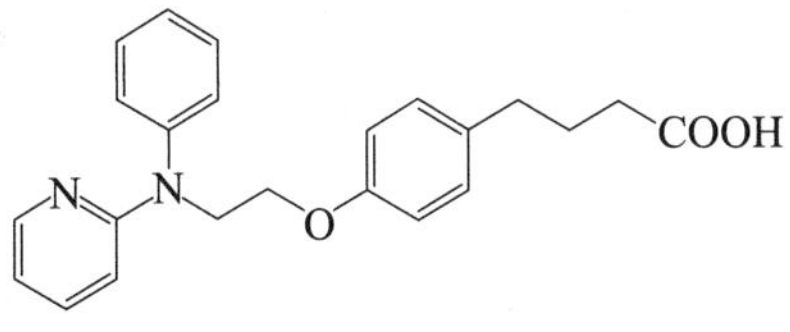

12-3

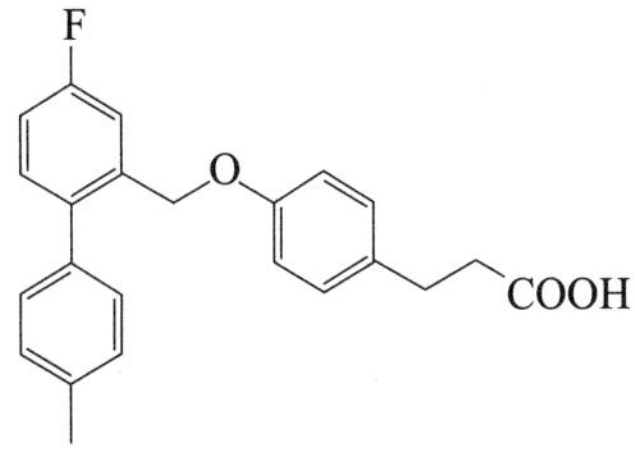

12-4

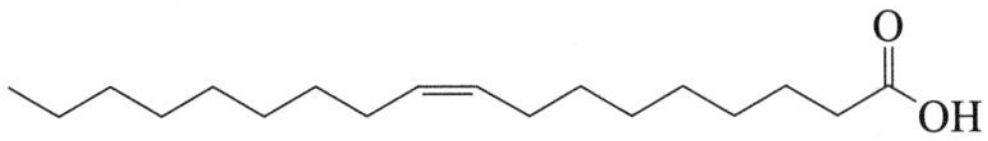

12-5

12.4 GPR40 小分子调控剂

GPR40 被激活后，可以血糖依赖性地促进胰岛素分泌，发挥降血糖作用，减少低血糖风险。同时，越来越多的研究表明 GPR40 与脂肪感受、肿瘤、大脑的认知以及骨骼的病变等相关。因此，GPR40 是治疗糖尿病等代谢性疾病的潜在靶标，对其小分子调控剂的研究不仅能用作工具分子探索 GPR40 的生理功能，而且有可能作为候选药物来治疗相关疾病。

12.4.1 内源性 GPR40 激动剂

饱和、不饱和的中、长链 FFA 都被确证为 GPR40 的激活配体。FFA 的 EC$_{50}$ 属于微摩尔级别。饱和、不饱和的 FFA 的 pEC$_{50}$ 值分别为 4.0～5.5 和 5.2～5.6。FFA 的 GPR40 的激动活性与其碳链的长度不是正相关[44~46]。部分 FFA 报道的 pEC$_{50}$ 如表 12-1 所示。

表 12-1　部分 FFA 的 GPR40 pEC$_{50}$ 值

饱和 FFA(C 原子数目:双键数目)	pEC$_{50}$	不饱和 FFA(C 原子数目:双键数目)	pEC$_{50}$
己酸(C6:0)	4.0 ± 0.1	9-十六碳烯酸(C16:1)	5.3 ± 0.3
辛酸(C8:0)	4.3 ± 0.3	亚麻酸(C18:3)	5.6 ± 0.3
癸酸(C10:0)	5.5 ± 0.6	γ-亚麻酸(C18:3)	5.5 ± 0.2
十二酸(C12:0)	5.3 ± 0.4	亚油酸(C18:2)	5.6 ± 0.2
十四酸(C14:0)	5.4 ± 0.5	反油酸(C18:1)	5.2 ± 0.2
十六酸(C16:0)	5.5 ± 0.8	视黄酸(C20:1)	5.3 ± 0.4
十八酸(C18:0)	4.9 ± 0.7	花生四烯酸(C20:4)	5.4 ± 0.3
		二十二碳五烯酸(C22:5)	5.3 ± 0.2

12.4.2　GPR40 小分子激动剂

目前报道合成的小分子 GPR40 激动剂大多是基于苯基丙酸结构的衍生物。Sandip B Bharate[46]将此类激动剂分为七类：（1）p-N 取代的苯基丙酸衍生物；（2）p-O 取代的苯基丙酸衍生物；（3）二苯基嘧啶-N/S 取代羧酸；（4）4-噁二唑啉硫酮/噻唑烷二酮类；（5）4-苯基炔基二氢肉桂酸类；（6）二酰基间苯三酚类；（7）其他类型 GPR40 激动剂。

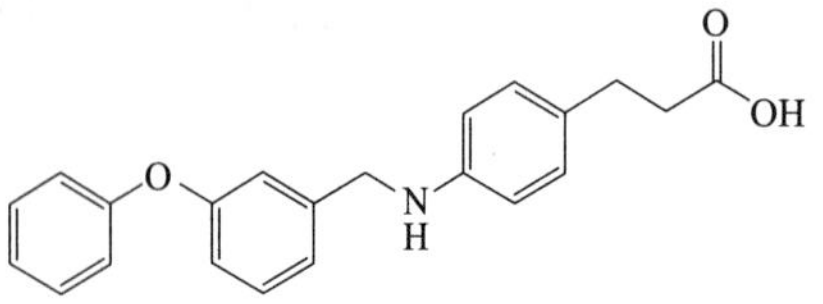

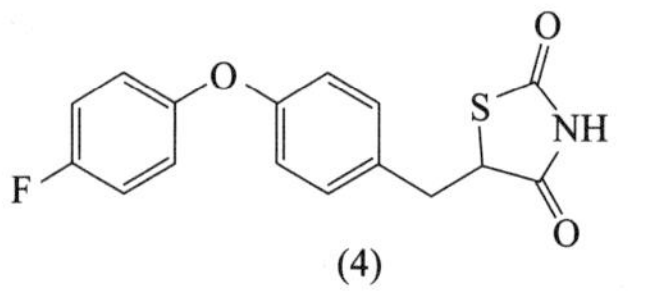

12.4.2.1　p-N 取代的苯基丙酸衍生物

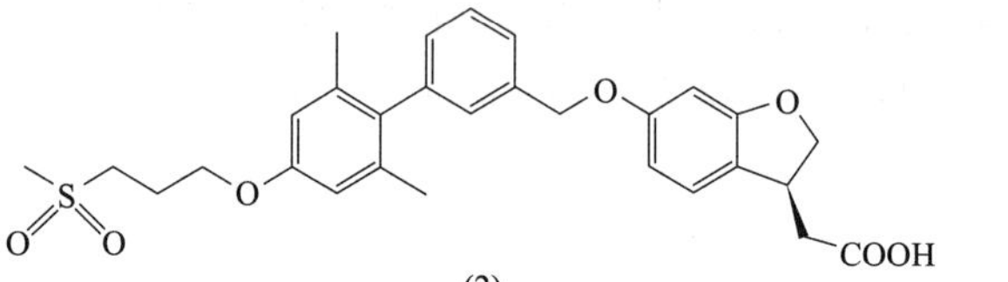

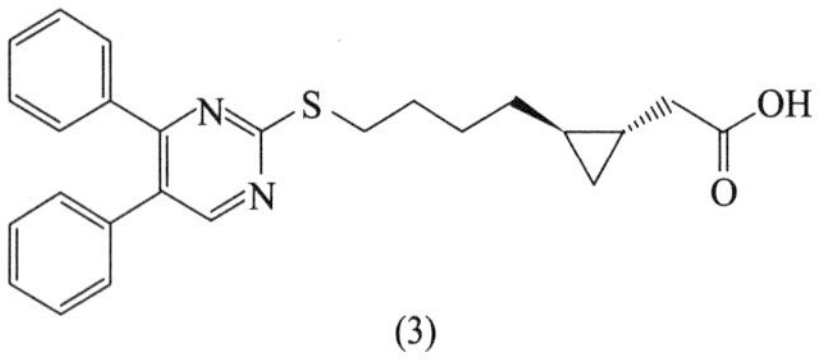

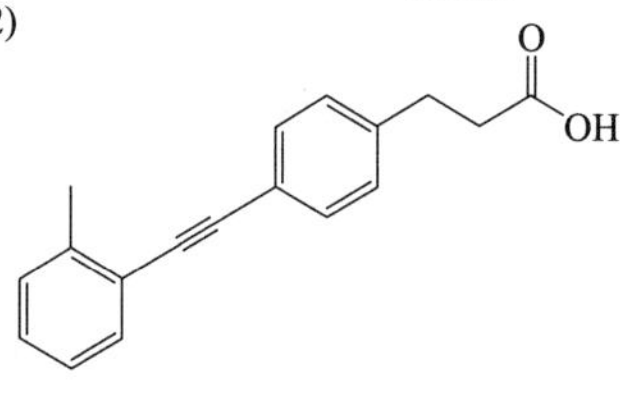

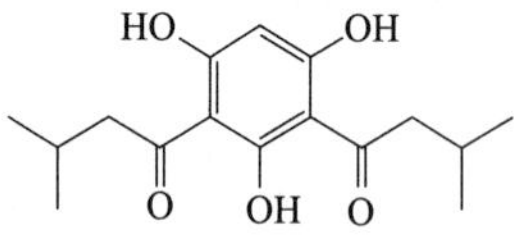

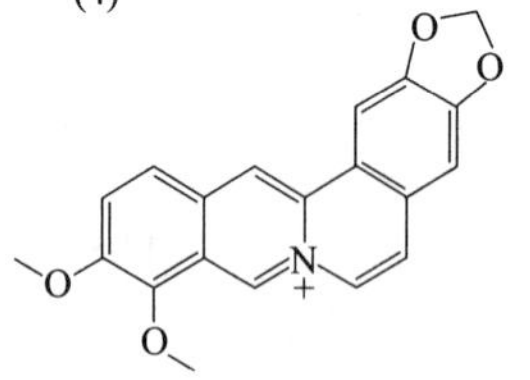

GlaxoSmithKline 公司的研究人员通过高通量筛选得到化合物 **12-6**（EC$_{50}$＝501nmol/L）。化合物 **12-6** 具有良好的水溶性（0.83mg/mL）、较低的分子量和适宜的 clogP（clogP＝3.6）。同时，化合物 **12-6** 可以通过简单的化学反应进行结构优化衍[8]。因此，化合物 **12-6** 被认为是一个理想的先导化合物。

通过对中心苯环用其他杂环代替或引入不同的取代基，得到化合物 **12-2**（EC$_{50}$＝64nmol/L）与化合物 **12-7**（EC$_{50}$＝67nmol/L）两个优选化合物。对化合物 **12-2** 和 **12-7** 的酸性头部片段的结构修饰研究表明，羧基与苯环之间为两个碳原子间距时活性最优，延长或缩短碳链长度都会使活性降低，杂原子（O、S）替换碳原子会使活性降低。当这两个碳原子为反式环丙基时，化合物 **12-8**（EC$_{50}$＝13nmol/L）活性显著提高，且化合物 **12-8** 的（S, S）异构体的活性是（R,R）异构体的 45 倍。羧基相连的苯环是对位二取代优于间位获邻位取代。羧基的远端为脂溶性基团时，活性较好。任何极性基团的引入都会使活性下降。当羧基被酰胺代替时，化合物活性保持，表明羧基不是维持活性的必需基团。随着 N 上碳链的增长，活性下降，且 N 上二取代优于三取代。酰胺化后化合物的最大响应降低，表明羧基是保证化合物最大响应的必需官能团[47,48]。

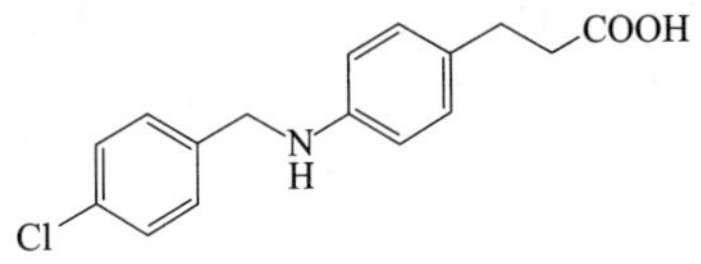

12-6 GPR40 EC_{50}=501nmol/L

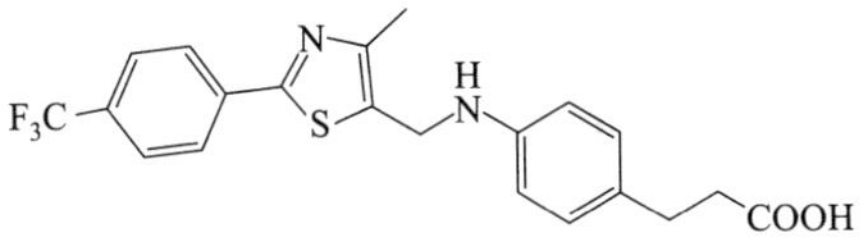

12-7 GPR40 EC_{50}=67nmol/L

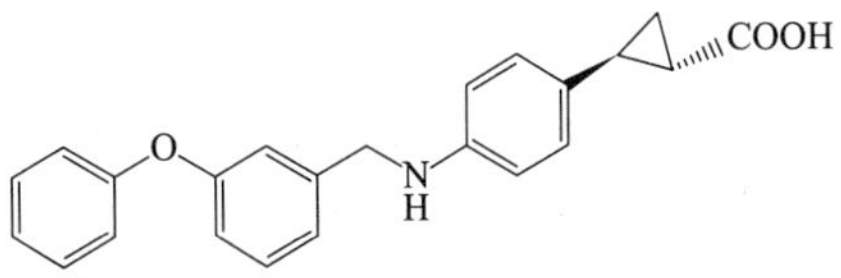

12-8 GPR40 EC_{50}=13nmol/L

化合物 **12-2** 对 GPR120 也有激动活性（$EC_{50}=3.47\mu mol/L$），其对 GPR40 的选择性是 GPR120 的 100 倍。化合物 **12-2** 对其他脂肪酸受体激动活性较差（见表 12-2），对 CYP450 的各种亚型（1A2，2C9，2C19，2D6，3A4）没有抑制作用。同时，化合物 **12-2** 具有较好的理化和 DMPK 性质。在 MIN6 细胞中，化合物 **12-2** 可剂量依赖性地增加葡萄糖刺激的胰岛素分泌，但对鼠的原生胰岛没有效果。化合物 **12-2** 还可以增加 KCl 介导的 MIN6 细胞胰岛素分泌。这些实验结果证明了 GPR40 与 FFA 急性增加胰岛素分泌的关系及 GPR40 的激动剂可以作为胰岛素促分泌剂[48,49]。

除了以上 GW9508 外，Glaxo Smith Kline 公司还报道了一系列在末端芳环不同取代及丙酸头部修饰的 *p*-N 取代的苯基丙酸衍生物，如化合物 **12-9**[50]。化合物 **12-9** 是在化合物 **12-6** 的基础上衍生化而来，其末端苯环上有两个氯原子取代，酸性头部引入了反式环丙基。化合物 **12-9** 对 GPR40 的 EC_{50} 为 3.16nmol/L。

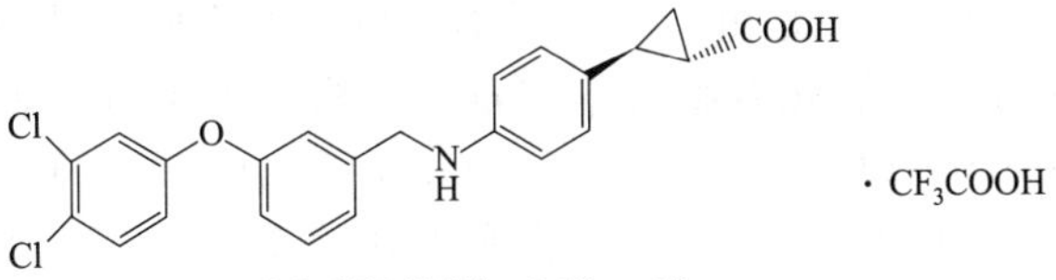

$\cdot CF_3COOH$

12-9 GPR40 EC_{50}=3.16nmol/L

丹麦的 Trond Ulven 课题组以化合物 **12-10**（$Y=CH_2$，$X=O$，$EC_{50}=457nmol/L$）为先导化合物，通过对苯环之间的连接链进行优化，发现亚甲基氧连接链对小分子化合物比较适合，而亚甲基氨基对较大的分子更适合。氧原子被 NH 取代后，化合物 **12-11**（$Y=CH_2$，$X=NH$，$EC_{50}=758nmol/L$）的活性略微下降；亚甲基氧换成碳链时，虽然化合物的亲脂性提高了，但化合物 **12-12**（$Y=CH_2$，$X=CH_2$，$EC_{50}=3.63\mu mol/L$）活性显著下降。当连接链反过来时，化合物 **12-13**（$Y=O$，$X=CH_2$，$EC_{50}=6.3\mu mol/L$）及化合物 **12-14**（$Y=NH$，$X=CH_2$，$EC_{50}=21.4\mu mol/L$）的活性显著下降。构象分析表明，化合物 **12-10** 和 **12-11** 的连接链是朝着中心苯环伸展，而化合物 **12-13** 和 **12-14** 的连接链与中心苯环正交。在末端苯环上引入溴原子取代时，邻、间、对位均可，但间位取代活性最优。极性取代基使化合物活性降低。当在间位引入苯基等较大的取代基时，化合物活性提高。尤其是引入带有位阻的苯环时，所得到的化合物 **12-15**（TUG-469，$EC_{50}=18.6nmol/L$）活性最好。化合物 **12-15** 在 $1\mu mol/L$ 时对 PPARγ 没有活性，表明其具有良好的选择性。在鼠胰腺 INS-1E β

细胞中，化合物 **12-15**（$10\mu mol/L$）可以使高血糖（$12mmol/L$）刺激的胰岛素分泌增加 2.7 倍，但在低血糖时（$2.8mmol/L$）胰岛素分泌不增加，表明化合物 **12-15** 具有血糖依赖性地促进胰岛素分泌作用。基于 TAK-875 的结构，在化合物 **12-15** 的末端苯环上引入大极性的砜基侧链后，化合物 **12-16**（$EC_{50}=17.4nmol/L$）的活性保持。在化合物 **12-16** 的羧基相连的苯环上引入 F 后，化合物 **12-17**（$EC_{50}=9.1nmol/L$）的活性显著提高。化合物 **12-17** 对 FFAR2 及 FFAR3 没有活性，对 GPR120 的活性较 GPR40 差 4800 倍。与化合物 **12-15** 相比，化合物 **12-17** 的 ADME 性质显著改善[51]。

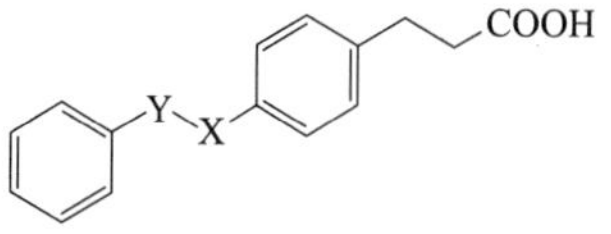

12-10 X=O, Y=CH$_2$ GPR40 EC$_{50}$=457nmol/L
12-11 X=NH, Y=CH$_2$ GPR40 EC$_{50}$=758nmol/L
12-12 X=CH$_2$, Y=CH$_2$ GPR40 EC$_{50}$=3.63μmol/L
12-13 X=CH$_2$, Y=O GPR40 EC$_{50}$=6.3μmol/L
12-14 X=CH$_2$, Y=NH GPR40 EC$_{50}$=21.4μmol/L

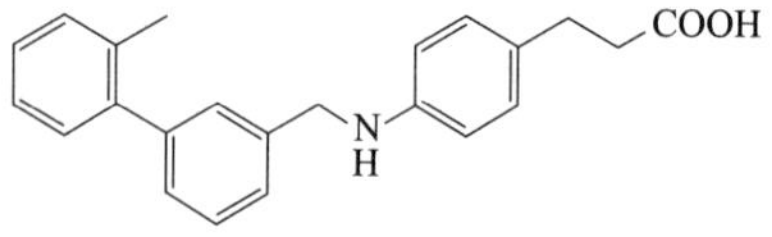

12-15 GPR40 EC$_{50}$=18.6nmol/L

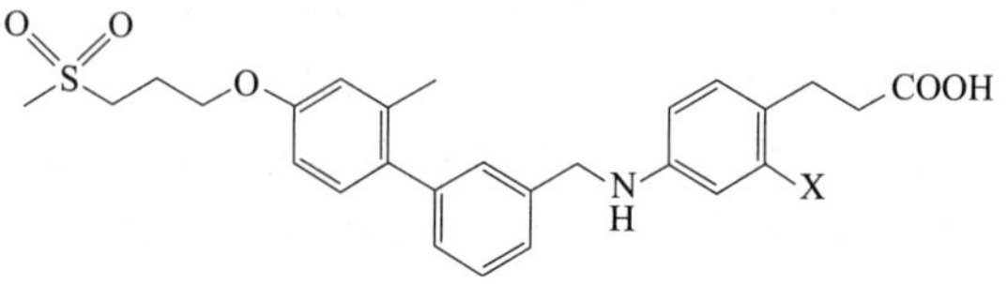

12-16 X=H GPR40 EC$_{50}$=17.4nmol/L
12-17 X=F GPR40 EC$_{50}$=9.1nmol/L

Takeda 公司的 SatoshiMikami[52] 报道了化合物 **12-18**（$EC_{50}=29nmol/L$）是一个活性强、细胞毒性小、成药性更好的 GPR40 激动剂。化合物 **12-19**（$EC_{50}=30nmol/L$）是高活性的 GPR40 激动剂，在 OGTT 实验中可以显著降低血糖，但是化合物 **12-19** 会降低 HepG2 细胞内的 ATP 水平和诱导激活 Caspase-3/7，表明其具有细胞毒性。研究人员认为化合物 **12-19**（logD=4.19）的细胞毒性是由于其分子本身较高的亲脂性造成的。极性基团的引入可以降低化合物的亲脂性，克服化合物的细胞毒性。构效关系研究表明，$4'$-位引入极性基团活性最好。化合物 **12-20**（$EC_{50}=25nmol/L$，logD=3.06）的亲脂性显著降低，但其仍具有潜在的细胞毒性。当亚甲基氧基连接链替换为亚甲基氨基时，化合物 **12-18**（logD=2.14）的亲脂性进一步降低。体内代谢实验表明，化合物 **12-18** 具有较好的药代动力学性质。化合物 **12-18**（0.3mg/kg）可以显著降低血糖，剂量远低于化合物 **12-19**（3mg/kg）。四个星期的毒性实验研究表明，15mg/kg、50mg/kg、150mg/kg 的化合物 **12-18** 对正常小鼠没有严重的副反应。

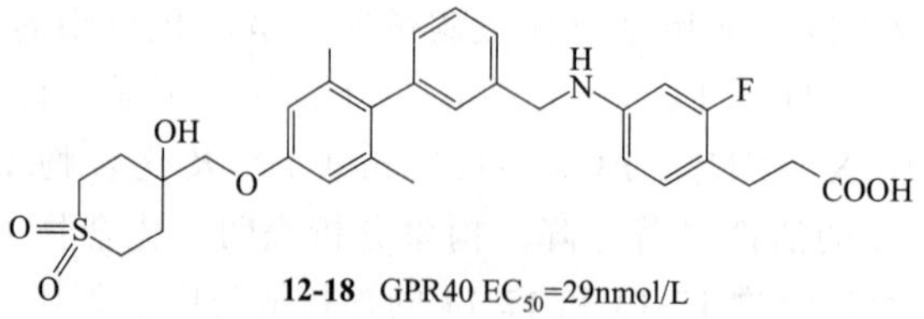

12-18 GPR40 EC$_{50}$=29nmol/L

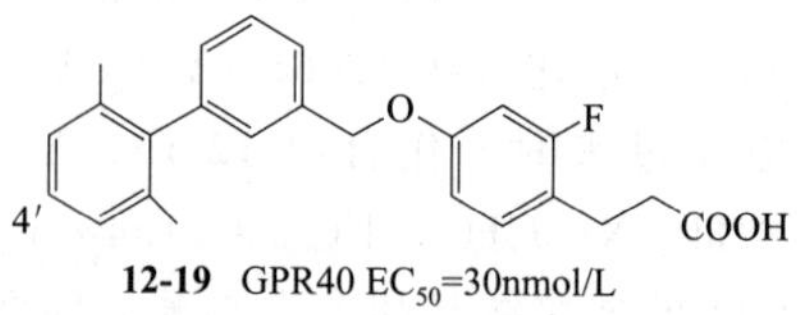

12-19 GPR40 EC$_{50}$=30nmol/L

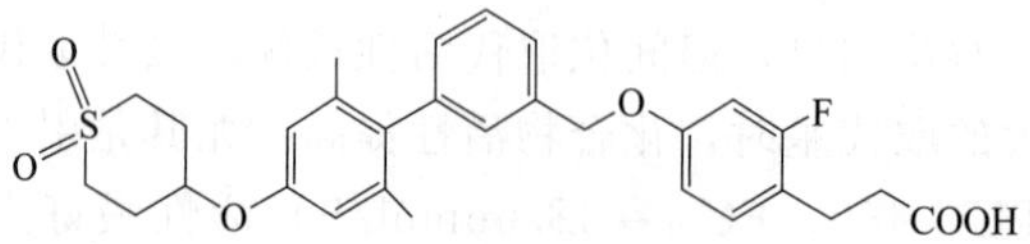

12-20 GPR40 EC$_{50}$=25nmol/L

Takeda 公司还保护了另一类 *p-N* 取代的苯基丙酸衍生物。其中化合物 **12-21** 的结构与 TAK-875 相似，具有较好的 GPR40 激动活性。在雄性 N-STZ-1.5 鼠体内的 OGTT 实验表明，化合物 **12-21** （1mg/kg）处理的 N-STZ-1.5 鼠比对照组胰岛素增加 39.5%，血糖降低了 20.5%[53]。

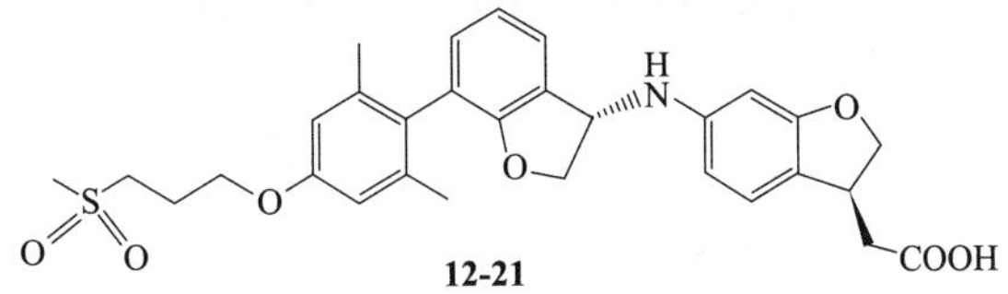

12-21

Astellas 公司保护了一类苯并杂环的 *p-N* 取代的苯基丙酸衍生物。其中化合物 **12-22** （$EC_{50}=19nmol/L$）具有良好的促胰岛素分泌和降血糖作用[54]。

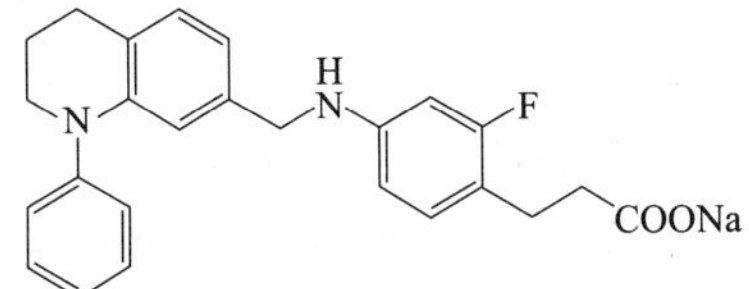

12-22 GPR40 $EC_{50}=19nmol/L$

12.4.2.2 *p-O* 取代的苯基丙酸衍生物

Johnson & Johnson 公司的 Fengbin Song[55] 通过对 Johnson & Johnson 公司化合物库中含有羧基的化合物进行高通量筛选，得到先导化合物 **12-23** （$ED_{50}=9\mu mol/L$）。当溴衍生化为丙氧基时，化合物 **12-24** （$ED_{50}=4.8\mu mol/L$）活性提高 2 倍。衍生化为正丁氧基时，化合物 **12-25** （$ED_{50}=1.2\mu mol/L$）活性提高 4 倍。烷基链继续增长，活性下降。烷基链上引入甲基，化合物 **12-26** （$ED_{50}=0.3\mu mol/L$）活性提高 30 倍。第二个苯环的 3-位引入亲脂性基团有利于活性保持。化合物 **12-26** 有两个手性中心，其中 C-3 的手性对活性起决定性作用。化合物 **12-26** 在小鼠体内具有较好的药代动力学性质。

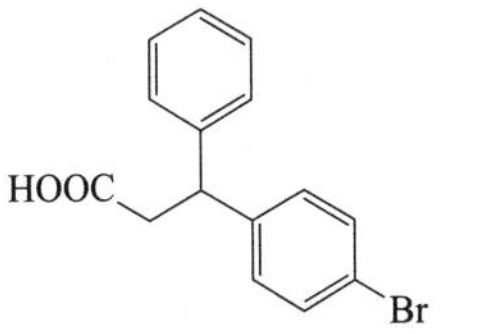

12-23 GPR40 $ED_{50}=9\mu mol/L$

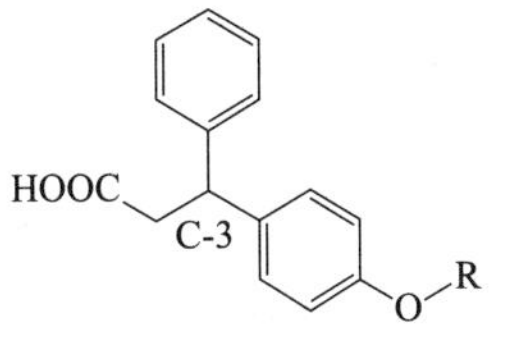

12-24 R=*n*-C$_3$H$_7$ GPR40 $ED_{50}=4.8\mu mol/L$
12-25 R=*n*-C$_4$H$_9$ GPR40 $ED_{50}=1.2\mu mol/L$
12-26 R=CH$_2$CH(CH$_3$)C$_2$H$_5$ GPR40 $ED_{50}=0.3\mu mol/L$

Merck 公司的 CarinaP. Tan 通过对 2000 个化合物进行筛选，发现化合物 **12-27** （$EC_{50}=480nmol/L$）是 GPR40 部分激动剂（相对于 FFA）。虽然化合物 **12-27** 具有类似 TZD 类的结构，但其在 $10\mu mol/L$ 时对 PPARα、PPARβ、PPARγ 并无活性[56]。这类 TZD 类似物除了可以激活 GPR40，还对离子通道产生脱靶副作用。将噻唑烷二酮用二氢肉桂酸或丙二酸替代，化合物 **12-28** （$EC_{50}=1.358\mu mol/L$）、**12-29** （$EC_{50}=0.686\mu mol/L$）、**12-30** （$EC_{50}=0.97\mu mol/L$）虽然具有中等的 GPR40 激动活性，但是在体内却没有表现出活性。这可能是由于这些 FFA 类似物在体内具有较高的蛋白结合率，游离的药物浓度太低以至于不能发挥活性。在羧基的 β 位引入取代基可以提高活性。当 β 位引入甲基，活性降低；引入丙炔基时，活性显著提高。羧基相连的苯环上引入极性的芳杂环取代基，化合物活性降低；苯环上引入 F，化合物 **12-31** （$EC_{50}=113nmol/L$）可以减少血清蛋白结合。当羧基被 OZD 取代时，化合物 **12-32** （$EC_{50}=130nmol/L$）可以最大限度地降低血清蛋白结合[57]。

12-27 GPR40 EC$_{50}$=480nmol/L

12-28 R=Cl GPR40 EC$_{50}$=1.358μmol/L
12-29 R=CF$_3$ GPR40 EC$_{50}$=0.686μmol/L

12-30 GPR40 EC$_{50}$=0.97μmol/L

12-31 GPR40 EC$_{50}$=113nmol/L

12-32(*cis*) GPR40 EC$_{50}$=130nmol/L

　　Amgen 公司的 JonathanB. Houze[58] 通过高通量筛选获得先导化合物 **12-33**（EC$_{50}$ = 1.1μmol/L）。在羧基的 β 位引入简单的烷基时，活性降低；但引入不饱和取代基（如烯基、炔基或芳香基团）可以提高化合物的活性。例如，丙炔基引入后，化合物 **12-34**（EC$_{50}$ = 0.26μmol/L）的活性提高了 4 倍。化合物 **12-34** 具有一个手性中心，其 S 型异构体的活性比 R 型强 100 倍。对化合物 **12-34** 的尾部改造结果表明，中心苯环的间位引入取代基，活性较好，尤其是形成间位的联苯结构对活性影响较大。化合物 **12-35**（AMG-837，EC$_{50}$ = 13nmol/L）是 GPR40 的部分激动剂，目前正处在Ⅰ期临床研究。化合物 **12-35** 对脂肪酸家族 G 蛋白偶联受体 GPR41 和 GPR43 没有活性，且对结构类似的 PPAR 激动剂受体家族的 α、β、γ 也没有激动活性。化合物 **12-35** 在各种模型动物中对 GPR40 的激动活性相差不大。化合物 **12-35** 与血浆蛋白有较高的结合率，其清除率低、半衰期长且口服生物利用度高。在体内化合物 **12-35** 具有剂量依赖性地降低血糖作用，其半数最大降血糖剂量为 0.05mg/kg[59]。

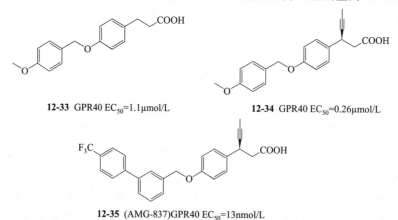

12-33 GPR40 EC$_{50}$=1.1μmol/L

12-34 GPR40 EC$_{50}$=0.26μmol/L

12-35 (AMG-837)GPR40 EC$_{50}$=13nmol/L

　　虽然化合物 **12-35** 的 GPR40 激动活性很好，并且已经进入Ⅰ期临床，但是化合物 **12-35** 是 GPR40 的部分激动剂。与部分激动剂相比，GPR40 的完全激动剂一方面可以直接作用于胰岛 β 细胞上的 GPR40 促进胰岛素分泌，另一方面还可以激活肠道细胞上的 GPR40，促进 GLP-1 的释放，间接增加胰岛素释放。因此完全激动剂理论上可以发挥更强的降糖效应[15]。为了开发 GPR40 的完全激动剂，Amgen 公司的 SeanP. Brown[60] 以化合物 **12-35** 为先导，通过结构改造将部分激动剂转变为完全激动剂。当去除化合物 **12-35** 的三氟甲基时，化合物 **12-36**（EC$_{50}$ = 7.7μmol/L，效应值 = 105%）虽然活性下降了很多，但是其由部分激动剂变为了完全激动剂。基于此，在末端苯环上引入间位甲氧基可以提高活性。同时，与化

合物 **12-35** 不同的是，其 R 构型的化合物虽然活性差但是为完全激动剂。另一方面在末端苯环的邻位引入 F，羧基端苯环由对位二取代变为间位二取代后，化合物 **12-37**（$EC_{50}=$ $1.2\mu mol/L$，效应值＝104%）活性进一步提高，同时保持了完全激动剂的活性。以化合物 **12-37** 为基本结构骨架，联苯结构上用大位阻的叔丁基取代，同时在羧基的 β 位引入环丙基，化合物 **12-38**（$EC_{50}=0.37\mu mol/L$，效应值＝103%）活性提高了 3 倍。当用位阻更大的环戊烯基取代叔丁基，化合物 **12-39**（$EC_{50}=0.16\mu mol/L$，效应值＝100%）进一步提高。在肥胖型的 BDF 鼠体内，同等剂量的化合物 **12-39** 比化合物 **12-35** 的降糖效果更好。

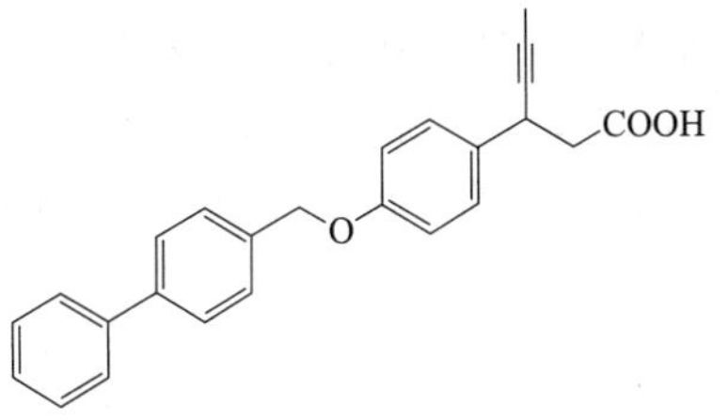

12-36　GPR40 $EC_{50}=7.7\mu mol/L$ 效应值=105%

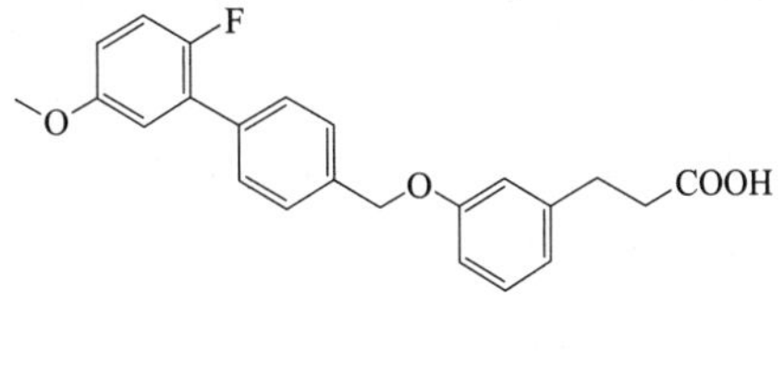

12-37　GPR40 $EC_{50}=1.2\mu mol/L$ 效应值=104%

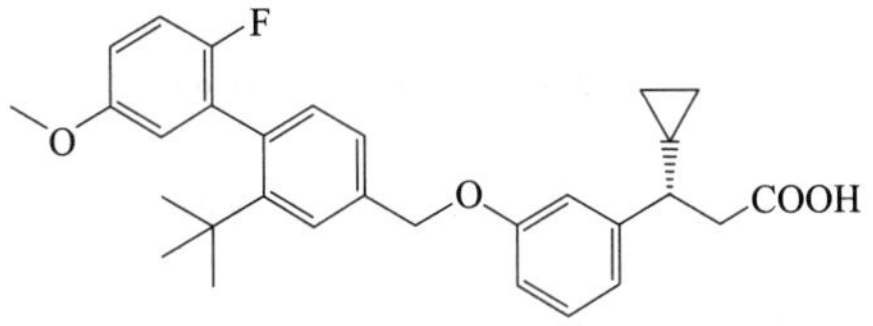

12-38　GPR40 $EC_{50}=0.37\mu mol/L$ 效应值=103%

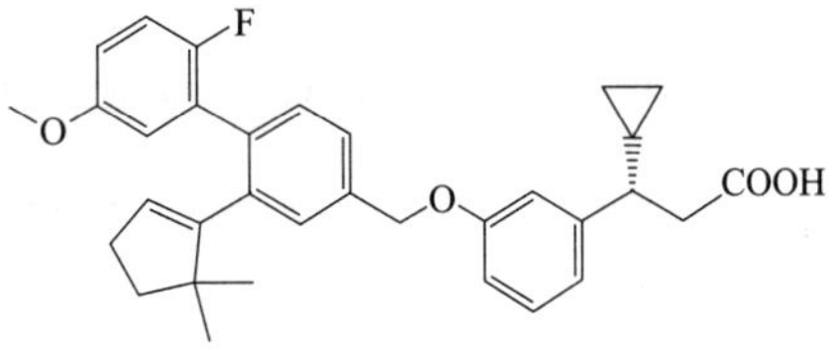

12-39　GPR40 $EC_{50}=0.16\mu mol/L$ 效应值=100%

　　为了进一步提高完全激动剂的活性，Amgen 公司的 Yingcai Wang[61] 通过在化合物 **12-39** 的羧基端进行构象限制，得到了活性更好的三环化合物。在羧基的 β 位与苯环形成五元碳环结构，化合物 **12-40**（$EC_{50}=0.5\mu mol/L$，效应值＝101%）的活性部分下降，但是其最大响应保持，表明成环构象可以适用于完全激动剂。当再引入一个三元螺环形成构象更加限制的三环结构，化合物 **12-41**（$EC_{50}=0.18\mu mol/L$，效应值＝100%）不仅保持了最大响应，而且提高了活性。三环结构打开，活性显著下降。改变螺环的大小，［2，4］-庚烷和［2，5］-辛烷的活性都与化合物 **12-41** 相当。当环戊烯基的双键被还原后，化合物 **12-42**（AMG-5262，$EC_{50}=0.081\mu mol/L$，效应值＝101%）活性提高了 2.2 倍。在 $10\mu mol/L$ 时，化合物 **12-42** 比化合物 **12-39** 对 101 种 GPCR、离子通道、转运体和酶的选择性更好。在促进 GLP-1 和 GIP 分泌方面，化合物 **12-42** 是化合物 **12-39** 的 2～5 倍。

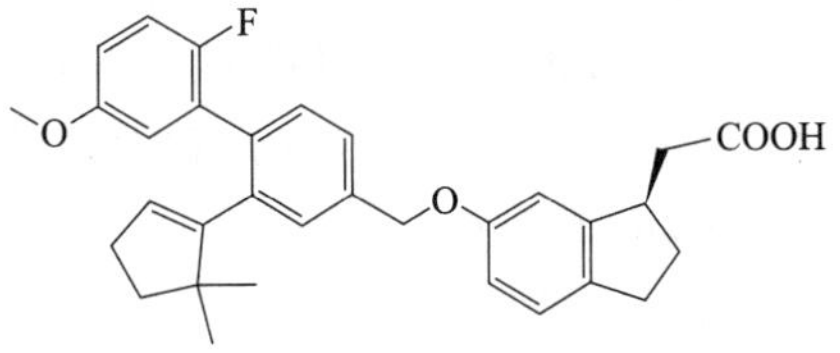

12-40　GPR40 $EC_{50}=0.5\mu mol/L$ 效应值=101%

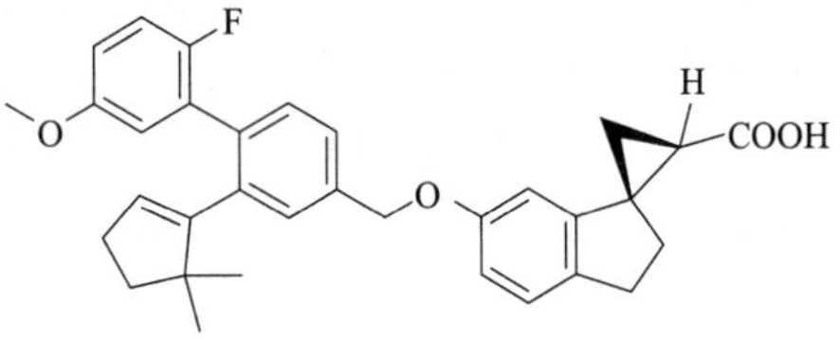

12-41　GPR40 $EC_{50}=0.18\mu mol/L$ 效应值=100%

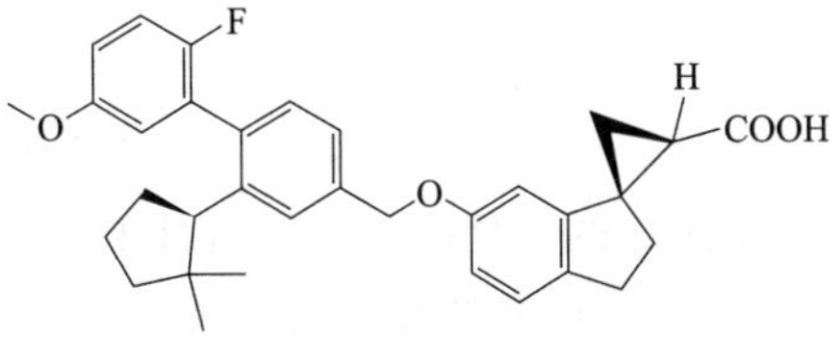

12-42　GPR40 $EC_{50}=0.081\mu mol/L$ 效应值=101%

Takeda 公司的 ShinobuSasaki[62] 通过高通量筛选发现化合物 **12-43** 在 100μmol/L 时对 GPR40 有中等激动活性。为了模拟 DHA 与受体的 π-π 相互作用，在化合物 **12-43** 苯环的对位引入苄氧基得到先导化合物 **12-44**（$EC_{50}=510$nmol/L）。在化合物 **12-44** 的末端苯环上引入苯基或苯氧基可以进一步增加受体与配体间的芳香相互作用。构效关系研究表明，在末端苯环的 3 位引入苯基、或苯氧基，化合物 **12-45**（$EC_{50}=260$nmol/L）及 **12-46**（$EC_{50}=34$nmol/L）的活性均得到提高，而且 3 位取代比 2 位和 4 位活性要好。与化合物 **12-46** 不同，化合物 **12-45** 联苯片段的末端苯环的 2,6-位同时引入甲基时活性显著增加，这可能是由于两个甲基的引入使得联苯片段处于正交构象，这种构象可能是小分子与受体的相互作用的优势构象。同时在羧基部分的苯环上引入 F，化合物 **12-47**（$EC_{50}=5.7$nmol/L）的活性最好，但同时引入两个 F 原子活性较差，这表明该苯环上的电子云密度对其与受体的 π-π 相互做结构用有重要影响。

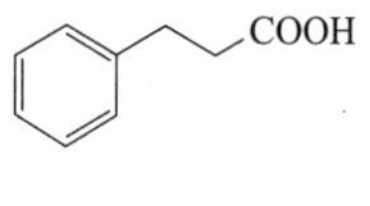

12-43

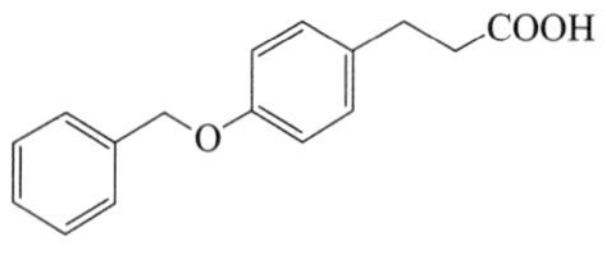

12-44 GPR40 $EC_{50}=510$nmol/L

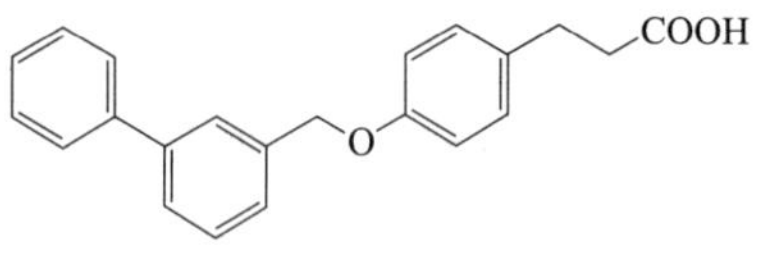

12-45 GPR40 $EC_{50}=260$nmol/L

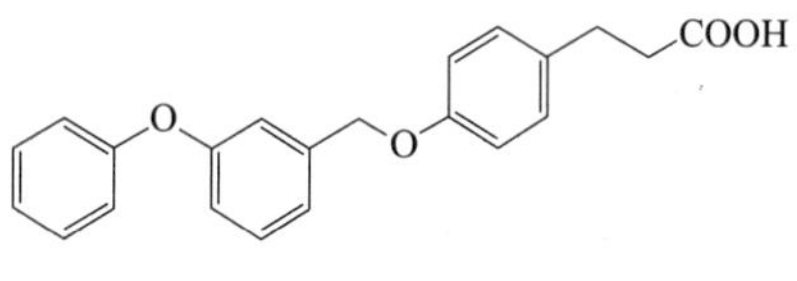

12-46 GPR40 $EC_{50}=34$nmol/L

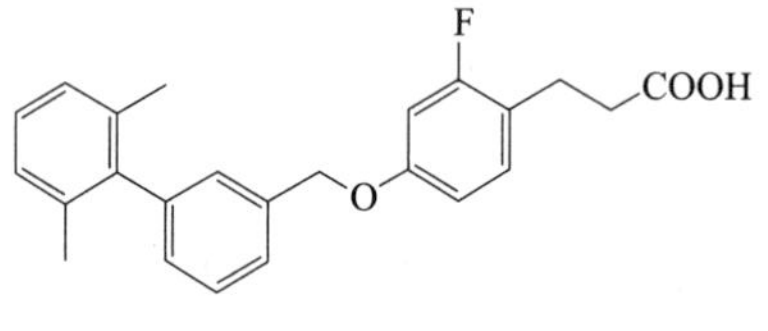

12-47 GPR40 $EC_{50}=5.7$nmol/L

虽然化合物 **12-46** 具有较好的 GPR40 激动活性，而且在动物体内也能促进胰岛素分泌，但是其具有较高的血浆清除率和较低的生物利用度，表明 F 原子的引入并不能完全阻止 β 氧化。为了提高化合物在血浆中的代谢稳定性，Takeda 公司的 Nobuyuki Negoro 通过羧基的 α 或 β 位与苯环的邻位成环策略进行构象限制以阻止 β 氧化。当羧基的 β 位与苯环成非芳香性的四元、五元或六元环，活性均与化合物 **12-46** 相当，但是七元环活性较差。当羧基的 β 位与苯环成芳香性环，活性较差，表明平面结构对受体与配体的相互作用不利。同时与苯环相连的碳为 SP^3 杂化比 SP^2 杂化活性好。苯并二氢呋喃型的化合物 **12-48**（$EC_{50}=27$nmol/L）虽然活性较好，但是其亲脂性较强，可能会对药物的吸收、分布、代谢、清除以及毒性带来不利的影响。为了降低化合物的亲脂性，在化合物 **12-48** 联苯片段的末端引入极性取代基可以改善化合物的 PK 性质。构效关系研究表明，联苯片段的末端苯环的对位引入取代基比间位好。化合物 **12-49**（$EC_{50}=28$nmol/L）不仅对各种种属的 GPR40 的亲和力差异较小，其生物利用度提高到了 59.5%，血浆清除率较化合物 **12-46** 降低了 76%[63]。

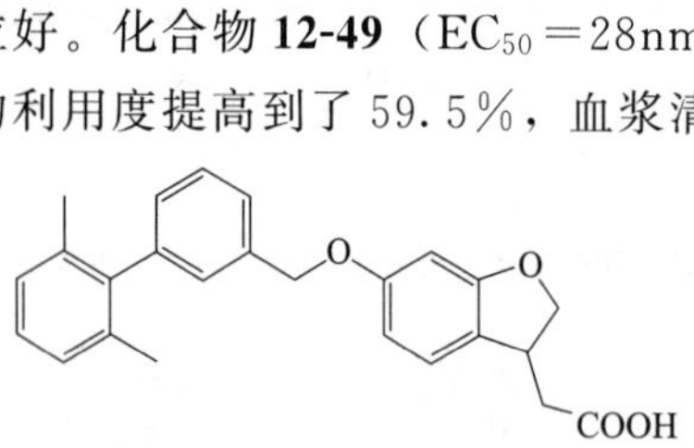

12-48 GPR40 $EC_{50}=27$nmol/L

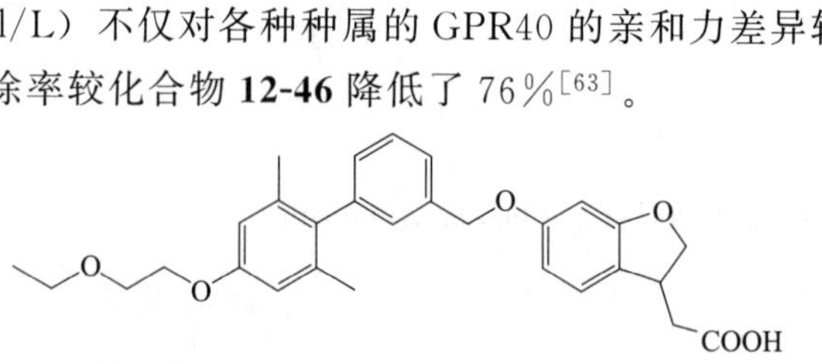

12-49 GPR40 $EC_{50}=28$nmol/L

化合物 **12-49** 虽然具有较好的 GPR40 激动活性和 PK 性质，但是其亲脂性（$logD=3.83$）依然较高。同时由于 GPR40 可以被体内多种 FFA 激活，表明羧基部分在 GPR40 与配体的识别和作用中发挥重要作用。化合物 **12-49** 的羧基部分存在一个手性中心，因此手性中心的构型可能对化合物的活性有影响。Takeda 公司的 NobuyukiNegoro 通过在化合物 12-49 联苯片段的末端苯环上的对位引入极性基团，在羧基头部进行手性拆分得到化合物 **12-50** （TAK-875，$EC_{50}=16nmol/L$，logD=2.58）。构效关系研究表明，GPR40 与配体在联苯对位结合的位置存在一个较大的口袋，各种极性的取代基如砜、氨基和杂环等都可以容纳。羧基端的手性中心对活性影响很大，S 型的化合物比 R 型的活性要强很多[64,65]。

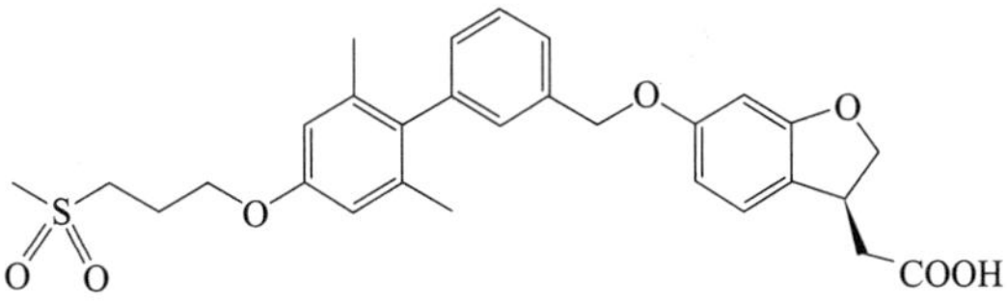

12-50 (TAK-875)GPR40 EC_{50}=16nmol/L

化合物 **12-50** 目前正处在Ⅲ期临床研究，也是唯一一个处于临床后期研究的 GPR40 激动剂。其 S 型对 GPR40 的亲和力是 R 型的 10 倍。化合物 **12-50** 对 GPR41、GPR43、GPR120 的 EC_{50} 值均大于 $10\mu mol/L$，表明其具有很好的选择性。化合物 **12-50** 具有较好的 PK 性质，同时临床试验表明化合物 **12-50** 能有效地改善患者的血糖水平，同时低血糖风险较小[65~69]。

恒瑞公司的 HejunLu[70]以化合物 **12-50** 为先导，通过对其结构骨架进行构象限制，减少分子的柔性和键的旋转。在化合物 **12-50** 的结构中引入二噁烷结构，其 R 型异构体化合物 **12-51**（$EC_{50}=55.9nmol/L$）与化合物 **12-50** 在最低能量构象上重叠较多，且对 GPR40 的活性相当。当除去化合物 **12-51** 的侧链，活性增加。但与化合物 **12-51** 相反的是，S 构型的化合物 **12-52**（$EC_{50}=19.1nmol/L$）比 R 构型活性更好。去除化合物 **12-52** 的末端苯环，活性提高。同时在苯环上引入 Br 或 Cl，化合物 **12-53**（$EC_{50}=13.5nmol/L$）和 **12-54**（$EC_{50}=34.2nmol/L$）的活性较好。与化合物 **12-52** 不同的是，R 型的化合物 **12-53** 和 **12-54** 的活性比 S 型的更好。在 $10\mu mol/L$ 时，化合物 **12-53** 和 **12-54** 对 GPR41、GPR43、GPR120 没有激动活性。

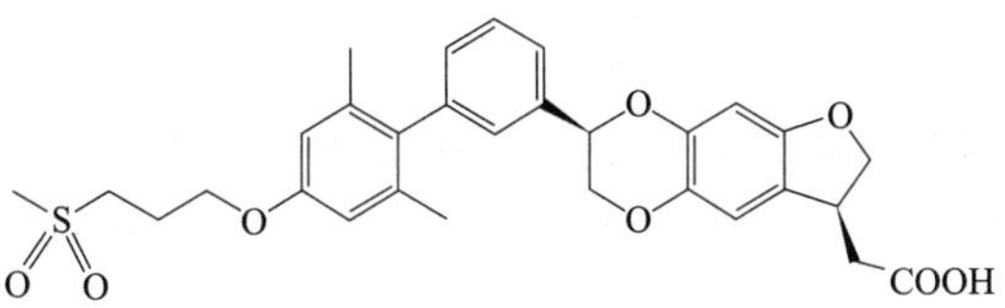

12-51 GPR40 EC_{50}=55.9nmol/L 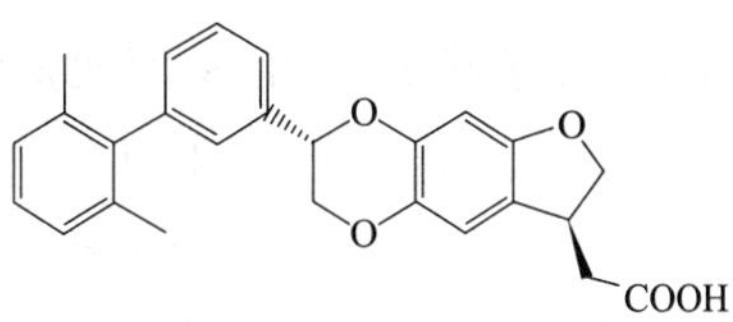　　　　　　　　　**12-52** GPR40 EC_{50}=19.1nmol/L

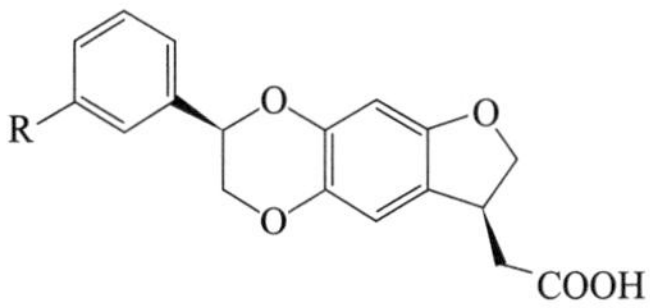

12-53 R=Br GPR40 EC_{50}=13.5nmol/L
12-54 R=Cl GPR40 EC_{50}=34.2nmol/L

除了上述激动剂外，还有一些专利保护了与化合物 **12-50** 结构类似的化合物。这些化合物大多是利用生物电子等排或构象限制策略对化合物 **12-50** 的羧基片段进行改造，如恒瑞公司的化合物 **12-55**[71]、Boehringer Ingelhelm 公司的化合物 **12-56**[72]、Mochida 公司的化合物 **12-57**、化合物 **12-58**[73,74]、Piramal Enterprise 公司的化合物 **12-59**[75]、Lilly 公司的化合物 **12-60**[76]、Astellas 公司的化合物 **12-61**[77]和 Connexios 公司的化合物 **12-62**[78]等。

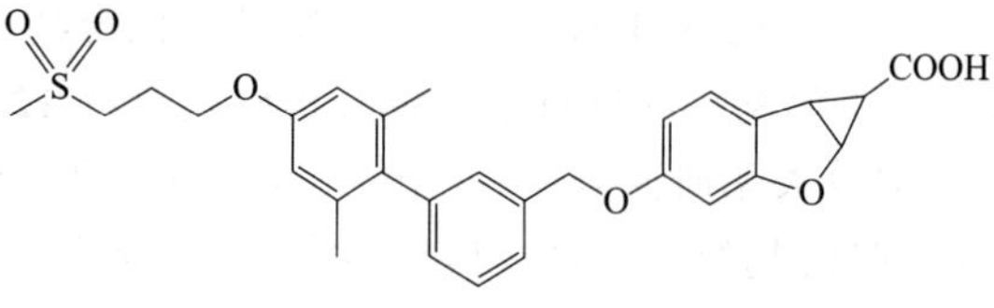

12-55 GPR40 EC$_{50}$=18nmol/L

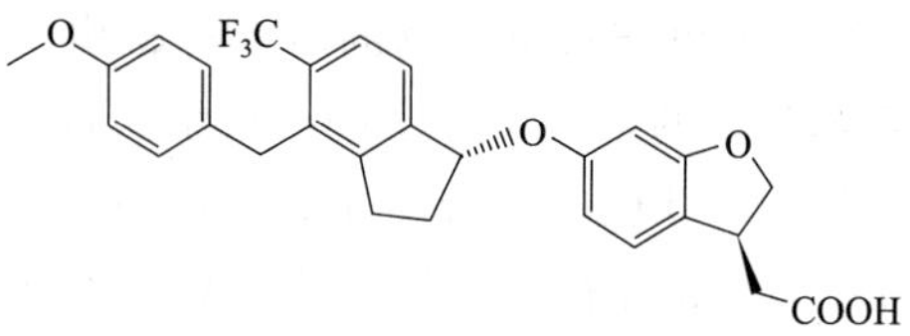

12-56 GPR40 EC$_{50}$=1nmol/L

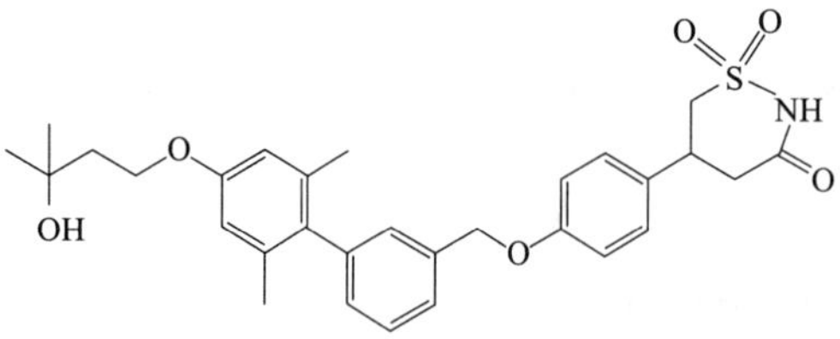

12-57 GPR40 EC$_{50}$=300nmol/L

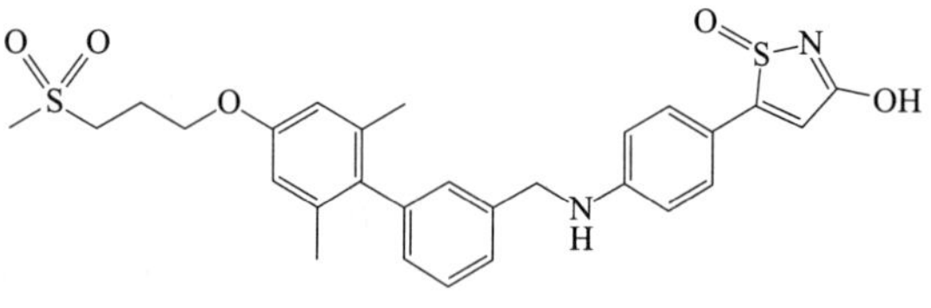

12-58 GPR40 EC$_{50}$<300nmol/L

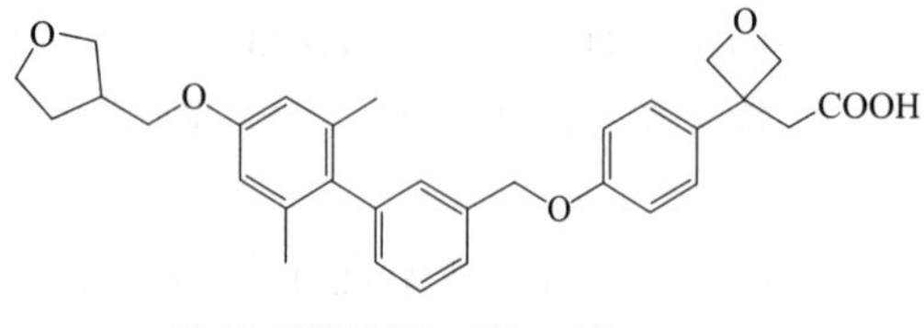

12-59 GPR40 EC$_{50}$<10nmol/L

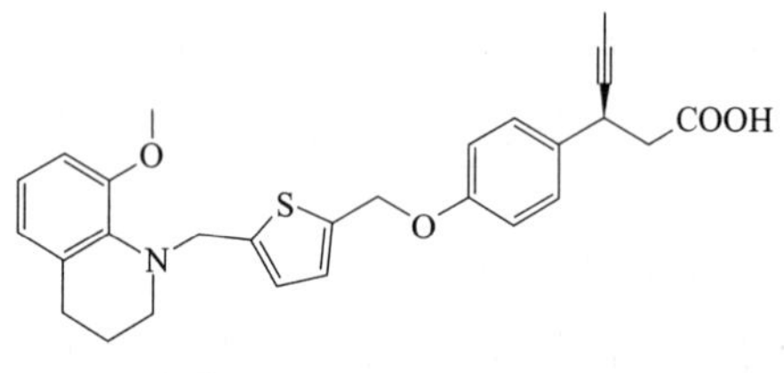

12-60 GPR40 EC$_{50}$=152nmol/L

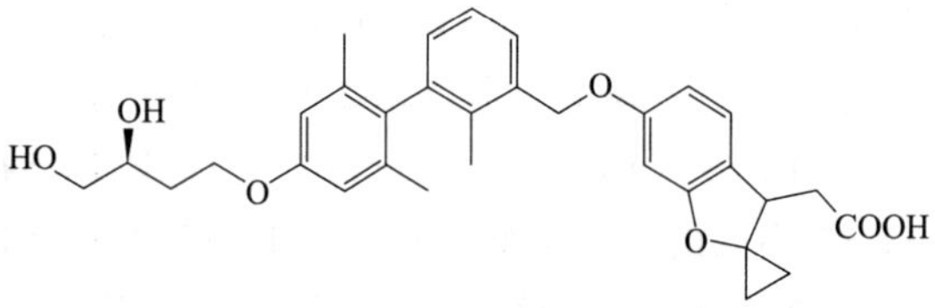

12-61 (AS2575959)

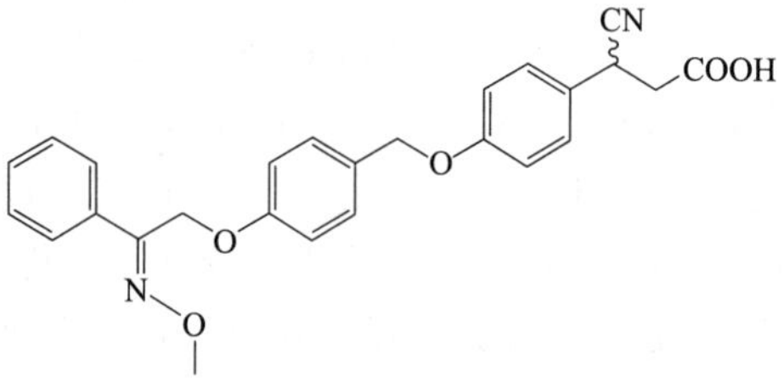

12-62 (CNX-011-67)GPR40 EC$_{50}$=0.24nmol/L

12.4.2.3　二苯基嘧啶-N/S 取代羧酸

Sanofi Aventis 公司一直致力于开发 GPR40 激动剂，其专利中保护了一类二苯基嘧啶-N/S 取代的羧酸化合物。这类结构在 GPR40 激动剂中比较少见，其代表化合物 **12-63**、化合物 **12-64** 和化合物 **12-65** 结构如下图所示[79~81]。

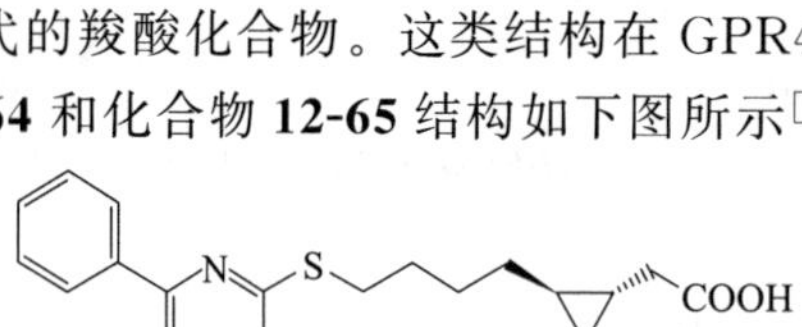

12-63

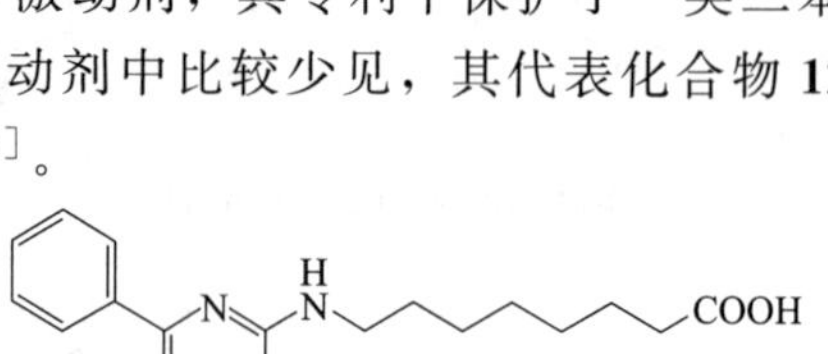

12-64

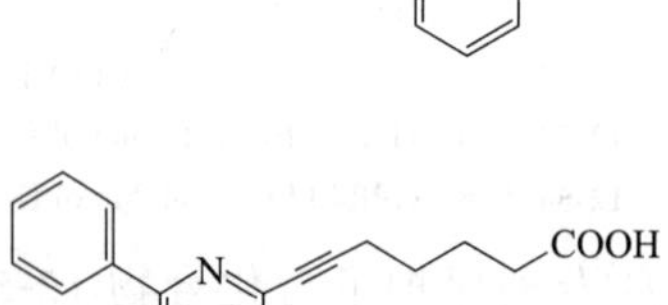

12-65

12.4.2.4　噁二唑啉硫酮/噻唑烷二酮类

Kotarsky[9]和 Milligan[82]分别报道了噻唑烷二酮化合物可以激活 GPR40。基于此，

Merck 公司的 Changyou Zhou[83]将化合物 **12-27** 的结构分为四个部分：TZD 的头部、中心、连接链和尾部。TZD 头部的构效关系研究表明，TZD 结构基团活性最好，当用 OZD、琥珀酰亚胺或其他杂环取代时，活性显著下降。连接链为间位苯氧基时活性最好，当间位的氧去掉、转变为邻位、对位或用其他连接链取代时，活性明显降低。在尾部引入各种杂环有助于提高活性，尤其是 3,5-二取代的吡啶基系列衍生物具有最好的活性。中心苯环上引入甲基可以进一步提高活性，化合物 **12-66**（$EC_{50}=10nmol/L$）不仅具有最强的活性，而且药代性质良好。化合物 **12-28** 的口服生物利用度约为 100%，半衰期为 5.1h。在 IPGTT 实验中，化合物 **12-66** 对野生型小鼠具有剂量依赖性的降血糖效应，但对 GPR40$^{-/-}$ 鼠没有降血糖作用，表明化合物确实是通过 GPR40 发挥降血糖作用。

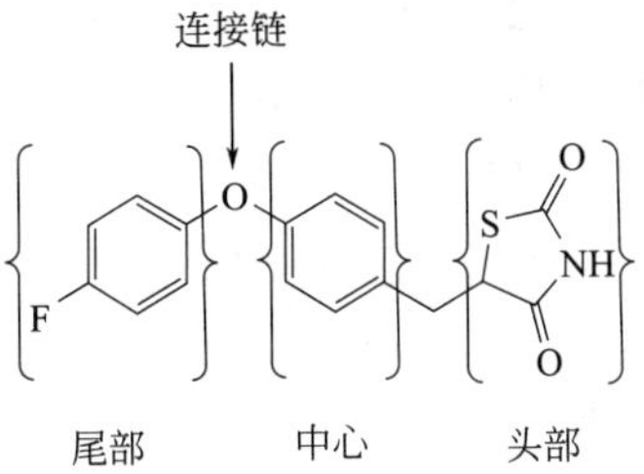

12-27　GPR40 $EC_{50}=480nmol/L$

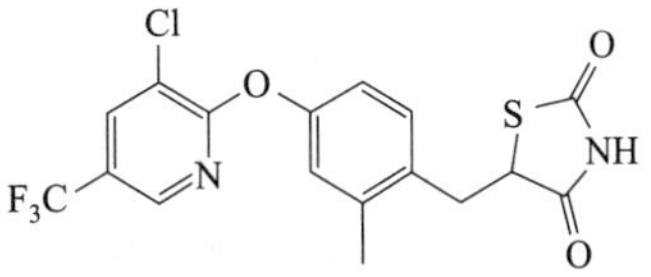

12-66　GPR40 $EC_{50}=10nmol/L$

12.4.2.5　4-苯基炔基二氢肉桂酸类

丹麦的 Trond Ulven 课题组以化合物 **12-10** 为先导，当两个苯环通过炔基相连时，化合物 **12-67**（$EC_{50}=95nmol/L$）活性较好，表明 4-苯基炔基二氢肉桂酸母核对 GPR40 适用。构效关系研究表明，当羧基与苯环之间引入 O 原子，化合物活性下降，表明二氢肉桂酸结构为优势骨架。同时在末端苯环上引入不同的取代基，邻位取代比间位、对位取代活性好。非极性基团可以提高化合物的活性，极性基团使活性降低。化合物 **12-68**（TUG-424，$EC_{50}=32nmol/L$）可以使 INS-1E 细胞的胰岛素分泌增加两倍[84]。但是化合物 **12-68**（clogP=2.34）的脂溶性太强，同时代谢不稳定，不适合作为候选药物。为了降低脂溶性，末端苯环被各种含 N 的杂环所取代。化合物 **12-69**（TUG-499，$EC_{50}=18nmol/L$，clogP=1.97）对 FFA2、FFA3、PPARγ 有大于 100 倍的选择性。化合物 **12-69** 在肝微粒体中具有很好的稳定性，对 CYP 酶没有抑制活性[85]。另一方面，为了提高化合物的稳定性与亲水性，在化合物 **12-68** 的酸性头部引入了取代基或与苯环成环构象限制抑制代谢，同时在末端苯环上引入极性基团以增加化合物的亲水性。化合物 **12-70**（TUG-488，$EC_{50}=20nmol/L$，clogP=3.96）对 FFA2、FFA3、PPARγ 有大于 100 倍的选择性[86]。在化合物 **12-70** 的羧基端苯环上引入 F 原子，化合物 **12-71**（TUG-770，$EC_{50}=8nmol/L$，clogP=4.11）不仅活性明显增加，其 PK 性质也得到改善[87]。

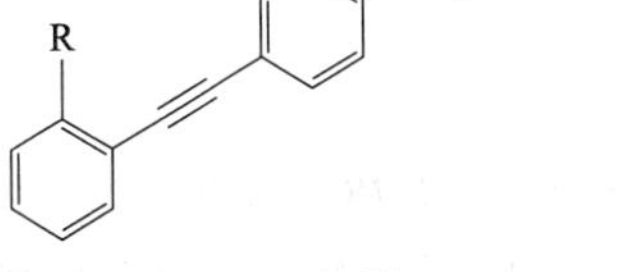

12-67　R=H $EC_{50}=95nmol/L$
12-68　R=CH$_3$（TUG-424）GPR40 $EC_{50}=32nmol/L$

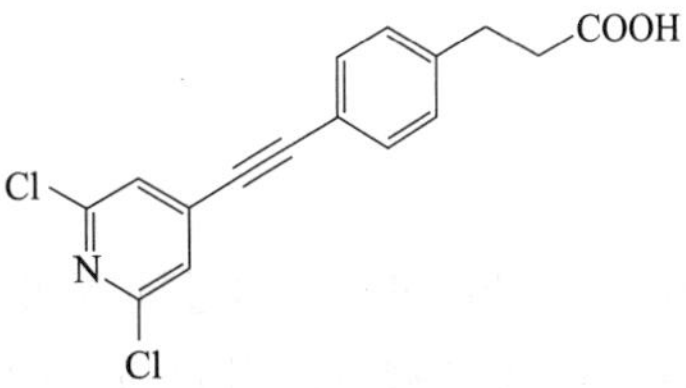

12-69　（TUG-499）GPR40 $EC_{50}=18nmol/L$

12-70 (TUG-488) GPR40 EC_{50}=20nmol/L

12-71 (TUG-770) GPR40 EC_{50}=8nmol/L

12.4.2.6 二酰基间苯三酚类

酰基间苯三酚类化合物在桃金娘科植物中比较常见，具有广泛的生理和药理活性。Sandip B. Bharate[88]在酰基间苯三酚上引入类似于 FFA 的脂肪长链，得到一系列具有 GPR40 激动活性的二酰基间苯三酚类化合物。构效关系研究表明，酚基被烷基化后，活性降低；苯环上酰基化则可以保持活性。化合物 **12-72**（$EC_{50}=6\mu mol/L$）、**12-73**（$EC_{50}=8\mu mol/L$）、**12-74**（$EC_{50}=0.07\mu mol/L$）和 **12-75**（$EC_{50}=0.97\mu mol/L$）活性较好。

12-72 GPR40 EC_{50}=6μmol/L

12-73 GPR40 EC_{50}=8μmol/L

12-74 GPR40 EC_{50}=0.07μmol/L

12-75 GPR40 EC_{50}=0.97μmol/L

12.4.2.7 其他 GPR40 激动剂

小檗碱（**12-76**）可以促进胰岛素分泌且增加胰岛素敏感性，已被用于治疗 2 型糖尿病，但是其具体机制还不清楚。Geetha Vani Rayasam[89]报道小檗碱可以激活 GPR40，其 EC_{50} 为 760nmol/L。

12-76 GPR40 EC_{50}=760nmol/L

Takafumi Hara[90]通过对 80 多种天然产物进行筛选，发现化合物 **12-77**（medica16）具有 GPR40 激动活性，其对 GPR120 没有活性。

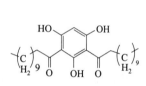

12-77

Masato Takeuchi[91]通过同源模建和分子对接发现化合物 **12-78**（NCG75）具有 GPR40 激动活性。该化合物可以引起强烈的 ERK 和 Ca^{2+} 响应，同时可以增加 min6 细胞的胰岛素释放。

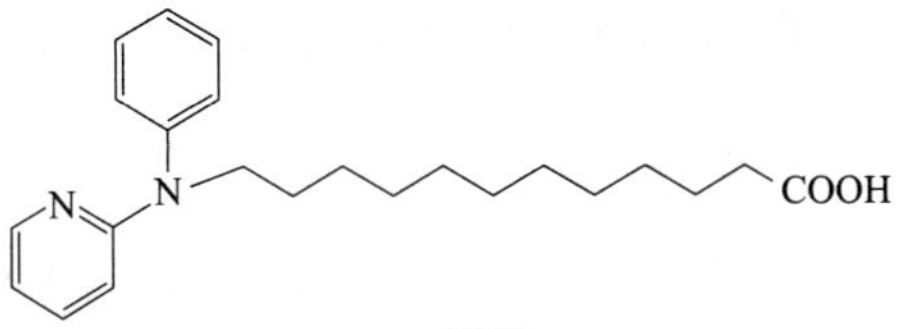

12-78

12.4.3   GPR40 拮抗剂

GlaxoSmithKline 公司的 Celia P. Briscoe[49] 报道化合物 **12-79**（GW1100）具有 GPR40 拮抗活性。化合物 **12-79** 可以剂量依赖性地抑制 GPR40 介导 GW9508、亚油酸引起 Ca^{2+} 浓度的增加，其 pIC_{50} 为 5.99。化合物 **12-79** 对 GPR120 没有拮抗作用。

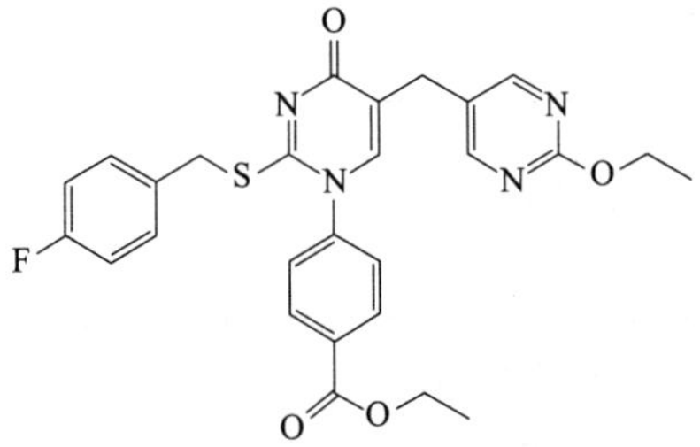

12-79   GPR40 pIC_{50}=5.99

Pfizer 公司的 Paul S. Humphries[92] 报道了一类四氢异喹啉酮化合物具有 GPR40 拮抗活性。通过对 Pfizer 公司的化合物库进行高通量筛选，发现化合物 **12-80**（pIC_{50}＝8）、**12-81**（pIC_{50}＝7.9）具有 GPR40 拮抗活性。由于先导化合物在体内清除太快，对其进行结构改造主要是为了改善化合物的 PK 性质，所得化合物 **12-82**（pIC_{50}＝7.7）具有较好的 PK 性质。

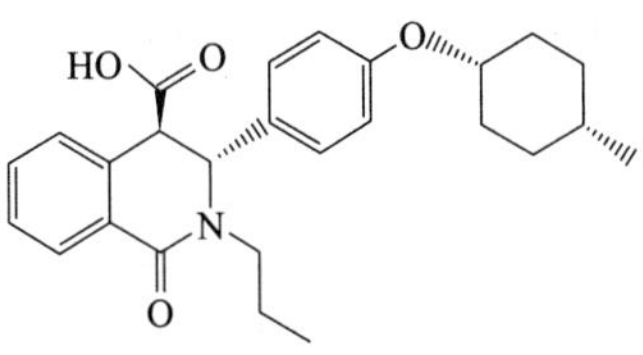

12-80   GPR40 pIC_{50}=8 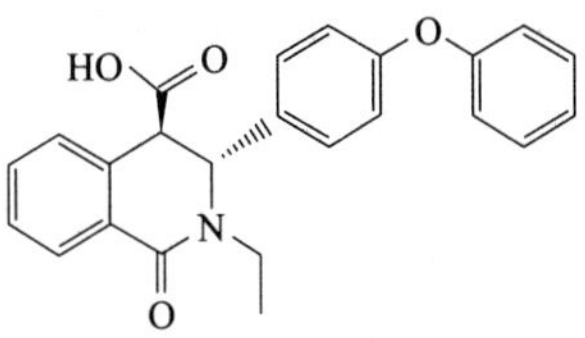   **12-81   75GPR40 pIC_{50}=7.9**   **12-82   GPR40 pIC_{50}=7.7**

上海药物所得王贺瑶课题组通过虚拟筛选技术得到一系列具有 GPR40 拮抗活性的化合物，进一步的活性测试表明化合物 **12-83**（DC260126）可以剂量依赖性地抑制 GPR40 介导亚油酸、油酸、棕榈酸、月桂酸引起的 Ca^{2+} 浓度增加，其 pIC_{50} 分别为 6.28、5.96、7.07、4.58[93]。

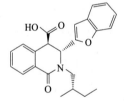

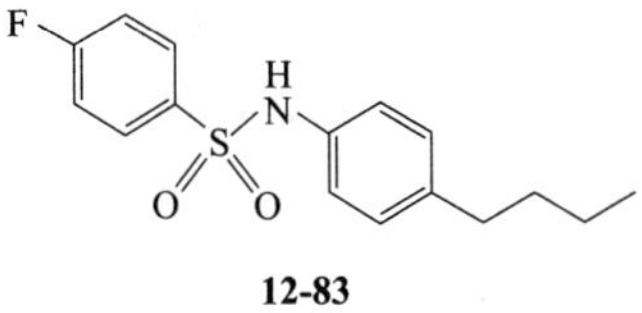

12-83

12.5   GPR120 调控剂

GPR120 被激活后，不仅可以促进 GLP-1 的释放，而且可以发挥抗炎效应、增加胰岛素敏感性；同时 GPR120 功能缺陷容易导致肥胖。因此小分子 GPR120 调控剂不仅可以作为研究其生理功能的工具分子，还有可能作为治疗糖尿病、肥胖等代谢性疾病的候选化合物。

12.5.1 内源性的 GPR120 激动剂

GPR120 可以被碳数大于 14 的 FFA 激活。内源性的 FFA 的激动活性处于微摩水平，其中 ω-3FFA 具有较好的 GPR120 激动活性。部分 FFA 的 GPR120 活性如表 12-2 所示[28]。

表 12-2 部分 FFA 的 GPR120 pEC_{50} 值

FFA	pEC_{50}	FFA	pEC_{50}
肉豆蔻酸(C14：0)	4.53	α 亚麻酸(C18：3)	6.37
棕榈酸(C16：0)	4.28	γ 亚麻酸(C18：3)	5.98
棕榈油酸(C16：1)	5.49	cis-8,11,14-二十碳三烯酸(C20：3)	4.84
硬脂酸(C18：0)	4.74	cis-11,14,17-二十碳三烯酸(C20：3)	5.85
反油酸(C18：1)	4.48	cis-5,8,11,14,17-二十碳五烯酸(C20：5)	5.55
油酸(C18：1)	4.51	DHA(C22：6)	5.41

12.5.2 GPR120 小分子激动剂

GlaxoSmithKline 公司的 Celia P. Briscoe[49] 首先报道了化合物 **12-2** （$pEC_{50}=5.46$）具有 GPR120 激动活性。化合物 **12-2** 对 GPR40 也有激动活性，且活性比 GPR120 好，因此化合物 **12-2** 是 GPR40 和 GPR120 的双重激动剂。

环格列酮和曲格列酮等 PPARγ 激动剂被报道可以激活 GPR120。Takayoshi Suzuki[42] 以 PPARγ 激动剂 **12-84** 为先导，通过在 N 上引入不同的取代基得到一系列 GPR120 激动剂。当 N 上引入苯基时，化合物 **12-85** 具有最高的 GPR120 活性。同源模建和对接实验表明，化合物 **12-85** 的羧基与 Arg99 之间相距 3.58Å，不能形成氢键。通过延长羧基端碳链，使羧基与 Arg99 形成氢键，提高化合物活性。化合物 **12-86** 具有最好的 GPR120 活性，且具有选择性。进一步对 N 上取代基进行优化，化合物 **12-86** （GPR120$EC_{50}=1.2\mu mol/L$）在活性和选择性方面均最佳[41]。

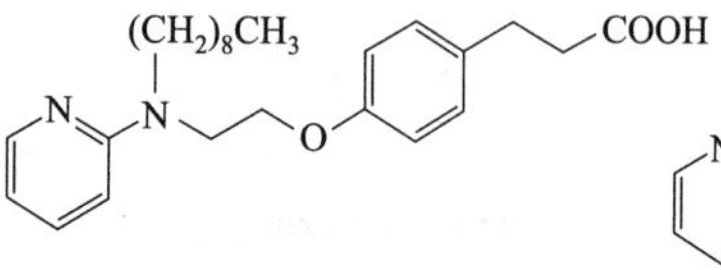

12-84 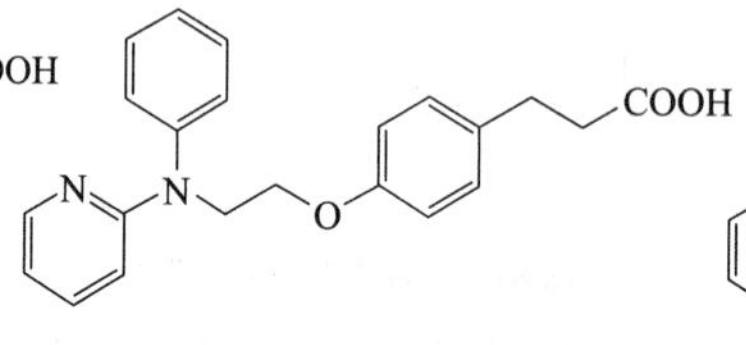　　　　　　　**12-85** 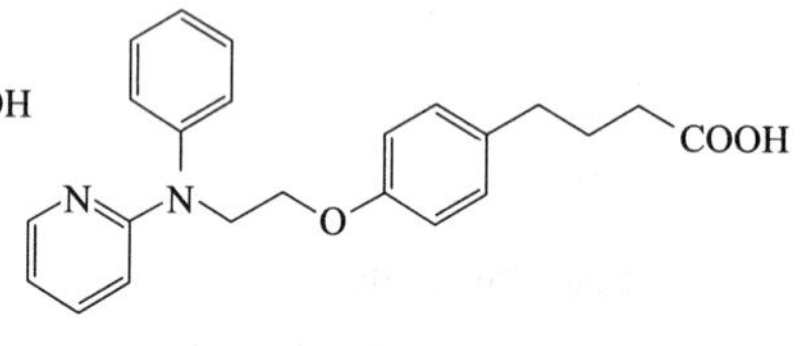　　　　　　　**12-86** GPR120 $EC_{50}=1.2\mu mol/L$

丹麦的 Trond Ulven 课题组在筛选 GPR40 的化合物时发现，在苯环的邻位引入苯基，化合物 **12-87** （GPR120 $pEC_{50}=6.43$）对 GPR120 表现出了选择性。以化合物 **12-87** 为先导，在联苯结构上引入不同的取代基，得到化合物 **12-88** （GPR120 $pEC_{50}=7.36$）。化合物 **12-88** 对 GPR120 和 GPR40 的选择性达到 1000 倍以上。在末端苯环上引入大取代基，活性下降。极性基团的引入也使活性下降。同时在中心苯环上引入 F 原子不仅可以提高化合物活性，选择性也得到提升[43]。

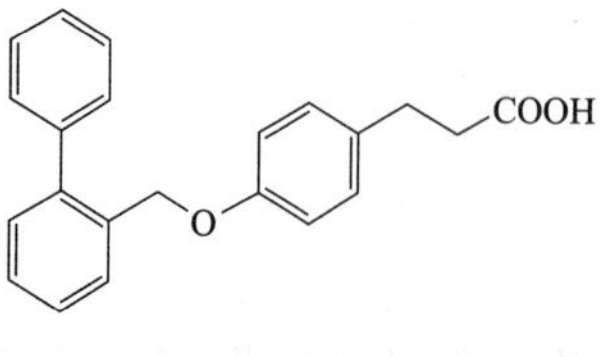

12-87 GPR120 $pEC_{50}=6.43$ 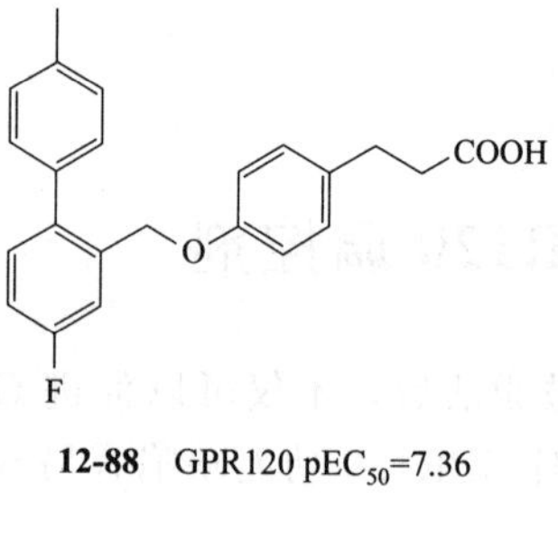　　　　　　**12-88** GPR120 $pEC_{50}=7.36$

Takafumi Hara[90]通过对 80 多种天然产物进行筛选，发现化合物 **12-89**（grifolic acid）及其单甲醚化合物 **12-90** 具有 GPR120 激动活性，但对 GPR40 没有活性。

12-89

12-90

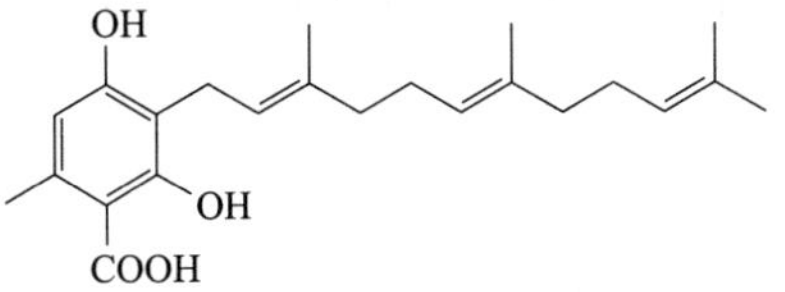

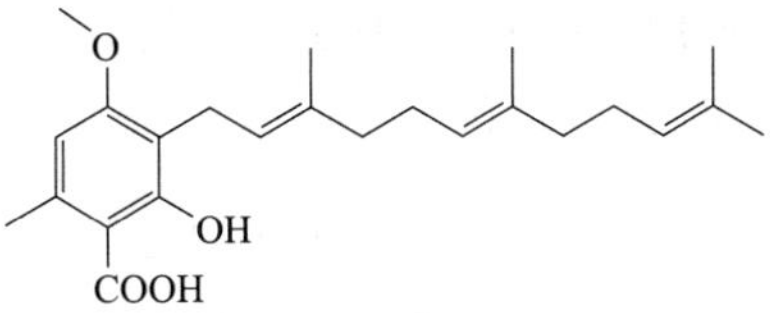

目前关于 GPR120 激动剂的报道比较少，除了上述分子外，专利中也报道了一些化合物。这些化合物大都是苯丙酸衍生物，与 GPR40 的激动剂有着相似的结构。在本文中我们将这些化合物分为苯丙酸衍生物和非苯丙酸衍生物两大类来介绍[94]。

IRM-LIC 公司保护了一系列具有 GPR120 激动活性的苯基噻唑和苯基噁唑结构的化合物。化合物 **12-91**～**12-95** 具有比较好的 GPR120 活性（EC_{50}＜10μmol/L），但没有体内数据报道[95]。

12-91

12-92

12-93

12-94

12-95

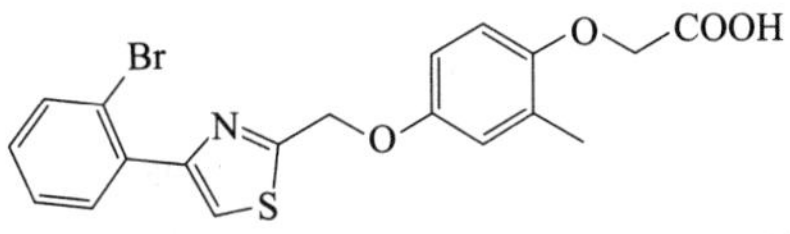

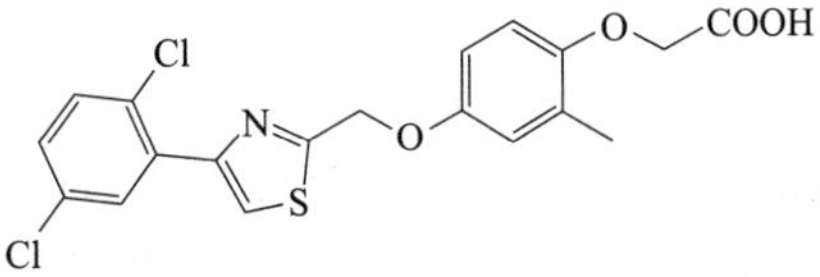

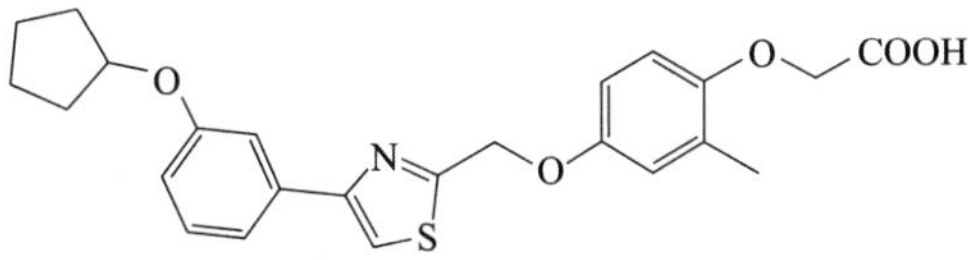

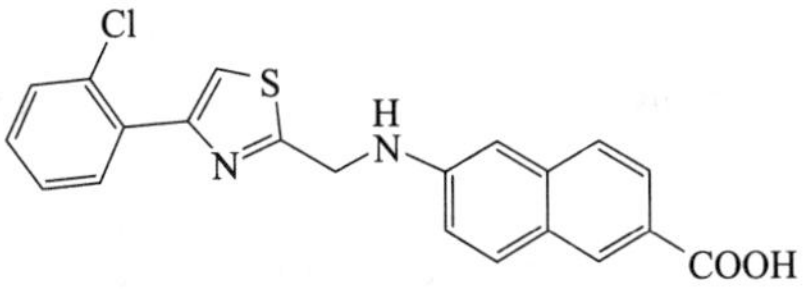

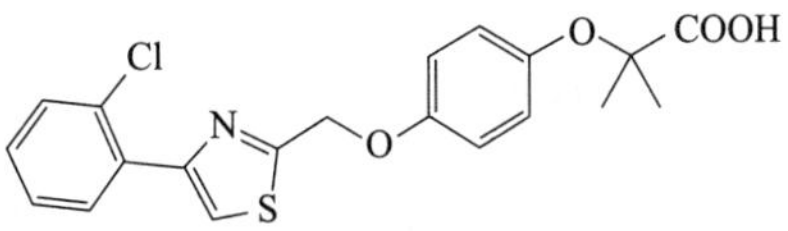

Metabolex 公司报道了一类具有苯并二氢呋喃结构的 GPR120 激动剂。化合物 **12-96**～**12-100** 具有纳摩尔级别的激动活性。在 OGTT 实验中，化合物 **12-99** 和 **12-100**（100mg/kg）使血糖降低了 58%～60%。这些化合物在 IPGTT 实验中同样可以降低血糖[96]。

12-96

12-97

12-98

12-99

12-100

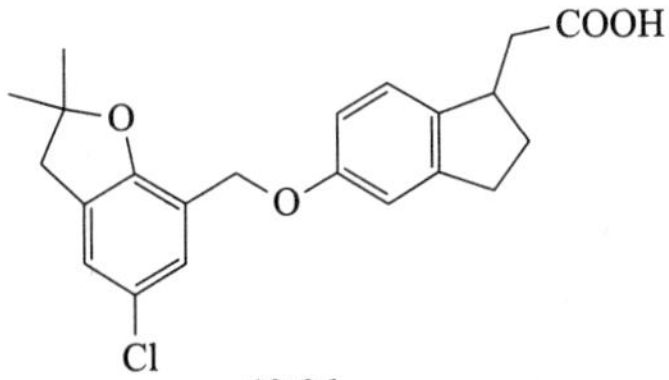

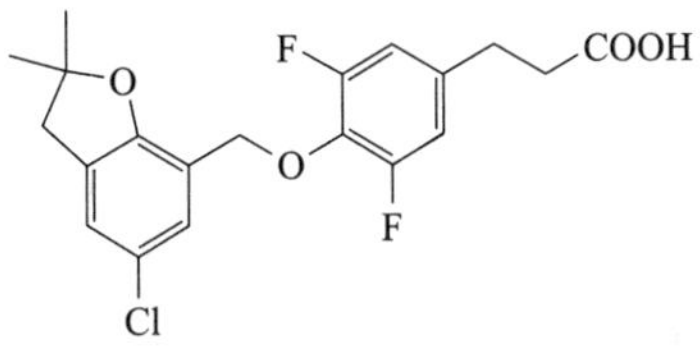

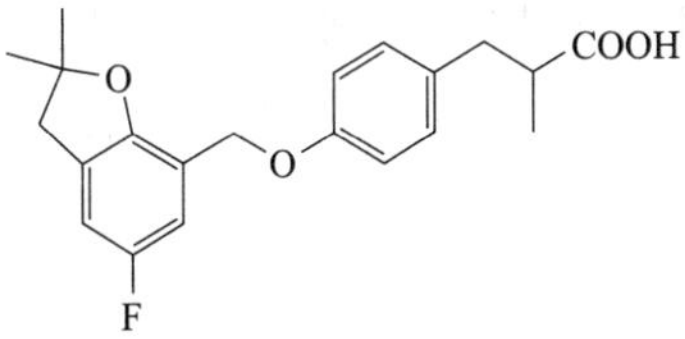

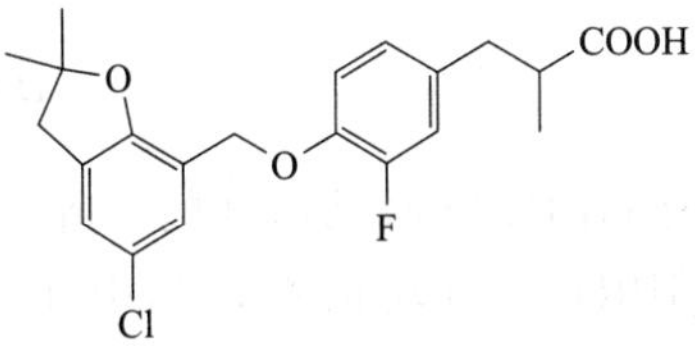

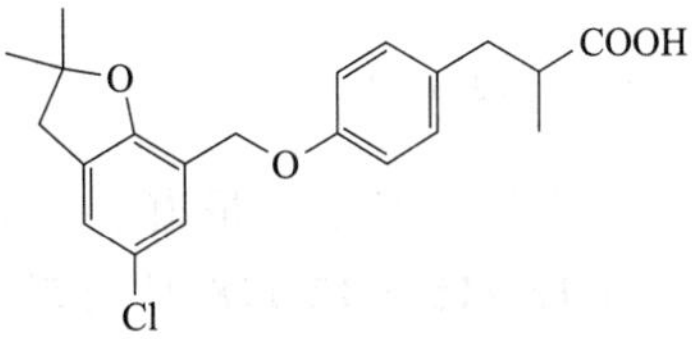

随后，Metabolex 又保护了一类苯基吡唑、噻二唑、咪唑、三氮唑和异噁唑等杂环的 GPR120 激动剂。化合物 **12-101~12-106** 的 $EC_{50}<1\mu mol/L$。其中化合物 **12-101** 及其光学异构体化合物 **12-102** 和 **12-103** 活性较好。在 OGTT 实验中，这些化合物（100mg/kg）使血糖降低了 15%~45%[97]。

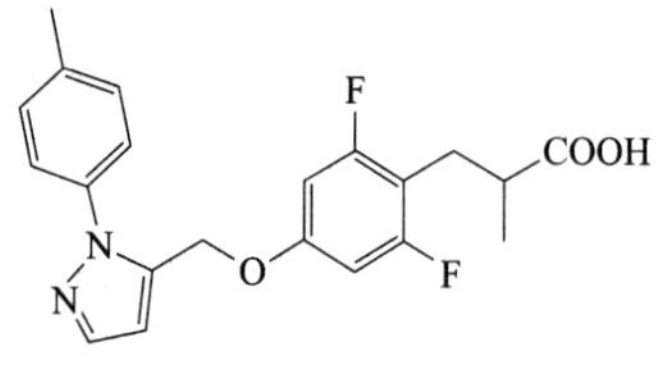

12-101 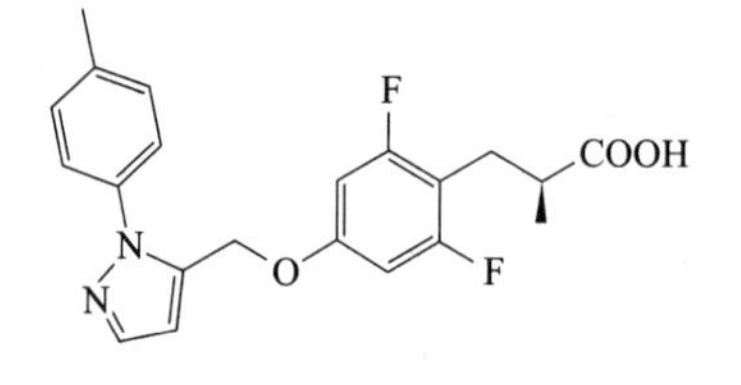　　　　　　　　**12-102** 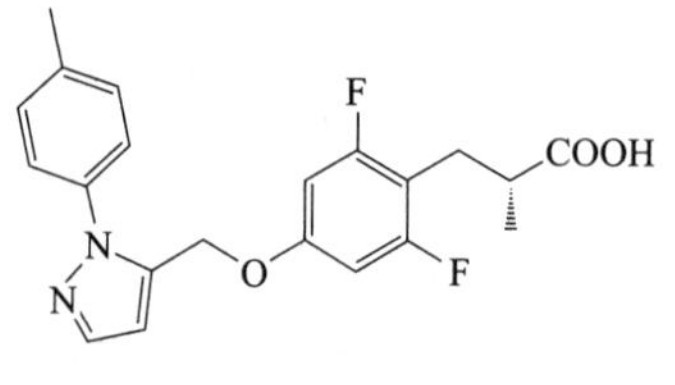　　　　　　　　**12-103**

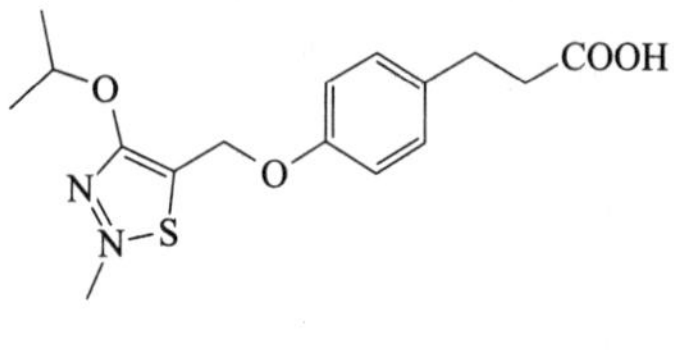

12-104 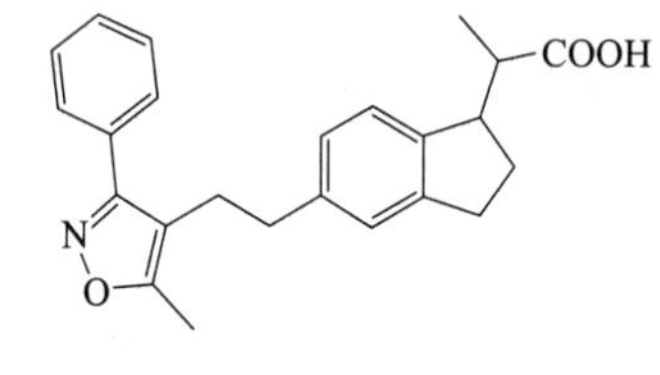　　　　　　　　**12-105** 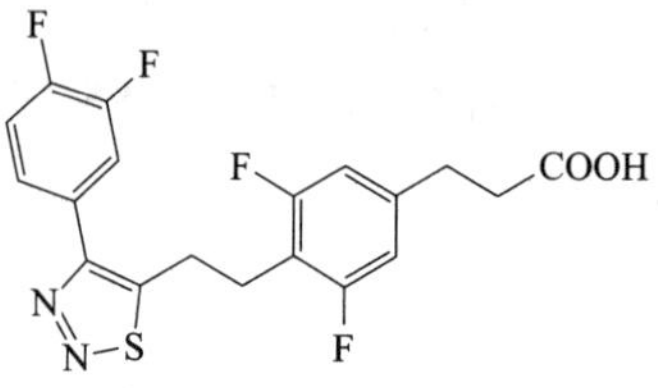　　　　　　　　**12-106**

IRM-LIC 公司还报道了一类用四氮唑取代羧基的苯基噻唑化合物，该类化合物的亲脂性更好。化合物 **12-107~12-111** 具有较好的 GPR120 激动活性（$EC_{50}<10\mu mol/L$），这些化合物没有体内数据报道[98]。

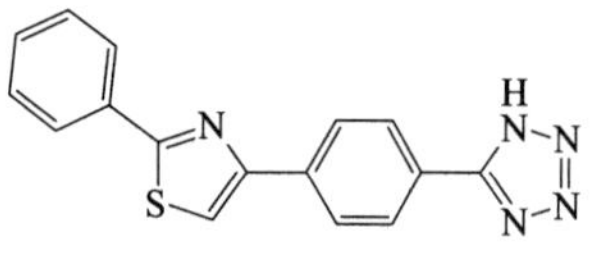

12-107 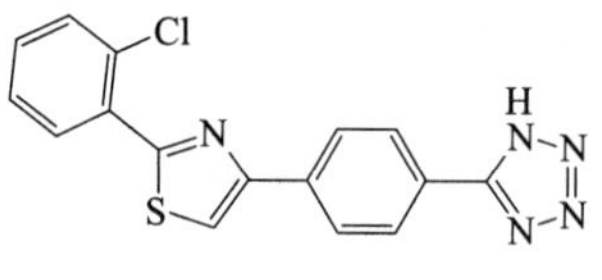　　　　　　　　**12-108** 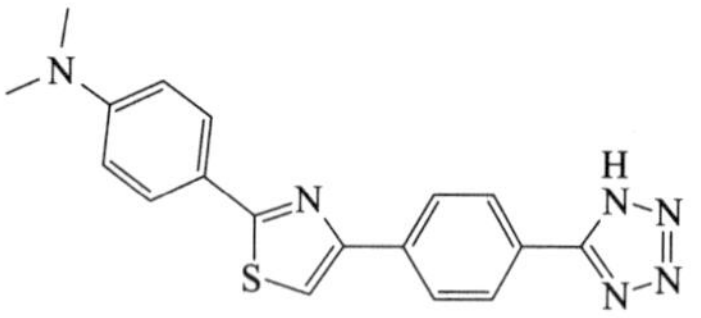　　　　　　　　**12-109**

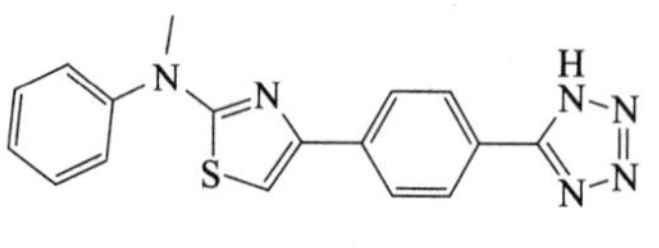

12-110 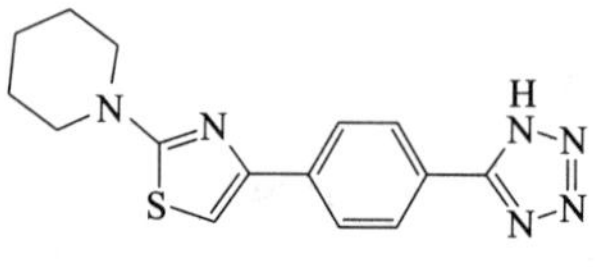　　　　　　　　　　　**12-111**

Banyu 公司还保护了一类具有苯基异噁唑醇结构的化合物。化合物 **12-112~12-114** 的苯基异噁唑醇结构是羧基的电子等排体，这些化合物对 GPR120 活性较好，其中化合物 **12-112** 的 EC_{50} 达到 63nmol/L[99]。

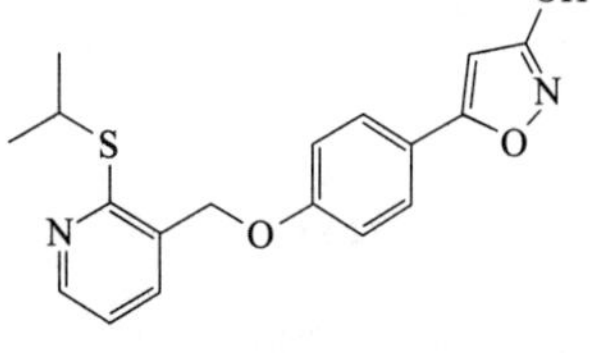

12-112　 GPR120 EC_{50}=63nmol/L 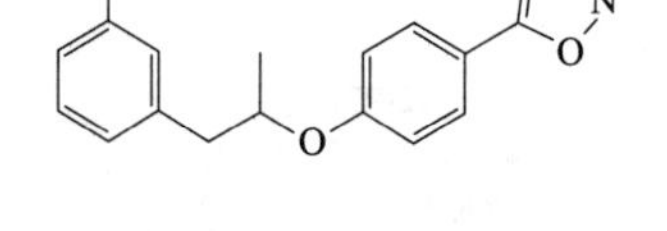　　　　　**12-113** 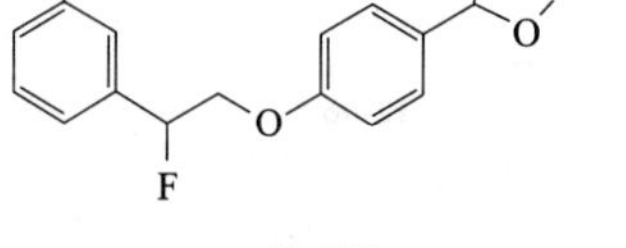　　　　　　　　**12-114**

在 2010 年，IRM-LIC 公司报道了一系列具有 GPR120 激动活性的三唑、噁二唑和噻唑衍生物；化合物 **12-115~12-118** 具有较好的 GPR120 激动活性，其中化合物 **12-118** 对 GPR120 的激动活性的 EC_{50} 可以达到 78nmol/L[100]。

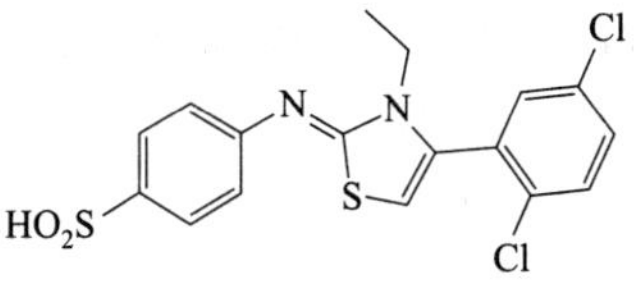

12-115　GPR120 EC_{50}=109nmol/L

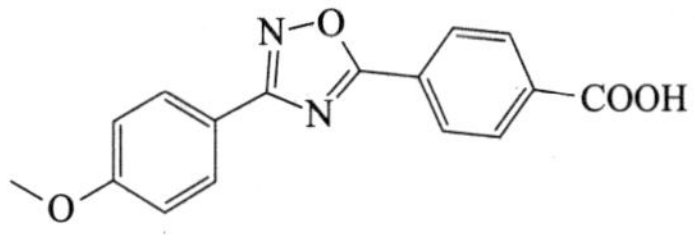

12-116　GPR120 EC_{50}=184nmol/L

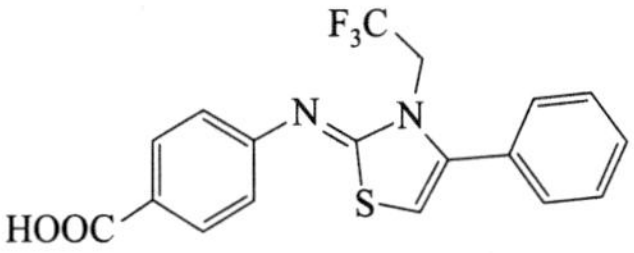

12-117　GPR120 EC_{50}=184nmol/L

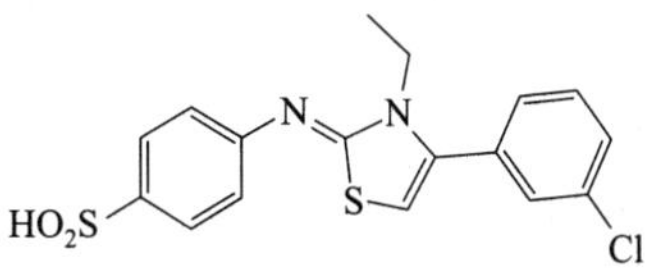

12-118　GPR120 EC_{50}=78nmol/L

　　IRM-LIC 公司还保护了一类类似于 GW9508 的化合物，与 GW98508 不同之处在于酸性片段。化合物 **12-119**～**12-123** 是对位氨基取代的苯甲酸类化合物，氨基上带有不同的取代基[101]。

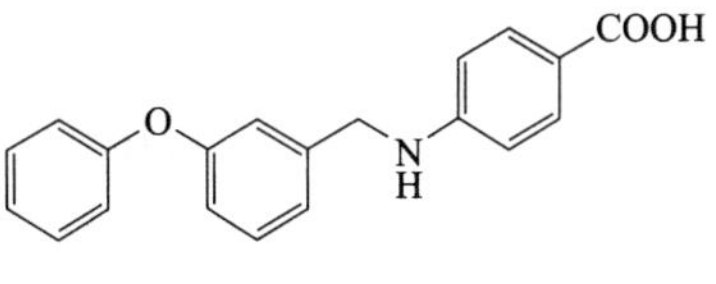

12-119

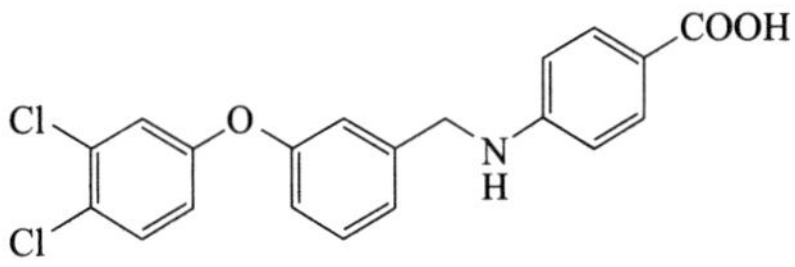

12-120

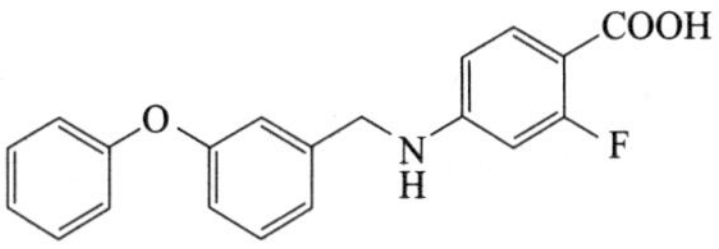

12-121

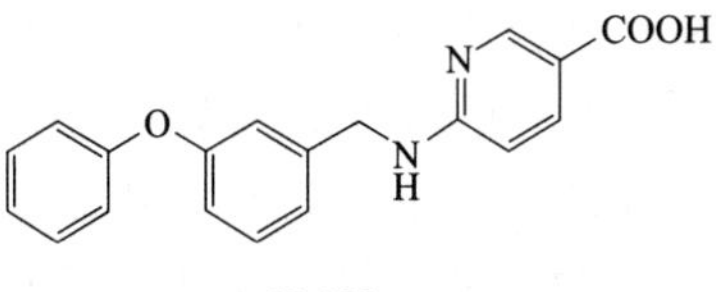

12-122

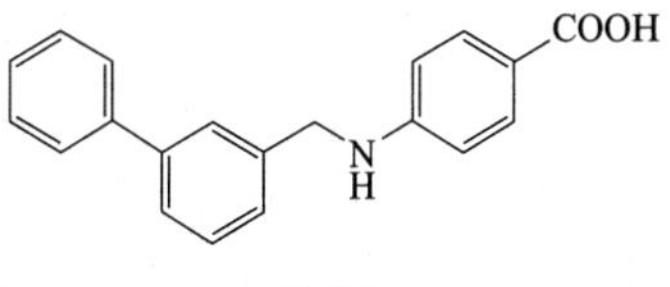

12-123

　　在 2010 年，Banyu 公司公布了一类含有异吲哚啉酮或苯并异噻唑二氧化物结构的衍生物具有 GPR120 激动活性。尽管之前有专利报道异吲哚啉酮可以治疗炎症和自身免疫疾病，但没有关于用于糖尿病、肥胖的治疗。化合物 **12-124**～**12-129** 结构中都没有羧基或其电子等排体。这些化合物的 EC_{50} 处于纳摩尔级别[102]。

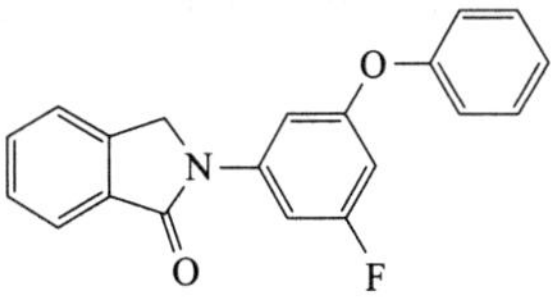

12-124　GPR120 EC_{50}=850nmol/L

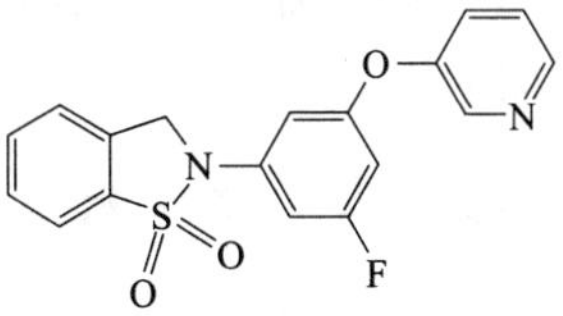

12-125　GPR120 EC_{50}=180nmol/L

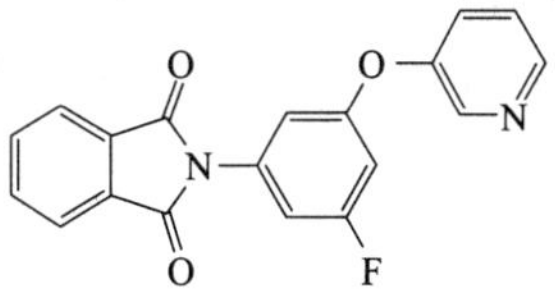

12-126

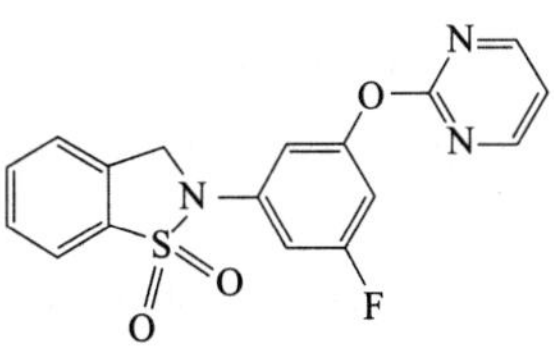

12-127

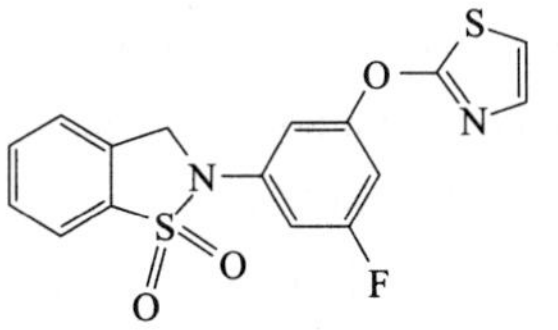

12-128

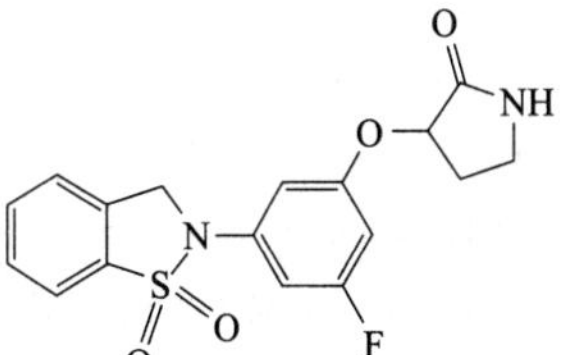

12-129

Alpha acids 被证明具有对肥胖、炎症和代谢性疾病都有治疗作用。Kindex Therapeutics 报道化合物 **12-130**、**12-131** 及其钾盐 **12-132**（＋KDT501，GPR120 EC_{50} = 30.3μmol/L）不仅是 PPARγ 激动剂，同时还可以激活 GPR120[103]。

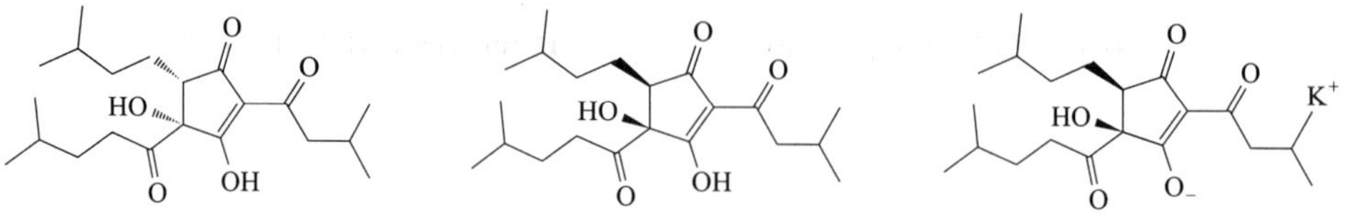

| 12-130 | 12-131 | 12-132 |

Pharma Frontier 公司报道了一类含有芳环的长链脂肪酸作为 GPR40 和 GPR120 的激动剂。化合物 **12-133**～**12-134** 的活性位于微摩尔水平[104]。

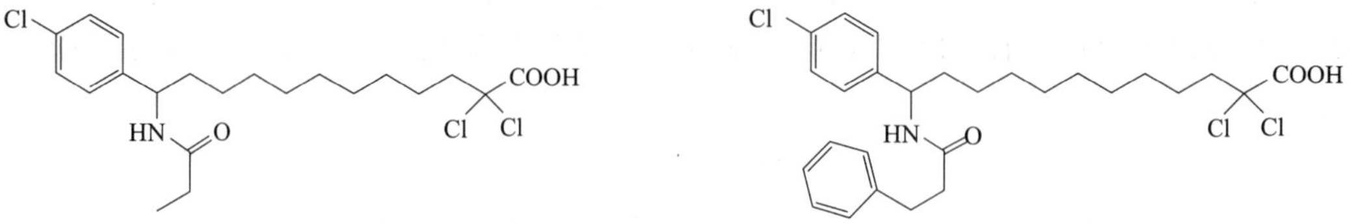

| 12-133 | 12-134 |

12.6　结语

目前，GPR40 激动剂 TAK-875、AMG-837 和 CNX-011-67 均处于临床试验阶段，该类药物用于治疗 2 型糖尿病的可行性已被临床实验结果初步验证。文献报道的 GPR40 小分子激动剂大多属于部分激动剂。与部分激动剂相比，GPR40 的完全激动剂除了可以直接作用于胰岛 β 细胞促进胰岛素分泌，还可以作用于肠道上皮细胞促进 GLP-1 的释放，从而间接地增加胰岛素分泌。因此，GPR40 的完全激动剂在理论上可更加有效地降低血糖。此外，也有文献报道 GPR40 与肿瘤的生长和迁移有关，因此，此类药物的安全性还有待进一步评价。另一方面，GPR120 是一个新颖的糖尿病和肥胖的潜在治疗靶点。然而，关于 GPR120 激动剂的报道比较少。研制高效、选择性的 GPR120 激动剂不仅可促进 GPR120 生理功能的研究，同时，该类化合物也有可能作为候选药物进入临床研究。目前，关于 GPR120 拮抗剂还没有文献报道，研制 GPR120 拮抗剂作为工具分子也将有助于 GPR120 生理功能的研究。由于 GPR40 和 GPR120 都可以被内源性的长链 FFA 激活，因此，研制 GPR40/GPR120 的双重激动剂以同时激活这两个受体是一个有价值的研究课题。GPR40/GPR120 的双重激动剂在理论上不仅可以通过激活 GPR40 通路增加胰岛素释放，而且还可以激活 GPR120 通路增加 GLP-1 的释放，同时发挥抗炎效应。

参　考　文　献

[1] Danaei G，Finucane M M，Lu Y，et al. Global Burden of Metabolic Risk Factors of Chronic Diseases Collaborating Group（Blood Glucose）. National，regional，and global trends in fasting plasma glucose and diabetes prevalence since 1980：systematic analysis of health examination surveys and epidemiological studies with 370 country-years and 2.7 million participants. Lancet，2011，378（9785）：31-40.

[2] WHO，Diabetes，Fact Sheet No. 312，August 2011.

[3] Lagerström M C，Schiöth H B. Structural diversity of G protein-coupled receptors and significance for drug discovery. Nature reviews Drug discovery，2008，7（4）：339-357.

［4］ Ma P, Zemmel R. Value of novelty?. Nature Reviews Drug Discovery, 2002, 1 (8): 571-572.

［5］ Blad C C, Tang C, Offermanns S. G protein-coupled receptors for energy metabolites as new therapeutic targets. Nature Reviews Drug Discovery, 2012, 11 (8): 603-619.

［6］ Calder P C. Omega-3 polyunsaturated fatty acids and inflammatory processes: nutrition or pharmacology?. British journal of clinical pharmacology, 2013, 75 (3): 645-662.

［7］ Itoh Y, Kawamata Y, Harada M, et al. Free fatty acids regulate insulin secretion from pancreatic β cells through GPR40. Nature, 2003, 422 (6928): 173-176.

［8］ Briscoe C P, Tadayyon M, Andrews J L, et al. The orphan G protein-coupled receptor GPR40 is activated by medium and long chain fatty acids. Journal of Biological Chemistry, 2003, 278 (13): 11303-11311.

［9］ Kotarsky K, Nilsson N E, Flodgren E, et al. A human cell surface receptor activated by free fatty acids and thiazolidinedione drugs. Biochemical and biophysical research communications, 2003, 301 (2): 406-410.

［10］ Sawzdargo M, George S R, Nguyen T, et al. A cluster of four novel human G protein-coupled receptor genes occurring in close proximity to CD22 gene on chromosome 19q13. 1. Biochemical and biophysical research communications, 1997, 239 (2): 543-547.

［11］ Shapiro H, Shachar S, Sekler I, et al. Role of GPR40 in fatty acid action on the β cell line INS-1. Biochemical and biophysical research communications, 2005, 335 (1): 97-104.

［12］ Schnell S, Schaefer M, Schöfl C. Free fatty acids increase cytosolic free calcium and stimulate insulin secretion from β-cells through activation of GPR40. Molecular and cellular endocrinology, 2007, 263 (1): 173-180.

［13］ Fujiwara K, Maekawa F, Yada T. Oleic acid interacts with GPR40 to induce Ca^{2+} signaling in rat islet β-cells: mediation by PLC and L-type Ca^{2+} channel and link to insulin release. American Journal of Physiology-Endocrinology And Metabolism, 2005, 289 (4): E670-E677.

［14］ Edfalk S, Steneberg P, Edlund H. Gpr40 is expressed in enteroendocrine cells and mediates free fatty acid stimulation of incretin secretion. Diabetes, 2008, 57 (9): 2280-2287.

［15］ Luo J, Swaminath G, Brown S P, et al. A Potent class of GPR40 full agonists engages the enteroinsular axis to promote glucose control in rodents. PloS one, 2012, 7 (10): e46300.

［16］ Liou A P, Lu X, Sei Y, et al. The G-Protein-Coupled Receptor GPR40 Directly Mediates Long-Chain Fatty Acid-Induced Secretion of Cholecystokinin. Gastroenterology, 2011, 140 (3): 903-912. e4.

［17］ Cartoni C, Yasumatsu K, Ohkuri T, et al. Taste preference for fatty acids is mediated by GPR40 and GPR120. The Journal of Neuroscience, 2010, 30 (25): 8376-8382.

［18］ Ma D, Zhang M, Larsen C P, et al. DHA promotes the neuronal differentiation of rat neural stem cells transfected with GPR40 gene. Brain research, 2010, 1330: 1-8.

［19］ Yamashima T. A putative link of PUFA, GPR40 and adult-born hippocampal neurons for memory. Progress in neurobiology, 2008, 84 (2): 105-115.

［20］ Boneva N B, Yamashima T. New insights into "GPR40-CREB interaction inadult neurogenesis" specific for primates. Hippocampus, 2012, 22 (4): 896-905.

［21］ Yonezawa T, Katoh K, Obara Y. Existence of GPR40 functioning in a human breast cancer cell line, MCF-7. Biochemical and biophysical research communications, 2004, 314 (3): 805-809.

［22］ Hardy S, St-Onge G G, Joly É, et al. Oleate promotes the proliferation of breast cancer cells via the G protein-coupled receptor GPR40 [J]. Journal of Biological Chemistry, 2005, 280 (14): 13285-13291.

［23］ Soto-Guzman A, Robledo T, Lopez-Perez M, et al. Oleic acid induces ERK1/2 activation and AP-1 DNA binding activity through a mechanism involving Src kinase and EGFR transactivation in breast cancer cells. Molecular and cellular endocrinology, 2008, 294 (1): 81-91.

[24] Yonezawa T, Haga S, Kobayashi Y, et al. Unsaturated fatty acids promote proliferation via ERK1/2 and Akt pathway in bovine mammary epithelial cells. Biochemical and biophysical research communications, 2008, 367 (4): 729-735.

[25] Wauquier F, Philippe C, Léotoing L, et al. The Free Fatty Acid Receptor G Protein-coupled Receptor 40 (GPR40) Protects from Bone Loss through Inhibition of Osteoclast Differentiation. Journal of Biological Chemistry, 2013, 288 (9): 6542-6551.

[26] Mieczkowska A, Baslé M F, Chappard D, et al. Thiazolidinediones induce osteocyte apoptosis by a G protein-coupled receptor 40-dependent mechanism. Journal of Biological Chemistry, 2012, 287 (28): 23517-23526.

[27] Cornish J, MacGibbon A, Lin J M, et al. Modulation of osteoclastogenesis by fatty acids. Endocrinology, 2008, 149 (11): 5688-5695.

[28] Hirasawa A, Tsumaya K, Awaji T, et al. Free fatty acids regulate gut incretin glucagon-like peptide-1 secretion through GPR120. Nature medicine, 2004, 11 (1): 90-94.

[29] Fredriksson R, Höglund P J, Gloriam D E I, et al. Seven evolutionarily conserved human rhodopsin G protein-coupled receptors lacking close relatives. FEBS letters, 2003, 554 (3): 381-388.

[30] Gotoh C, Hong Y H, Iga T, et al. The regulation of adipogenesis through GPR120. 31. Biochemical and biophysical research communications, 2007, 354 (2): 591-597.

[31] Cornish J, MacGibbon A, Lin J M, et al. Modulation of osteoclastogenesis by fatty acids. Endocrinology, 2008, 149 (11): 5688-5695.

[32] Wettschureck N, Offermanns S. Mammalian G proteins and their cell type specific functions. Physiological reviews, 2005, 85 (4): 1159-1204.

[33] Oh D Y, Talukdar S, Bae E J, et al. GPR120 is an omega-3 fatty acid receptor mediating potent anti-inflammatory and insulin-sensitizing effects. Cell, 2010, 142 (5): 687-698.

[34] Yan Y, Jiang W, Spinetti T, et al. Omega-3 fatty acids prevent inflammation and metabolic disorder through inhibition of NLRP3 inflammasome activation. Immunity, 2013, 38 (6): 1154-1163.

[35] Ichimura A, Hirasawa A, Poulain-Godefroy O, et al. Dysfunction of lipid sensor GPR120 leads to obesity in both mouse and human. Nature, 2012, 483 (7389): 350-354.

[36] Wu Q, Wang H, Zhao X, et al. Identification of G-protein-coupled receptor 120 as a tumor-promoting receptor that induces angiogenesis and migration in human colorectal carcinoma. Oncogene, 2013, 32 (49): 5541-5550.

[37] Sum C S, Tikhonova I G, Costanzi S, et al. Two arginine-glutamate ionic locks near the extracellular surface of FFAR1 gate receptor activation. Journal of Biological Chemistry, 2009, 284 (6): 3529-3536.

[38] Sum C S, Tikhonova I G, Neumann S, et al. Identification of residues important for agonist recognition and activation in GPR40. Journal of Biological Chemistry, 2007, 282 (40): 29248-29255.

[39] Sum C S, Tikhonova I G, Costanzi S, et al. Two arginine-glutamate ionic locks near the extracellular surface of FFAR1 gate receptor activation. Journal of Biological Chemistry, 2009, 284 (6): 3529-3536.

[40] Tikhonova I G, Sum C S, Neumann S, et al. Bidirectional, iterative approach to the structural delineation of the functional "chemoprint" in GPR40 for agonist recognition. Journal of medicinal chemistry, 2007, 50 (13): 2981-2989.

[41] Sun Q, Hirasawa A, Hara T, et al. Structure-activity relationships of GPR120 agonists based on a docking simulation. Molecular pharmacology, 2010, 78 (5): 804-810.

[42] Suzuki T, Igari S, Hirasawa A, et al. Identification of G protein-coupled receptor 120-selective agonists derived from PPARγ agonists. Journal of medicinal chemistry, 2008, 51 (23): 7640-7644.

[43] Shimpukade B，Hudson B D，Hovgaard C K，et al. Discovery of a potent and selective GPR120 agonist. Journal of medicinal chemistry，2012，55（9）：4511-4515.

[44] Stoddart L A. Investigation of the function，pharmacology and oligomerisation of GPR40，GPR41 and GPR43. University of Glasgow，2007.

[45] Lee D K，George S R，O'Dowd B F. Continued discovery of ligands for G protein-coupled receptors. Life sciences，2003，74（2）：293-297.

[46] Bharate S B，Nemmani K V S，Vishwakarma R A. Progress in the discovery and development of small-molecule modulators of G-protein-coupled receptor 40（GPR40/FFA1/FFAR1）：an emerging target for type 2 diabetes. Expert opinion，2009，19（2）：237-264.

[47] Garrido D M，Corbett D F，Dwornik K A，et al. Synthesis and activity of small molecule GPR40 agonists. Bioorganic & medicinal chemistry letters，2006，16（7）：1840-1845.

[48] McKeown S C，Corbett D F，Goetz A S，et al. Solid phase synthesis and SAR of small molecule agonists for the GPR40 receptor. Bioorganic & medicinal chemistry letters，2007，17（6）：1584-1589.

[49] Briscoe C P，Peat A J，McKeown S C，et al. Pharmacological regulation of insulin secretion in MIN6 cells through the fatty acid receptor GPR40：identification of agonist and antagonist small molecules. British journal of pharmacology，2006，148（5）：619-628.

[50] Corbett D F，Dwornik K A，Garrido D M，et al. Aminophenylcyclopropyl carboxylic acids and derivatives as agonists to GPR40. GlaxoSmithKline plc. WO2005051890.

[51] Christiansen E，Due-Hansen M E，Urban C，et al. Structure-activity study of dihydrocinnamic acids and discovery of the potent FFA1（GPR40）agonist TUG-469. ACS Medicinal Chemistry Letters，2010，1（7）：345-349.

[52] Mikami S，Kitamura S，Negoro N，et al. Discovery of phenylpropanoic acid derivatives containing polar functionalities as potent and orally bioavailable G protein-coupled receptor 40 agonists for the treatment of type 2 diabetes. Journal of Medicinal Chemistry，2012，55（8）：3756-3776.

[53] Negoro，Nobuyuki；Terao，Yoshito；Mikami，Satoshi；Yukawa，Tomoya，et al. Novel fused cyclic compounds as GPR40 receptor activators and their preparation and use in the treatment of diabetes. Takeda plc. WO2010143733.

[54] Negoro K，Ohnuki K，Kurosaki T，et al. Carboxylic acid derivative. Astellas Pharma Inc. WO2008066097；2008.

[55] Song F，Lu S，Gunnet J，et al. Synthesis and biological evaluation of 3-aryl-3-（4-phenoxy）-propionic acid as a novel series of G protein-coupled receptor 40 agonists. Journal of medicinal chemistry，2007，50（12）：2807-2817.

[56] Tan C P，Feng Y，Zhou Y P，et al. Selective small-molecule agonists of G protein-coupled receptor 40 promote glucose-dependent insulin secretion and reduce blood glucose in mice. Diabetes，2008，57（8）：2211-2219.

[57] Walsh S P，Severino A，Zhou C，et al. 3-Substituted 3-（4-aryloxyaryl）-propanoic acids as GPR40 agonists. Bioorganic & medicinal chemistry letters，2011，21（11）：3390-3394.

[58] Houze J B，Zhu L，Sun Y，et al. AMG 837：a potent，orally bioavailable GPR40 agonist. Bioorganic & medicinal chemistry letters，2012，22（2）：1267-1270.

[59] Lin D C H，Zhang J，Zhuang R，et al. AMG 837：a novel GPR40/FFA1 agonist that enhances insulin secretion and lowers glucose levels in rodents. PloS one，2011，6（11）：e27270.

[60] Brown S P，Dransfield P J，Vimolratana M，et al. Discovery of AM-1638：A potent and orally bioavailable GPR40/FFA1 full agonist. ACS Medicinal Chemistry Letters，2012，3（9）：726-730.

[61] Wang Y，Liu J，Dransfield P J，et al. Discovery and Optimization of Potent GPR40 Full Agonists Con-

taining Tricyclic Spirocycles. ACS Medicinal Chemistry Letters, 2013.

[62] Sasaki S, Kitamura S, Negoro N, et al. Design, synthesis, and biological activity of potent and orally available G protein-coupled receptor 40 agonists. Journal of medicinal chemistry, 2011, 54 (5): 1365-1378.

[63] Negoro N, Sasaki S, Ito M, et al. Identification of fused-ring alkanoic acids with improved pharmacokinetic profiles that act as G protein-coupled receptor 40/free fatty acid receptor 1 agonists. Journal of Medicinal Chemistry, 2012, 55 (4): 1538-1552.

[64] Negoro N, Sasaki S, Mikami S, et al. Optimization of (2,3-dihydro-1-benzofuran-3-yl) acetic acids: discovery of a non-free fatty acid-like, highly bioavailable G protein-coupled receptor 40/free fatty acid receptor 1 agonist as a glucose-dependent insulinotropic agent. Journal of Medicinal Chemistry, 2012, 55 (8): 3960-3974.

[65] Negoro N, Sasaki S, Mikami S, et al. Discovery of TAK-875: a potent, selective, and orally bioavailable GPR40 agonist. ACS Medicinal Chemistry Letters, 2010, 1 (6): 290-294.

[66] Kaku K, Araki T, Yoshinaka R. Randomized, double-blind, dose-ranging study of TAK-875, a novel GPR40 agonist, in Japanese patients with inadequately controlled type 2 diabetes. Diabetes care, 2013, 36 (2): 245-250.

[67] Naik H, Vakilynejad M, Wu J, et al. Safety, Tolerability, Pharmacokinetics, and Pharmacodynamic Properties of the GPR40 Agonist TAK-875: Results From a Double-Blind, Placebo-Controlled Single Oral Dose Rising Study in Healthy Volunteers. The Journal of Clinical Pharmacology, 2012, 52 (7): 1007-1016.

[68] Yabuki C, Komatsu H, Tsujihata Y, et al. A Novel Antidiabetic Drug, Fasiglifam/TAK-875, Acts as an Ago-Allosteric Modulator of FFAR1. PloS one, 2013, 8 (10): e76280.

[69] Burant C F, Viswanathan P, Marcinak J, et al. TAK-875 versus placebo or glimepiride in type 2 diabetes mellitus: a phase 2, randomised, double-blind, placebo-controlled trial. The Lancet, 2012, 379 (9824): 1403-1411.

[70] Lu H, Fei H, Yang F, et al. Discovery of novel orally bioavailable GPR-40 agonists. Bioorganic & medicinal chemistry letters, 2013, 23 (10): 2920-2924.

[71] Yang, Fanglong; Fan, Jiang; Dong, Zheng; Dong, Qing, et al. Fused ring derivatives useful in treatment of diabetes mellitus and metabolic syndrome, and their preparation. CN103012343: 2013.

[72] Himmelsbach, Frank; Eckhardt, Matthias; Langkopf, Elke; Peters, Stefan, et al. Preparation of indanyloxydihydrobenzofuranylacetic acids as GPR40 modulators for treatment of metabolic disease. US20130289074.

[73] Ohkouchi, Munetaka, et al. Preparation of 5-aryl-1,2-thiazinane derivatives as GPR40 agonists. WO2013154163.

[74] Ohkouchi, Munetaka, et al. Preparation of novel 3-hydroxyisothiazole 1-oxide derivatives as agonists of G protein-coupled receptor GPR40. WO2012147518.

[75] Kumar, Sanjay; Sharma, Rajiv; Mahajan, Vishal Ashok; Sawargave, Sangameshwar Prabhakar, et al. Preparation of phenyl alkanoic acid derivatives as GPR agonists. WO 2013128378.

[76] Hamdouchi, Chafiq, et al. Preparation of 1,2,3,4-tetrahydroquinoline derivative useful in the treatment of diabetes. WO2013025424.

[77] Tanaka H, Yoshida S, Minoura H, et al. Novel GPR40 agonist AS2575959 exhibits glucose metabolism improvement and synergistic effect with sitagliptin on insulin and incretin secretion. Life sciences, 2013.

[78] Gowda N, Dandu A, Singh J, et al. Treatment with CNX-011-67, a novel GPR40 agonist, delays onset

and progression of diabetes and improves beta cell preservation and function in male ZDF rats. BMC Pharmacology and Toxicology, 2013, 14 (1): 28.

[79] Defossa E, Goerlitzer J, Klabunde T, et al. 4,5-Diphenyl-pyrimidinyl-oxy or -mercapto substituted carboxylic acids, method for the production and use thereof as medicaments. Sanofi-aventis. WO2007131619.

[80] Defossa E, Goerlitzer J, Klabunde T, et al. 4,5-Diphenyl-pyrimidinyl-amino substituted carboxylic acids, method for the production and use thereof as medicaments. Sanofi-aventis. WO2007131620.

[81] Defossa E, Goerlitzer J, Klabunde T, et al. 4,5-Diphenyl-pyrimidinyl substituted carboxylic acids, method for the production and use thereof as medicaments. Sanofi-aventis. WO2007131621.

[82] Milligan G, Stoddart L A, Brown A J. G protein-coupled receptors for free fatty acids [J]. Cellular signalling, 2006, 18 (9): 1360-1365.

[83] Zhou C, Tang C, Chang E, et al. Discovery of 5-aryloxy-2,4-thiazolidinediones as potent GPR40 agonists. Bioorganic & medicinal chemistry letters, 2010, 20 (3): 1298-1301.

[84] Christiansen E, Urban C, Merten N, et al. Discovery of potent and selective agonists for the free fatty acid receptor 1 (FFA1/GPR40), a potential target for the treatment of type II diabetes. Journal of medicinal chemistry, 2008, 51 (22): 7061-7064.

[85] Christiansen E, Urban C, Grundmann M, et al. Identification of a potent and selective free fatty acid receptor 1 (FFA1/GPR40) agonist with favorable physicochemical and in vitro ADME properties. Journal of medicinal chemistry, 2011, 54 (19): 6691-6703.

[86] Christiansen E, Due-Hansen M E, Urban C, et al. Discovery of a potent and selective free fatty acid receptor 1 agonist with low lipophilicity and high oral bioavailability. Journal of medicinal chemistry, 2013, 56 (3): 982-992.

[87] Christiansen E, Hansen S V F, Urban C, et al. Discovery of TUG-770: A Highly Potent Free Fatty Acid Receptor 1 (FFA1/GPR40) Agonist for Treatment of Type 2 Diabetes. ACS medicinal chemistry letters, 2013, 4 (5): 441-445.

[88] Bharate S B, Rodge A, Joshi R K, et al. Discovery of diacylphloroglucinols as a new class of GPR40 (FFAR1) agonists. Bioorganic & medicinal chemistry letters, 2008, 18 (24): 6357-6361.

[89] Rayasam G V, Tulasi V K, Sundaram S, et al. Identification of berberine as a novel agonist of fatty acid receptor GPR40. Phytotherapy Research, 2010, 24 (8): 1260-1263.

[90] Hara T, Hirasawa A, Sun Q, et al. Novel selective ligands for free fatty acid receptors GPR120 and GPR40. Naunyn-Schmiedeberg's archives of pharmacology, 2009, 380 (3): 247-255.

[91] Takeuchi M, Hirasawa A, Hara T, et al. FFA1-selective agonistic activity based on docking simulation using FFA1 and GPR120 homology models. British Journal of Pharmacology, 2012.

[92] Humphries P S, Benbow J W, Bonin P D, et al. Synthesis and SAR of 1,2,3,4-tetrahydroisoquinolin-1-ones as novel G-protein-coupled receptor 40 (GPR40) antagonists. Bioorganic & medicinal chemistry letters, 2009, 19 (9): 2400-2403.

[93] Hu H, Gong Z, Li N, et al. A novel class of antagonists for the FFAs receptor GPR40. Biochemical and biophysical research communications, 2009, 390 (3): 557-563.

[94] Halder S, Kumar S, Sharma R. The therapeutic potential of GPR120: a patent review. Expert opinion on therapeutic patents, 2013, 23 (12): 1581-1590.

[95] Epple R, Azimioara M, Cow C, et al. Compounds and methods for modulating g protein-coupled receptors, WO2008103501.

[96] Shi D, Song J, Ma J, et al. Preparation of benzofuran derivatives as GPR120 receptor agonists, WO2011159297.

[97] Ma J，Novack A，Nashashibi I，et al. [（Heterocyclylmethoxy）aryl] alkanoic acid derivatives as GPR120 receptor agonists and preparation and uses thereof，WO2010048207.

[98] Epple R，Azimioara M，Cow C，et al. Preparation of thiazole derivatives as modulators of G protein-coupled receptors，WO2008103500.

[99] Makoto I，TasukuH，Chisato N，et al. Preparation of isoxazole derivatives as agonists of G-protein coupled receptor GPR120，WO2009147990.

[100] He X，Zhu X，Yang K，et al. Preparation of thiazole，triazole and oxadiazole derivatives for modulating G protein-coupled receptors ，WO2010008831.

[101] Epple R，Azimioara M，Cow C，et al. Compounds and methods for modulating g protein-coupled receptors，WO2008121570.

[102] Arakawa K，Nishimura T，Sugimoto Y，et al. Preparation of heteroaryloxyphenyldihydr-obenzisothiazoledioxide derivatives and analogs for use as GPR120 receptor modulato-rs WO2010104195.

[103] Carroll B，Darland G，Desai A，et al. Cis 3,4-dihydroxy-2-(3-methylbutanoyl)-5-(-3-methylbutyl)-4-(4-methylpentanoyl) cyclopent-2-en-1-one derivatives，substantially enantiomerically pure compositions and methods：WO2012058649.

[104] Tsujimoto G，Hirasawa A，Takahara Y，et al. Novel long-chain fatty acid derivative compound and g-protein-coupled receptor agonist containing the compound as active ingredient，WO2009038204.

13 抗阿尔茨海默病药物研究进展

Progresses of the Development of anti-Alzheimer Drugs

*房 雷 苟少华*❶

13.1 阿尔茨海默病（Alzheimer's disease）概述

阿尔茨海默病（Alzheimer's disease，AD）最早由德国精神病医师和神经解剖学家 Alois Alzheimer 于 1906 年 11 月 26 日德国慕尼黑举行的"德国精神病学会"年会上提出[1,2]，他首次报告了对一例 51 岁脑功能渐进性衰退女性患者长达 57 个月的观察、诊治、追访以及研究的结果。1910 年，德国精神病学家 Emil Kraepelin 在其编撰第八版精神病学教科书之中，把上述病症冠以 Alzheimer 的名字，正式命名为阿尔茨海默病（Alzheimer's disease）[3,4]。

阿尔茨海默病是一种典型的神经退行性疾病，是最常见的老年痴呆，在临床病例的解剖中占 50%～56%。阿尔茨海默病一般确诊后 3～9 年内死亡，其死亡率仅次于心血管病、癌症、脑血管病而位居第四。AD 不仅给人类健康造成严重威胁，而且也对社会和经济发展带来了沉重的经济负担。AD 患者数量的剧增被认为主要是来自低收入和中等收入国家，目前，58% 的 AD 患者居住在低收入和中等收入国家，到 2050 年这一比例将上升到 71%。2010 年，全球范围内用于 AD 治疗和护理的费用为 6040 亿美元，数额超过全球 GDP 的 1%[5]。

❶ 通讯作者，苟少华，东南大学化学化工学院（江苏南京，211189），教授，博士生导师。研究方向：药物化学。电话：025-83272381，E-mail：sgou@seu.edu.cn。

13.2　AD 的病因和发病机制

自 1906 年 Alzheimer 发现 AD 以来，至今已有一百年之久，但是 AD 的病因和发病机制仍然不明确。目前，已知 AD 的病理演变涉及神经系统、血液循环系统以及免疫系统等多个系统，致病因素包括中枢胆碱能功能失调、β-淀粉样蛋白（Aβ）诱导的神经元纤维缠结、Aβ 前体蛋白（APP）基因突变、钙离子通道过载等多个方面（图 13-1），但是，人们对该疾病发生、发展的进程及各种影响因素至今仍无确切定论[6]。AD 患者脑中神经递质的浓度、受体数量和神经递质合成酶最早受到研究人员关注，以此逐步形成胆碱能学说（Cholinergic Hypothesis），它是 AD 病理演变的最基本的学说之一。神经病理学研究证实，AD 的主要病理特征是在脑内形成大量的老年斑（Senile plaque，SP）和神经纤维缠结（Neurofibrillary tangle，NFT）。由于老年斑的主要成分是 β-淀粉样蛋白（β-amyloid protein，Aβ），而神经纤维缠结的主要成分则是异常过度磷酸化的微管结合蛋白 tau，因此，Aβ 和 tau 蛋白也逐渐成为 AD 的研究主流方向，并形成了淀粉样蛋白学说（Amyloid Hypothesis）[7] 和 Tau 蛋白学说（Tau Hypothesis）[8,9]。由于 AD 涉及的致病因素众多，而随着研究的深入，也逐渐形成线粒体功能障碍、氧化应激、胰岛素通路、钙离子通道、突出功能紊乱等诸多其他学说。下文将对这些学说逐一作简要介绍。

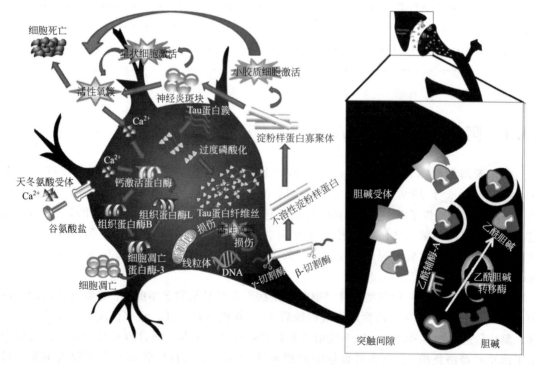

图 13-1　AD 病理机制示意

13.2.1　胆碱能学说

现代研究认为，中枢胆碱能系统与学习、记忆密切相关，消除年龄因素的影响，胆碱能系统的缺损与痴呆程度相关。20 世纪 70 年代以来，AD 脑中神经递质的浓度、受体数量和神经递质合成酶成为 AD 研究的重点。用药物促进神经传递以补偿递质功能不足使帕金森病的治疗有了很大的改观，因此，人们希望寻找 AD 患者的神经递质缺陷，以便获得有效的治疗方法。胆碱能学说的提出与发展就是在这一设想指引下通过动物药理学、生物化学、临床研究及神经科学等学科合力发展的结果。从 1966 年 Longo 发现胆碱受体拮抗剂（如东莨菪碱）可以诱发类 AD 症状以来[10]，经过多年发展，胆碱能学说也日趋完善，该学说的核心内容可概括为：中枢神经系统的胆碱能功能与个体的记忆、认知及行动能力密切相关，胆碱能功能受损是造成个体智力丧失及行动障碍的直接诱因，通过恢复及维持神经系统的胆碱能功能可以有效治疗 AD 等神经退行性疾病。该学说旗帜鲜明地指出，胆碱能功能失调是 AD 症状的直接诱因，因而胆碱能通路所涉及的各个因素，包括胆碱受体、各种相关酶均能作为治疗的靶点。基于这一理论，多类治疗药物，包括胆碱酯酶抑制剂、胆碱受体激动剂等，已被开发并投入临床使用，构成了现今 AD 对症治疗的主要手段。

13.2.2 淀粉样蛋白学说

作为 AD 主要病理特征的老年斑是神经元炎症的球形缠结，其中包含退化的轴突和树突，伴有星形细胞和小胶质细胞增生，此外，还含有多种蛋白酶。老年斑的中心是 Aβ，它是新陈代谢的自然产物，是淀粉样蛋白前体蛋白（Amyloid precursor protein，APP）的一个片段，由 36～43 个氨基酸组成[11]。其中，在脑内 $Aβ_{40}$ 单体的存在最为广泛，比 $Aβ_{42/43}$ 更为常见，但 $Aβ_{42/43}$ 倾向于聚集，且具有神经毒性。β-淀粉样蛋白来源于 β-分泌酶（β-Secretase）和 γ-分泌酶（γ-Secretase）对 APP 的协同酶切反应，Aβ 产出和清除的不平衡，以及 Aβ 的聚集，最终导致 Aβ 在脑内的积累，这样的积累可能是 AD 产生的初始因素，这就是著名的淀粉样蛋白学说（Amyloid Hypothesis）。

在研究神经退行性疾病病理的进程中，淀粉样蛋白学说的提出被认为具有划时代的意义，因为它从分子水平上阐述了神经细胞凋亡发生机制，进而为抗 AD 药物设计提出了新的策略，包括抑制 APP 转化、干扰淀粉样缠结形成以及促进 Aβ 清除等，相关的多类治疗药物如 α-分泌酶激动剂、β-分泌酶抑制剂、γ-分泌酶抑制剂、Aβ 疫苗以及 Aβ 清除剂等已被开发。然而，从多项临床研究反馈的结果来看，以 Aβ 为靶点的抗 AD 药物迄今尚无一例获得成功，这一方面可能源于这些候选药物本身的理化性质问题，另一方面也引起了人们对 Aβ 学说合理性的质疑[12,13]。淀粉样蛋白学说提出者 John Hardy 提出，鉴于以 Aβ 为靶点的抗 AD 药物接连出现失败案例，现在有必要重新审视 Aβ 在神经系统中各种生理功能，毕竟，人脑中生成 Aβ，不是为了它的"神经毒性"，而是因为 APP 以及 Aβ 自身在抗氧化、神经递质传递、神经元突触生长、神经元分化乃至胆固醇运输等多个方面发挥着重要的作用[14]。因此，单一的阻断 Aβ 生成显然不是治疗 AD 的合理策略。只有分析清楚 Aβ 在不同阶段、不同部位的产生的不同功能，做到有的放矢，才能达到良好的效果。

Aβ 在体内存在多种不同的形态，包括单体形态、可溶性寡聚体形态、不溶性高聚集形态以及 β 折叠的高级淀粉蛋白形态。Aβ 单体特别是 $Aβ_{42/43}$ 倾向于自我聚集形成多种共存的形态，其中一种形态是由 2～6 个 Aβ 组成的可溶性低聚物，该低聚物可进一步联结成不溶性中级淀粉蛋白；Aβ 还可以长成细纤维，形成 β-片层折叠结构，进而形成不可溶的高级淀粉蛋白[15]。不同形态的 Aβ 其功能是不同的，2007 年，Walsh 等[16]报道了可溶的淀粉样蛋白低聚物和中级淀粉样蛋白是对神经最有毒性的 Aβ 形态，而脑切片研究证实 Aβ 二聚体和三聚体对突触具有毒性[17]。因此，AD 的认知障碍的严重程度和脑内低聚体的多少有关，而不是 Aβ 总量。此外，关于由不可溶的高级淀粉蛋白组成的老年斑的生理功能近来也有争议，Bishop 等认为老年斑是 Aβ 及其低聚物"捕捉"神经毒性物质后的沉降形成物，其沉降后由于与外周接触面降低，因而其毒性显著减小，并且有利于巨噬细胞吞噬外排，因而老年斑可认为是 Aβ "神经保护" 功能的产物[18]；Selkoe[19] 则认为老年斑同样是促成 AD 发展的病因，因为老年斑本身虽然毒性较弱，但它会捕获 Aβ 低聚物使其环绕在斑块边缘部位，从而造成严重的神经毒性。

由上可见，由于 Aβ 兼具神经元毒性和神经元细胞保护基神经信号传导调节等多重生理作用，因而关于淀粉样蛋白学说目前仍有许多疑问有待解决。同时，这也提醒我们，针对 Aβ 靶点的抗 AD 药物的研发必须要考虑到 Aβ 病理通路的复杂性，通过干扰其关键环节如 Aβ 寡聚体、Aβ 纤维结等进行药物设计，方能事半功倍。

13. 2. 3　Tau 蛋白学说

神经纤维缠结（NFT）是皮质和边缘系统神经元内的不溶性蛋白质沉积，它发生在 AD 以及其他神经退行性的紊乱中，神经纤维缠结的数量可以作为 AD 严重性的病理学指标。在电子显微镜下，构成缠结的蛋白质为双股螺旋丝（Paired helical filament，PHF），PHF 横向连接紧密、高度不溶，其主要组成部分是一种异常过度磷酸化和聚集形式的 tau 蛋白。正常情况下，tau 蛋白是在一种轴突中非常丰富的可溶性蛋白，tau 蛋白的分子量为 50000～60000，包含 C-末端的微管结合区（MT-binding domain，MTBD）和 N-末端的突出物区，其中 MTBD 有 3～4 个相似的重复单元且包含 31～32 个氨基酸，能结合并稳定微管，是一种微管结合蛋白，它促进微管的组装和稳定性，以及泡囊的传输。tau 蛋白二级结构疏松，在聚合诱导因子和翻译后修饰（磷酸化、脱酰胺、截短、糖基化、糖化、泛素化、氧化、硝化等）作用下形成 β 折叠结构，与微管分离并逐步聚集成 tau 蛋白二聚体、寡聚体、原聚体、双股螺旋丝和神经原纤维缠结。因此，tau 蛋白学说认为，tau 蛋白正常状态下可促进微管蛋白组成微管并维持已形成微管的稳定性。过度磷酸化的 tau 蛋白是不可溶的，tau 蛋白磷酸化的水平由蛋白激酶和磷酸酶间的平衡性调节，如糖原合成酶激酶 3β（Glycogen synthase kinase 3β，GSK-3β）、细胞周期依赖性蛋白激酶 5（Cyclin-dependent kinase 5，Cdk-5）、双重特性酪氨酸磷酸化调节激酶（Dual-specificity tyrosine-phosphorylation regulated kinase 1A，Dyrk 1A）等。过度磷酸化的 tau 蛋白缺乏对微管的亲和力，且会自我聚合成双股螺旋丝状结构，转化 PHF-tau 蛋白后出现微管稳定性下降、微管相关的轴突运输障碍以及相应神经元的活性降低，最终导致 AD 发病（图 13-1）。

Tau 蛋白学说作为 AD 发病的经典学说，最大争议之一为 tau 蛋白的神经毒性形式。2005～2006 年，Ashe、Mandelkow 和 LaFerla 等三个研究小组发现，与 Aβ 低聚体一样，异常磷酸化的 tau 蛋白分子的中级聚合是具有细胞毒性的，而且能够损伤认知能力[20,21]。但是，不可溶的螺旋丝状物质可能是惰性的，因为轴突运输和神经元细胞的数量的减少与神经纤维缠结之间的关系是互相独立的，因此，这些螺旋丝状物质可以隔绝细胞毒性的中级聚合的 tau 蛋白，从而起到保护作用[22,23]。在帕金森病例的额颞叶痴呆检测中发现，17 号染色体上有超过 30 种 tau 蛋白变体，相比之下，tau 蛋白变体在 AD 病例中却不存在，而且神经元减少和神经纤维缠结的数量不成比例。然而，脑脊液中的磷酸化 tau 蛋白水平和 tau 蛋白总量与认知测试中成绩的降低是相互关联的。脑脊液中磷酸化 tau 蛋白氨基酸残基 T181、T231 和 tau 蛋白总量三者升高的水平组成了一个生物测试指标，它能够比较准确地预测轻微认知能力损伤的患者中 AD 的发生[24～27]。Tau 蛋白学说与淀粉样蛋白学说之间存在着紧密的联系，试验数据表明，Aβ 的积累先于 tau 蛋白的聚集，且能诱导 tau 蛋白发生聚集。与此同时，Aβ 诱导小鼠的神经元退化和认知缺陷，需要内生性 tau 蛋白存在[28～30]。

Tau 蛋白学说是 21 世纪 AD 最热门的研究领域之一，与胆碱能学说和淀粉样学说相比，它的理论体系还不完善，诸多问题有待解决，也正是如此，tau 蛋白才受到全世界的 AD 研究人员的广泛关注，必将对 AD 的研究产生深远的影响。

13.2.4 其他学说

13.2.4.1 线粒体功能障碍

线粒体是大多数细胞产生能量的重要场所。脑内线粒体 ATP 经氧化磷酸化作用后供给脑组织能量，在脑能量代谢中起重要作用。AD 患者早期正电子发射断层扫描（PET）检查即可发现脑能量代谢降低。线粒体基因突变可引起线粒体电子传递链功能缺陷。研究发现，AD 脑中线粒体所有电子传递链复合体活性普遍降低，其中以细胞色素 C 氧化酶（COX）活性降低最显著，而 COX 对海马区与学习、记忆有关的神经元起重要作用。正常情况下，线粒体电子传递链与氧化磷酸化之间存在紧密偶联，而在 AD 患者，由于线粒体功能异常导致氧化磷酸化部分脱偶联，使 ATP 生成不足，APP 蛋白没有足够的能量插入细胞内部，从而异常裂解为 Aβ，促进 AD 的发生。

Aβ 具有线粒体毒性，特别是对突触池的影响很大[31]。在 AD 患者脑中，Aβ 会阻碍脑内和孤立的线粒体中关键的线粒体酶，其中 COX 是主要的被攻击对象[32~34]。因此，电子传递、ATP 生产、氧气消耗和线粒体膜电势都遭到破坏。

Smith 和 Yan 的研究小组[32,35]分别于 2001 年和 2005 年从 AD 患者的大脑内以及转基因大鼠的大脑内结构被破坏的线粒体中分离出 Aβ，其累积的情况与 AD 神经元细胞内 Aβ 是一致的。乙醇脱氢酶是一种 Aβ 结合线粒体的靶点，正常细胞中，重新注入偶发 AD 患者的线粒体 DNA（mtDNA），类似的情况也发生了，不论是 AD 还是正常衰老过程中，mtDNA 都受到高度的氧化损伤[36~39]。

13.2.4.2 氧化应激

在 AD 和正常衰老的人脑中，功能失调的线粒体释放氧化自由基，从而导致一定程度的氧化应激[40]。试验模型显示，氧化损伤是病变的前兆[41]，Aβ 能产生大量活性氧簇（Reactive oxygen species，ROS)[42]和活性氮簇（Reactive nitrogen species，RNS)[43]，是氧化损伤的始作俑者。线粒体过氧化氢自由地在细胞质中扩散，参与由金属离子催化的羟自由基的形成，而受到刺激的小神经胶质细胞是高扩散性一氧化氮自由基的主要来源，这些 ROS 和 RNS 对多个目标分子进行破坏。其中，膜脂质的过氧化反应会产生有毒的醛类[44]，它们会损伤关键性的线粒体酶[45]。蛋白质被氧化后会产生碳基衍生物和硝化衍生物[46]，随后，膜对钙离子通透性的增加、其他离子失衡和受损的葡萄糖运输进一步加剧能量失衡[47]。

铝和自由二价过渡金属离子（Fe^{2+}，Cu^{2+}，Zn^{2+}）水平的升高与 ROS 产生及其导致的氧化应激并最终形成的神经退行性疾病以多种方式相关联，这些金属离子会促进 tau 蛋白的聚集，还会导致构造和磷酸化方面的变化。然而，由于金属离子在 $Aβ_{42}$ 聚集中的作用还不十分明确[48]，文献也鲜有报道，因此，金属离子在神经退行性疾病中的某些作用还存在争议。最具代表性的是 Zn^{2+}，虽然它在 AD 中被认为是一种毒素，但在低浓度的时候可能会阻断 Aβ 通道，或者跟 Cu^{2+} 竞争结合 Aβ。另外，有报道称 Cu^{2+} 可以减少 $Aβ_{42}$ 聚集[49,50]，因而，金属离子又通过这些方式对细胞起到保护作用。

13.2.4.3　神经营养因子

神经营养蛋白可以促进神经元和神经胶质的增殖、分化和存活，它们还能调节学习、记忆以及行为。正常情况下，基底前脑胆碱神经元细胞中，高水平的神经营养蛋白在 AD 后期严重地减少。神经生长因子（Nerve growth factor，NGF）是目前研究最深入的神经营养因子之一，由位于海马和皮质的神经元的靶细胞合成，在基底前脑（海马、嗅球、新皮质）及含胆碱能神经元的神经核团（隔核、斜角带核、Meynert 核）区域分布水平较高。NGF 能促进神经元增殖和分化、调节中枢和周围神经元存活和轴突生长、修复损伤的神经元。

2001 年，Cooper 等[51]在动物模型中，通过注射神经生长因子实现拯救基底神经细胞。2007 年，Tuszynski 等[52]利用针对 AD 的 NGF 基因疗法，改善认知和脑部新陈代谢，Ⅰ 期临床试验显示出良好效果。在 AD 和轻微认知损伤患者中，作为神经营养蛋白之一的脑源性神经营养因子（Brain-derived neurotrophic factor，BDNF）的水平被抑制了，这一发现随后被 Garzon 等利用 Aβ 低聚物在实验上再次证实。BDNF 疗法用于啮齿动物和非人灵长类动物中，可以支持神经细胞存活、突触正常运转和正常的记忆，这使 BDNF 成为治疗 AD 的另一种可能性[53~56]。

13.2.4.4　胰岛素信号通路

胰岛素及其受体在中枢神经系统内广泛存在并与阿尔茨海默病的发病关系密切，胰岛素信号通路障碍很可能是阿尔茨海默病多种病理变化的基础因素之一，β-淀粉样蛋白和 tau 蛋白的代谢是胰岛素信号级联系统调控的两个相互关联的过程，脑老化伴随该信号系统功能紊乱会导致中枢神经内 Aβ 和 tau 蛋白的异常磷酸化，从而导致散发性阿尔茨海默病的发生。研究胰岛素信号系统与阿尔茨海默病的关系对探讨阿尔茨海默病发生、发展的病理过程及其防治途径具有重要意义。

AD 中出现的代谢紊乱与涉及脑内胰岛素信号通路的突触和能量动态平衡相关联，AD 后期的患者空腹胰岛素水平较高，葡萄糖清除效率低，因此，葡萄糖不耐受和 2 型糖尿病被认为是 AD 的危险因素[57]。一些 AD 病例研究中，胰岛素受体、葡萄糖转运蛋白和其他胰岛素通路相关成分在脑内的水平比较低[58]，胰岛素（血源性）和脑源性类胰岛素生长因子Ⅰ通过激活磷脂酰肌醇-3-蛋白激酶（PI3K）—蛋白激酶 B（Akt）通路和促分裂素原活化蛋白激酶（MAPK）—细胞外的信号调节激酶（ERks）通路来启动信号，但是，目前并不清楚该信号在 AD 中是上调（补充性的）还是下调的（致病性的）[59]。衰老和寿命都是受胰岛素影响的，对胰岛素信号的阻滞说明神经元能量缺乏，容易被氧化或者遭受其他代谢的影响，还会削弱突触可塑性。而且，衰老过程中高血糖水平会直接损伤海马体结构，上调 tau 蛋白激酶和糖原合成酶激酶 3β，降低胰岛素降解酶在脑中的水平[60~62]。

13.2.4.5　突触的功能紊乱

2002 年，Selkoe 等报道 AD 的根本病因可能是突触的功能紊乱[63]。轻微认知损伤的患者脑内海马体突触开始减少，剩下的突触在轮廓上显示出补偿性的增大[64]。Masliah 等[65]研究发现，轻度 AD 患者的突触囊泡蛋白家族中的突触素出现 25％的减少。随着病情发展，突触相对于神经元出现不成比例的损失，这种损失与 AD 的认识能力下降紧密相关，衰老本身能引起突触的减少，特异性地发生在海马的齿状区域[66]。单脉冲和"长时程增强效应"刺激的突触传递，是一个突触部位记忆形成的实验指标，Aβ 低聚物通过改变长时程增强效应和长时程抑制效应之间的平衡和减少树突棘的数量来损伤突触可塑性。研究发现，高浓度的 Aβ 低聚物可能会抑制基础的突触传递，在 AD 小鼠上，这种突触传递遭到破坏，随后，记忆的关键信号分子被抑制。Aβ 还有利于 N-甲基-D-天冬氨酸表面受体和 α-氨基-3-羟基-5-甲基-4-异噁唑丙酸表面受体的内吞作用，使突触前的神经递质释放和突触后谷氨酸受体离子流发生部分中断。正常衰老过程中，类似的长时程增强效应和长时程抑制效应的平衡变化也会发生，因此，神经元之间的 Aβ 可以提前触发突触的功能紊乱[67~69]。

13.2.4.6 炎症反应

炎性反应一直是 AD 发病值得关注的因素之一，中枢神经系统炎症改变在一定程度上与 AD 发病有关。流行病学研究显示长期服用非甾体类抗炎药的人患 AD 的危险性降低，临床试验显示 AD 患者服用非甾体抗炎药后认知操作分与对照相比有上升。AD 患者的脑组织神经病理学研究显示，在老年斑淀粉样病变的核心周围可见包绕致密的反应性小神经胶质细胞。2002 年，Wyss-Coray 等[70]报道了激活的小胶质细胞和活性星形胶质细胞聚集到纤维状斑块旁，它们生化指标的水平在 AD 患者脑内升高了。最初，吞噬性的小胶质细胞能吞噬和降解 Aβ，但是，长时间处于激活状态的小胶质细胞会释放趋化因子和一系列有害的细胞因子，特别是白细胞介素-1（IL-1）、白细胞介素-6（IL-6）和肿瘤坏死因子 α（TNFα）[71]。在某些危险因子作用下，如衰老、遗传等，共同导致神经元退行性损伤和死亡进而释放某些毒性产物，进一步激活胶质细胞和补体系统，产生炎症细胞因子凝血系统和纤溶系统的改变，如此形成恶性循环的正反馈效应，加剧 AD 的病理变化。

AD 患者外周血管亦可出现淋巴细胞功能降低、免疫功能减退，APP 亦可存在于血小板。Halliday 等[72]研究发现 AD 患者循环中 Aβ 含量和血小板活性均升高。血清中前炎症性细胞因子 IL-6、TNFα 均有显著增高，循环中 IL-6 水平增高，提示免疫活化与 AD 形成的病理生理有一定关联。Bruunsgaard 等[73]研究 126 例百岁老人血浆，发现 TNF-α 水平显著高于年轻对照组，且百岁老人中 AD 患者血清中 IL-6、C-反应蛋白水平呈正相关。另外，AD 患者外周血淋巴细胞染色体物质损伤修复功能降低。Mecocci 等[74]对 AD 及正常对照组外周血淋巴细胞中 8-羟基-2-脱氧核苷（8-OHdG，DNA 氧损伤标记物）的含量进行研究，发现 AD 患者淋巴细胞 8-OHdG 明显高于对照组，显示氧损伤在外周血中同时存在，而且与 AD 发病有关。

13.2.4.7 钙代谢平衡失调

钙离子在神经系统基本生理及病理过程中起着十分关键的作用。生理情况下，钙离子参与神经系统发育，调节并维持神经元的兴奋；还作为第二信使介导着细胞信号转导，激活神经细胞的运动、分化及分泌，促进神经细胞及其末梢递质的释放，激活轴浆流，参与细胞的生理性凋亡。动物在衰老过程中神经元内钙缓冲、钙外排和回收等机制发生改变，造成神经元内游离钙超负荷。钙代谢平衡失调将直接或间接影响神经元的长时程增强效应，使神经元可塑性降低，导致记忆障碍，进而发生器质性损伤乃至死亡。1994 年，Khachaturian 首次提出了钙稳态失调学说，认为细胞内钙持续性紊乱是包括 AD 在内的神经变性疾病的原因[75]。之后的细胞培养和动物实验也证明，钙稳态失衡与 AD 病理特点有关[76]。目前认为，AD 患者神经元内钙浓度升高，刺激 Aβ 聚集，后者可在脂质膜上形成非电压依赖性阳离子通道，导致钙摄取增加，加重钙超负荷[77,78]。同时，谷氨酸沉积于突触间隙，激活钙通道，增加胞质内钙离子浓度，引起毒性反应，导致神经元损伤。Aβ 的产生与钙离子水平之间存在正反馈机制，这种相互刺激的作用极大地促进了 AD 病理改变的快速发展。

13.2.4.8 胆固醇代谢缺陷

胆固醇代谢缺陷是一个很有吸引力的假说，因为它把载脂蛋白 E（APOE）基因风险、

Aβ 产生和聚集、AD 血管病变联系了起来，但该假说的证据还稍显不足。胆固醇是神经细胞膜的重要组成物质，在髓鞘内含量很高，被称为"脂筏"。它是组装 β-分泌酶和 γ-分泌酶平台，同时 APP 切割成 Aβ 也是在这里进行[79]。当酯化胆固醇过多，降低了膜脂转运，就促进了 Aβ 的生成和堆积，脑内 Aβ 的清除就少了。胶质细胞源性 AOPE 是胆固醇在脑内主要的运输者，一种重要的迟发型 AD 的决定因素就是 APOE 的遗传亚型（APOE2，APOE3，APOE4)[80]，其中，单独一个 E4 等位基因就可以将 AD 风险增加到原来的 4 倍，而两个 E4 等位基因增加 AD 风险达 19 倍[81]，它是三者中促进脂质转运和脂质微粒摄取作用最微弱的，却能增加 Aβ 沉积[82]和 tau 蛋白磷酸化[83]。中年时期较高的血清胆固醇水平将增加 AD 的患病风险。在观察研究中，他汀类药物的使用可以降低 AD 的患病概率，这可能源于他汀类药物能降低游离胆固醇在膜内的规模。

综上可见，AD 是在多种致病因素的共同作用下发生、发展起来的，其发病机制非常复杂，经过多年的研究，我们已经对其病理演变过程有了较为深入的了解，这也为 AD 治疗药物的研发指明了方向。同时，也需要指出，上述讨论的关于 AD 发病机制的学说还存在较多的缺陷，有些学说甚至可能是错误的，也可能有很多机制尚未被发现，这需要进一步研究进行探索。

13.3　抗 AD 药物的研发现状

得益于在 AD 发病机制上取得的进展，目前抗 AD 药物的研究也是方兴未艾，针对 AD 发病的各个靶点，各类抗 AD 药物层出不穷，其中既包括经典的乙酰胆碱酯酶抑制剂（AChEI）和抗氧化剂，也有针对 Aβ 靶点的 Aβ 分泌酶抑制剂、Aβ 聚集抑制剂等，还有神经元保护剂等，下文就近几年的主要研究成果做一介绍，期望能对业内研究人员有所帮助。

13.3.1　以胆碱能系统为靶点的治疗药物

AChE 抑制剂（AChEI）和 N-甲基-D-天冬氨酸（NMDA）受体拮抗剂是基于神经递质的药物中最重要的两类。目前已应用于临床的 5 个抗 AD 药物中 4 个为 AChEI（包括他克林、利斯的明、多奈哌齐、加兰他敏），1 个为 NMDA 受体拮抗剂（美金刚），构成了当前 AD 的主要治疗手段。自 1992 年他克林被 FDA 批准上市以来，该类药物在 AD 对症治疗方面取得了较好的疗效，吸引了大量关注，新型 AChEI 研究也长盛不衰，目前 AChEI 的研发方向大致分为以下两类：一是通过天然产物、微生物代谢产物或高通量筛选获得具有全新结构的胆碱酯酶抑制剂；二是通过将已知 AChEI 或其类似物与其他药效团偶联，以获得具有多重抗 AD 活性的化合物。

他克林（**13-1**）是第一个获得 FDA 批准上市的抗 AD 药物，其结构简单，并具有强效的 AChE 抑制活性，但其肝毒性较大，目前临床已少有使用。为此，以他克林为先导化合物，研究人员设计、合成了多类他克林偶联物，以期提高抗 AD 活性，降低其毒副作用。水飞蓟素是从菊科药用植物水飞蓟种子的种皮中提取出来的植物提取物，具有明确的保肝功效。Decker 等[84]设想将水飞蓟素与他克林偶联，可获得兼具 AChE 抑制及保肝活性，从而可以缓解母药他克林的肝毒性。药理研究发现，引入水飞蓟素片段后，所得偶联物（**13-2**）保留了他克林的 AChE 抑制活性，同时还具有显著的肝保护作用，在体内动物行为学试验中该化合物也显示了良好的智力改善活性。

一氧化氮（NO）是体内重要的信号传导分子，具有血管舒张、免疫抑制等多重生理活性。NO 在神经退行性疾病的防治过程中也有着重要作用，这可能源于它可以改善脑部供血以及抑制相关的炎症反应。本课题组曾设计、合成一系列他克林-NO 供体偶联物，发现该类化合物兼具胆碱酯酶抑制及血管舒张活性，同时能有效避免他克林的肝毒性副作用，其中，以化合物 **13-3** 活性最好[85]。

采用相似的研究思路，Rodriguez-Franco 等[86]将具有抗氧化活性的褪黑素与 1，3-二氯他克林衍生物相偶联，获得了他克林-褪黑素偶联物（**13-4**），该偶联物 AChE 抑制活性达 0.008nmol/L，这很可能是源于该化合物能够同时抑制 AChE 的催化及外周阴离子位点，同时该化合物还具有良好的抗氧化活性。

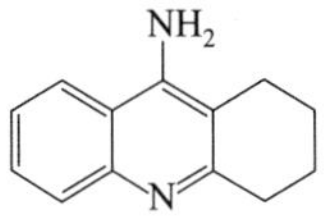

13-1 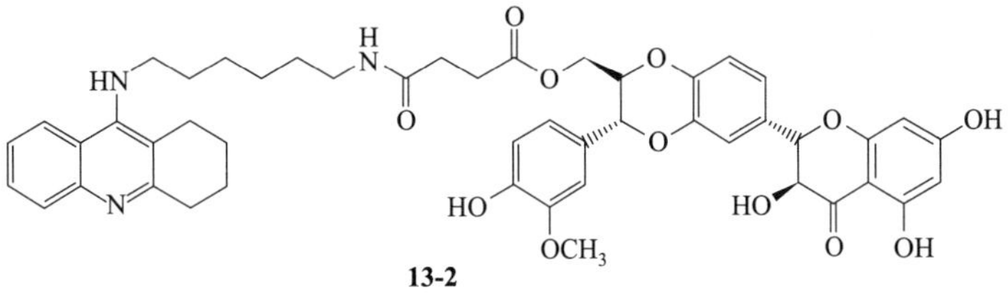   13-2 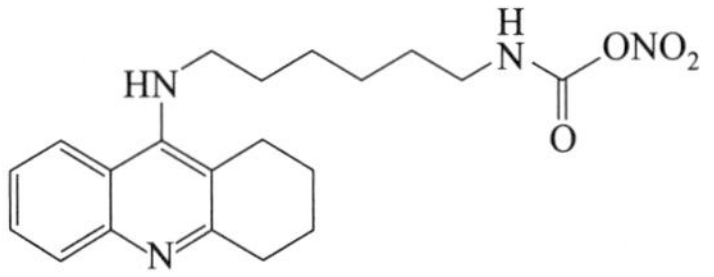   13-3 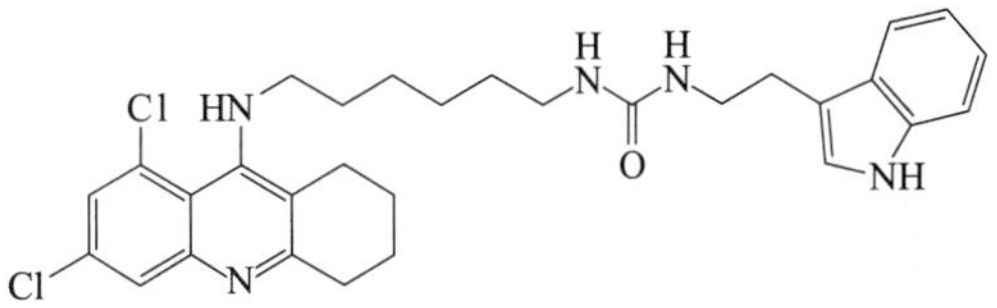   13-4

天然产物是发现新型 AChEIs 的丰富宝藏，加兰他敏（**13-5**）是一种源于石蒜科植物的活性生物碱，具有较好的抗 AD 疗效。加兰他敏作用机制独特，它一方面具有强效的可逆性 AChE 抑制活性，另一方面又具有神经元烟碱受体构象调节作用。加兰他敏的结构改造一般通过对其 6-羟基或 11-氮原子结构修饰来进行。Simoni 等[87]通过一个 C6 直链烷基将加兰他敏 11 位氮原子和美金刚的氨基相偶联，获得了加兰他敏-美金刚偶联物（**13-6**），研究发现该化合物具有强效的 AChE 抑制活性（IC$_{50}$ 0.28nmol/L），并能选择性抑制 NMDAR 的 2B 亚型，此外，体外细胞实验还显示该化合物具有良好的神经元细胞保护活性。Vezenkov 等通过在加兰他敏的 6 位或 9 位引入一个二肽基团获得了加兰他敏二肽前药（**13-7**），改善其药代动力学性质及抗 AD 活性[88]。含芳基侧链一般被认为有利于增强胆碱酯酶抑制活性，Jia 等[89]在 11 位氮原子上引入含芳基烷基侧链，发现当侧链长度为 6 个碳原子及芳环带有哌啶取代基时衍生物（**13-8**）活性最好（AChE 的 IC$_{50}$ 为 5.62nmol/L），并且该化合物能够同时抑制 AChE 的催化及外周阴离子位点，是双位点 AChE 抑制剂。

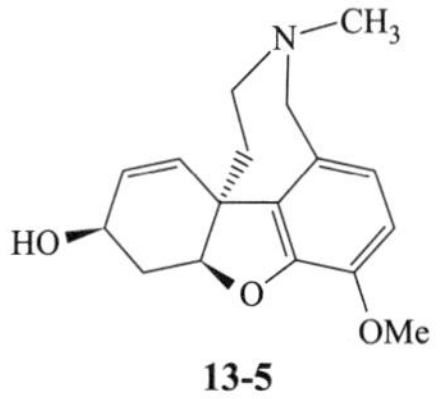

13-5 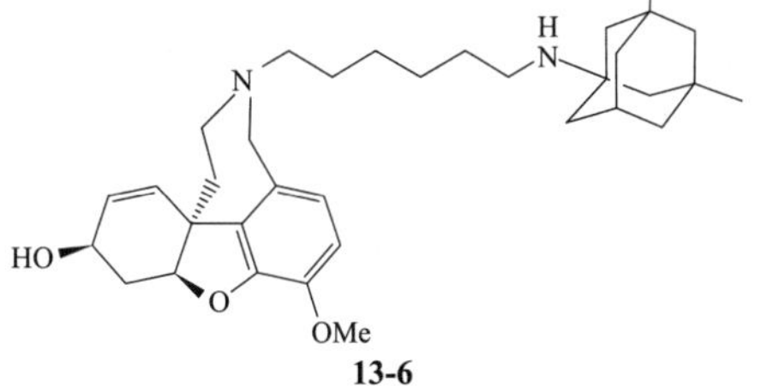   13-6 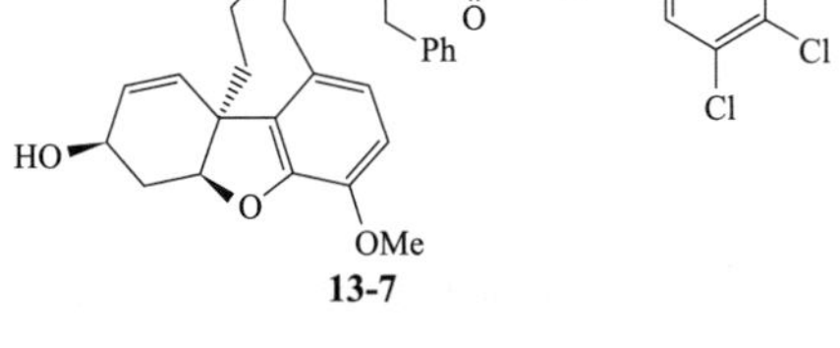   13-7 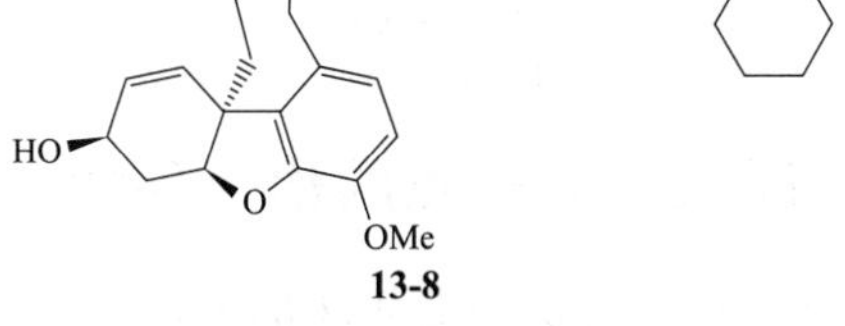   13-8

石杉碱甲（**13-9**）是一种从石杉类植物中提取出的喹唑啉生物碱，其具有较好的 AChE 抑制活性，目前已在国内上市。石杉碱甲的结构修饰思路与前述药物相似，主要着眼于提升其胆碱酯酶抑制活性及/或引入其他抗 AD 性质。Yan 等[90]通过亚胺键在石杉碱甲的氨基上引入一个芳香基团，计算机模拟研究显示衍生物中石杉碱甲母环可以和 AChE 的催化位点结合，而引入的芳香基团可以与 AChE 活性口袋中芳香性氨基酸残基通过 π-π 共轭作用强化配体的抑制作用，其代表性化合物（**13-10**）的 AChE 抑制活性比石杉碱甲提升了 1000 倍。

Camps 等[91]将石杉碱甲的母环与他克林的吲哚环杂合设计得到了一类新型四环化合物，并将之命名为 Huperines（**13-11**），该类化合物的体外 AChE 抑制活性较石杉碱甲有了较大提高（IC_{50} 达 11.8nmol/L），并且水迷宫动物试验中化合物 **13-12** 也显示了较好的智力改善活性。

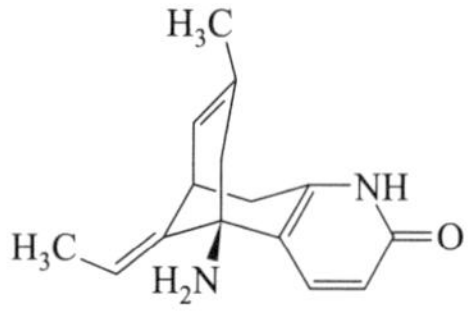

13-9 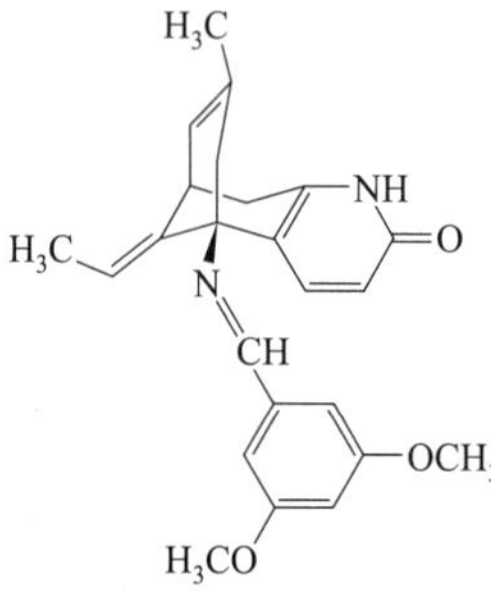 13-10 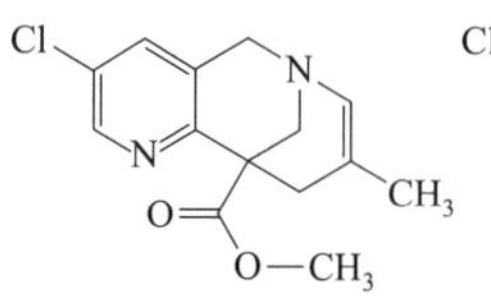 13-11 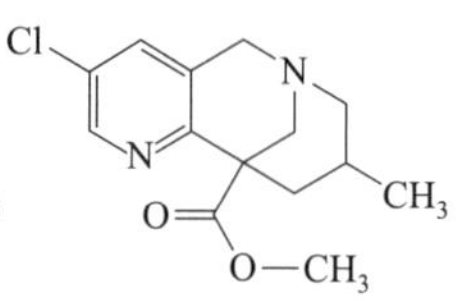 13-12

Geissler 等[92]从 *Cortinariaceae* 类植物的果实中提取得到了两个吲哚类生物碱（**13-13**，**13-14**），发现两者都具有微摩尔级别的 AChE 抑制活性，但对 BChE 没有抑制活性，显示其为 AChE 的选择性抑制剂。同时，这两个生物碱还对 Aβ 自身聚集具有一定的抑制作用。

提升中枢神经系统胆碱能功能一方面可以通过增加中枢神经系统内 ACh 神经递质水平来实现，对应的治疗药物为促胆碱药物及 AChEI，另一方面也可以通过直接激活胆碱受体，发挥拟胆碱作用来实现，由此衍生出了一系列胆碱受体激动剂。毒蕈碱型胆碱受体（M 受体）广泛分布于中枢神经系统，在中枢副交感神经系统中发挥着重要调节作用。分子生物学研究发现，M 受体有 5 个亚型（$M_1 \sim M_5$ 型），其中 M_1 受体与记忆、学习能力密切相关[93]。占诺美林（Xanomeline）对 M_1 受体有高度的亲和性，外周神经副作用低，能够有效改善患者的认知能力[94]。将他克林与占诺美林相连接，偶联物通过这两部分药效基团协同作用，有可能从增加 ACh 神经递质水平及激活胆碱受体两个方面提升中枢神经系统的胆碱能功能，从而达到增强疗效的效果。研究发现，通过烷基二胺桥链将他克林与占诺美林偶联，偶联物（**13-15**）虽然保留了他克林的 AChE 抑制活性及占诺美林的 M_1 受体亲和性，但由于化合物的结构特别占诺美林的侧链结构的变化致使偶联物没有 M_1 激动活性，因而在体内动物行为实验中没有显示出智力改善活性[95]。

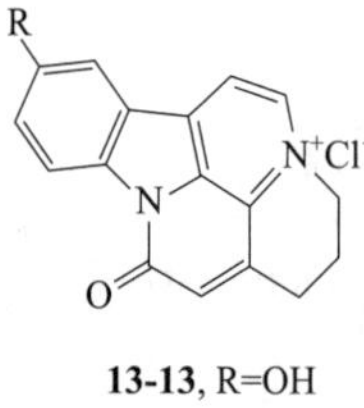

13-13, R=OH
13-14, R=H
13-15 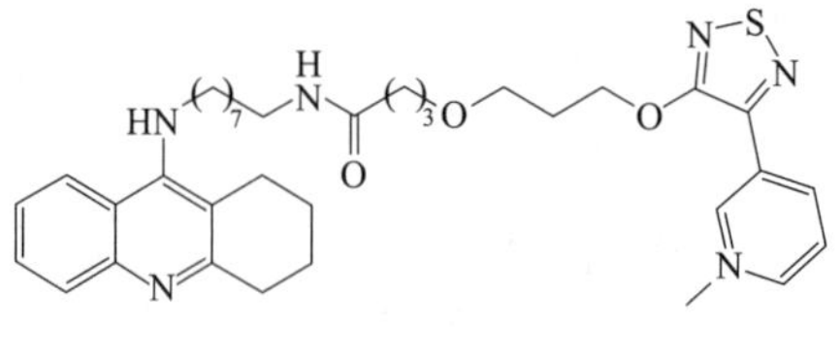

13.3.2 以 Aβ 为靶点的治疗药物

淀粉样蛋白学说认为老年斑的形成与积累很可能是 AD 的主要病因。基于 Aβ 学说以及近二十年的开创性发现，全球各大医药公司都在努力开发以 Aβ 为靶点的治疗药物，开发策略主要集中在降低 Aβ 的生成，增加 Aβ 的清除，或阻断 Aβ 的聚合，有多个药物已进入临床研究阶段；而另一方面，这些药物研究成果也在临床上进一步证明了 Aβ 学说的合理性。

13.3.2.1　降低 Aβ 产生的药物

易于聚集成寡聚体、纤维和斑块等多种存在形式的 $Aβ_{42/43}$ 是 APP 在 β-分泌酶和 γ-分泌酶切割下产生的，为有效降低 $Aβ_{42/43}$ 的生成，抑制 β-分泌酶和 γ-分泌酶是关键，由此 β-分泌酶和 γ-分泌酶抑制剂也成为当前抗 AD 药物的研究热点之一[96]。在工业上，1999 年，四个制药公司的研究组同时发表了 β-分泌酶的分子序列，筛选高效并能透过血脑屏障的 β-分泌酶的小分子抑制剂也是目前许多制药公司的主攻方向。由于 β-分泌酶的分子结构的特殊性和底物的多样性，β-分泌酶抑制剂必须具有广泛的底物结合区域，以及通过血脑屏障（BBB）的能力，因此，β-分泌酶抑制剂的开发是一项很具有挑战性的工作。降血糖药物罗格列酮（Rosiglitazone）和吡格列酮（Pioglitazone）通过激活 PPARγ 受体可以抑制 β-分泌酶和 APP 的表达，并促进 APP 的降解，从而减少 Aβ 的产生[97]。然而，Ⅲ期临床研究表明，罗格列酮和吡格列酮不仅对 AD 患者的认知能力并没有改善作用，而且对糖尿病患者和 AD 患者具有潜在的心脏毒性，因此，FDA 终止了罗格列酮和吡格列酮的治疗 AD 的Ⅲ期临床试验，同时，PPARγ 激动剂作为 AD 治疗药物的开发也随之停止。目前仅有 5 个 β-分泌酶抑制剂进入了 Ⅰ 期临床试验，分别是 APP-854（High Point）、LY-2434074（Eli Lilly）、BACE1（Ligand/Merck）、AC-91（AC Immune）、CTS-21166（CoMentis），其中 CTS-21166 是一种新型可口服的 β-分泌酶抑制剂，在健康成年人中口服给药，可以降低血浆中 Aβ 的含量，并且具有很好的耐受性[98]。

在 1999 年 β-分泌酶的单晶结构被分离及确证以前，β-分泌酶抑制剂的开发一般以酶的内源性底物结构为基础进行药物分子设计，其获得的活性分子一般为多肽化合物，普遍存在分子结构复杂、分子量大、亲水性差等缺点，因而成药性差。而自 β-分泌酶晶体结构被确证后，药物分子设计策略逐步转向以酶靶点结构特点为基础的从头药物设计（de Novo drug design）。Mok 等分析 β-分泌酶的催化位点（即 Met671-Asp672 位点）的结构特点，并通过计算机辅助药物设计，发现了二芳基乙酰胺类化合物可用作为 β-分泌酶抑制剂的分子骨架。进一步合成一系列二芳基乙酰胺类衍生物后，筛选发现化合物 **13-16** 的 β-分泌酶抑制活性最高（IC_{50} 27μmol/L），且具有一定的选择性，但其存在细胞毒性较大的缺点[99]。

Hunt 等[100]为了寻找到小分子且具有 BBB 通透性的 β-分泌酶抑制剂，以前人报道的 2-氨基杂环类 β-分泌酶抑制剂为基本骨架，通过利用 β-分泌酶活性位点的天冬氨酰残基片段，设计合成得到了一类螺环化合物，药理活性测试发现 **13-17** 具有强效的体外 β-分泌酶抑制活性（IC_{50} 为 48nmol/L），并能有效通过血脑屏障，动物实验也显示该化合物能有效降低脑脊液中 $Aβ_{42/43}$ 的含量。

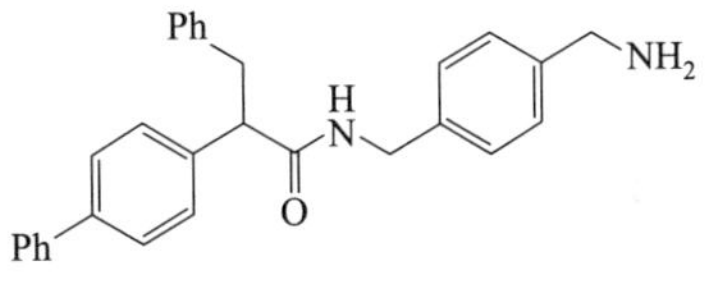

13-16 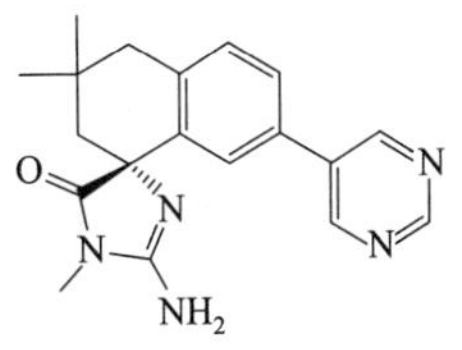　　　　　**13-17**

γ-分泌酶抑制剂也是减少 Aβ 产生药物的研究热点之一，研究发现，γ-分泌酶的底物除了 APP 蛋白外，还有 Notch 受体、ErbB4、p75 神经营养因子受体和钠离子通道 β 亚基等，γ-分泌酶作用底物的非特异性在一定程度上妨碍了 γ-分泌酶抑制药物的研发。目前，至少有 7 种 γ-分泌酶抑制药物处于临床试验阶段，包括 LY450139（Eli Lilly）、MK-0752（Merck）、PF-3084014 和 GSI-9531（Pfizer）等。临床试验结果表明，Semagacestat（LY450139）能够有效地与 Aβ 结合，并减少 Aβ 的产生，因此，进入到了 III 期临床研究，但令人失望的是 Semagacestat 不但没有治疗作用，还导致一些患者出现脑炎和血管源性大脑水肿症状，加快患者认知功能的丧失，因此，礼来公司于 2010 年 9 月份宣布终止其临床研究[101]，MK-0752、PF-3084014 和 GSI-9531 也已终止临床研究。目前，还有 5 个 γ-分泌酶抑制剂处于 I 期和 II 期临床研究，其中 Mount Sinai 医学院开发的 NIC5-15 是一个天然的单糖化合物，除增加胰岛素的灵敏性外，还能选择性地抑制 γ-分泌酶对 Aβ 的裂解作用，而对其另一底物 Notch 蛋白却没影响，令人欣慰的是 II 期临床研究表明该药物治疗老年痴呆安全有效。

部分非甾体抗炎药如布洛芬、吲哚美辛和硫化舒林酸可以调节 γ-分泌酶，选择性阻断 APP 的水解，抑制 Aβ_{40} 和 Aβ_{42} 的产生，而提高无害的 Aβ_{38} 片段的含量，对体内 Notch 受体的代谢没有任何影响。这类药物减少 Aβ_{42} 的作用与 COX 或其他非甾体抗炎药的靶点无关，而是直接与 γ-分泌酶结合或作用于 γ-分泌酶的底物。Narlawar 等[102]利用卡洛芬为先导化合物，设计、合成了一系列 N-磺酰化、烷基化衍生物，发现化合物 **13-18** 和 **13-19** 具有强效的 γ-分泌酶抑制活性，并且可以有效降低 Aβ_{42} 生成而提高无害的 Aβ_{38} 含量。

2013 年，张奕华教授团队合成了一系列他克林-布洛芬-硝酸酯三聚体化合物（**13-20**），研究发现该类化合物不仅保留他克林的胆碱酯酶抑制活性、硝酸酯的血管舒张活性，同时还可以有效地抑制 Aβ 的生成，提示布洛芬的引入有效地抑制了 APP 的水解[103]。

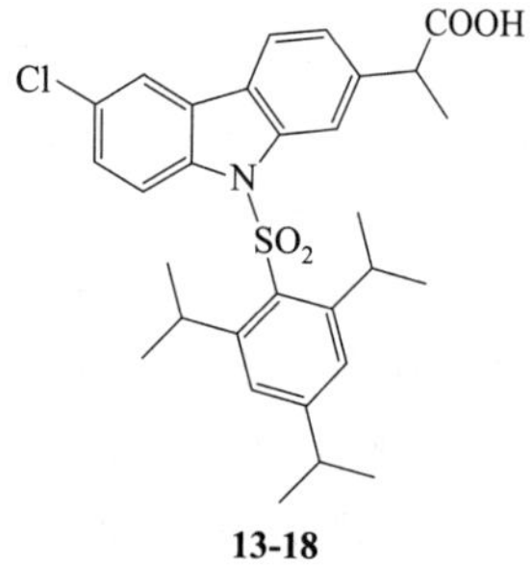

| 13-18 | 13-19 | 13-20 |

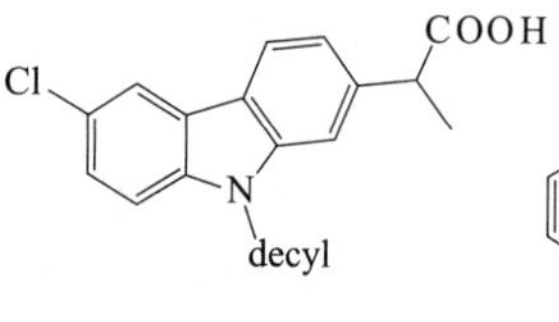

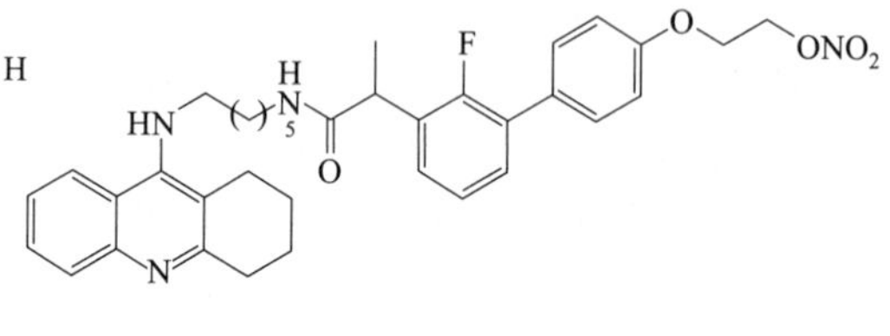

Imamura 等认为直接抑制 γ-分泌酶虽然可以减少 Aβ_{42} 的生成，但也会阻断 γ-分泌酶的其他生理功能，进而引发胃肠道反应、免疫抑制等副作用，因此，选择性抑制 γ-分泌酶的 APP 切割活性或调节 γ-分泌酶构象使之增加 Aβ_{40} 的生成而减少 Aβ_{42} 的生成或许是获得抗 AD 药物的更好途径。通过模拟 γ-分泌酶的底物发现 β-多肽折叠物 **13-21** 可以有效降低 Aβ 的生成，而通过改变折叠物的侧链结构可以调节对 γ-分泌酶底物的选择性[104]。

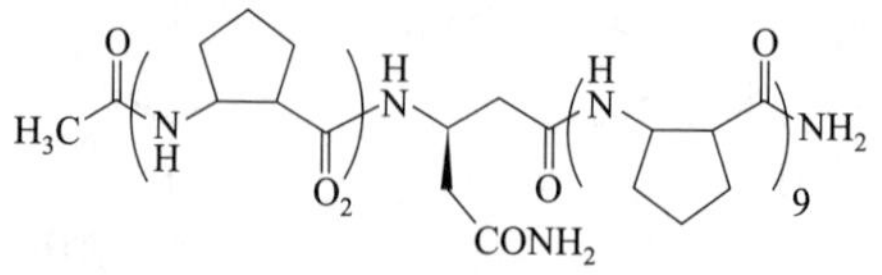

13-21

如前文所述，APP 除了被 β-分泌酶和 γ-分泌酶切割的代谢途径之外，还有另一条 α-分泌酶切割的代谢途径。研究表明，提高 α-分泌酶的活性，可以增加 APP 的良性代谢而降低 Aβ 的形成，而且其代谢产生的可溶性片段 sAPP-α 还有神经保护作用。M 受体激动剂、谷氨酸受体激动剂、5-羟色胺受体激动剂、他汀类药物、雌激素类药、蛋白激酶 C 激活药均可激活 α-分泌酶，法国 ExonHit 公司开发的 EHT-0202（Etazolate）是一种选择性调节 GABA 受体的口服小分子药物，可刺激 α-分泌酶，促使 sAPP-α 产生增多。目前，该药物 Ⅱ 期临床研究结束，但结果没有披露。美国 Aphios 公司开发的抗癌药物 Bryostatin-1 及其类似物通过激活磷酸激酶 PKC 刺激 α-分泌酶，促进 sAPP-α 的产生，在 AD 动物模型中显示了较好的活性[105]，使 AD 患者体内成纤维细胞表性恢复正常，目前，Bryostatin-1 的 Ⅱ 期临床研究正在计划中。美国 ProteoTech 公司和我国的天士力公司共同开发的口服小分子抗 AD 药物 Exebryl-1 在美国已经进入 Ⅰ 期临床研究，该药物具有多种活性，除能调节 α-分泌酶和 β-分泌酶活性减少 Aβ 的产生外，还能作用于 tau 蛋白，并具有抗炎作用。Epigallocatechin-3-gallate（EGCg）是从绿茶中得到的多酚化合物，具有诱导 α-分泌酶、阻止 Aβ 聚集、调控基因表达和线粒体功能等多种抗 AD 活性，其对早期 AD 患者的 Ⅱ 期临床试验正在进行当中。

13.3.2.2 阻止 Aβ 聚合的药物

根据 Aβ 学说，$Aβ_{42}$ 易发生寡聚并形成斑块，因此，阻止 Aβ 分子聚合成具有神经毒性的寡聚体及斑块是开发 AD 治疗药物的方向之一。Bellus Health 开发的 Tramiprosate 是第一代的抗 Aβ 聚集药物，该药采用口服给药方式，倾向于与可溶性的 Aβ 分子结合而维持其非聚集状态，遗憾的是该药物 Ⅲ 期临床试验结果不理想。NRM-8499 是该公司开发的 Tramiprosate 前药，已进入 Ⅰ 期临床试验。

研究发现，金属离子（Cu^{2+}，Zn^{2+}）在 Aβ 聚集形成寡聚体、斑块过程中的作用不可忽视，同时，铜离子和锌离子易传递电子，促进 ROS 和 RNS 产生，因此，金属离子螯合剂可以与促进 Aβ 聚集的铜离子和锌离子结合，从而抑制 Aβ 聚合物的形成。Clioquinol（**13-22**）是第一个进入临床研究的抗 AD 金属离子螯合剂，可干扰 Aβ 与铜离子和锌离子作用，抗 Aβ 聚集 Ⅱ 期临床试验效果良好，由于合成工艺问题，PranaBiotech 公司最终选择放弃了该药物的开发，而将活性更好的类似物 PBT2（**13-23**）推上了临床。PBT2 属于第二代抗 Aβ 聚集药物，其血脑屏障通透率高，能结合 Aβ-锌或 Aβ-铜复合物，可阻止 Aβ 发生聚集，减少斑块产生，增强认知功能。Ⅱ 期临床试验结果显示，PBT2 降低了大脑 CSF 中的 $Aβ_{1-42}$ 的含量，并改善了 AD 患者认知功能，耐受性良好[106]。AZD-103 是 Elan 公司开发的可透过血脑屏障的肌醇立体异构体，报道显示其能在体外稳定 Aβ 为非纤维态，调节 Aβ 分子的折叠，促进 Aβ 聚合物的分解。临床研究表明，高剂量（>1000mg/d）时有较大副作用，其低剂量（250mg/d）组的 Ⅱ 期临床试验仍在进行中。

Man 等[107]报道了联苯吡啶与铱及铑等过渡金属的配合物（**13-24**）可以有效降低金属离子诱导的 Aβ 聚集，研究发现，联苯吡啶片段可以通过疏水作用与 Aβ 的 N 端疏水残基结合，而配位的铱及铑等金属原子则可以与组氨酸残基形成配位键，从而达到抑制 Aβ 聚集的效果。此外，由于该类配合物有良好的荧光性质，因而其与 Aβ 结合后还具有荧光示踪效果。

咔唑衍生物具有良好的 Aβ 结合及荧光性质，Yang 等[108]在咔唑 2 位引入花青素苷取代基团，该类衍生物（**13-25**）不仅具有强效的 Aβ 结合能力及荧光示踪性质，同时还具有良好的神经元细胞保护活性，提示其兼具 AD 诊断及治疗效果。

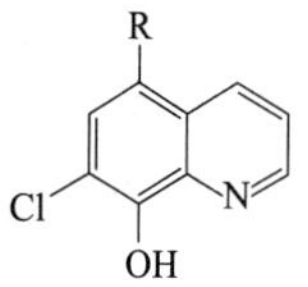

13-22　R=I
13-23　R=H

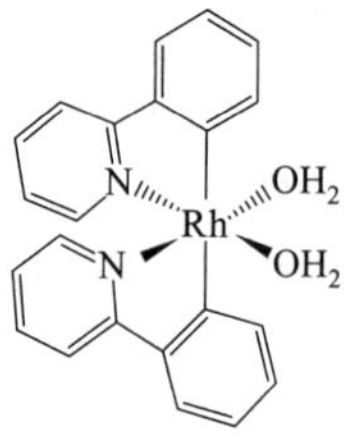

13-24

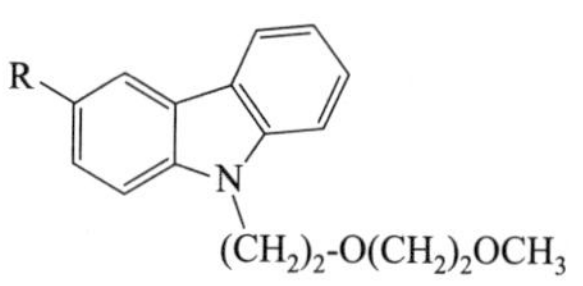

13-25　R=

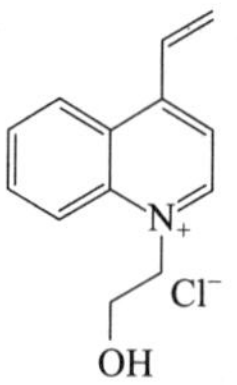

Yu 等[109]设计了一系列喹唑啉-4-酮类衍生物，该衍生物都包含一个异羟肟酸结构片段，因而具有较好的金属离子（特别是对 Zn^{2+}）螯合能力。研究发现，化合物（**13-26**，**13-27**）能够强效抑制组蛋白脱乙酰基酶（IC_{50} 分别为 8nmol/L、29nmol/L），促进神经元突触生长，而且还能有效抑制 Zn^{2+} 诱导的 Aβ 聚集，显示了良好的开发前景。

研究发现 Aβ 经谷氨酰胺酰环化酶催化反应后会对 Aβ 的 N-端进行谷氨酰胺酰化修饰，该产物比内生性 $Aβ_{40}$ 及 $Aβ_{42}$ 具有更大的神经毒性，并且，谷氨酰胺酰化的 Aβ 很容易成为内核，促进形成相应的 Aβ 寡聚体，从而进一步造成神经元损伤[110]。因此，抑制谷氨酰胺酰环化酶阻止 Aβ 谷氨酰胺酰化修饰可在一定程度上抑制 Aβ 聚集，从而起到治疗 AD 的效果。Ramsbeck 等[111]通过计算机建模、筛选出了 1,3,4-噁二唑为中心骨架的先导化合物，随后通过合成一系列衍生物并进行相应的活性测试，发现化合物 **13-28** 具有强效的谷氨酰胺酰环化酶抑制活性，IC_{50} 值达 23nmol/L。

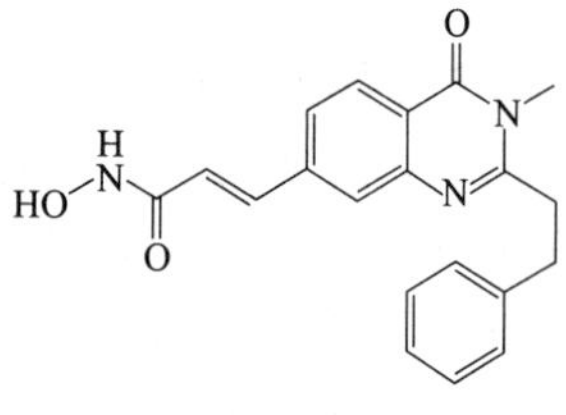

13-26 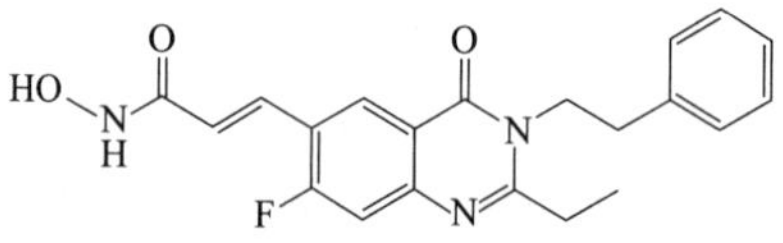　　　　　　　　　13-27 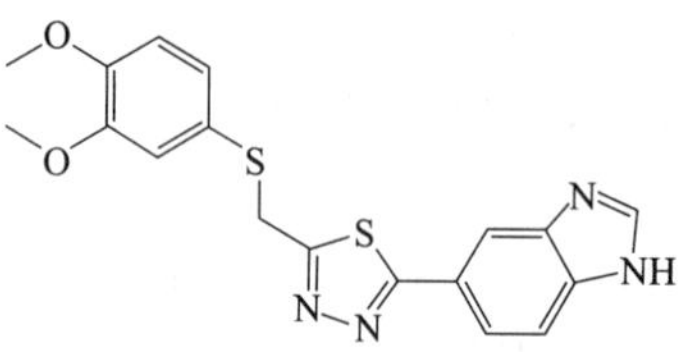　　　　　　　　　13-28

13.3.3　具有抗氧化性质的抗 AD 药物

氧化应激在 AD 病变过程中所扮演的角色越来越引起人们的关注[112]。AD 早期患者脑部活泼氧化自由基水平明显偏高，同时 AD 患者尸体解剖也显示脑部存在显著的氧化损伤，提示氧化应力与 AD 病变密切相关[113]。最近报道，氧化应力很可能是 AD 病变早期阶段的首要诱导病因，同时是触发 Aβ 聚集的关键因素[114]。基于此，具有抗氧化性质的抗 AD 药物特别是一些天然多酚药物由此而生。

白藜芦醇（**13-29**）被广泛认为具有良好的神经元保护作用，体外实验中白藜芦醇能有效消除氧化自由基以及 Aβ 诱导的神经毒性，显示出了较好的抗 AD 性质。Szekeres 等[115]研究白藜芦醇的构效关系发现，邻二酚羟基二苯乙烯类化合物的活性要明显优于其他位置取代的白藜芦醇衍生物，因而，该课题组合成了多个邻二酚羟基二苯乙烯衍生物。药理测试发现，酰胺类衍生物（**13-30**）活性最好，其具有强效的 1,1-二苯基-2-三硝基苯肼（DPPH）自由基清除能力，同时能够有效抑制脂多糖诱发的 NO 释放，显示出良好的抗氧化活性。细胞实验中，化合物 **13-30** 也可以有效保护神经元细胞免受谷氨酸诱导神经毒性。

将白藜芦醇的一个芳环用溴代噻吩环替代，即得到一个白藜芦醇类似物 RV09（**13-31**），研究发现 RV09 可以抑制脂多糖诱导巨噬细胞释放 NO 以及 TNFα，同时，其还具有 DPPH 自由基清除能力，抑制炎症反应，因而具有神经元保护的疗效[116]。

Lu 等[117]通过保留白藜芦醇的二苯乙烯骨架，并在一个芳环上引入 clioquinol 的药效片段，获得了化合物 **13-32**，该化合物保留白藜芦醇的抗氧化活性，还可有效抑制 Aβ 自发聚集以金属离子诱导的聚集，同时还具有单胺氧化酶以及 AChE 抑制活性，提示该化合物有望成为多靶向抗 AD 药物。

近期，研究人员还从丝兰属植物里提取了白藜芦醇类似物反式 3,3′,5,5′-四羟基-4′-甲氧基二苯乙烯（**13-33**）。药理活性测试发现该化合物具有和白藜芦醇相似的抗氧化性质，并且能够有效地抵御亚硝酸盐诱导的氧化损伤，提示其具有进一步开发的价值[118]。

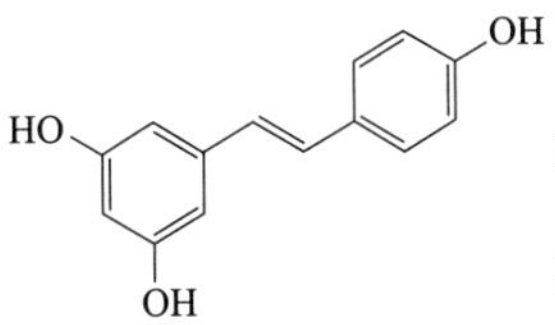

13-29 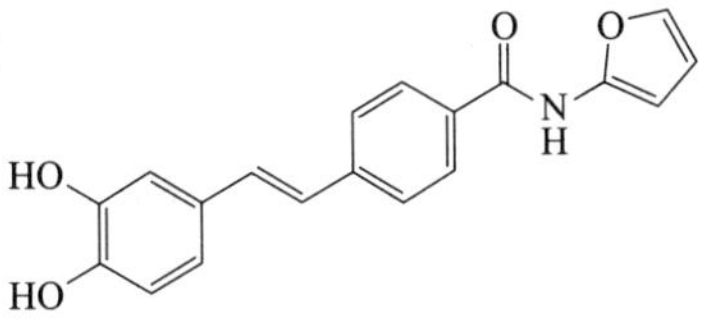　　　　　　**13-30** 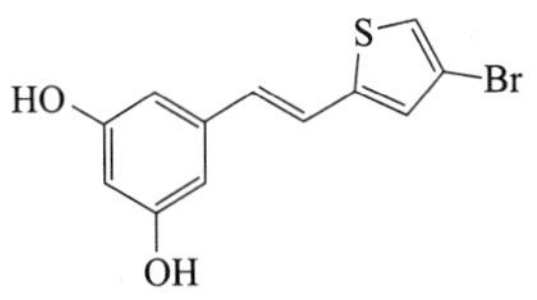　　　　　　**13-31**

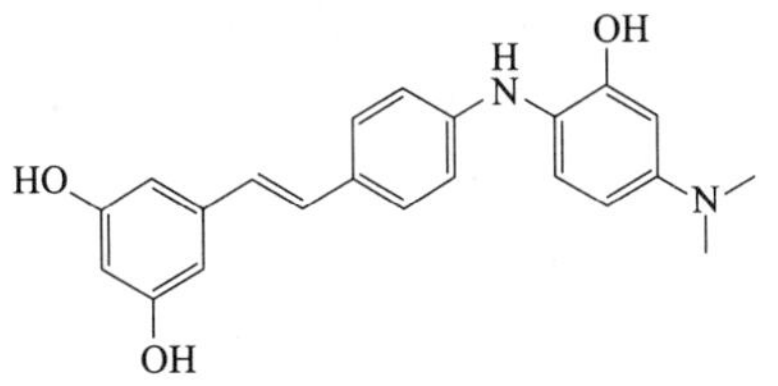

13-32 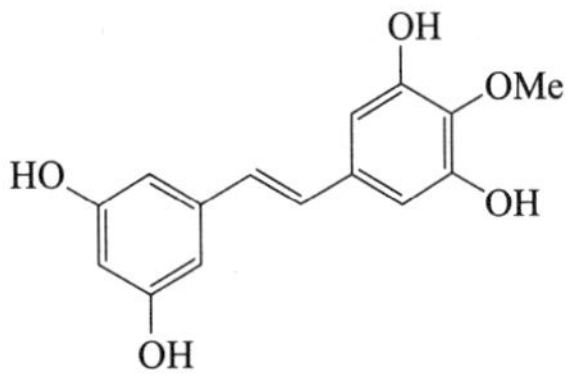　　　　　　**13-33**

汉黄芩素（**13-34**）是从唇形科植物黄芩、半枝莲以及夹竹桃科植物鳝藤等植物中分离得到的一种重要的黄酮类化合物，其具有抗炎、抗肿瘤、抗氧化等多种生物活性。Shieh 等[119]测试汉黄芩素还原细胞色素 C 的能力来反映其对过氧自由基的消除作用，结果显示汉黄芩素对过氧自由基的消除作用微弱，IC$_{50}$ 为 300μmol/L。Cho 等[120]发现汉黄芩素能清除 DPPH 自由基，44.5μmol/L 浓度下即能清除 50%DPPH 自由基。汉黄芩素具有清除自由基的功能，因而可以防止一些强氧化剂如过氧化氢或超氧化物对油脂的不饱和脂肪酸的过氧化作用。已发现汉黄芩素能抑制鼠的脑皮层线粒体中 NADPH 诱导的脂质过氧化和鼠脑匀浆中 Fe^{2+}-抗坏血酸诱导的脂质过氧化，显示其具有保护神经元细胞的潜在疗效。

姜黄素（**13-35**）是从姜黄属植物中提取的天然多酚，具有抗肿瘤、抗炎、抗氧化、抗 AD 等多种生物活性，引起了人们的广泛关注。研究揭示姜黄素的抗 AD 活性与其抗氧化性质密切相关，其机制可能在于姜黄素可以有效清除炎症因子以及 Aβ 等诱发的 ROS，从而达到神经元保护的作用；同时，也有研究指出，姜黄素还兼具有抑制 Aβ 聚集的活性。然而，姜黄素水溶性差、生物利用度低，这极大地限制了其临床应用。Dolai 等[121]为了合成在水和血浆中均能溶解、低毒、生物相容性的姜黄素衍生物，运用"点击化学"的概念将半乳糖结合到姜黄素 4′-OH 上，研究发现化合物（**13-36**）在纳摩尔级别就能抑制 Aβ 和 tau 蛋白的聚集，而且该化合物的抗氧化活性要强于姜黄素。Harish 等[122]将姜黄素的酚羟基用去甲基的胡椒酸、缬氨酸和谷氨酸进行酯化修饰，得到三个姜黄素衍生物。酚羟基的保护提高了母体姜黄素的代谢稳定性，延迟葡萄糖苷化。氨基酸的引入使细胞吸收和水溶性都得到明显改善。其中化合物 **13-37** 不仅提高了细胞内谷胱甘肽的水平，而且与姜黄素相比，提高了其清除自由基和跨过血脑屏障的能力，增强了神经保护效率，可以作为治疗神经紊乱疾病的神经保护剂。2012 年，Narasingappa 等[123] 在姜黄素 4′-OH 分别引入异亮氨酸、苯丙氨酸、缬氨酸并研究了它们对于 α-分泌酶的活性，四个化合物的活性排序为 Cur-Val＞Cur-Ile＞Cur-Phe＞姜黄素。

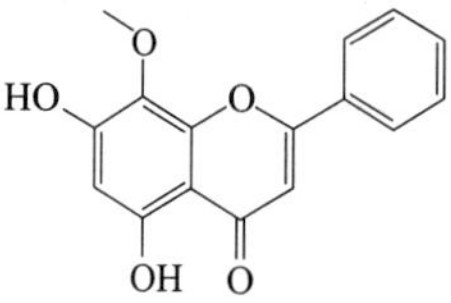

13-34 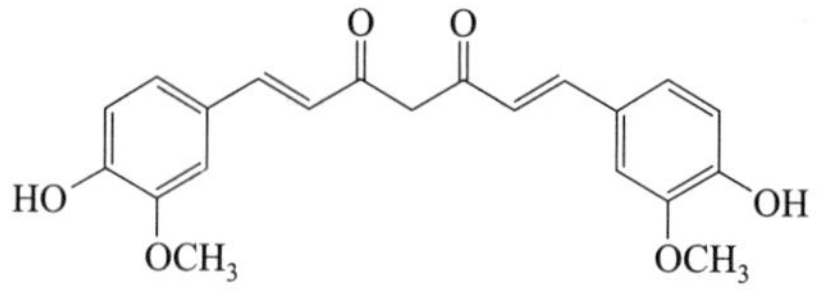　　　　　　　　　　　**13-35**

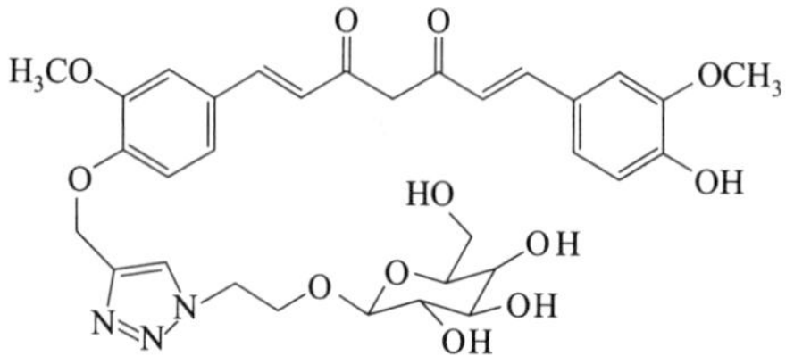

13-36 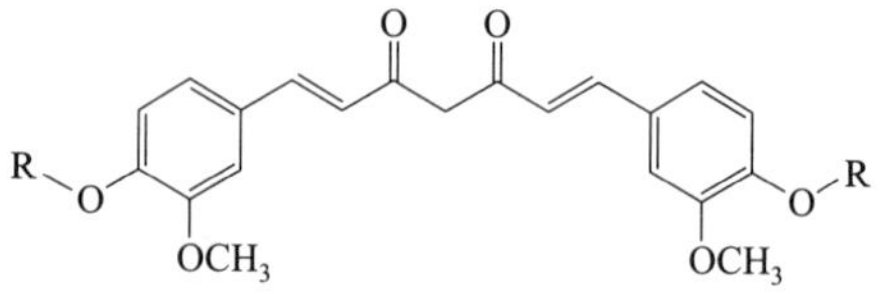　　　　　　　　　　　**13-37**　R=Glu

银杏提取物 EGb761 是目前应用十分广泛的健脑保健品，其被普遍认为有利于延缓记忆力衰退等 AD 症状。Smith 等[124] 发现 EGb761 中主要的有效成分为黄酮苷（**13-38**）和萜内酯（**13-39**），其潜在的抗 AD 活性可能源于该提取物的抗氧化性质。有报道指出 EGb761 能够直接清除氢氧自由基、过氧自由基等氧化自由基，同时还能够通过增强体内抗氧化酶如 SOD 的活性间接清除氧化自由基。也有研究发现，EGb761 可以有效抵御 Aβ 诱导的 ROS 毒性，达到保护神经元的作用。

在人体广泛存在着微量元素硒，研究发现硒具有显著的神经元保护活性。依布硒具有显著的抗氧化以及抗炎活性，提示其治疗 AD 方面可能具有潜在的疗效。Luo 等[125] 设想将依布硒母核引入到多奈哌齐的分子中以替代其苯并环戊酮片段，获得了化合物 **13-40**，药理测试发现，该化合物能够有效地清除 H_2O_2 以及过氧亚硝酸盐自由基，同时保留了多奈哌齐的 hAChE 抑制活性（IC_{50} 97nmol/L），并能有效透过血脑屏障，显示了良好的开发前景。

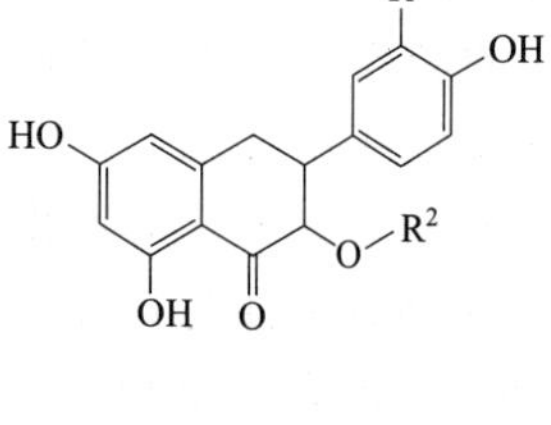

R^1=H或OH或OCH$_3$
R^2=mono或di或triglycoside
13-38　黄酮苷

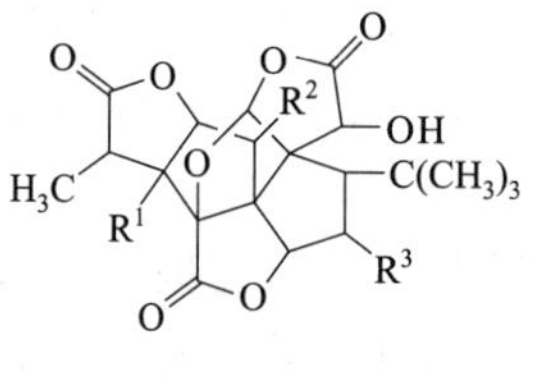

R^1, R^2, R^3=H或OH
13-39　萜内酯

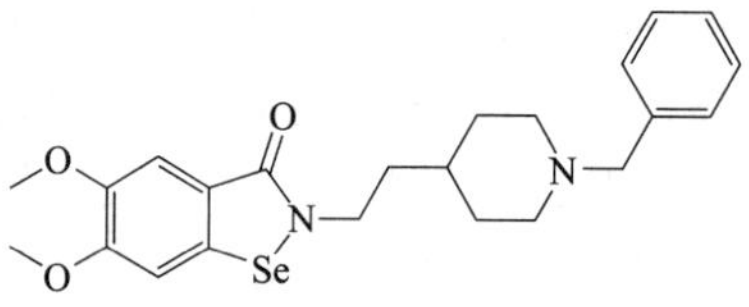

13-40

13.3.4　其他抗 AD 药物

单胺氧化酶（Monoamine oxidase，MAO）为催化单胺（如酪胺、儿茶酚胺、5-羟色胺等）氧化脱氨反应的酶，其主要由两个亚型 MAO-A 和 MAO-B。抑制 MAO 可以有效地提升中枢神经系统中的神经递质水平，并且也可以减少 MAO 氧化过程中产生的神经毒性副产物，因而对于防治 AD 具有显著的效果。丁香酚（**13-41**）是从桃金娘科植物丁香提取得到的一种活性天然产物，Tao 等[126] 研究发现丁香酚具有较好的 MAO-A 抑制活性（Ki 26μmol/L），而对 MAO-B 活性较差（Ki 211μmol/L）。构效关系研究发现，酚羟基对丁香酚的 MAO 抑制活性至关重要，移去或烷基化酚羟基均会造成 MAO 抑制活性的降低乃至消失；而其乙烯基取代基则对选择性有较大影响，将丁香酚的乙烯基取代基变为羟基或其他取代基团可以提升 MAO 的抑制活性，但对 MAO-A 的选择性消失。

香豆素（**13-42**）广泛存在于自然界中，其具有抗肿瘤、抗氧化、抗炎等多种活性因而引起了研究人员的广泛关注。近年来香豆素的 MAO 抑制活性也多有报道，提示其在 AD 治疗中也有着潜在的应用前景。Matos 等[127] 将香豆素与白藜芦醇结构片段偶联合成了香豆素-白藜芦醇杂合物（**13-43**），研究发现该化合物为选择性 MAO-B 抑制剂，IC$_{50}$ 值达到了 0.8nmol/L，而对 MAO-A 无活性。构效关系研究显示间位甲氧基的引入对活性非常重要，将甲氧基移至邻位或对位活性均会降低。

Tau 蛋白被认为在 AD 的致病机制中扮演重要的角色，因此也成为抗 AD 药物重要的靶点之一。tau 蛋白的过度磷酸化和异常聚集被认为是形成神经纤维缠结的两个关键因素，由此产生了两种针对 tau 蛋白的治疗策略：①抑制 tau 的过度磷酸化；②直接抑制 tau 的聚合或促进其聚合物的分解。

蛋白激酶（如 GSK-3、CDKo 等）和磷酸酯酶（如 PP2A、PP1 等）的动态平衡对 tau 蛋白的磷酸化起着至关重要的作用，激酶活性异常升高、酯酶活性异常下调，都会导致 tau 蛋白磷酸化程度升高、溶解性降低，从而聚积形成神经纤维缠结。GSK-3 是调节 tau 蛋白磷酸化最主要的激酶，因此 GSK-3 抑制剂也是目前研究最多的一类。Noscira 开发的非 ATP 竞争性 GSK-3 抑制剂 NP-031112（Tideglusib）目前仍在进行 II 期临床研究，还没有公开任何研究结果。

双吲哚化合物靛玉红（**13-44**）是从中药青黛中提取出来的有效成分，有研究发现靛玉红是强效的 GSK-3 抑制剂。Beauchard 等[128] 报道了一系列 5-取代靛玉红衍生物，并进行了体外 GSK-3 抑制活性测试，发现化合物（**13-45**）具有纳摩尔级的 GSK-3 抑制活性（IC$_{50}$＝2.1nmol/L），同时，其还兼具有 CDK1（IC$_{50}$＝19nmol/L）和 CDK5（IC$_{50}$＝6nmol/L）的抑制活性。在细胞实验中，化合物 **13-45** 能有效保护 SH-SY5Y 神经元细胞免受谷氨酰胺诱导的毒性损伤，提示化合物 **13-45** 良好的开发前景。

近期，Allon Therapeutics 公司基于神经保护蛋白 ADNP 开发了一个八肽化合物 AL-108（Davunetide），经鼻给药可调节微管蛋白，抑制 tau 蛋白的磷酸化和聚合，II 期临床试验表明，其对中等严重程度的 AD 患者有较好的疗效。此外，也有研究报道，烟酰胺（Nicotinamide）作为维生素 B$_3$ 的生物活性体，可以降低脑中 Thr231（tau 的一种形式），上调 P25 蛋白和 MAP2c 蛋白，从而稳定微管结构，降低磷酸化 tau 蛋白的含量，改善 AD 动物的记忆力，目前正处于 II 期临床研究中。

老药新用也是新药发现途径之一，近期有文献报道蓓萨罗丁（Bexarotene）具有抗 AD 的潜在疗效。蓓萨罗丁（**13-46**）为类维生素 A 的 X 受体（Retinoid X receptors，RXR）激动剂，于 2000 年被 FDA 批准用于治疗皮肤 T-细胞淋巴瘤。Cramer 等提出 RXR 激活可以促进载脂蛋白 E 的合成，而载脂蛋白 E 可以促进 Aβ 的清除，从而起到治疗 AD 效果。该研究发现给实验小鼠服用蓓萨罗丁能够在 20h 内减少 50% 的 Aβ 斑块，同时显著改善实验动物的认知能力[129]。Fantini 等[130] 近期深入研究了蓓萨罗丁的抗 AD 作用机制，认为其可能是通过阻滞胆固醇依赖性钙离子通道从而抑制 Aβ 生成及聚集的，这也为深入开发该类抗 AD 药物指出了一个新的方向。

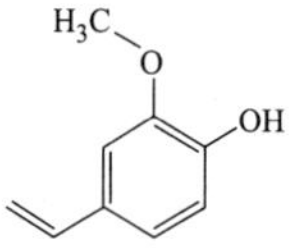

13-41

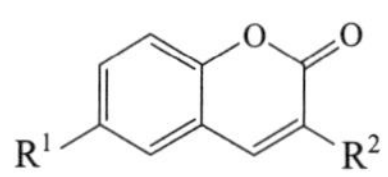

13-42 R¹=H, R²=H;
13-43 R¹=Me, R²=*p*-CH₃O-Ph

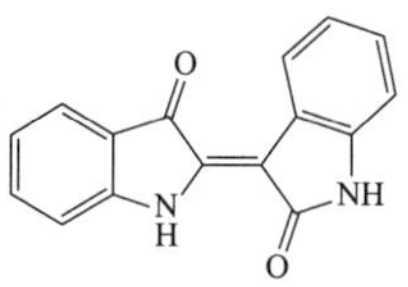

13-44

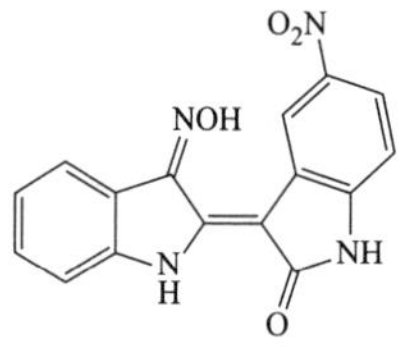

13-45

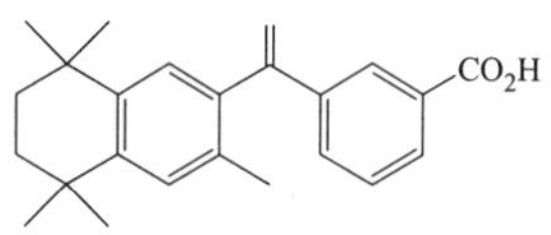

13-46

13.4　结语

　　AD 是严重威胁老年人健康的重大疾病，目前临床上还没有令人满意的治疗药物。抗 AD 药物的研发难点主要源于其复杂的病理机制，得益于近年来在 AD 病因学上取得的长足进展，新型抗 AD 药物也不断涌现，并呈现出以下几个趋势：①多靶点抗 AD 药物是一大热点。由于 AD 是典型的多病因疾病，传统单靶点药物很难取得较好的疗效，而多靶点药物可以同时阻断 AD 病变的多个环节，发挥协同作用，因而显示出了独特的优势。当前，多靶点抗 AD 药物的设计主要是将已知的两个或多个药效片段通过不同的连接基团相偶联，以获得相应的杂合分子，这种设计策略简单易行，但也存在药效团如何选择匹配以及不同的药效团能否在体内释放并作用于各自靶点的问题，因此在开展相关药物分子设计时务须合理考量。②基于 Aβ 靶点的生物药物。Aβ 学说的提出被认为是 AD 病因学的重大突破，一度有观点认为 Aβ 是 AD 的终极靶点，虽然近几年的研究显示这一观点存有谬误，但阻断 Aβ 病理通路的关键环节如 Aβ 寡聚体以及 Aβ 纤维结等对 AD 的治疗毫无疑问具有至关重要的作用。化学小分子药物由于靶点的选择性不尽如人意，因而会干扰 Aβ 的基本生理功能，影响治疗效果；而随着近年来生物技术的发展以及给药系统的进步，一些生物制剂由于其具有结构及生物活性的特异性，显示出了良好的发展前景，目前已有多个针对 Aβ 靶点的生物药物处于临床研究，包括 Aβ 疫苗以及多肽 β-分泌酶抑制剂等，结果值得期待。③天然活性产物是发现新型抗 AD 药物的分子宝库。新型抗 AD 药物的研发一方面依赖于药物化学家的合理药物设计，另一方面也可以从天然产物（特别是从传统中药材）中寻找。近年来，涌现出多个天然多酚抗氧化物，显示出了良好的 AD 预防及治疗效果，一个成功的例子便是银杏提取物 EGb761，目前已作为益智保健品上市销售；而其他的诸如姜黄素、白藜芦醇等天然产物的新型衍生物也不断涌现，也显示了不错的效果。当然，由于 AD 病因的复杂多样性，决定了抗 AD 药物研发必是一项艰巨的任务，依赖于我们一步一步脚踏实地地前进。罗马不是一日建成的，抗 AD 药物的研发同样任重道远。

参 考 文 献

[1] Alzheimer A. ber eine eigenartige erkrankung der hirnrinde [J]. Allgemeine Z Psychiatrie Psychisch-Gerichtliche Medizin, 1907, 64: 146-148.

[2] Alzheimer A, Stelzmann R A, Schnitzlein H N, et al. An english translation of alzheimer's 1907 paper, "uber eine eigenartige erkankung der hirnrinde" [J]. Clinical anatomy (New York, N. Y.),

1995，8（6）：429-431.

[3] Obrien C. Science history-auguste d and alzheimer′s disease [J]. Science，1996，273（5271）：28-28.

[4] Maurer K，Volk S，Gerbaldo H. Auguste d and alzheimer′s disease [J]. Lancet，1997，349（9064）：1546-1549.

[5] Prince M，Bryce R，Ferri C. The benefits of early diagnosis and intervention [R]；Institute of Psychiatry：London，2011.

[6] Armstrong R A. What causes alzheimer′s disease [J]. Folia Neuropathologica，2013，51（3）：169-188.

[7] Hardy J A，Higgins G A. Alzheimers-disease-the amyloid cascade hypothesis [J]. Science，1992，256（5054）：184-185.

[8] Bancher C，Brunner C，Lassmann H，et al. Accumulation of abnormally phosphorylated-tau precedes the formation of neurofibrillary tangles in alzheimers-disease [J]. Brain Research，1989，477（1-2）：90-99.

[9] Matsuyama S S，Jarvik L F. Hypothesis-microtubules，a key to alzheimer-disease [J]. Proceedings of the National Academy of Sciences of the United States of America，1989，86（20）：8152-8156.

[10] Longo V G. Behavioral and electroencephalographic effects of atropine and related compounds [J]. Pharmacological Reviews，1966，18（2）：965-996.

[11] Querfurth H W，LaFerla F M. Mechanisms of disease alzheimer′s disease [J]. New England Journal of Medicine，2010，362（4）：329-344.

[12] Mullane K，Williams M. Alzheimer′s therapeutics：continued clinical failures question the validity of the amyloid hypothesis-but what lies beyond [J]. Biochemical Pharmacology，2013，85（3）：289-305.

[13] Castellani R J，Smith M A. Compounding artefacts with uncertainty，and an amyloid cascade hypothesis that is 'too big to fail' [J]. The Journal of Pathology，2011，224（2）：147-152.

[14] Hardy J. The amyloid hypothesis for Alzheimer' s disease：a critical reappraisal [J]. Journal of Neurochemistry，2009，110（4）：1129-1134.

[15] Kayed R，Head E，Thompson J L，et al. Common structure of soluble amyloid oligomers implies common mechanism of pathogenesis [J]. Science，2003，300（5618）：486-489.

[16] Walsh D M，Selkoe D J. A beta oligomers-a decade of discovery [J]. Journal of Neurochemistry，2007，101（5）：1172-1184.

[17] Klyubin I，Betts V，Welzel A T，et al. Amyloid beta protein dimer-containing human csf disrupts synaptic plasticity：Prevention by systemic passive immunization [J]. Journal of Neuroscience，2008，28（16）：4231-4237.

[18] Robinson S R，Bishop G M. Abeta as a bioflocculant：implications for the amyloid hypothesis of Alzheimer′s disease [J]. Neurobiology Aging，2002，23（6）：1051-1072.

[19] Selkoe D J. Resolving controversies on the path to Alzheimer′s therapeutics [J]. Nature Medicine，2011，17（9）：1060-1065.

[20] SantaCruz K，Lewis J，Spires T，et al. Tau suppression in a neurodegenerative mouse model improves memory function [J]. Science，2005，309（5733）：476-481.

[21] Oddo S，Vasilevko V，Caccamo A，et al. Reduction of soluble a beta and tau，but not soluble a beta alone，ameliorates cognitive decline in transgenic mice with plaques and tangles [J]. Journal of Biological Chemistry，2006，281（51）：39413-39423.

[22] Andorfer C.，Kress Y.，Espinoza M.，et al. Hyperphosphorylation and aggregation of tau in mice expressing normal human tau isoforms [J]. Journal of Neurochemistry，2003，86（3）：582-590.

[23] Lee H. G., Perry G., Moreira P. I., et al. Tau phosphorylation in alzheimer's disease: Pathogen or protector? [J]. Trends in Molecular Medicine, 2005, 11 (4): 164-169.

[24] GomezIsla T, Hollister R, West H, et al. Neuronal loss correlates with but exceeds neurofibrillary tangles in alzheimer's disease [J]. Annals of Neurology, 1997, 41 (1): 17-24.

[25] Goedert M, Jakes R. Mutations causing neurodegenerative tauopathies [J]. Biochimica Et Biophysica Acta-Molecular Basis of Disease, 2005, 1739 (2-3): 240-250.

[26] Wallin A K, Blennow K, Andreasen N, et al. Csf biomarkers for alzheimer's disease: Levels of beta-amyloid, tau, phosphorylated tau relate to clinical symptoms and survival [J]. Dementia and Geriatric Cognitive Disorders, 2006, 21 (3): 131-138.

[27] Mattsson N, Zetterberg H, Hansson O, et al. Csf biomarkers and incipient alzheimer disease in patients with mild cognitive impairment [J]. Jama-Journal of the American Medical Association, 2009, 302 (4): 385-393.

[28] Gotz J, Chen F, van Dorpe J, et al. Formation of neurofibrillary tangles in p301l tau transgenic mice induced by a beta 42 fibrils [J]. Science, 2001, 293 (5534): 1491-1495.

[29] Oddo S, Caccamo A, Shepherd J D, et al. Triple-transgenic model of alzheimer's disease with plaques and tangles: Intracellular a beta and synaptic dysfunction [J]. Neuron, 2003, 39 (3): 409-421.

[30] Lewis J, Dickson D W, Lin W L, et al. Enhanced neurofibrillary degeneration in transgenic mice expressing mutant tau and app [J]. Science, 2001, 293 (5534): 1487-1491.

[31] Mungarro-Menchaca X, Ferrera P, Moran J, et al. Beta-amyloid peptide induces ultrastructural changes in synaptosomes and potentiates mitochondrial dysfunction in the presence of ryanodine [J]. Journal of Neuroscience Research, 2002, 68 (1): 89-96.

[32] Caspersen C, Wang N, Yao J, et al. Mitochondrial a beta: A potential focal point for neuronal metabolic dysfunction in alzheimer's disease [J]. FASEB Journal, 2005, 19 (12): 2040-2041.

[33] Hauptmann S, Keil U, Scherping I, et al. Mitochondrial dysfunction in sporadic and genetic alzheimer's disease [J]. Experimental Gerontology, 2006, 41 (7): 668-673.

[34] Reddy P H, Beal M F. Amyloid beta, mitochondrial dysfunction and synaptic damage: Implications for cognitive decline in aging and alzheimer's disease [J]. Trends in Molecular Medicine, 2008, 14 (2): 45-53.

[35] Hirai K, Aliev G, Nunomura A, et al. Mitochondrial abnormalities in alzheimer's disease [J]. Journal of Neuroscience, 2001, 21 (9): 3017-3023.

[36] Wallace D C. Mitochondrial diseases in man and mouse [J]. Science, 1999, 283 (5407): 1482-1488.

[37] Cardoso S M, Santana I, Swerdlow R H, et al. Mitochondria dysfunction of alzheimer's disease cybrids enhances a beta toxicity [J]. Journal of Neurochemistry, 2004, 89 (6): 1417-1426.

[38] Cho D H, Nakamura T, Fang J, et al. S-nitrosylation of drp1 mediates beta-amyloid-related mitochondrial fission and neuronal injury [J]. Science, 2009, 324 (5923): 102-105.

[39] Doody R S, Gavrilova S I, Sano M, et al. Effect of dimebon on cognition, activities of daily living, behaviour, and global function in patients with mild-to-moderate alzheimer's disease: A randomised, double-blind, placebo-controlled study [J]. Lancet, 2008, 372 (9634): 207-215.

[40] Smith M A, Perry G, Richey P L, et al. Oxidative damage in alzheimer's [J]. Nature, 1996, 382 (6587): 120-121.

[41] Nunomura A, Perry G, Aliev G, et al. Oxidative damage is the earliest event in alzheimer disease [J]. Journal of Neuropathology and Experimental Neurology, 2001, 60 (8): 759-767.

[42] Hensley K, Carney J M, Mattson M P, et al. A model for beta-amyloid aggregation and neurotoxici-

ty based on free-radical generation by the peptide-relevance to alzheimer-disease [J]. Proceedings of the National Academy of Sciences of the United States of America. 1994，91（8）：3270-3274.

[43] Combs C K，Karlo J C，Kao S C，et al. Beta-amyloid stimulation of microglia and monocytes results in tnf alpha-dependent expression of inducible nitric oxide synthase and neuronal apoptosis [J]. Journal of Neuroscience，2001，21（4）：1179-1188.

[44] Keller J N，Mark R J，Bruce A J，et al. 4-hydroxynonenal，an aldehydic product of membrane lipid peroxidation，impairs glutamate transport and mitochondrial function in synaptosomes [J]. Neuroscience，1997，80（3）：685-696.

[45] Humphries K M，Szweda L I. Selective inactivation of alpha-ketoglutarate dehydrogenase and pyruvate dehydrogenase：Reaction of lipoic acid with 4-hydroxy-2-nonenal [J]. Biochemistry，1998，37（45）：15835-15841.

[46] Smith M A，Harris P L R，Sayre L M，et al. Widespread peroxynitrite-mediated damage in alzheimer's disease [J]. Journal of Neuroscience，1997，17（8）：2653-2657.

[47] Mark R J，Pang Z，Geddes J W，et al. Amyloid beta-peptide impairs glucose transport in hippocampal and cortical neurons：Involvement of membrane lipid peroxidation [J]. Journal of Neuroscience，1997，17（3）：1046-1054.

[48] Sharma A K，Pavlova S T，Kim J，et al. Bifunctional compounds for controlling metal-mediated aggregation of the a beta（42）peptide [J]. Journal of the American Chemical Society，2012，134（15）：6625-6636.

[49] Yoshiike Y，Tanemura K，Murayama O，et al. New insights on how metals disrupt amyloid beta-aggregation and their effects on amyloid-beta cytotoxicity [J]. Journal of Biological Chemistry，2001，276（34）：32293-32299.

[50] Zou J.，Kajita K.，Sugimoto N. Cu^{2+} inhibits the aggregation of amyloid beta-peptide（1-42）in vitro [J]. Angewandte Chemie-International Edition，2001，40（12）：2274-2277.

[51] Cooper J D，Salehi A，Delcroix J D，et al. Failed retrograde transport of ngf in a mouse model of down's syndrome：Reversal of cholinergic neurodegenerative phenotypes following ngf infusion [J]. Proceedings of the National Academy of Sciences of the United States of America，2001，98（18）：10439-10444.

[52] Tuszynski M. H. Nerve growth factor gene therapy in alzheimer disease [J]. Alzheimer Disease & Associated Disorders，2007，21（2）：179-189.

[53] Connor B.，Young D.，Yan Q.，et al. Brain-derived neurotrophic factor is reduced in alzheimer's disease [J]. Molecular Brain Research. 1997，49（1-2）：71-81.

[54] Garzon D J，Fahnestock M. Oligomeric amyloid decreases basal levels of brain-derived neurotrophic factor（bdnf）mrna via specific downregulation of bdnf transcripts iv and v in differentiated human neuroblastoma cells [J]. Journal of Neuroscience，2007，27（10）：2628-2635.

[55] Ernfors P，Bramham C R. The coupling of a trkb tyrosine residue to ltp [J]. Trends in Neurosciences，2003，26（4）：171-173.

[56] Nagahara A H，Merrill D A，Coppola G，et al. Neuroprotective effects of brain-derived neurotrophic factor in rodent and primate models of alzheimer's disease[J]. Nature Medicine，2009，15（3）：331-337.

[57] Arvanitakis Z，Wilson R S，Bienias J L，et al. Diabetes mellitus and risk of alzheimer disease and decline in cognitive function [J]. Archives of Neurology，2004，61（5）：661-666.

[58] Messier C，Teutenberg K. The role of insulin，insulin growth factor，and insulin-degrading enzyme in brain aging and alzheimer's disease[J]. Neural Plasticity，2005，12（4）：311-328.

[59] Cohen E, Bieschke J, Perciavalle R M, et al. Opposing activities protect against age-onset proteotoxicity [J]. Science, 2006, 313 (5793): 1604-1610.

[60] Wu W, Brickman A M, Luchsinger J, et al. The brain in the age of old: The hippocampal formation is targeted differentially by diseases of late life [J]. Annals of Neurology, 2008, 64 (6): 698-706.

[61] Takashima A. Gsk-3 is essential in the pathogenesis of alzheimer's disease[J]. Journal of Alzheimer's disease: JAD, 2006, 9 (3 Suppl): 309-317.

[62] Cook D G, Leverenz J B, McMillan P J, et al. Reduced hippocampal insulin-degrading enzyme in late-onset alzheimer's disease is associated with the apolipoprotein e-epsilon 4 allele [J]. American Journal of Pathology, 2003, 162 (1): 313-319.

[63] Selkoe D J. Alzheimer's disease is a synaptic failure[J]. Science, 2002, 298 (5594): 789-791.

[64] Scheff S W, Price D A, Schmitt F A, et al. Synaptic alterations in ca1 in mild alzheimer disease and mild cognitive impairment [J]. Neurology, 2007, 68 (18): 1501-1508.

[65] Masliah E, Mallory M, Alford M, et al. Altered expression of synaptic proteins occurs early during progression of alzheimer's disease[J]. Neurology, 2001, 56 (1): 127-129.

[66] Lister J P, Barnes C A. Neurobiological changes in the hippocampus during normative aging [J]. Archives of Neurology, 2009, 66 (7): 829-833.

[67] Snyder E M, Nong Y, Almeida C. G, et al. Regulation of nmda receptor trafficking by amyloid-beta [J]. Nature Neuroscience, 2005, 8 (8): 1051-1058.

[68] Hsieh H, Boehm J, Sato C, et al. Ampar removal underlies a beta-induced synaptic depression and dendritic spine loss [J]. Neuron, 2006, 52 (5): 831-843.

[69] Shankar G M, Bloodgood B L, Townsend M, et al. Natural oligomers of the alzheimer amyloid-beta protein induce reversible synapse loss by modulating an nmda-type glutamate receptor-dependent signaling pathway [J]. Journal of Neuroscience, 2007, 27 (11): 2866-2875.

[70] Wyss-Coray T, Mucke L. Inflammation in neurodegenerative disease-a double-edged sword [J]. Neuron, 2002, 35 (3): 419-432.

[71] Akiyama H, Barger S, Barnum S, et al. Inflammation and alzheimer's disease[J]. Neurobiology of Aging, 2000, 21 (3): 383-421.

[72] Halliday G, Robinson S R, Shepherd C, et al. Alzheimer's disease and inflammation: A review of cellular and therapeutic mechanisms [J]. Clinical and Experimental Pharmacology and Physiology, 2000, 27 (1-2): 1-8.

[73] Bruunsgaard H, Andersen-Ranberg K, Jeune B, et al. A high plasma concentration of tnf-alpha is associated with dementia in centenarians [J]. Journals of Gerontology Series a-Biological Sciences and Medical Sciences, 1999, 54 (7): M357-M364.

[74] Mecocci P, Polidori M C, Ingegni T, et al. Oxidative damage to DNA in lymphocytes from ad patients [J]. Neurology, 1998, 51 (4): 1014-1017.

[75] Khachaturian Z S, Calcium hypothesis of alzheimers-disease and brain aging. In Calcium hypothesis of aging and dementia, Disterhoft, J. F. G. W. H. T. J. K. Z. S., Ed, 1994; Vol. 747, pp 1-11.

[76] Sabayana B, Namazi M R, Mowla A, et al. Are patients with darier and haily-haily diseases susceptible to alzheimer's disease? A theory based on abnormal intraneuronal Ca (2^+) homeostasis [J]. Journal of Alzheimers Disease, 2009, 16 (3): 521-523.

[77] Pierrot N, Ghisdal P, Caumont A S, et al. Intraneuronal amyloid-beta 1-42 production triggered by sustained increase of cytosolic calcium concentration induces neuronal death [J]. Journal of Neurochemistry, 2004, 88 (5): 1140-1150.

[78] Isaacs A M, Senn D B, Yuan M, et al. Acceleration of amyloid beta-peptide aggregation by physio-

logical concentrations of calcium［J］. Journal of Biological Chemistry，2006，281（38）：27916-27923.

［79］ Ehehalt R，Keller P，Haass C，et al. Amyloidogenic processing of the alzheimer beta-amyloid precursor protein depends on lipid rafts［J］. Journal of Cell Biology，2003，160（1）：113-123.

［80］ St George-Hyslop P H. Molecular genetics of alzheimer's disease［J］. Biological Psychiatry，2000，47（3）：183-199.

［81］ Strittmatter W J，Roses A D. Apolipoprotein e and alzheimer's disease［J］. Annual Review of Neuroscience，1996，19：53-77.

［82］ Reiman E M，Chen K，Liu X，et al. Fibrillar amyloid-beta burden in cognitively normal people at 3 levels of genetic risk for alzheimer's disease［J］. Proceedings of the National Academy of Sciences of the United States of America，2009，106（16）：6820-6825.

［83］ Holtzman D M.，Bales K R，Tenkova T，et al. Apolipoprotein e isoform-dependent amyloid deposition and neuritic degeneration in a mouse model of alzheimer's disease［J］. Proceedings of the National Academy of Sciences of the United States of America，2000，97（6）：2892-2897.

［84］ Chen X，Zenger K，Lupp A，et al. Tacrine-silibinin codrug shows neuro- and hepatoprotective effects in vitro and pro-cognitive and hepatoprotective effects in vivo［J］. Journal of Medicinal Chemistry，2012，55（11）：5231-5242.

［85］ Fang L，Appenroth D，Decker M，et al. Synthesis and biological evaluation of NO-donor-tacrine hybrids as hepatoprotective anti-Alzheimer drug candidates［J］. Journal of Medicinal Chemistry，2008，51（4）：713-716.

［86］ Rodriguez-Franco M I，Fernandez-Bachiller M I，Perez C，et al. Novel tacrine-melatonin hybrids as dual-acting drugs for Alzheimer disease，with improved acetylcholinesterase inhibitory and antioxidant properties［J］. Journal of Medicinal Chemistry，2006，49（2）：459-462.

［87］ Simoni E，Daniele S，Bottegoni G，et al. Combining galantamine and memantine in multitargeted，new chemical entities potentially useful in Alzheimer's disease［J］. Journal of Medicinal Chemistry，2012，55（22）：9708-9721.

［88］ Vezenkov L T，Georgieva M G，Danalev D L，et al. Synthesis and characterization of new galanthamine derivatives comprising peptide moiety［J］. Protein & Peptide Letters，2009，16（9）：1024-1028.

［89］ Jia P，Sheng R，Zhang J，Fang L，He Q，Yang B，Hu Y. Design，synthesis and evaluation of galanthamine derivatives as acetylcholinesterase inhibitors［J］. European Journal Medicinal Chemistry，2009，44（2）：772-784.

［90］ Yan J，Sun L，Wu G，Yi P，et al. Rational design and synthesis of highly potent anti-acetylcholinesterase activity huperzine A derivatives［J］. Bioorganic Medicinal Chemistry，2009，17（19）：6937-6941.

［91］ Camps P，El Achab R，Görbig D M，et al. Synthesis，in vitro pharmacology，and molecular modeling of very potent tacrine-huperzine A hybrids as acetylcholinesterase inhibitors of potential interest for the treatment of Alzheimer's disease［J］. Journal of Medicinal Chemistry，1999，42（17）：3227-3242.

［92］ Geissler T，Brandt W，Porzel A，et al. Acetylcholinesterase inhibitors from the toadstool Cortinarius infractus［J］. Bioorganic Medicinal Chemistry，2010，18（2），2173-2177.

［93］ Iwata N，Kozuka M，Hara T，et al. Activation of cerebral function by CS-932，a functionally selective M_1 partial agonist：neurochemical characterization and pharmacological studies［J］. Japanese Journal Pharmacology，2000，84（3）：266-280.

[94] Bodick N C, Offen W W, Levey A I, et al. Effects of xanomeline, a selective muscarinic receptor agonist, on cognitive function and behavioral symptoms in Alzheimer disease [J]. Archives of Neurology, 1997, 54 (4): 465-473.

[95] Fang L, Jumpertz S, Zhang Y, et al. Hybrid molecules from xanomeline and tacrine: enhanced tacrine actions on cholinesterases and muscarinic M1 receptors [J]. Journal Medicinal Chemistry, 2010, 53 (5): 2094-2103.

[96] Yuan J, Venkatraman S, Zheng Y, et al. Structure-based design of β-site APP cleaving enzyme 1 (BACE1) inhibitors for the treatment of Alzheimer's disease [J]. Journal of Medicinal Chemistry, 2013, 56 (11): 4156-4180.

[97] Landreth G, Jiang Q G, Mandrekar S, et al. Ppar gamma agonists as therapeutics for the treatment of alzheimer's disease [J]. Neurotherapeutics, 2008, 5 (3): 481-489.

[98] Vassar R, Kandalepas P C. The beta-secretase enzyme bace1 as a therapeutic target for alzheimer's disease [J]. Alzheimer's research & therapy, 2011, 3 (3): 20.

[99] Mok N Y, Chadwick J, Kellett K A, et al. Discovery of biphenylacetamide-derived inhibitors of BACE1 using de novo structure-based molecular design [J]. Journal of Medicinal Chemistry, 2013, 56 (5): 1843-1852.

[100] Hunt K W, Cook A W, Watts R J, et al. Spirocyclic β-site amyloid precursor protein cleaving enzyme 1 (BACE1) inhibitors: from hit to lowering of cerebrospinal fluid (CSF) amyloid β in a higher species [J]. Journal of Medicinal Chemistry, 2013, 56 (8): 3379-3403.

[101] Semagacestat. http://en. wikipedia. org/wiki/Semagacestat.

[102] Narlawar R, Pérez Revuelta B I, Haass C, et al. Scaffold of the cyclooxygenase-2 (COX-2) inhibitor carprofen provides Alzheimer gamma-secretase modulators [J]. Journal of Medicinal Chemistry, 2006, 49 (26): 7588-7591.

[103] Chen Y, Sun J, Huang Z, et al. Design, synthesis and evaluation of tacrine-flurbiprofen-nitrate trihybrids as novel anti-Alzheimer's disease agents [J]. Bioorganic Medicinal Chemistry, 2013, 21 (9): 2462-2470.

[104] Imamura Y, Umezawa N, Osawa S, et al. Effect of Helical Conformation and Side Chain Structure on γ-Secretase Inhibition by β-Peptide Foldamers: Insight into Substrate Recognition [J]. Journal of Medicinal Chemistry, 2013, 56 (4): 1443-1454.

[105] Etcheberrigaray R, Tan M, Dewachter I, et al. Therapeutic effects of pkc activators in alzheimer's disease transgenic mice [J]. Proceedings of the National Academy of Sciences of the United States of America, 2004, 101 (30): 11141-11146.

[106] Lannfelt L, Blennow K, Zetterberg H, et al. Safety, efficacy, and biomarker findings of PBT2 in targeting Abeta as a modifying therapy for Alzheimer's disease: a phase II a, double-blind, randomised, placebo-controlled trial [J]. Lancet Neurology, 2008, 7 (9): 779-786.

[107] Man B Y, Chan H M, Leung C H, et al. Group 9 metal-based inhibitors of β-amyloid (1-40) fibrillation as potential therapeutic agents for Alzheimer's disease [J]. Chemical Science, 2011, 2: 917-921.

[108] Yang W, Wong Y, Ng O T, et al. Inhibition of beta-amyloid peptide aggregation by multifunctional carbazole-based fluorophores [J]. Angewandte Chemie International Edition, 2012, 51 (8): 1804-1810.

[109] Yu C W, Chang P T, Hsin L W, et al. Quinazolin-4-one derivatives as selective histone deacetylase-6 inhibitors for the treatment of Alzheimer's disease [J]. Journal of Medicinal Chemistry, 2013, 56 (17): 6775-6791.

[110] Jawhar S，Wirths O，Bayer T A. Pyroglutamate-Aβ：A Hatchet Man in Alzheimer Disease ［J］. The Journal of Biological Chemistry，2011，286 (45)：38825-38832.

[111] Ramsbeck D，Buchholz M，Koch B，et al. Structure-activity relationships of benzimidazole-based glutaminyl cyclase inhibitors featuring a heteroaryl scaffold ［J］. Journal of Medicinal Chemistry，2013，56 (17)：6613-6625.

[112] Markesbery W R. The role of oxidative stress in Alzheimer disease ［J］. Archives Neurology，1999，56 (12)：1449-1452.

[113] Liu Q，Xie F，Rolston R，et al. Prevention and treatment of Alzheimer disease and aging：antioxidants ［J］. Mini-Review Medicinal Chemistry，2007，7 (2)：171-180.

[114] Nunomura A，Castellani R J，Zhu X，et al. Involvement of oxidative stress in Alzheimer disease ［J］. Journal of Neuropathology & Experimental Neurology，2006，65 (7)：631-641.

[115] Szekeres T，Fritzer-Szekeres M，Saiko P，et al. Resveratrol and resveratrol analogues-structure-activity relationship ［J］. Pharmaceutical Research，2010，27 (6)：1042-1048.

[116] Meng X L，Yang J Y，Chen G L，et al. RV09，a novel resveratrol analogue，inhibits NO and TNF-alpha production by LPS-activated microglia ［J］. International Immunopharmacology，2008，8 (8)：1074-1082.

[117] Lu C，Guo Y，Yan J，et al. Design，Synthesis，and Evaluation of Multitarget-Directed Resveratrol Derivatives for the Treatment of Alzheimer's Disease ［J］. Journal of Medicinal Chemistry，2013，56 (14)：5843-5859.

[118] Olas B，Wachowicz B，Nowak P，et al. Comparative studies of the antioxidant effects of a naturally occurring resveratrol analogue-trans-3，3′，5，5′-tetrahydroxy-4′-methoxystilbene and resveratrol-against oxidation and nitration of biomolecules in blood platelets ［J］. Cell Biology and Toxicology，2008，24 (4)：331-340.

[119] Shieh D E，Liu L T，Lin C C. Antioxidant and free radical scavenging effects of baicalein，baicalin and wogonin ［J］. Anticancer Research，2000，20 (5A)：2861-2865.

[120] Cho J，Lee H K. Wogonin inhibits excitotoxic and oxidative neuronal damage in primary cultured rat cortical cells ［J］. European Journal of Pharmacology，2004，485 (1-3)：105-110.

[121] Dolai S，Shi W，Corbo C，et al. "Clicked" sugar-curcumin conjugate：modulator of amyloid-beta and tau peptide aggregation at ultralow concentrations ［J］. ACS Chemical Neuroscience，2011，2 (12)：694-699.

[122] Harish G，Venkateshappa C，Mythri R B，et al. Bioconjugates of curcumin display improved protection against glutathione depletion mediated oxidative stress in a dopaminergic neuronal cell line：Implications for Parkinson's disease ［J］. Bioorganic Medicinal Chemistry，2010，18 (7)：2631-2638.

[123] Narasingappa R B，Javagal M R，Pullabhatla S，et al. Activation of alpha-secretase by curcumin-aminoacid conjugates ［J］. Biochemical and Biophysical Research Communications，2012，424 (4)：691-696.

[124] Smith J V，Luo Y. Studies on molecular mechanisms of Ginkgo biloba extract ［J］. Applied Microbiology and Biotechnology，2004，64 (4)：465-472.

[125] Luo Z，Sheng J，Sun Y，et al. Synthesis and Evaluation of Multi-Target-Directed Ligands against Alzheimer's Disease Based on the Fusion of Donepezil and Ebselen ［J］. Journal of Medicinal Chemistry，2013，56 (22)：9089-9099.

[126] Tao G，Irie Y，Li D J，et al. Eugenol and its structural analogs inhibit monoamine oxidase A and exhibit antidepressant-like activity ［J］. Bioorganic Medicinal Chemistry，2005，13 (15)：4777-4788.

[127] Matos M J，Viña D，Picciau C，et al. Synthesis and evaluation of 6-methyl-3-phenylcoumarins as

potent and selective MAO-B inhibitors [J]. Bioorganic Medicinal Chemistry Letter，2009，19 (17)：5053-5055.

[128] Beauchard A，Ferandin Y，Frère S，et al. Synthesis of novel 5-substituted indirubins as protein kinases inhibitors [J]. Bioorganic Medicinal Chemistry，2006，14 (18)：6434-6443.

[129] Cramer P E，Cirrito J R，Wesson D W，et al. ApoE-directed therapeutics rapidly clear β-amyloid and reverse deficits in AD mouse models [J]. Science，2012，335 (6075)：1503-1506.

[130] Fantini J，Di Scala C，Yahi N，et al. Bexarotene Blocks Calcium-Permeable Ion Channels Formed by Neurotoxic Alzheimer's β-Amyloid Peptides.ACS Chemical Neuroscience，2014，5 (3)：216-224.

14 载体转运系统介导的脑靶向药物研究进展

Progress in Carrier-mediated Brain Targeting Drugs

吴 勇❶ 李晓岑 海 俐

14.1 引言

当今，脑部疾病严重危害人们的身体健康。目前全世界约有 15 亿人患有不同程度的脑部疾病，如：卒中（stroke）、脑缺血、脑部感染、癫痫、焦虑、抑郁症、精神分裂症、阿尔兹海默病（Alzheimer's disease，AD）、帕金森病（Parkinson's diseases，PD）、多发性硬化症（multiple sclerosis，MS）以及一些脑部肿瘤，包括神经胶质瘤、星形细胞瘤和胶质母细胞瘤等疾病。脑部疾病之所以难以根治，除药物本身的治疗作用不够理想外，另一个重要因素是由于血脑屏障（blood-brain barrier，BBB）的存在，它能控制血液中的物质选择性的进入脑组织和脑脊液，这虽然有效地保护了脑组织，但也使中枢神经系统疾病的药物治疗更为困难。BBB 使得对中枢神经系统有显著疗效的 98% 的小分子药物和几乎 100% 的大分子药物难以在脑内呈现出有效浓度与临床效果，从而无法实现中枢神经系统的治疗作用[1]。因此，脑部靶向性给药已经成为治疗脑部疾病的研究重点。

14.2 血脑屏障

大约在一百年前就已发现，给动物注入活性染料，全身组织都染上色而唯独脑组织却不

---

❶ 通讯作者，吴勇，四川大学华西药学院（四川成都，610041），教授，博士生导师。研究方向：主动靶向药物与手性药物研究。联系方式：电话：028-85503666，E-mail：wyong@scu.edu.cn。

染色。但是如果把染料直接注入蛛网膜下腔，则脑组织迅速被染色。以后的大量实验研究表明，有些物质完全不能自由进入脑组织间液；有些物质进入很缓慢；而有些物质的进入颇为迅速。总之，在血-脑之间有一种可以选择性地阻止某些物质入脑的"屏障"，称为血脑屏障。

14.2.1 血脑屏障的结构特点

血脑屏障（图 14-1）是血液与脑组织间的一种特殊屏障。血脑屏障是由脑毛细血管内皮细胞、基底膜以及相邻的周细胞、星形细胞和小胶质细胞紧密地结合在一起构成的。血脑屏障中的内皮血管其总长度近乎 650km，总面积达到 20m²[2]。这使得脑毛细血管及其邻近区域在结构上确有一些明显的特点：常态下，脑毛细血管缺少一般毛细血管所具有的小孔。此外，脑内皮细胞彼此重叠覆盖，而且连接致密，能有效地阻止大分子物质从内皮细胞连接处通过，同时内皮细胞又被一层连续不断的基底膜包围着，基底膜之外更有许多星形胶质细胞的血管外皮细胞把脑毛细血管约 85% 的表面包围起来。这就形成了脑毛细血管的多层膜性结构，构成了脑组织的防护性屏障，所以绝大部分的外源性物质都无法通过自由扩散的方式自由地进出于血脑屏障[3]。

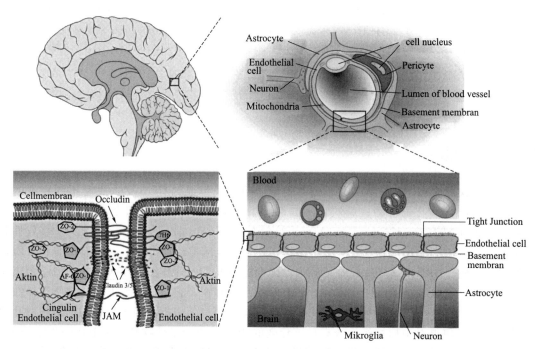

图 14-1　血脑屏障的结构[4]

在血脑屏障上存在多种载体蛋白，它们能将血中的特异性物质转运进入脑内。这些能量依赖性转运蛋白在血脑内皮血管细胞的内外两面均有丰富表达，它们能转运一系列对大脑必要的营养物质，包括葡萄糖、氨基酸、维生素、核苷酸以及一些不能通过自由扩散进入脑部的必要物质。此外，在血脑屏障的内外两面上也存在着能量依赖性的外排蛋白转运体，它们特异性识别一些有害物质并将它们外排至外周循环系统[5]。正是由于血脑屏障上的这些主动与被动转运蛋白的存在，使得无论大分子或是小分子物质进入脑部的过程都变得相当复杂。

14.2.2 促进药物透过血脑屏障的方法

由于血脑屏障的结构特殊，限制了药物进入脑中，如：仅仅允许亲脂性、小分子物质透过，而大极性、离子型物质则难以透过；当药物分子质量达到 400～600Da 时，其透过 BBB 的能力会大大降低；容易与血浆蛋白结合的药物也难以透过 BBB[6]。目前促进药物透过 BBB 的方法主要有以下几种。

14.2.2.1 改善药物脂溶性

对药物分子结构进行改造，将本身亲水性强的药物通过结构修饰后，制成具有一定亲脂性的前体药物，使其更容易通过自由扩散穿过 BBB 进入中枢神经系统（Central nervous system，CNS）。如，含—OH、—NH$_2$、—COOH 等结构的脂溶性差的药物，可通过酯化、醚化等化学反应制成脂溶性大的前体药物，使其更容易通过自由扩散穿过 BBB 进入 CNS 进而释放出活性药物[7]。如，镇痛药吗啡的两个羟基分别引入乙酰基得到海洛因，脑部摄取增加了 25 倍[8]；在巴比妥酸分子中引入非极性基团得到的苯巴比妥、海索比妥等则可穿越 BBB 进入脑中发挥作用。

但这种简单增加药物的脂溶性的方法在增加药物 CNS 摄取的同时也增加了药物在非靶器官的摄取，大大提高了副反应发生的风险。

14.2.2.2 二氢吡啶类脑靶向传递系统

早在 20 世纪 80 年代初，Bodor 等学者[9]提出了二氢吡啶类化学传递系统（图 14-2）。药物的化学传递系统（Chemical delivery system，CDS）是一种比较成功的前体药物系统。CDS 的引入可以增加药物的脂溶性，使药物更易透过 BBB。进入中枢神经系统后，同药物相连的 CDS 部分经过体内的氧化还原反应，变成无法透过 BBB 的大极性物质，从而使整个药物像被"锁定"在脑中一样。进而原药被释放出来，实现靶向性的目的。药物分子与 1,4-二氢吡啶相连接后形成脂溶性较强的二氢吡啶偶联物，该偶联物能够通过其较好的脂溶性

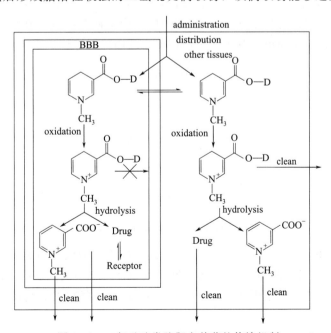

图 14-2 二氢吡啶类脑靶向前药的传输机制

有效透过 BBB 进入脑部组织。在脑中，偶联物的二氢吡啶部分被脑中丰富的 NAD^+-NADH 辅酶生物氧化成为亲水性的吡啶季铵盐，此时整个偶联物分子极性骤然变大并且水溶性增加，从而无法穿过 BBB，仍保留于脑，而后在酯酶的作用下分解成药物和 N-甲烟酸内盐，从而实现提高药物脑靶向性的目的。

在 20 世纪 80 年代和 90 年代出现了多种二氢吡啶修饰的脑靶向前药研究，如：类固醇化合物[10]、以苯乙胺为代表的生物胺类化合物[11]、抗感染药物青霉素[12]、抗病毒药物阿昔洛韦[13]、抗逆转录病毒药物齐多夫定[14]、抗癌药物落莫斯丁[15]，以及以多巴胺为代表的一些神经递质[16]、单胺氧化酶抑制剂反苯环丙胺[17]、非类固醇类抗炎药吲哚美辛[18]、促甲状腺激素释放激素京都啡肽[19]等。

尽管有多种二氢吡啶类的前药研究，然而该类化合物作为脑靶向药物传递系统仍有不尽如人意之处：①此类脑靶向前药仅仅是依靠脂溶性的增加透过血脑屏障，对于亲水性、大分子药物仍不适用；②3-位取代的 1,4-二氢吡啶对空气中甚至溶液中的氧极不稳定，而且 5,6 位的双键易被水加成，形成 6-羟基-1,4,5,6-四氢吡啶[20]，从而无法被酶氧化为相应的季铵盐化合物，失去其对药物的"锁定"功能。这大大增加了此类前药的保存难度，同时也限制了二氢吡啶类脑靶向前药的应用。

14.2.2.3　硫胺素类脑靶向传递系统

为克服二氢吡啶类化学传递系统的不稳定性，日本学者 Ishikura[21] 提出了硫胺素类脑靶向传递系统（Thiamine disulfide system，TDS）。TDS 是基于维生素 B_1 母核设计的药物传递系统，药物与硫胺素类化合物偶联后形成的 TDS 偶联物，亲脂性增加，可自由扩散并通过 BBB。进入中枢后，分子中的二硫键被脑中还原型谷胱甘肽[22]以及 NAD^+-NADH 辅酶系统[23]共同还原，进而分子自身环合为噻唑季铵盐形式（图 14-3），极性和水溶性得到极大的增加，使该类偶联物被"锁定"在脑中，然后逐渐释放出药物，达到治疗作用。值得一提的是，TDS 形成季铵盐形式是由体内还原型物质还原所致，这使得其在空气中的稳定性远高于 CDS，便于运输和保存。而且作为 TDS 中可能的不稳定性因素：二硫键，已有学者报道其在血液中的稳定性远高于脑中[24]，这间接说明了偶联物分子在血液中的稳定性要高于其在脑中的稳定性，从而更有利于实现药物由血液向脑的转运。

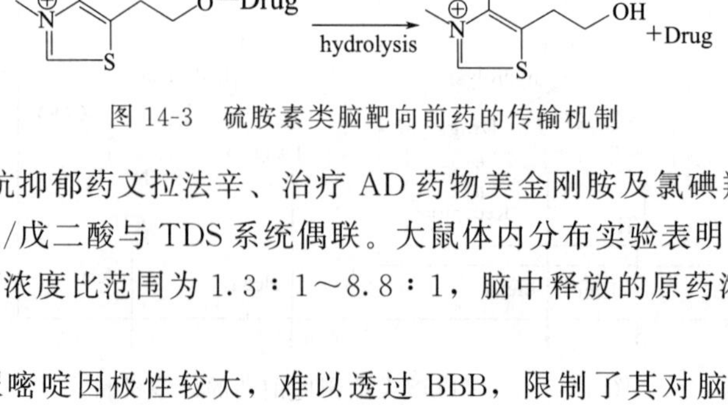

图 14-3　硫胺素类脑靶向前药的传输机制

王林等人[25]将抗抑郁药文拉法辛、治疗 AD 药物美金刚胺及氯碘羟喹、抗肿瘤药物羟基脲分别通过丁二酸/戊二酸与 TDS 系统偶联。大鼠体内分布实验表明，以上各种偶联物在脑和血中释放的原药浓度比范围为 1.3：1～8.8：1，脑中释放的原药浓度明显高于其在血浆中的浓度。

抗肿瘤药 5-氟尿嘧啶因极性较大，难以透过 BBB，限制了其对脑部肿瘤疾病的治疗。

本课题组将 5-氟尿嘧啶通过丁二酸与 TDS 系统偶联，制得 5-氟尿嘧啶-TDS。该前药能透过 BBB，并通过还原被"锁定"在脑中，逐渐释放出原药，从而发挥治疗脑肿瘤的作用[26]。

14.2.2.4 受体介导的脑靶向转运系统

脑毛细血管内皮细胞上存在多种特异性的受体，常见的有：转铁蛋白受体（TFR）、低密度脂蛋白受体（LDLR）和胰岛素受体（INSR）等（见表 14-1）。将药物同这些受体的配体或单克隆抗体相结合，通过与受体的特异性结合介导药物入脑的方式即为受体介导的转运（Receptor mediated transcytosis，RMT）。

表 14-1 常见的受体介导的转运系统受体和相应的转运分子

受　　体	转运分子
胰岛素受体（INSR）	胰岛素
转铁蛋白受体（TFR）	转铁蛋白
胰岛素样生长因子受体 （IGF1R & IGF2R）	胰岛素样生长因子 1，2 （IGF-1 & IGF-2）；甘露糖-6-磷酸盐
瘦素受体（LEPR）	瘦素
Fc 段样生长因子受体（FCGRT）	免疫球蛋白 G
清道夫受体 B1（SCARB1）	载脂蛋白（Apo）
低密度脂蛋白受体（LDLR）	低密度脂蛋白
低密度脂蛋白相关蛋白（LRP1 & LRP2）	多种蛋白酶、抑肽酶

Mardones 等人[27]以 B 族Ⅰ型清道夫受体制备了经载脂蛋白 apoA-Ⅰ包裹的鱼精蛋白寡核苷酸 NP，研究表明其能通过 BBB，并在 BBB 体外模型上得到证实。低密度脂蛋白受体相关蛋白（Low-density lipoprotein receptor-related protein，LRP）有两种亚型 LRP1 和 LRP2，其与低密度脂蛋白受体（LDLR）具有相似结构，可结合多种蛋白酶、蛋白酶抑制剂[28]。Demeule 等人[29]研究抑肽酶（Aprotinin）时发现：其 Kunitz 型结构域中由 19 个氨基酸残基组成的短肽 Angiopep-2 能够通过 LRP1 介导入脑。Thomas 等人[30]将短肽 Angiopep-2 同紫杉醇相连得到抗癌药 ANG1005，其体外 BBB 模型的脑单向摄取常数 K_{in} 是紫杉醇的 86 倍；U87 脑胶质瘤裸鼠模型脑内的 ANG1005 浓度显著高于紫杉醇。其对乳腺癌脑转移的小鼠肿瘤模型也有良好的治疗效果。

该项技术的不足主要体现在：制剂的载药量有限，难以达到治疗效果；即使通过制备表面偶联有抗体的脂质体来增加药物的透过量，但迄今为止其结果仍不令人满意。

14.2.2.5 载体介导的脑靶向转运系统

BBB 的脑毛细血管上皮细胞上有多种营养物质和内源性化合物的载体转运系统，具体分类和作用见表 14-2。载体系统介导的转运蛋白体表达于大脑毛细血管内皮的近腔和管腔膜，其转运模式具有双向性[31]。

表 14-2 血脑屏障上常见的载体转运系统

载体转运系统	分类	转运物质	特点
己糖转运系统	钠离子依赖型转运系统（SGLT），葡萄糖转运系统（GLUT）	D-葡萄糖，甘露糖，苏铁苷等	血脑屏障上葡萄糖载体数量最多
维生素 C 转运系统	钠离子依赖性维生素 C 转运系统（SVCT）	维生素 C	高效地转运维生素 C 及其类似物
氨基酸转运系统	中性氨基酸转运系统，阳离子氨基酸转运系统，阴离子氨基酸转运系统	各类氨基酸	中性氨基酸转运系统对药物的转运能力受食物的影响较大

载体转运系统	分类	转运物质	特点
单羧酸转运系统	单羧酸转运系统（MCT）	乳酸,丙酮酸,短链单羧酸等	需要质子的协同作用
核苷转运系统	扩散型核苷转运系统（ENT）,富集型核苷转运系统（CNT）	嘧啶碱,嘌呤碱	可依据底物特异性分为几类
胺转运系统	胆碱转运系统,胺类转运系统	胆碱,Hemicholiniunr3,苯海拉明等	载体转运系统存在转运饱和机制
多肽转运系统	载体转运系统,受体介导转运系统,吸附调控跨细胞膜机制系统	各类多肽	载体转运系统存在转运饱和机制
肉毒碱转运系统		L-肉毒碱	非 Na^+ 依赖型

如表 14-2 所示，BBB 上常见的转运载体有：①己糖载体：是易化扩散型的，转运葡萄糖、甘露醇、氧化形式的维生素 C 及葡萄糖类似物。②维生素 C 载体：主要为 $SCVT_2$，可高效地转运维生素 C 及其类似物；③氨基酸载体：一般来说，除少量非必需氨基酸外大部分必需氨基酸是通过载体运送方式透过 BBB[32]。④单羧酸载体：主动转运乳酸、丙酮酸、短链单羧酸等。⑤嘌呤化合物载体：对腺嘌呤、鸟嘌呤和次黄嘌呤具有不同的亲和力和运送能力。⑥胺类载体：转运胆碱及其类似物。⑦肉毒碱转运载体。⑧其他类型载体：据报道 BBB 还存在硫胺载体、运送甲状腺激素的载体以及运送肌醇的载体[33]等。

通过载体介导转运（Carrier mediated transport，CMT）递送药物入脑是最高效的脑靶向给药策略之一，可将药物制备成氨基酸、己糖等的类似物，或与其偶联成前药，然后通过相应转运体系统介导入脑。

14.3　载体转运系统介导的脑靶向药物

脑是人体的重要器官，很多疾病的发生都与脑组织的病变有关。近年来，脑靶向给药系统的发展为脑部疾病的治疗带来了希望，以 BBB 上的载体为靶点的脑靶向药物一直是脑部靶向给药研究的重点和热点。

BBB 虽然有效地隔离了外周循环系统中的异生或有毒物质，但同时也使得对 CNS 疾病有效的药物难以透过 BBB 进入大脑；然而 BBB 仍为维持脑部正常生理活动所必需的营养物质提供了通路，即多种载体转运系统，这同时也为药物进入大脑提供了潜在的通道。目前脑毛细血管内皮细胞上被证实的载体介导转运蛋白超过 20 种，近年来的研究热点主要集中在葡萄糖转运体（$GLUT_1$）、维生素 C 转运体（$SVCT_2$）、氨基酸转运体（LAT_1）、单羧酸转运体（MCT_1）等[34]上。

14.3.1　葡萄糖转运体（$GLUT_1$）介导的脑靶向药物

在 BBB 的众多转运系统中，己糖转运系统被认为是最有效的转运系统。作为保持脑功能的必需物质，葡萄糖通过特殊转运蛋白 Na^+-非依赖型的 $GLUT_1$ 透过 BBB。$GLUT_1$ 主要分布于脑毛细血管内皮细胞管腔内膜面和近腔膜面，为 Na^+-非依赖型转运体，其转运底物为血浆中的 D-葡萄糖、甘露糖和氧化形式的维生素 C 等[35]。大脑毛细血管内皮细胞最重要的葡萄糖转运体是葡萄糖转运体 1 型（$GLUT_1$）；$GLUT_1$ 是 BBB 上转运载体中总量最多的，每个大脑毛细血管内皮细胞上达到 6×10^6 个。$GLUT_1$ 的运载力极高，无论血浆中葡萄糖水平如何变化，$GLUT_1$ 总是能将脑内的葡萄糖维持在一恒定量。相比 BBB 上其他营养物质的转运载体，GLUT$_1$ 的转运能力相当于氨基酸和羧酸转运体的 50 倍还多，加之其运转速率非常快，因此成为目前脑靶向药物修饰时经常考虑的靶点[36]。

14.3.1.1　GLUT$_1$ 介导的脑靶向前药

Fernández 等人[37]将 Met^5 脑啡肽类似物葡萄糖化得到 L-serinyl-β-D-glucoside（图 14-4），进行体内分布实验，结果显示用葡萄糖修饰后的脑啡肽类似物能有效地穿透 BBB 进入脑部，与单独使用脑啡肽类似物相比可以 10 倍以上提高脑中脑啡肽类似物的浓度。陈茜等人[38]研究讨论了药物-葡萄糖偶联物的结合位点与脑靶向性的构效关系，体内结果显示：当葡萄糖 6 位与药物连接时，其与 GLUT$_1$ 的亲和力最强，脑靶向性最为理想。Gynther 等人[39]报道了抗炎药酮洛芬和吲哚美辛的葡萄糖前药，母体药物的羧基与葡萄糖 6 位羟基结合形成酯键，得到的前药不仅在血液循环中具有良好的稳定性，而且其脑靶向性有了显著提高。经葡萄糖修饰后的 CNS 类药物同样表现出比母体药物更好的活性，如抗抑郁药物去甲文拉法辛[40]、抗惊厥 7-Cl-Kyn[41]以及帕金森治疗药物多巴胺与葡萄糖偶合后其治疗作用都显著提高，这与 GLUT$_1$ 对葡萄糖类似物的高效摄取能力密不可分。

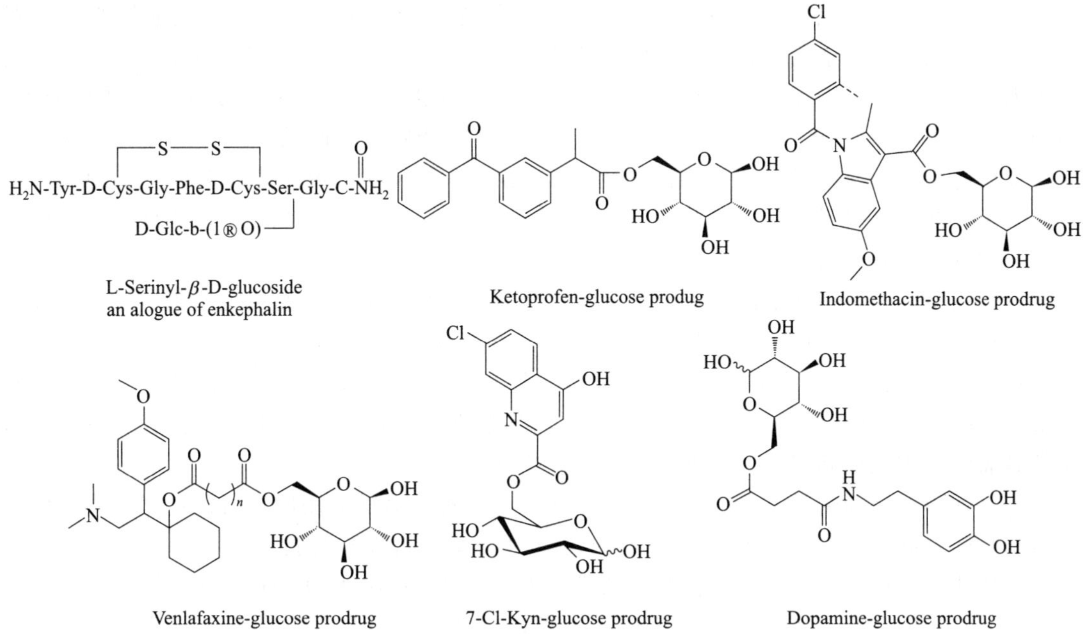

图 14-4　葡萄糖修饰的脑靶向前药

14.3.1.2　GLUT$_1$ 介导的具有锁定功能的脑靶向前药

我们发现经过葡萄糖修饰的脑靶向前药，其靶向性均有不同程度的提高，但总体来说提高幅度还不够理想。分析其原因，可能是 GLUT$_1$ 对葡萄糖的双向转运作用所致，即：葡萄糖-药物偶联物经 GLUT$_1$ 转运入脑后同样也可以从脑内被 GLUT$_1$ 转运至血液中，这样就阻碍了药物在脑中的聚集。为了克服葡萄糖-药物偶联物的双向转运，本课题组等将硫胺素系统（TDS）引入到此类药物的修饰中，得到了具"锁定"功能的 Glu-TDS-Naproxen（图 14-5），其脑靶向性较单一的葡萄糖化前药又有大幅度的提高[42]。

14.3.1.3　GLUT$_1$ 介导的脑靶向脂质体

脑靶向前药是载体药物通过化学键相连，在体内易被降解，故其靶向性不够理想；对于极性较大的药物来说，即使在被修饰之后，形成的前药分子极性变化小，仍然无法进入中枢；而且脑靶向前药的手段并不适用于大分子量的药物的修饰。因此，脑靶向脂质体是一个重要的发展方向。

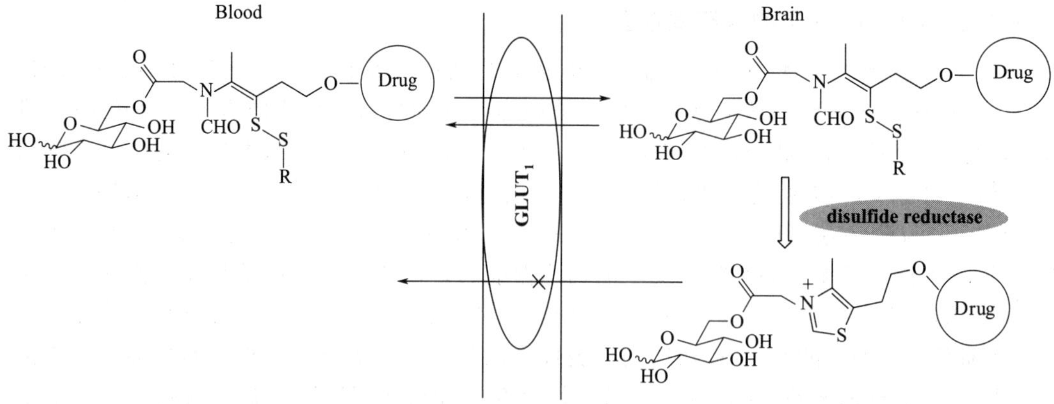

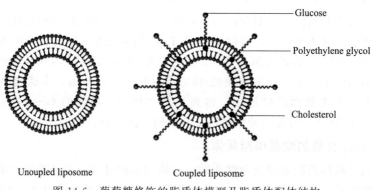

图 14-5　具"锁定"功能的 Glu-TDS-Naproxen 脑靶向前药及其锁定机制

脂质体作为药物载体，具有以下优点：脂质体能保护被包裹药物，有效地控制药物释放；具有类似细胞的结构，其主要构成成分磷脂无毒、无免疫原性、安全可靠；通过改变脂质体大小和电荷，可以控制药物在组织内的分布与在血液中的清除率；改变某种物理因素，例如改变用药局部的 pH、病变部位的温度等能明显改变脂质体膜的通透性，使脂质体选择性的释放药物[43]。脂质体应用范围较为广泛，无论对亲水或亲脂性药物都具有实用性。脂质体为无修饰位点或者因化学性质活泼而难以修饰的药物以及生物大分子（如基因治疗药物）药物进入大脑提供了新的可行性方法。

尽管脂质体的应用在脑部靶向给药系统中具有一定的优势，然而传统的脂质体仍然存在靶向分布不理想、稳定性较差等缺点。为提高脂质体脑靶向性和稳定性，已出现了多种新型的脑靶向脂质体：Siegal 等[44]比较了游离多柔比星单体药物（F-DOX）和聚乙二醇修饰的多柔比星脂质体（SL-DOX）对 Fischer 鼠右顶骨恶性肉瘤的治疗效果，实验表明 SL-DOX 在脑肿瘤治疗中能提高多柔比星的释放和治疗指数。

不仅葡萄糖修饰的药物具有良好的脑靶向性，这种策略的运用同样可以扩展至脂质体甚至纳米粒药物载体。本课题组将 β-巯基葡萄糖同胆固醇偶联成为脂质体配体，制备成为替加氟脂质体，小鼠灌胃给药后体内数据表明：相对摄取率 Re 及峰浓度比 Ce 分别为替加氟原药的 10.43 倍和 2.50 倍[45]。我们还以 D-葡萄糖-胆固醇脂质体配体修饰脂质体，同样以替加氟为模型药物，小鼠尾静脉给药，结果显示其脑靶向性是替加氟的 13.47 倍，是未修饰脂质体的 3.61 倍[46]（图 14-6）。

图 14-6　葡萄糖修饰的脂质体模型及脂质体配体结构

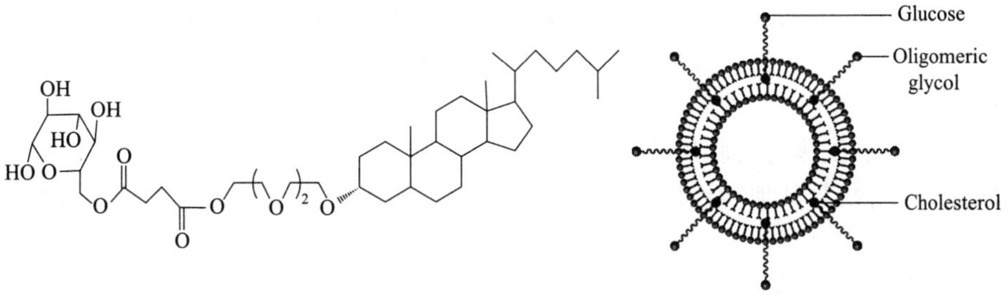

L1

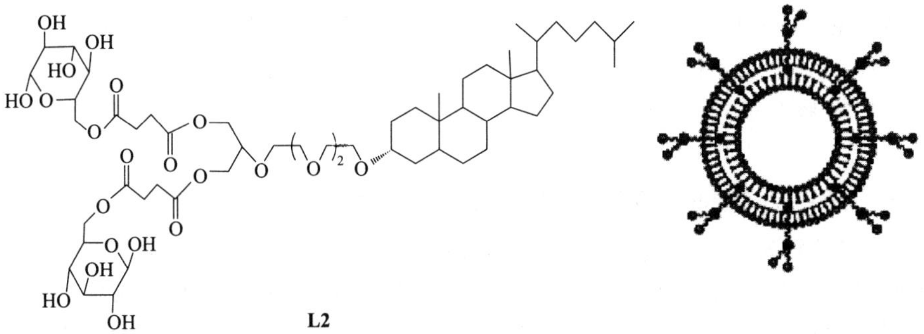

L2

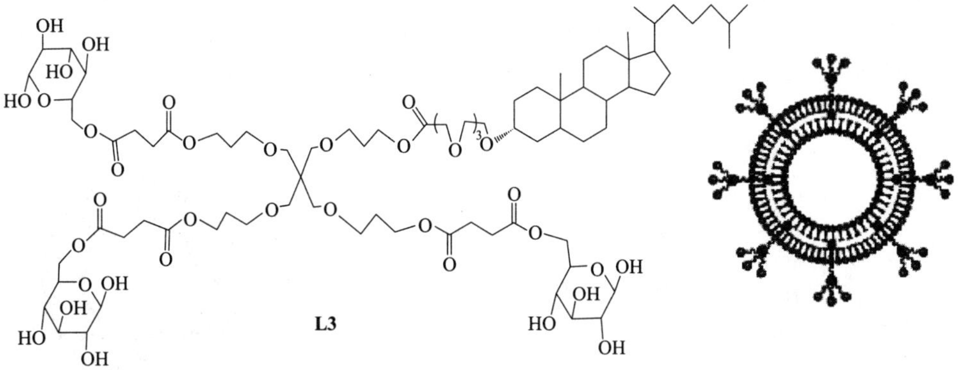

L3

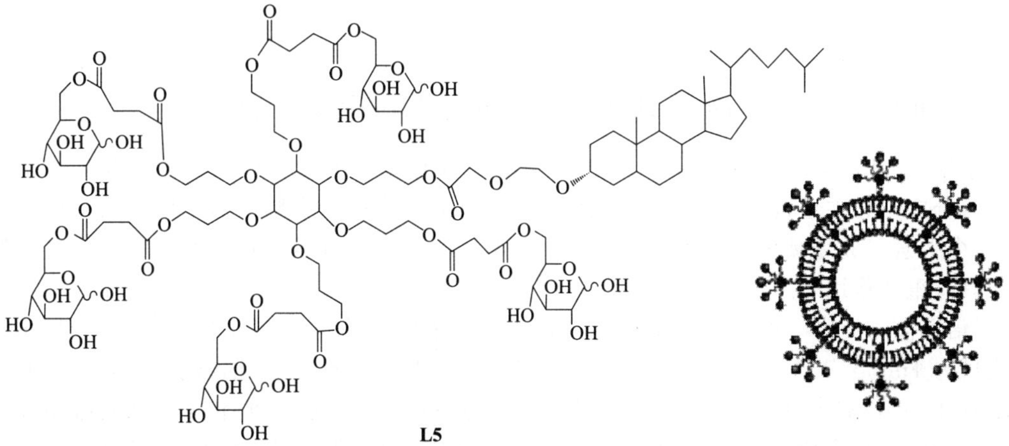

L5

图 14-7 多分支葡萄糖修饰的脂质体配体结构

经过葡萄糖修饰的脂质体同样是 $GLUT_1$ 的有效底物，这就为脂质体进入大脑提供了另外的可行的通路。我们设想：如果脂质体表面暴露的葡萄糖数量越多，则其被 $GLUT_1$ 结合转运的可能就越大。因此，本课题组设计并合成了多分支葡萄糖修饰的脂质体配体（图 14-7）[47]，在小鼠体内实验的结果证实了这一设想：含 5 个葡萄糖残基的配体所修饰的脂质体其脑靶向性与其他脂质体相比靶向性为：5 个葡萄糖残基＞3 个葡萄糖残基＞2 个葡萄糖残基＞1 个葡萄糖残基＞未修饰的脂质体，且脑靶向性提高至模型药物多西紫杉醇的 6.10 倍，脑中的 C_{max} 提高至多西紫杉醇的 9.38 倍[48]。

葡萄糖修饰的脂质体配体中桥试剂的长度对脑靶向性也有影响。本课题组以普通脂质体为对照，香豆素-6 为荧光探针，考察了大鼠脑毛细血管内皮细胞（BCEC）细胞对 PEG400、PEG800 和 PEG2000 修饰的脂质体 GLU400 LIP、GLU800 LIP、GLU2000 LIP 的摄取作用[49]。实验结果表明：PEG 链越长，葡萄糖配体的暴露程度可能越高，从而使脂质体能更好地与大鼠脑毛细血管内皮细胞（BCEC）上的 $GLUT_1$ 结合，进而介导其透过血脑屏障。

14.3.1.4 $GLUT_1$ 介导的具有锁定功能的脑靶向脂质体

仅仅靠葡萄糖转运的脂质体，其脑靶向性虽然有提高，但总体提高还是不尽如人意。其原因可能在于 $GLUT_1$ 具有双向转运性质，那么葡萄糖修饰的脂质体也可能存在入脑后外排的现象。如果将硫胺素传递系统（TDS）应用到脂质体配体的合成上，也可制备 $GLUT_1$ 介导的具有"锁定"功能的新型脑靶向脂质体（图 14-8）。该脂质体载抗肿瘤药物多西紫杉醇后，小鼠体内试验结果显示：其脑靶向性较未修饰脂质体、葡萄糖修饰的脂质体都有提高；其相对摄取率 Re 及峰浓度比 Ce 分别为多西紫杉醇原药的 3.82 倍和 4.99 倍[50]。

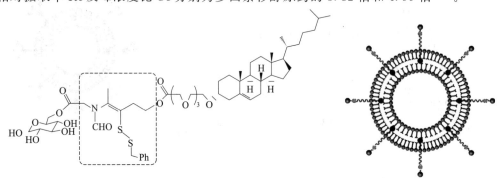

图 14-8　$GLUT_1$ 介导的具有"锁定"功能的脑靶向脂质体

14.3.2　维生素 C 转运体（ $SVCT_2$ ）介导的脑靶向药物

维生素 C（L-Ascorbic acid），又称抗坏血酸，具有多种生物学功能。维生素 C 不能由人体自身合成，必须通过食物摄取[51]。维生素 C 是眼、脊髓和大脑等器官所必需的营养物质[52]；维生素 C 是重要的神经调质，是乙酰胆碱和去甲肾上腺素释放所必需的，对髓磷脂的形成具有重要作用[53]。脑脊液中维生素 C 浓度大约为 $500\mu mol/L$，比血浆中维生素 C 浓度的 10 倍还高；而且，据估计神经元中的维生素 C 浓度大约为 $10mmol/L$，神经胶质中的浓度大概为 $1mmol/L$[54]，这源于大脑中 $SVCT_2$、$GLUT_1$（转运氧化态的维生素 C）和少量的 $SVCT_1$ 可以充当维生素 C 通过血脑屏障的转运体[55]。大脑对维生素 C 的吸收主要由表达于神经内皮细胞和脉络丛的 $SVCT_2$ 负责，因此 $SVCT_2$ 常常被选作 CNS 药物进入大脑的潜在转运通道，而维生素 C 则作为不易进入 CNS 的药物的有效载体[56]。

哌啶酸、犬尿烯酸（Kynurenic acid）和 Diclophenamic adic（Diclo）对 CNS 疾病如癫痫、神经紊乱、帕金森病和 AD 具有治疗作用，但难以透过 BBB。Manfredini 等人[57]将它们作为模型药物与维生素 C 偶合得到不同的维生素 C 偶合物（图 14-9），以选择性表达 $SVCT_2$ 的视网膜色素上皮细胞培养的体外模型来考察模型药物及偶合物与 $SVCT_2$ 的相互作用。结果显示：哌啶酸和犬尿烯酸只有以偶合物的形式存在时才能被 $SVCT_2$ 识别，并且还发现偶合物能够竞争性抑制 $SVCT_2$ 介导的维生素 C 转运，这种现象在溴代维生素 C 的偶合物上也存在。这些结果都说明了维生素 C 偶合物可识别 $SVCT_2$ 结合位点。

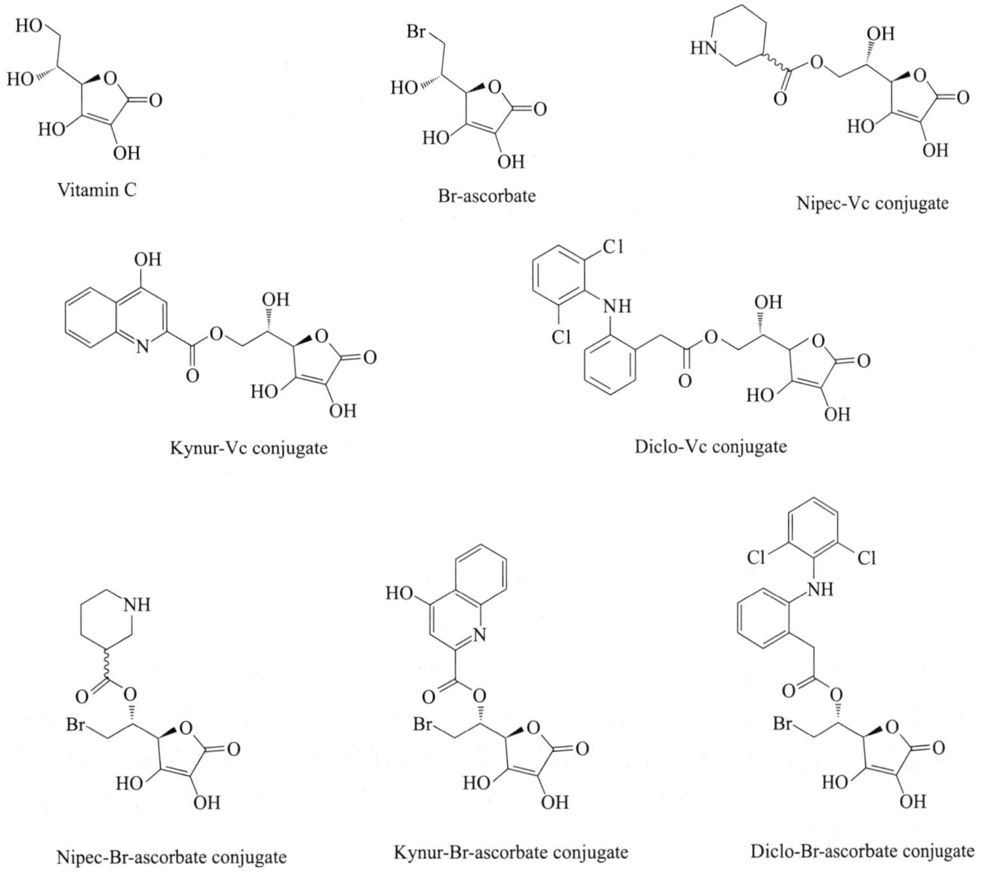

图 14-9　维生素 C（VitC）、溴代维生素 C（Br-ascorbate）及其与哌啶酸（Nipec）、
犬尿烯酸（Kynur）和 Diclophenamic adic（Diclo）的偶合物

近年来，维生素 C 作为脑靶向载体的修饰主要集中在 C6-OH 上。研究表明 Aβ 肽的多聚化和纤维化在 AD 的发展过程中起着重要作用，其中 Aβ40 和 Aβ42 是最主要两个致病多肽。Laras[58]报道了一种噻唑胺衍生物（图 14-10）可以有效抑制 Aβ40 和 Aβ42 的产生；为进一步提高其在脑内的分布，Laras 等人将噻唑胺衍生物同维生素 C 的 6 位羟基相连，体内试验表明此偶联物在脑内分布有显著提高。

我们设想若维生素 C 的 C5-OH 同药物相连，其脑靶向性如何？与 VitC-C6-*O*-Drug 相比，VitC-C5-*O*-Drug 的脑靶向性是否会更好？若药物同时修饰维生素 C 的 C5＆C6-OH，是否还有具有脑靶向性？于是，本课题组将布洛芬同维生素 C 的 C5-OH 相连，其体内靶向性研究结果显示：药物同维生素 C 的 C5-OH 相连时，其脑靶向性优于 6-*O*-布洛芬前药，可以提高为原来的 2.25 倍[59]。另外，当布洛芬同时与维生素 C 的 C5＆C6-OH 相连接，其体内初步靶向性研究结果表明：C5&C6-O-布洛芬依然具有脑靶向性，可提高至布洛芬的3.51倍（图14-11）。此研究结果表明，维生素的C5&C6-OH羟基对维生素C的转运影响不大[60]。

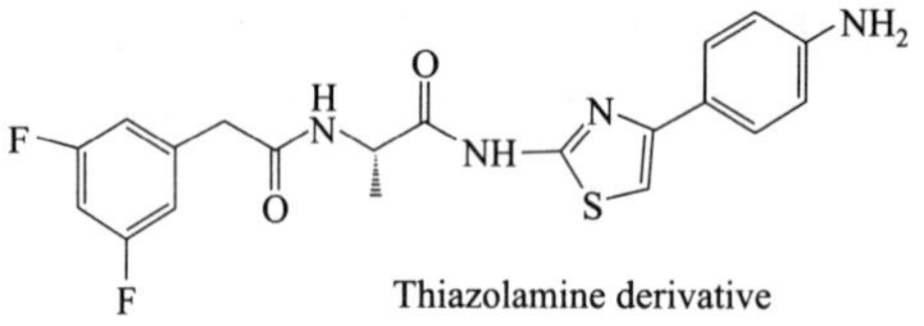

Thiazolamine derivative

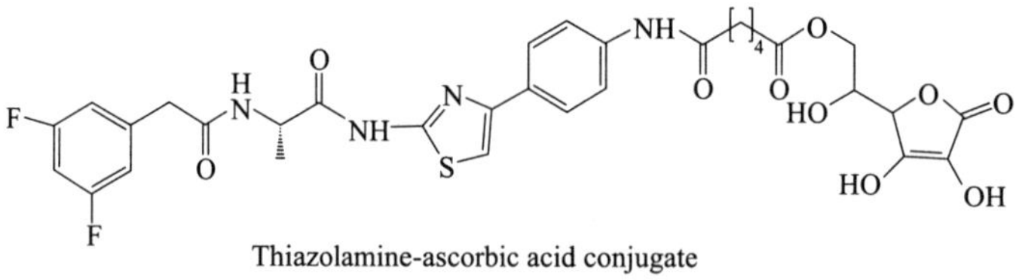

Thiazolamine-ascorbic acid conjugate

图 14-10 噻唑胺衍生物、噻唑胺-维生素C偶合物

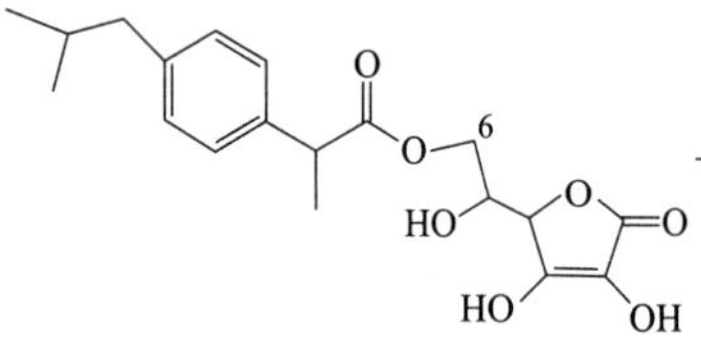

VitC-C6-*O*-Ibuprofen

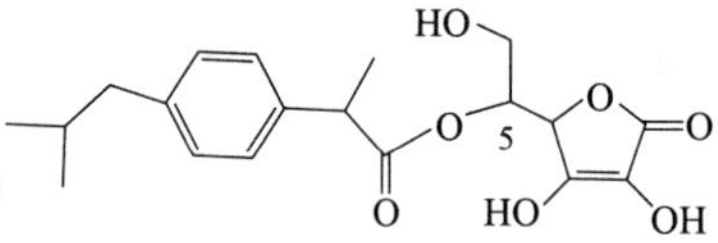

VitC-C5-*O*-Ibuprofen

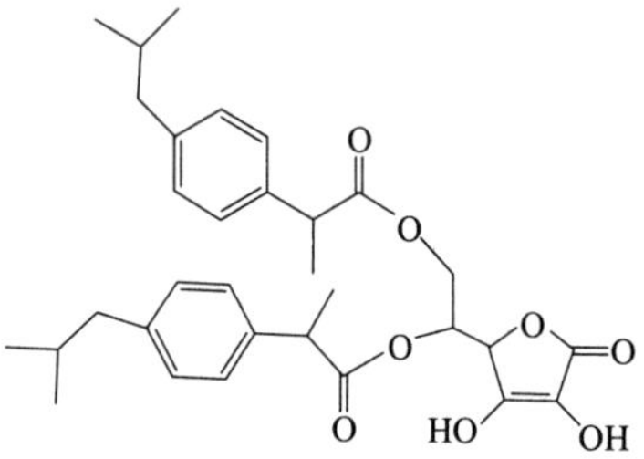

VitC-C5&6-*O*-bi-Ibuprofen

图 14-11 维生素C-布洛芬前药

但是这个结果仍然不尽如人意，主要是由于 $SVCT_2$ 的双向转运作用所致，即 $SVCT_2$ 既可以将小分子营养物质从血液转运至脑，也可以将脑内的小分子营养物质外排至血液。因此，本课题组将锁定设计思想应用到维生素C类脑靶向前药上，设计并合成了具有“锁定”功能的维生素C-布洛芬脑靶向前药（图14-12）。体内实验结果表明，其在小鼠脑内的最高浓度可提高至布洛芬的7.59倍[61]。

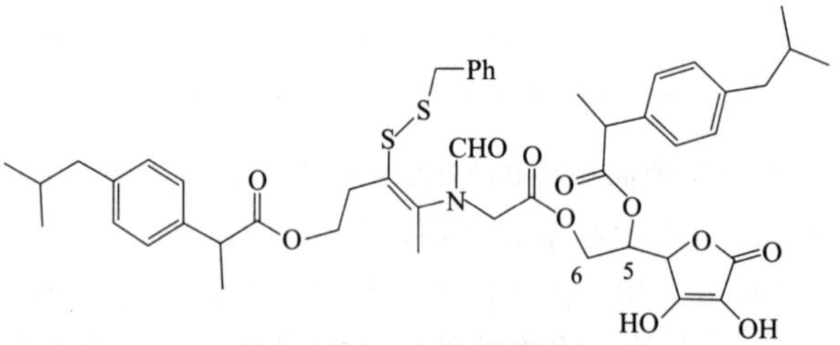

图 14-12 具有“锁定”功能的维生素C-布洛芬脑靶向前药

14.3.3 氨基酸转运体（LAT_1）介导的脑靶向药物

目前发现的BBB上的氨基酸转运体除了大分子中性氨基酸转运载体 LAT_1 外，还有阳离子、阴离子和小分子中性氨基酸转运体，而 LAT_1 作为药物传递靶点的研究最为广泛[62]。LAT_1 作为CNS药物靶点有以下优点：①LAT_1 在大脑毛细血管内皮细胞的管腔内

膜面和近腔膜面均有表达，其表达水平远远高于其他组织（大约是胎盘、视网膜和肠的 100 倍）[63]。②BBB 上表达的 LAT$_1$ 对氨基酸的亲和力也较外周组织表达的 LAT$_1$ 更高[64]。③在 BBB 表达的所有氨基酸转运载体中，LAT$_1$ 承担了主要的中性氨基酸转运任务。LAT$_1$ 对氨基酸的转运为 Na$^+$ 非依赖模式，并对 L-型氨基酸具有立体选择性，对含有支链和苯环侧链大分子支链氨基酸的亲和力较强，例如亮氨酸、异亮氨酸、缬氨酸、苯丙氨酸、色氨酸、组氨酸和蛋氨酸等[65]。④LAT$_1$ 转运能力强，亲和力高，因此 BBB 对高亲和力的底物交换速率快，通过氨基酸修饰的前药与 LAT$_1$ 的亲和力有时甚至比底物分子更高[66]。⑤LAT$_1$ 对底物分子的结构要求并不苛刻，对多种多样的氨基酸以及结构类似物都能进行转运[67]。最常见的例子就是 BBB 上 LAT$_1$ 对 L-Dopa 的转运[68]，此外一些药物如 L-Melphalan[69]、Baclofen[70] 以及 Gabapentin[71]（图 14-13）也是通过模拟氨基酸结构来借助 LAT$_1$ 实现跨 BBB 运输进入大脑的，所以模拟氨基酸结构是 LAT$_1$ 介导的脑靶向前药设计的思路之一。

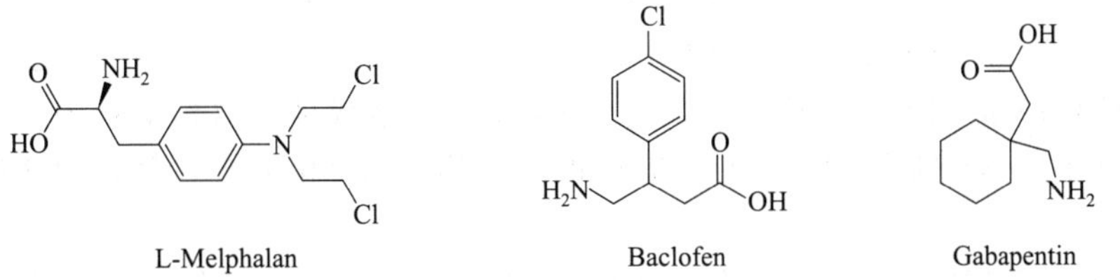

图 14-13　LAT$_1$ 介导进入的 CNS 药物

　　LAT$_1$ 的上述性质使得氨基酸或类似物成为良好的 CNS 药物载体，通过偶合得到的前药可以成为 LAT$_1$ 的潜在底物，从而具有脑靶向性。Walker 等人[72]设计合成了水溶性抗病毒药物 PFA 的酪氨酸复合物（图 14-14），细胞试验表明，该复合物能够作为底物被猪脑微血管内皮细胞单分子层上表达的 LAT$_1$ 所摄取。哌啶酸是神经元 GABA 摄取的抑制剂，因此具有抗惊厥活性。但是因为哌啶酸不能通过血脑屏障，所以系统给药不具有活性。Bonina 等人[73]设计并合成了竞争性 GABA 摄取抑制剂哌啶酸的酪氨酸复合物前药，通过腹腔注射后能够有效地防止小鼠听源性癫痫发作。Balakrishnan 等人[74]也以酪氨酸为载体合成了一系列前药，均表示出对 LAT$_1$ 良好的亲和力。Peura 等人[75]合成了酮洛芬的酪氨酸和赖氨酸前药，结果显示前药能在脑内被迅速有效地吸收入大脑，此后该小组以丙戊酸为原药和非天然苯丙氨酸偶合得到苯基间位和对位取代基的前药，并研究了其对 LAT$_1$ 的亲和力的影响。

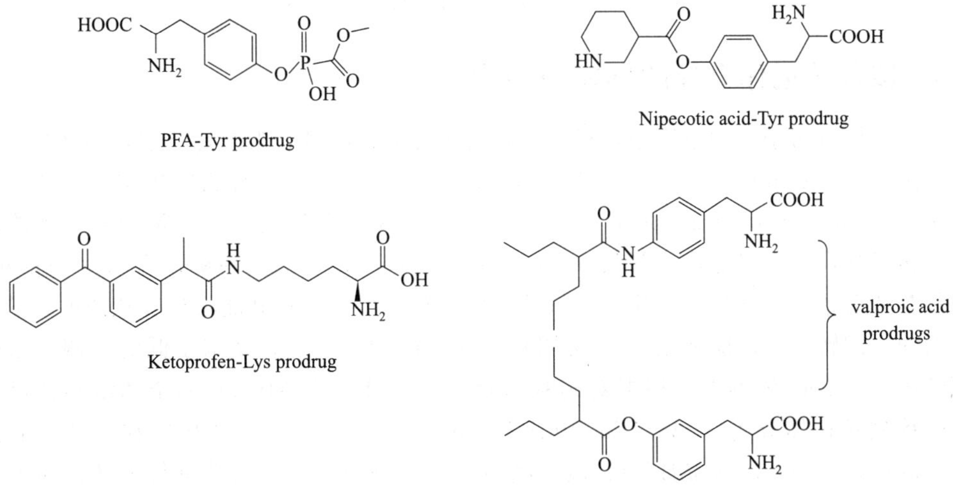

图 14-14　以 LAT$_1$ 为靶点的脑靶向前药结构

14.3.4 单羧酸转运体（MCT₁）介导的脑靶向药物

Terasaki 小组研究发现，乙酸、丙酸、丁酸、苯甲酸、水杨酸、盐酸以及一些 β-内酰胺抗生素进入大脑可能是借助 BBB 上的单羧酸转运体 MCT[76]。该猜想在各种原代脑毛细血管内皮细胞培养的体外 BBB 模型中得到了验证。

MCT 至少有 8 种亚型[77]，BBB 主要表达的为 MCT₁。MCT₁ 在大脑毛细血管内皮细胞管腔内膜面和近腔膜面均有表达，并且在乳鼠大脑的表达高于成年鼠。MCT₁ 能够将有机阴离子（酸根）从大脑转运进入内皮细胞或者从内皮细胞运输进入血液，这为羧化物药物和其他外源的单羧酸在血脑间的相互转运提供了可能性，而且这种转运是双向的[78]。乳酸和其他单羧酸就是通过这样的机制从大脑外排至血液中，从而维持大脑内环境的稳定。

对鼠透析研究发现，鼠大脑间隙液中的丙磺舒[79]和 6-巯基嘌呤[80]均来自大脑通过 MCT₁ 以及 BBB 上表达的 MRP₂ 和有机阴离子转运体[85]对药物的外排作用[81]。抗惊厥药物丙戊酸进入 CNS 的途径就是通过 BBB 上表达的 MCT₁ 介导转运的[82]；此外各种降胆固醇药物 HMG-CoA 抑制剂如辛伐他汀（Simvastatin）、洛伐他丁（Lovastatin）和普伐他汀（Pravastatin）的 CNS 副作用除自由扩散外也与药物通过 MCT 等途径透过 BBB 进入大脑有关[83]。

我们课题组将乳酸通过乙二醇桥与胆固醇相连，以抗肿瘤药物替加氟为模型药物制备成相应的脂质体（图 14-15）。体内实验表明，乳酸修饰的脂质体其脑内替加氟浓度是未修饰脂质体的 1.8～2.7 倍[84]。

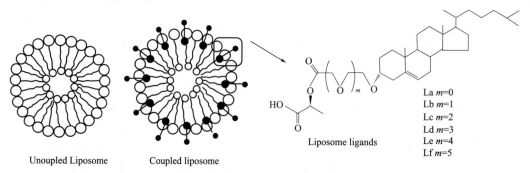

La $m=0$
Lb $m=1$
Lc $m=2$
Ld $m=3$
Le $m=4$
Lf $m=5$

Unoupled Liposome　　Coupled liposome

Liposome ligands

图 14-15　以乳酸为载体的脑靶向脂质体

14.3.5 核苷转运体介导的脑靶向药物

核苷转运体分布于各种组织中，根据它转运核苷的机制可分为两种类型，一种为扩散型核苷转运蛋白（Equilibrative nucleoside transpoter，ENT），另一种为富集型核苷转运蛋白（Concentrative nucleoside transport，CNT)[85]。扩散型核苷转运蛋白又称为依赖于浓度梯度的核苷转运蛋白，它只能将核苷从浓度高的一侧转运到浓度低的一侧，为 Na^+ 非依赖型；富集型核苷转运蛋白又称为浓度梯度非依赖的核苷转运蛋白，它既能将核苷从浓度高的一侧向浓度低的一侧转运，又能利用 Na^+ 协同转运提供的动力将核苷从浓度低的一侧向浓度高的一侧转运，为 Na^+ 依赖型。根据对硝基苯硫嘌呤核苷（NBMPR）的亲和敏感性可以将 Na^+ 非依赖型转运体分为 es-型（Equilibrative and sensitive to NBMPR）和 ei-型（Equilibrative and insensitive to NBMPR）。根据底物特异性分类，Na^+ 依赖富集型转运体家族共有 5 个成员即 CNT₁ 至 CNT₅，其中一些成员已经得到分子水平上的确证[86]。

在体内通过脑摄取指数（Brain uptake index，BUI）、大脑灌流方法以及体外分离的毛细血管和培养的内皮细胞中都发现 BBB 上核苷转运体的存在。嘌呤和嘧啶核苷酸都可以通过 BBB 上的核苷转运体进入大脑，然而不同核苷通过 BBB 上的 CNT 进入大脑是具有差异的：BBB 嘌呤的转运能力较强，从而使得血液循环中的嘌呤核苷更易透过 BBB[87]。单向BUI 试验显示腺嘌呤、腺苷、尿苷和肌酐在脑内分布明显，然而胞苷和胸苷在脑内的分布几乎可以忽略[88]。尿苷的大脑分布相对较低，但是实验证明大脑灌流技术对 BBB 转运较慢的化合物是有效的，比如 BBB 对胸苷的摄取[89]。

抗肿瘤药物吉西他滨（Gemcitabine）通过 es-型转运体转运的 K_m 值为 $329\mu mol/L$，通过选择性嘧啶 N2 型转运体 CNT_1 转运的 K_m 值为 $18.3\mu mol/L$，而嘌呤选择性转运体CNT_2 并不参与吉西他滨的转运[90]。抗病毒核苷类药物主要也是通过 CNT 转运的，如齐多夫定、司他夫定、去氢肌酐等，但是和转运体的亲和力不如内源性核苷强。比如叠氮胸苷（AZT）和 2,3-双脱氧胞苷（ddC）作为 CNT_1 的底物其亲和力（约 $500\mu mol/L$）远低于尿苷（$37\mu mol/L$）。主要是由于大脑的外排机制，使得药物在大脑的分布大大降低[91]。

14.3.6 胆碱转运体（CHT）介导的脑靶向药物

1862 年，Strecker 首次将胆碱（Choline）从猪胆汁中分离出来[92]。胆碱是一种有机碱，是卵磷脂的组成成分，同时又是乙酰胆碱的前体[93]。胆碱是个有机阳离子化合物，低亲和力胆碱转运载体分布广泛，具饱和性和非 Na^+ 依赖特性，与胆碱的亲和力为 $80\sim340\mu mol/L$；而高亲和力转运载体只分布于前突触胆碱能神经末梢，为饱和性、Na^+ 依赖性载体，可被胆碱类似物 Hemicholinium-3 特异性抑制[94]。胆碱是少数能穿过血脑屏障的物质之一，主要由胆碱转运体（Choline transporter，CHT）的亚型胆碱转运蛋白 1（Choline transporter-like protein 1，CTL_1）转运入脑[95]。胆碱摄取抑制实验表明，季铵盐阳离子如：四乙基铵，四甲基铵或简单的阳离子[96]，如铯、锂、钾等都可以同 CHT 结合[97]（图14-16）。Isoarecolone、洛贝林（Lobeline）[98]、奎宁（Quinine）、普鲁卡因胺（Procainamide）和 5-羟色胺（Serotonin）[99]等都可以经 CHT 转运入脑。

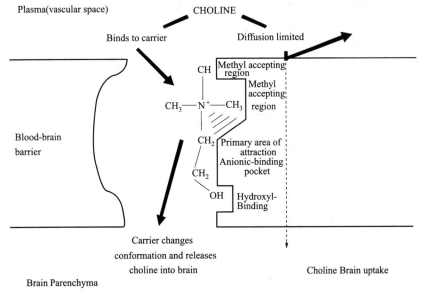

图 14-16 胆碱转运入脑的机制

Fenart 等[100]用二棕榈酰磷脂酰胆碱修饰脑靶向纳米粒,其在脑部的摄取增加了 3～4 倍。而且,此纳米粒中包裹的白蛋白在脑内浓度增加至原来的 27 倍。Zheng 等[101]制备了一系列二-芳杂环季铵盐化合物(图 14-17),初步构效关系表明:苯环与杂环之间的线性桥链接可以提高分子的对 CHT 的识别。

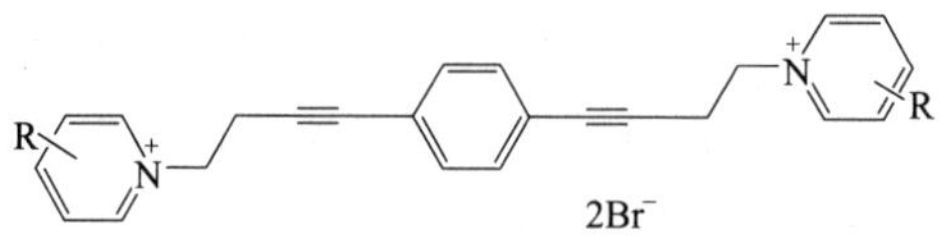

图 14-17 二-芳杂环季铵盐化合物

神经胶质瘤细胞表面高度表达胆碱转运体[102]。因此,具有胆碱转运体亲和力的化合物有可能成为靶向脑部肿瘤的优良分子。蒋晨[103]等人设计了一种季铵盐结构的胆碱转运体亲和力的靶向功能化合物(图 14-18)。该结构同样以芳杂环作为季铵盐氮正离子部分,[3H]-胆碱脑毛细血管内皮细胞(BCEC)摄取抑制试验的结果表明,此化合物具有胆碱转运体亲和力,入脑效果显著。

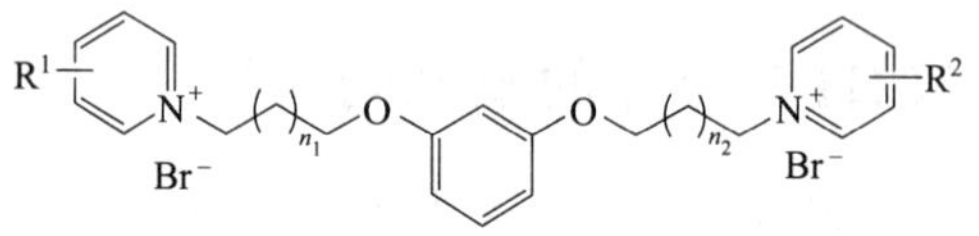

图 14-18 具有胆碱转运体亲和力的靶向功能分子

14.4 展望

具有脑部靶向性或者可以提高脑部靶向性的小分子化合物,它们靶点明确、在生理条件下稳定、易于修饰、能够运送大分子药物,是一类理想的脑靶向载体[104]。近年来,载体转运系统介导的脑靶向药物的研究越来越受关注,但是至今仍没有特异性脑靶向递药系统药物上市,许多的探索仍停留在实验室,处于初级阶段。随着脑部疾病发病率的攀升,CNS 药物在全球医药市场中的份额飞速增长。鉴于 CNS 药物在市场上的巨大潜力和目前市面上透过 BBB 发挥作用的 CNS 药物的稀缺,制药企业和研究机构已经开始将药物化学、病理生理学、药剂学、分子生物学以及物理治疗方法等相关学科的实验方法结合起来,形成跨学科、多学科的研究趋势,研究内容不断得到完善,对 BBB 的性质和脑部疾病患病机理探索也在不断深入。相信在科研工作者的不懈努力之下,脑靶向这一难题在不久的将来一定会被攻克,届时高选择性、高效、低毒的脑靶向药物将为脑部疾病患者带来福音。

参 考 文 献

[1] De Boer AG,Van der Sandt ICJ,Gaillard PJ. The role of drug transporters at the blood-brain barrier [J]. Annu Rev Pharmacol Toxicol,2003,43:629-656.

[2] Pollay M,Roberts P A. Blood-brain barrier:a definition of normal and altered function [J]. Neurosurgery,1980,6:675-685.

[3] Clark D E,Doherty A M,Bock M G,et al. Computational prediction of blood-brain barrier permeation [J]. Annu Rep Med Chem,2005,40:403- 415.

[4] Lynch P J. Schematic sketch showing the blood-brain barrier [EB/OL]. (2006-12-23) [2009-3-1]. http://upload. wikimedia. org/wikipedia/commons/d/d8/Blood-brain _ barrier _ 02. png.

[5] Pardridge W M. Peptide drug delivery to the brain [M]. New York,USA:Raven Press,1991.

[6] Van Bree J B, Tio B, de Boer A G, et al. Transport of desglycinamide Arginine vasopressin across the blood - brain barrier in rats as evaluated by the unit impulse response methodology [J]. Pharm Res, 1990, 7 (3): 293-298.

[7] Lambert D M. Rationale and applications of lipids as prodrug carriers [J]. Eur J Pharm Sci, 2000, 11 (suppl 2): 15-27.

[8] Begley D J. The blood-brain barrier: Principles for targeting peptides and drugs to the central nervous system [J]. J Pharm Pharmacol, 1996, 48 (2): 136-146.

[9] Bodor N, Farag H H, Brewster M E. Site-specific, sustained release of drugs to the brain [J]. Science, 1981, 214 (4527): 1370-1272.

[10] Bodor N, Farag H H. Improved delivery through biological membranes XIV: Brain specific, sustained delivery of testosterone using a redox chemical delivery system [J]. J Pharm Sci, 1984, 73 (3): 385-389.

[11] Bodor N, Buchwald P. Recent advances in the brain targeting of neuropharmaceuticals by chemical delivery systems [J]. Adv Drug Deliv Rev, 1999, 36 (2-3): 229-254.

[12] Pop E, Wu W M, Bodor N. Chemical delivery systems for some penicillinase-resistant semisynthetic penicillins [J]. J Med Chem, 1989, 32 (8): 1789-1795.

[13] Venkatraghavan V, Shek E, Perchalski R, et al. Brain-specific chemical delivery systems for acyclovir [J]. Pharmacologist, 1986, 28: 145.

[14] Brewster M E, Little R, Venkatraghavan V, et al. Brain-enhanced delivery of antiviral agents [J]. Antiviral Res, 1988, 9 (1-2): 127.

[15] Raghavan K, Loftsson T, Brewster M E, et al. Improved delivery through biological membranes XLV: Synthesis, physical-chemical evaluation, and brain uptake studies of 2-chloroethyl nitrosourea delivery systems [J]. Pharm Res, 1992, 9 (6): 743-749.

[16] Bodor N, Simpkins J W. Redox delivery system for brain-specific, sustained release of dopamine [J]. Science, 1983, 221 (4605): 65-66.

[17] Prokai-Tatrai K. Pop E, Prokai-Tátrai K, et al. Redox derivatives of tranylcypromine: Syntheses, properties, and monoamine oxidase inhibitor activity of some chemical delivery systems [J]. J Pharm Sci, 1991, 80 (3): 255-261.

[18] Phelan M J, Bodor N. Improved delivery through biological membranes. XXXVII. Synthesis and stability of novel redox derivatives of naproxen and indomethacin [J]. Pharm Res, 1989, 6 (8): 667-676.

[19] Pop E, Anderson W, Prókai-Tátrai K, et al. Antihypertensive Activity of Redox Derivatives of Tryptophan [J]. J Med Chem, 1990, 33 (8): 2216-2221.

[20] Pop E, Brewster M E, Huang M J, et al. Substituent effects on the stability of 1, 4-dihydropyridines [J]. J Mol Struct-Theochem, 1995, 337 (1): 49-55.

[21] Ishikura T, Senou T, Ishihara H, et al. Drug delivery to the brian. DOPA prodrugs based on a ring-closure reaction to quaternary thiazolium compounds [J]. Int J Pharm, 1995, 116 (1): 51-63.

[22] Hamada M, Hayakawa T, Yamaguchi T, et al. Studies on the reaction between human erythrocyte or its purified hemoglobin and thiamine disulfide derivatives, especially thiamine tetrahydrofurfuryl disulfide [J]. Vitamines (jap), 1967, 35 (6): 474-484.

[23] Utsumi I, Kohno K, Kakie Y, et al. Studies on thiamine disulfide (XXIX) Exchange reaction of disulfide type thiamine derivatives with blood-SH groups, especially glutathione and hemoglobin [J]. Vitamines (jap), 1968, 37: 264-275.

[24] Bickel U, Kang Y S, Pardridge W M. In vivo cleavability of a disulfide-based chimeric opioid peptide in rat brian [J]. Bioconjugate Chem, 1995, 6 (2): 211-218.

[25] 王林, 彭涛, 姜辉. 作用于中枢系统的前药: 中国, CN1332946C [P]. 2007-08-22.

[26] 陈瑶瑶, 樊维, 余永国等. 硫胺素二硫化物传递系统的 5-Fu 脑靶向前药的合成 [J]. 华西药学杂志, 2010, 25 (2): 123-125.

[27] Mardones P, Strobel P, Miranda S, et al. α-Tocopherol metabolism is abnormal in scavenger receptor class B type I (SR-BI) -deficient mice [J]. J Nutr, 2002, 132 (3): 443-449.

[28] Bell R D, Sagare A P, Friedman A E, et al. Transport pathways for clearance of human Alzheimer's amyloid betapeptide and apolipoproteins E and J in the mouse central nervous system [J]. J Cereb Blood Flow Metab, 2007, 27 (5): 909-918.

[29] Demeule M, Regina A, Che C, et al. Identification and design of peptides as a new drug delivery [J]. J Pharmacol Exp Ther, 2008, 324 (3): 1064-1072.

[30] Thomas F C, Taskar K, Rudraraju V, et al. Uptake of ANG1005, a novel paclitaxel derivative, through the blood-brain barrier into brain and experimental brain metastases of breast cancer [J]. Pharm Res, 2009, 26 (11): 2486-2494.

[31] Frank H J, Pardridge W M. A direct in vitro demonstration of insulin binding to isolated brain microvessels [J]. Diabetes, 1981, 30 (9): 757-761.

[32] Pollay M, Roberts P A. Blood-brain barrier: a definition of normal and altered function [J]. Neurosurgery, 1980, 6 (6): 675-685.

[33] Spector R. Myo-inositol transport through the blood-brain barrier [J]. Neurochem Res, 1988, 13 (8): 785-787.

[34] Duffy K R., Pardridge W M, Rosenfeld R G. Human blood-brain barrier insulin like growth factor receptor [J]. Metabolism, 1988, 37 (2): 136-140.

[35] Anderson B D. Prodrugs for improved CNS delivery [J]. Adv. Drug Delivery Rev, 1996, 19 (2): 171-202.

[36] Halmos T, Santarromanab M, Antonakis K. Synthesis of O-methylsulfonyl derivatives of d-glucose as potential alkylating agents for targeted drug delivery to the brain. Evaluation of their interaction with the human erythrocyte GLUT1 hexose transporter [J]. Carbohydr Res, 1997, 299 (1-2): 15-21.

[37] Fernández C, Nieto O, Rivas E, et al. Synthesis and biological studies of glycosyl dopamine derivatives as potential antiparkinsonian agents [J]. Carbohy Res, 2000, 327 (4): 353-365.

[38] Chen Q, Gong T, Liu J, et al. Synthesis, in vitro and in vivo characterization of glycosyl derivatives of ibuprofen as novel prodrugs for brain drug delivery [J]. J Drug Target, 2009, 17 (4): 318-328.

[39] Gynther M, Ropponen J, Laine K, et al. Glucose promoiety enables glucose transporter mediated brain uptake of ketoprofen and indomethacin prodrugs in rats [J]. J Med Chem, 2009, 52 (10): 3348-3353.

[40] 石浙秦, 任云, 樊维等. GLUT1 介导的脑靶向去甲文拉法辛前药的设计与合成 [J]. 华西药学杂志, 2012, 27 (2): 118-120.

[41] Battaglia G, La Russa M, Bruno V, et al. Systemically administered Dglucose conjugates of 7-chlorokynurenic acid are centrally available and exert anticonvulsant activity in rodents [J]. Brain Res, 2000, 860 (1-2): 149-156.

[42] Fan W, Wu Y, Li X, et al. Design, synthesis and biological evaluation of brain-specific glucosyl thiamine disulfide prodrugs of naproxen [J]. Eur J Med Chem, 2011, 46 (9): 3651-3661.

[43] Baarenholz Y. Liposome application: problems and prospects [J]. Curr Opin Colloid Interface science, 2001, 6 (1): 66-77.

[44] Siegal T, Horowitz A, Gabizon A. Doxorubicin encapsulated in sterically stabilized liposomes for the treatment of a brain tumor model: biodistribution and therapeutic efficacy [J]. J Neurosurg, 1995, 83 (6): 1029-1037.

[45] Fan W, Yan CY, Qian S, et al. Design, synthesis and in vivo evaluation of sulfhydryl -d-glucose cholesterols as ligands for brain targeting liposomes [J]. Lett Drug Des Discov, 2010, 7: 281-289.

[46] Lei F, Fan W, Li X K, et al. Design, synthesis and preliminary bio-evaluation of glucose-cholesterol derivatives as ligands for brain targeting liposomes [J]. Chin Chem Lett, 2011, 22 (7): 831-834.

[47] Qu B Y, Li X, Wu J. B., et al. Synthesis of Multivalent Glucosides with High Affinity for GLUT1 Transporter [J]. Lett Org Chem, 2012, 9, 390-395.

[48] Qu B Y, Li X C, Guan M, et al. Design, synthesis and biological evaluation of multivalent glucosides with high affinity as ligands for brain targeting liposomes [J]. Eur J Med Chem, 2014, 72: 110-118.

[49] Xie F L, Yao N, Qin Y, et al. Investigation of glucose-modified liposomes using polyethylene glycols with different chain lengths as the linkers for brain targeting [J]. Int J Nanomedicine, 2012, 7: 163-175.

[50] Li X C, Qu B Y, Jin X X, et al. Design, synthesis and biological evaluation for docetaxel loaded brain targeting liposome with "lock-in" function [J]. J Drug Target, 2014, 22 (3): 251-261.

[51] Smith M W, Gumbleton M. Endocytosis at the blood-brain barrier: from basic understanding to drug delivery strategies [J]. J Drug Target, 2006, 14 (4): 191-214.

[52] Harrison F E, May J M. Vitamin C function in the brain: vital role of the ascorbate transporter SVCT2 [J]. Free Radical Bio Med, 2009, 46 (6): 719-730.

[53] Rice M E. Ascorbate regulation and its neuroprotective role in the brain [J]. Trends Neurosci, 2000, 23 (5): 209-216.

[54] Nishikimi M, Fukuyama R, Minoshima S, et al. Cloning and chromosomal mapping of the human non functional gene for L-gulono-γ-lactone oxidase, the enzyme for L-ascorbic acid biosynthesis missing in man [J]. J Biol Chem, 1994, 269 (18): 23215-23222.

[55] Tsukaguchi H, Tokui T, Mackenzie B, et al. A family of mammalian Na$^+$-dependent L-ascorbic acid transporters [J]. Nature, 1999, 399 (6731): 70-75.

[56] Durawala R, Song J, Koh W S, et al. Cloning and functional characterization of the human sodium-dependent Vitamin C transporters hSVCT1 and hSVCT2. Febs Lett, 1999, 460 (3): 480-484.

[57] Manfredini S, Pavan B, Vertuani S, et al. Design, synthesis and activity of ascorbic acid prodrugs of nipecotic, kynurenic and diclophenamic acids, liable to increase neurotropic activity [J]. J Med Chem, 2002, 45 (3): 559-562.

[58] Laras Y, Quelever G, Garino C, et al. Substituted thiazolamide coupled to a redox delivery system: a new γ-secretase inhibitor with enhanced pharmacokinetic profile [J]. Org Biomol Chem, 2005, 3 (4): 612-618.

[59] Wu X Y, Li X C, Mi J, et al. Design, synthesis and preliminary biological evaluation of brain targeting L-ascorbic acid prodrugs of ibuprofen [J]. Chinese Chem Lett, 2013, 24 (2): 117-119.

[60] 吴勇, 海俐, 李晓岑等. 以维生素 C 为载体的脑靶向前药: 中国, CN102989004A [P]. 2013-03-27.

[61] Li X C, Mi J, Liu Q Q, et al. Design and Synthesis of Brain Targeting L-Ascorbic Acid Prodrugs of Ibuprofen with "Lock-in" function [C]. The 9th AFMC International Medicinal Chemistry Symposium (AIMCS 13), Taiwan, Oct 15-18, 2013: P4-03.

[62] Tamai I, Tsuji A. Transporter-mediated permeation of drugs across the blood-brain barrier [J]. J Pharm Sci, 2000, 89 (11): 1371-1388.

[63] Pardridge W M. Brain metabolism: A perspective from the blood-brain barrier [J]. Physiol Rev, 1983, 63 (4): 1481-1535.

[64] Pavan B, Dalpiaz A, Ciliberti N, et al. Progress in drug delivery to the central nervous system by the prodrug approach [J]. Molecules, 2008, 13 (5): 1035-1065.

[65] Hawkins R A, O'Kane R L, Simpson I A, et al. Structure of the blood-brain barrier and its role in the transport of amino acids [J]. J Nutr, 2006, 136 (1 suppl): 218S-226S.

[66] Smith Q R. Transport of glutamate and other amino acids at the blood-brain barrier [J]. J Nutr, 2000, 130 (4S): 1016-1022.

[67] Ylikangas H, Peura L, Malmioja K. Structure-activity relationship study of compounds binding to large amino acid transporter 1 (LAT1) based on pharmacophore modeling and in situ rat brain perfusion [J]. Eur J Pharm Sci, 2012, 48 (3): 523-531.

[68] Gomes P, Soares-da-Silva P. L-DOPA transport properties in an immortalised cell line of rat capillary cerebral endothelial cells, RBE4 [J]. Brain Res, 1999, 829 (1-2): 143-150.

[69] Goldenberg GJ, Lam HY, Begleiter A. Active carrier-mediated transport of melphalan by two separate amino acid transport systems in LPC-1 plasmacytoma cells in vitro [J]. J Biol Chem, 1979, 254 (4): 1057-1064.

[70] Zhang H, Schmidt M, Murry D J, et al. Permeation and systemic absorption of R- and S-baclofen across the nasal mucosa [J]. J Pharm Sci, 2011, 100 (7): 2717-2723.

[71] Cundy K C, Branch R, Chernov-Rogan T, et al. XP13512 [(+/-)-1-([(alpha-isobutanoy -loxyethoxy) carbonyl]aminomethyl)-1-cyclohexane acetic acid], a novel gabapentin prodrug: I. Design, synthesis, enzymatic conversion to gabapentin, and transport by intestinal solute transporters [J]. J Pharmacol Exp Ther, 2004, 311 (1): 315-323.

[72] Walker I, Nicholls D, Irwin W J, et al. Drug delivery via active transport at the blood-brain barrier: Affinity of a prodrug of phosphonoformate for the large amino acid transporter [J]. Int J Pharm, 1994, 104 (2): 157-167.

[73] Bonina F P, Arenare L, Palagiano F, et al. Synthesis, stability, and pharmacological evaluation of nipecotic acid prodrugs [J]. J Pharm Sci, 1999, 88 (5): 561-567.

[74] Balakrishnan A, Jain-Vakkalagadda B, Yang C, et al. Carrier mediated uptake of L-tyrosine and its competitive inhibition by model tyrosine linked compounds in a rabbit corneal cell line (SIRC) - Strategy for the design of transporter/receptor targeted prodrugs [J]. Int J Pharm, 2002, 247 (1-2): 115-125.

[75] Peura L, Malmioja K, Laine K, et al. Large amino acid transporter 1 (LAT1) prodrugs of valproic acid: New prodrug design ideas for central nervous system delivery [J]. Mol Pharm, 2011, 8 (5): 1857-1866.

[76] Kang Y S, Terasaki T, Tsuji A. Acidic drug transport in vivo through the blood-brain barrier: a role of the transport carrier for monocarboxylic acids [J]. J Pharmacobiodyn, 1990, 13 (2): 158-163.

[77] Enerson B, Drewes L R. Molecular features, regulation, and function of monocarboxylate transporters: implications for drug delivery [J]. J Pharm Sci, 2003, 92 (8): 1531-1544.

[78] Gerhart D Z, Enerson B E, Zhdankina O Y, et al. Expression of monocarboxylate transporter MCT1 by brain endothelium and glia in adult and suckling rats [J]. Am J Physiol, 1997, 273 (1 Pt 1): E207-E213.

[79] Deguchi Y, Nozawa K, Yamada S, et al. Quantitative evaluation of brain distribution and blood-brain barrier efflux transport of probenecid in rats by microdialysis: possible involvement of the monocarboxylic acid transport system [J]. J Pharmacol Exp Ther, 1997, 280 (2): 551-560.

[80] Deguchi Y, Yokoyama Y, Sakamoto T, et al. Brain distribution of 6-mercaptopurine is regulated by the efflux transport system in the blood-brain barrier [J]. Life Sci, 2000, 66 (7): 649-662.

[81] Sun H, Dai H, Shaik N, et al. Drug efflux transporters in the CNS [J]. Adv Drug Deliv Rev, 2003, 55 (1): 83-105.

［82］　Adkison K D，Shen D D. Uptake of valproic acid into rat brain is mediated by a medium-chain fatty acid transporter ［J］. J Pharmacol Exp Ther，1996，276 (3)：1189-1200.

［83］　Saheki A，Terasaki T，Tamai I，et al. In vivo and in vitro blood-brain barrier transport of 3-hydroxy-3-methylglutaryl coenzyme A (HMG-CoA) reductase inhibitors ［J］. Pharm Res，1994，11 (2)：305-311.

［84］　Fan W，Li X，Qian S，et al. Enhanced Brain Targeting of Tegafur Using Novel Lactyl Cholesterol Liposome as a Carrier ［J］. Lett Drug Des Discov，2009，6：542-547.

［85］　Griffith D A，Jarvis S M. Nucleoside and nucleobase transport systems of mammalian cells ［J］. Biochim Biophys Acta，1996，1286 (3)：153-181.

［86］　Cass C E，Young J D，Baldwin S A. Recent advances in the molecular biology of nucleoside transporters of mammalian cells ［J］. Biochem Cell Biol，1998，76 (5)：761-770.

［87］　Cornford E M，Oldendorf W H. Independent blood-brain barrier transport systems for nucleic acid precursor ［J］. Biochim Biophys Acta，1975，394 (2)：211-219.

［88］　Baldwin S A，Mackey J R，Cass C E，et al. Nucleoside transporters：Molecular biology and implications for therapeutic development ［J］. Mol Med Today，1999，5 (5)：216-224.

［89］　Belt J A，Marina N M，Phelips D A，et al. Nucleoside transport in normal and neoplastic cells ［J］. Adv Enzyme Regul，1993，33：235-252.

［90］　Thomas née Williams S A，Segal M B. Identification of a saturable uptake system for deoxyribonucleosides at the blood-brain and blood-cerebrospinal fluid barriers ［J］. Brain Res，1996，741 (1-2)：230-239.

［91］　Pardridge W M，Oldendorf W H. Transport of metabolic substrates through the blood-brain barrier ［J］. J Neurochem，1977，28 (1)：5-12.

［92］　Strecker A. Uber einige neue Bestandtheile der Schweinegalle ［J］. Annuals of Chemical Pharmacie，1862，183：964-965.

［93］　Buchman A L，Sohel M，Brown M，et al. Verbal and visual memory improve after choline supplementation in long-term total parenteral nutrition：A pilot study ［J］. JPEN J Parenter Enteral Nutr，2001，25 (1)：30-35.

［94］　Lockman P R，Allen D D. The transport of choline ［J］. Drug Dev Ind Pharm，2002，28 (7)：749-771.

［95］　Yamada T，Inazu M，Tajima H，et al. Functional expression of choline transporter-like protein 1 (CTL1) in human neuroblastoma cells and its link to acetylcholine synthesis ［J］. Neurochem Int，2011，58 (3)：354-365.

［96］　Simon J R，Mittag T W，Kuhar J M. Inhibition of synaptosomal uptake of choline by various choline analogs ［J］. Biochem Pharmacol，1975，24 (10)：1139-1142.

［97］　Lockman P R，Roder K E，Allen D D. Inhibition of the rat blood-brain barrier choline transporter by manganese chloride ［J］. J Neurochem，2001，79 (3)：588-594.

［98］　Metting T L，Burgio D E，Terry A V，et al. Inhibition of brain choline uptake by isoarecolone and lobeline derivatives：implications for potential vector-mediated brain drug delivery ［J］. Neurosci Lett，1998，258 (1)：25-28.

［99］　Pardridge W M，Oldendorf W H. Transport of metabolic substrates through the blood-brain Barrier ［J］. J Neurochem，1977，28 (1)：5-12.

［100］　Fenart L，Casanova A，Dehouck B，et al. Evaluation of effect of charge and lipid coating on ability of 60 nm nanoparticles to cross an in vitro model of the blood-brain barrier ［J］. J Pharmacol Exp Ther，1999，291 (3)：1017-1022.

［101］　Zheng G R，Zhang Z F，Lockman P R，et al. Bis-azaaromatic quaternary ammonium salts as ligands for the blood-brain barrier choline transporter [J]. Bioorg Med Chem Lett，2010，20（11）：3208-3210.

[102] Michel V，Yuan Z，Ramsubir S，et al. Choline transport for phospholipid synthesis [J]. Exp Biol Med（Maywood），2006，231（5）：490-504.

[103] 蒋晨，李剑峰. 具有胆碱转运体亲和力的靶向功能分子：中国，CA103172557A [P]. 2012-06-26.

[104] Juillerat-Jeanneret L. The targeted delivery of cancer drugs across the blood-brain barrier：chemical modifications of drugs or drug-nanoparticles [J]. Drug Discov Today，2008，13（23-24）：1099-1106.

15 与重大疾病相关的糖类药物的研究进展

Progress in the Research of Carbohydrate-based Drugs
Associated with Major Diseases

王晓丽　田光宗　汪学彬　尹　健[❶]

15.1　引言

  糖类与核酸、蛋白质和脂类一起并称为组成生命有机体的四大基本物质，但在过去的很长一段时间内，人们只是把糖作为生物体内能量转化和结构组成的物质来研究的。直到 20 世纪 60 年代以后，随着分子生物学特别是细胞生物学的高速发展，糖类作为信息分子的诸多生物学功能才逐渐为人们所认识，因此糖类被誉为是天才、绝妙的简明信息箱（Carbohydrates are innately exquisite forms of concise informational packages）[1]。大量研究表明，糖类物质不仅是基因信息的延续，也是重要的生物信息分子和高密度的信息载体，它主要以多糖、游离寡糖以及糖复合物（如糖蛋白、蛋白多糖及糖脂等）的形式参与细胞与细胞、细胞与活性分子之间的相互作用，涉及众多重要的生命活动，尤其是在生命基本活动（如细胞的分化、衰老、凋亡和癌变以及信息传递等）和重大疾病过程中起着特异性的识别、介导与调

---

❶　通讯作者，尹健，江南大学生物工程学院（江苏无锡，214122），教授，博士生导师。研究方向：基于自动合成技术的糖类药物和疫苗的研究。电话：0510-85328229，E-mail：jianyin@jiangnan.edu.cn。

控作用[2]。因此，糖类物质作为新药开发的重要方向已经进入后基因组时代异军突起的前沿研究领域。

21世纪以来，随着科学技术的进步，糖化学和糖生物学得到了飞速发展，使得糖类药物的开发和研究越来越被许多科研机构和制药公司所重视。例如21世纪初美国、日本、中国和一些欧洲国家等就相继发起了多项与疾病相关的功能糖组学研究。国际上包括辉瑞（Pfizer）、强生（Johnson & Johnson）和赛诺菲-安万特（Sanofi-Aventis）等各大制药公司都开展了糖类药物的研发工作。目前糖类药物的销售和研发数量在药物市场上占有很大的比例，有统计表明，当前市场上销售的糖类药物的数量有500余种，正在进行临床前和临床Ⅰ～Ⅲ期研发的与糖相关的药物约有272种。

迄今为止，糖类药物主要应用于肿瘤、糖尿病、炎症、感染性疾病、神经系统疾病的临床预防和治疗。本章就目前应用于重大疾病中的已经上市的及在研的常用糖类药物作一简要介绍。

15.2 糖类药物

对于"糖药物"和"糖类药物"的概念，国外有关专著常用"Carbohydrate drug"[3]和"Carbohydrate-based drug"[4]来表示；国内也有相关专著专门讨论了糖类药物的定义，现今而言，糖类药物并没有统一的概念，狭义的概念认为糖类药物是含糖结构的药物；广义的概念则由一般的糖类药物推广到以糖类为基础的药物，指的是药物分子中含糖分子骨架或源于糖类化合物及其衍生物或者其作用靶点与糖有关的一类药物，这是因为糖自身不仅可以作为药物，而且许多化合物可以通过与糖类或与和糖相关的结合蛋白和酶类物质相互作用，影响到一些生理和病理过程，因此这些以糖作为靶点的药物也可以成为糖类药物[5,6]。

按照糖在药物分子中的作用，糖类药物则可以分为以下3类：①由糖类或其类似物构成的基于糖类的药物（Carbohydrate-based drugs）；②（被）糖修饰药物（Carbohydrate-modified drugs）；③具有药物寻靶及转运作用的糖类化合物（Carbohydrates as drug delivery agents）。其中（被）糖修饰药物多为糖基化（Glycosylation）产物。

糖类药物最重要的特点是它们中间的大多数作用于细胞表面，这是因为寡糖或糖复合物主要分布在细胞表面，参与细胞和细胞、细胞和活性分子间的相互作用（如广泛存在的细胞-细胞间的识别、细胞的分化及细胞与外部的相互作用等），这种相互作用与人体的生理和病理过程（如受精、细胞的生长和分化、免疫应答、细菌感染、肿瘤转移等）有关[7]，而且这种相互作用往往是一系列生理和病理过程的第一步，如果这一步被阻断了，有关的生理和病理变化也就不能随之发生。由于多数糖类药物的作用位点在细胞表面而不是在细胞内部，因而比进入细胞质和细胞核内的药物对整个机体的干扰要小得多，毒副作用相对来说也较低。因此糖类药物不仅可以用作预防和治疗疾病的药物，而且还可以用作保健类药物及保健食品。

肿瘤、糖尿病、感染性疾病、神经性疾病等严重危害人类的健康和生命。近年来，随着糖生物学及分子药理学的发展，糖类药物得到了飞速发展，接下来我们就应用于以上几种重大疾病中的代表性糖类药物做一简要介绍。

15.2.1 抗肿瘤药物

肿瘤严重威胁人类的生命和健康，目前治疗肿瘤的主要方法（包括外科手术、放疗和化疗）引起的痛苦可能比肿瘤本身还要大，对患者的损害十分强烈。因此，寻找更有效、副作用更小的肿瘤治疗药物是非常必要的[8]。

　　肿瘤细胞表面的糖基化异常（包括糖链在表达水平上的改变及特殊糖链结构的出现）在肿瘤的发生、发展以及转移等过程中扮演了重要的角色，而外源性糖类物质的加入可以调控体内糖类物质的作用。因此，利用外源性糖类药物对肿瘤细胞生长、迁移、转移以及细胞与细胞之间的粘附产生抑制作用的特性，可以为药物的开发提供一定的指导。糖类可以以多种形式用于肿瘤的预防和治疗，如用作多糖免疫调节剂、抗肿瘤转移药物以及其他抗肿瘤药物等。

15.2.1.1　多糖免疫调节剂药物

　　许多多糖是具有抗肿瘤活性的生物反应调节剂。研究表明，多糖特别是 β-葡聚糖可以激活体内的免疫系统而引起肿瘤细胞的清除。目前，多种葡聚糖已经在多个国家应用于肿瘤临床治疗的辅助治疗，主要包括香菇多糖、裂褶多糖、云芝多糖和茯苓多糖。

　　香菇多糖（lentinan，**15-1**，图 15-1）是从人工培养的伞菌科真菌 *Lentinus edodes* (Berk) 的子实体中提取分离纯化得到的葡聚糖，分子质量为 $(40\sim80)\times10^4$ Da，重复结构中每 5 个 β-1,3 连接的葡萄糖残基连接的直链上有 2 个 β-1,6 连接的侧链。香菇多糖最先由日本科学家开发使用于临床，是一种新型的兼有抑制肿瘤和提高免疫功能的多糖类生物反应调节剂，可用于胃癌、直肠癌、结肠癌和乳腺癌等肿瘤的治疗，常与化学药物联合使用。中国科学院上海药物所方积年课题组于 2003 年突破日本专利在中国研制成功香菇多糖注射液。香菇多糖的抗肿瘤作用主要是通过非特异性地激发和增强机体的免疫功能，激活宿主产生抗肿瘤免疫应答，最终控制和杀灭肿瘤细胞而实现的[9]。

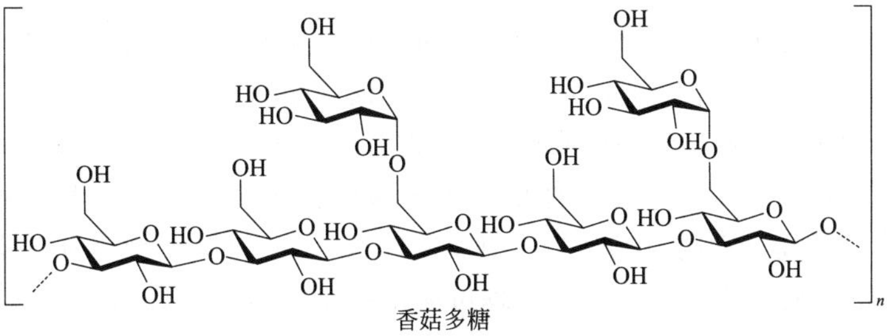

香菇多糖
15-1

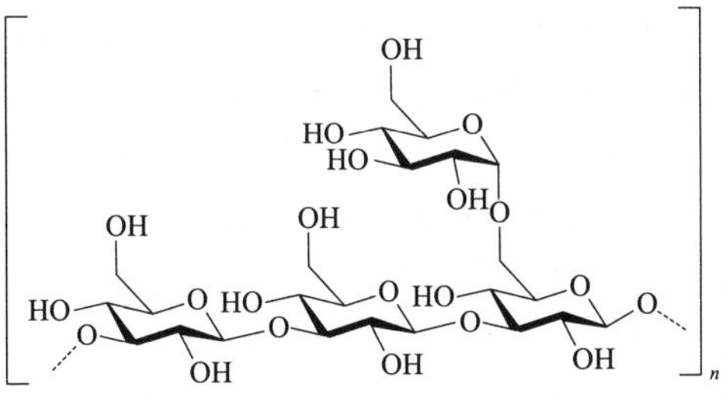

裂褶多糖
15-2

图 15-1　香菇多糖和裂褶多糖的结构

　　裂褶多糖（Schizophyllan，**15-2**，图 15-1）[10]是从裂褶菌子实体、菌丝体或发酵液中提取出来的水溶性多糖，分子质量为 $(4\sim7)\times10^4$ Da，结构为 β-1,3 糖苷为主链，具有 β-1,6 糖苷为侧链的葡聚糖。裂褶多糖能显著抑制肿瘤生长，并可增强迟发性皮肤过敏反应，提高细胞免疫功能。20 世纪 80 年代，日本已将裂褶多糖试用于临床治疗一些以消化道癌为主的胃癌、胰腺癌及直肠癌等，证明裂褶多糖作为一种免疫治疗剂对进行性癌的治疗有效[11]。

然而裂褶多糖的黏度较大、溶解度较低，在临床应用上受到一定限制，因此降低其黏度并增大其水溶性是今后裂褶多糖研究的重点方向。

云芝多糖（Krestin）是从担子菌纲多孔菌科云芝属真菌云芝或培养菌丝中提取的具有多种生物活性的多糖类物质，分子质量为（5～12）×10^4Da，主链为 β-1,3 和 β-1,4 连接，侧链为 β-1,6 连接的葡聚糖。它以一种蛋白多糖形式存在，其中多糖含量为 30％～60％，蛋白质含量为 20％～30％，因此又称云芝糖肽。云芝多糖对多种肿瘤均有抑制作用，口服用于治疗食管癌、结肠癌、乳腺癌等。研究发现，云芝多糖是从提高机体对肿瘤细胞攻击的强度和精度两方面来实现抗肿瘤生物活性的，但具体作用机制还有待进一步的研究和探讨，同时也为抗肿瘤药的研制提供了思路[12]。

茯苓多糖（Pachyman）是多孔菌科真菌茯苓的子实体中提取分离纯化得到的多糖，主链为 β-1,3 连接，侧链为 β-1,6 连接的葡聚糖。茯苓多糖抗肿瘤作用的可能机理是一方面直接发挥细胞毒作用；另一方面通过增强机体免疫功能激活免疫监视系统从而抑制肿瘤生长。茯苓多糖由于存在较强的分子间和分子内氢键作用而难溶于水，从而导致茯苓多糖活性降低，在临床治疗中难以注射给药[13]。研究发现，茯苓多糖羧甲基化后能提高其水溶性和电负性并能增强其抗肿瘤活性[14]，因此临床上使用的是羧甲基化的茯苓多糖。

15.2.1.2 抗肿瘤转移药物

肿瘤转移是导致肿瘤患者死亡的重要原因，临床肿瘤患者的死亡 90％是由于肿瘤转移引起的，这不仅因为肿瘤转移的过程是复杂且难以控制的，更是由于转移病灶难以用手术切除且更易形成抗药性。因此，在人类与肿瘤的斗争中，发展抗肿瘤转移药物是十分必要的。目前有多种糖类物质已进入了肿瘤治疗的临床研究中，虽然有些失败了，有些仍在临床研究中，但是也有些即将上市，下面是一些成功的相关研究举例。

天然糖类化合物（如果胶酸和透明质酸），被证实具有很强的抗肿瘤转移活性，并已准备进行人体试验。GBC-590[15,16]是一种柑橘果胶酸的衍生物，作为一种肿瘤化疗药物由美国 Safescience 公司开发。动物试验研究发现，GBC-590 在裸鼠模型上能显著地抑制人类黑色素瘤和前列腺癌细胞的转移，其作用机理可能是抑制了对细胞表面与细胞黏附有关的半乳糖凝集素-3[17]。

磷酸甘露糖戊糖硫酸盐（Phosphomalinopentaose sulfate，PI-88，**15-3**，图 15-2）是通过半合成得到的高度硫酸化的甘露五糖磷酸酯，具有抑制肿瘤转移和血管生成双重作用，是目前被报道的第一个乙酰肝素酶抑制剂，由澳大利亚 Progen 制药公司开发[18]。PI-88 具有与硫酸乙酰肝素（Heparan sulfate，HS）相似的结构，能够竞争性抑制乙酰肝素酶对 HS 的切割，从而抑制肿瘤细胞的转移[19]。试验结果显示该化合物的成药前景良好，但是该化合物引起血小板出血的副作用限制了其在临床中的使用[20]。PI-88 目前正在进行黑色素细胞癌、肝癌、非小细胞肺癌及多发性骨髓癌等多种肿瘤的Ⅲ期临床试验研究[21]。

Davanat（carbosome，**15-4**，图 15-2）是美国 Pro-pharmaceutical 公司开发的一种凝集素靶向的半乳甘露聚糖多糖制剂。Davanat 可以利用脂质体将相应的化疗药物包裹在甘露聚糖形成的包膜层内，继而利用半乳甘露聚糖靶向 galectin 在肿瘤细胞内高表达的特性，将化疗药物靶向输送至肿瘤组织，从而降低化疗药物的副作用并提高其疗效，同时还可以影响肿瘤细胞的生存、肿瘤血管生成和肿瘤侵袭等过程[22]。目前开发利用该制剂靶向输送 5-氟尿嘧啶治疗晚期结肠癌已完成了Ⅱ期临床试验，并通过了 FDA 的审查，如今尚在西欧进行Ⅲ期临床试验，而该靶向给药技术平台则目前已完成临床研究已经处于注册登记阶段；另外，该制剂输送阿瓦斯汀（Avastin）用于晚期结肠癌等多种癌症的临床试验研究也在进行中[23]。

JG3（**15-5**，图 15-2）是一种来源于海洋的硫酸寡糖药物，由中国科学院上海药物研究所丁健课题组研究开发。作为国际上第二个靶向乙酰肝素酶抑制剂，JG3 能够特异地与酶分子中 KKDC、QPLK 活性区域结合，竞争性抑制乙酰肝素酶，从而产生抗肿瘤转移作用；同时 JG3 可以与乙酰肝素酶对细胞外基质中生长因子 bFGF 结合，抑制 bFGF 的释放，进而拮抗 bFGF 介导的下游信号 ERKI/2 通路，最终发挥抑制肿瘤新生血管生成和肿瘤转移双重功能[24,25]。

研究发现，唾液酸化的 X 型路易斯酸寡糖（SLe^x）通过介导肿瘤细胞与细胞外基质和其他细胞的黏附，从而促进肿瘤细胞的侵袭。ZP103（**15-6**，图 15-2）是通过筛选得到的一种可以抑制参与合成 SLe^x 的糖基转移酶活性的糖苷，目前 Zacharon 公司正在对其进行相关的开发研究[26]。另外，WSS25 是从天麻中提取的多糖硫酸化产物，中国科学院上海药物研究所丁侃研究员课题组研发，他们在抗肿瘤活性研究中发现 WSS25 能够通过结合 BMP2，抑制 BMP2/Smad/Id1 信号通路，阻断血管生成，进而起到抗肿瘤作用[27]。

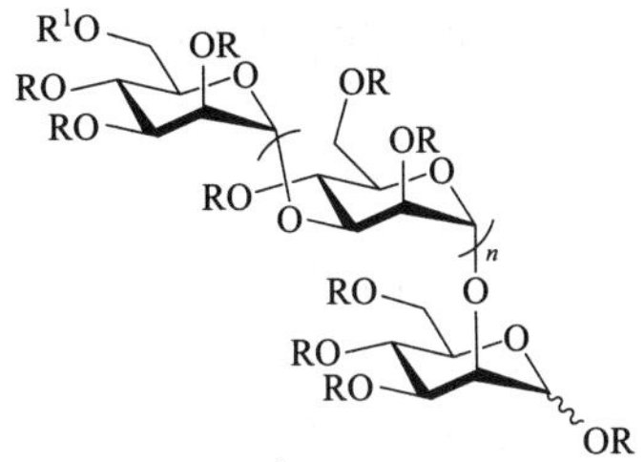

R=SO$_3$Na或H, R^1=PO$_3$Na$_2$, *n*=0～4
PI-88
15-3

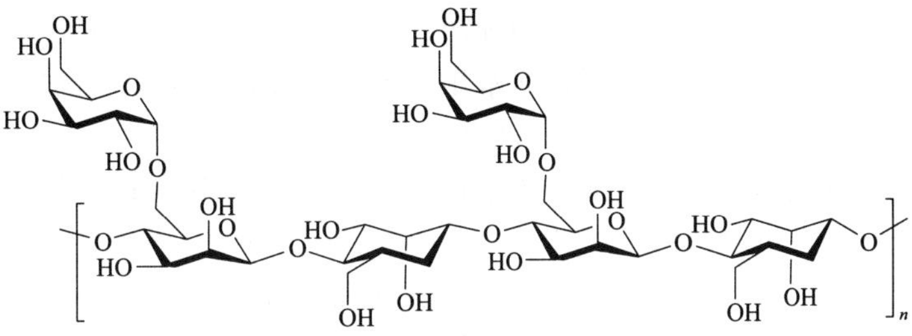

Davanat
15-4

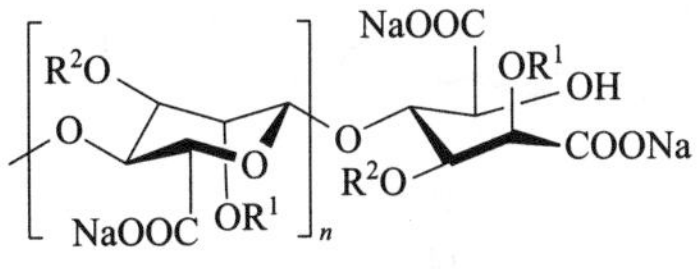

R^1=SO$_3$Na, R^2=SO$_3$Na或H, *n*=3～9
JG3
15-5

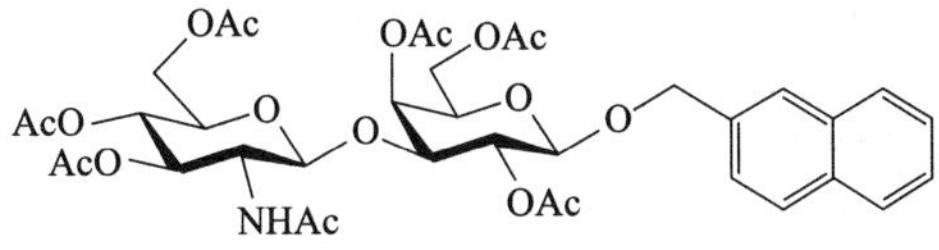

ZP103
15-6

图 15-2　几种抗肿瘤糖类药物的结构

15.2.1.3　其他抗肿瘤药物

二溴卫矛醇（Mitolactol，1,6-二溴半乳糖醇）是一个具有细胞毒性的二溴甘露醇的异构体，用于某些头颈部癌、恶性黑色素瘤、淋巴瘤等的治疗，也可用于治疗软组织肉瘤、脑瘤、消化道肿瘤、卵巢和子宫癌等。研究表明，二溴卫矛醇主要是通过一个 1,2;5,6-二环氧物（一个高活性烷化剂中间体）发挥抗肿瘤作用[28]。

苦马豆素（Swainsonine）最初由 Colegate 从灰苦马豆中分离出来而得名，是一种水溶性的吲哚类生物碱。苦马豆素是一个强高尔基体 II 型 α-甘露糖苷酶抑制剂，主要是通过调节机体的免疫激活能力和改变 N-连接糖蛋白生物合成而发挥抗肿瘤作用[29]。GD0039 是一种新氮杂糖苦马豆素制剂，由加拿大 Glyco Design 公司开发研制，主要被用来抑制肿瘤转移与生长及改善因化疗引起的免疫力低下症状，目前处于肾细胞癌的 II 期临床试验研究中[30,31]。

15.2.2 抗生素

感染性疾病是当前世界范围内严重危害人类健康的难题之一。抗生素是应用最早也是最多的抗感染药物，但由于其耐药性的快速产生，使得许多化学药物的研发往往落后于市场的需求。

糖类物质是细菌感染宿主过程中的一类重要的媒介分子，多种细菌可通过识别或结合靶细胞表面的糖链，从而介导对靶细胞的黏附及感染[32]，因而引入外援的糖类物质使其竞争性地阻止细菌同宿主结合的相互作用从而达到防止细菌感染的目的。利用这种抗黏附治疗可以说是体现了真正意义上的"抗菌"治疗，因为糖类能够干扰或直接抑制微生物在宿主细胞上的聚集，而不像一般的抗菌药物通过干扰微生物的生理过程而达抗菌作用[33]。作为抗生素的糖类药物主要有氨基糖苷类抗生素、糖肽类抗生素以及寡糖类抗生素，下面对其进行详细介绍。

15.2.2.1 氨基糖苷类抗生素

氨基糖苷类抗生素是一类广谱抗菌药物，已有几十年的临床应用历史。抗菌谱包括需氧的革兰阴性菌、金黄色葡萄球菌、肠球菌等。它们一般为放线菌产生的次级代谢产物，是抗菌药物的一个重要来源，通常用于治疗由多种细菌引起的感染，抗菌活性强，是目前应用得最多同时也是最为人们了解的糖类药物。

氨基糖苷类抗生素主要包括具有抗结核作用的链霉素（Streptomycin，**15-7**，图 15-3）、局部用药口服有效的新霉素（Neomycin，**15-8**，图 15-3）和巴龙霉素（Paromomycin，**15-9**，图 15-3）、具有抗铜绿假单胞菌活性的庆大霉素（Gentamycin，**15-10**，图 15-3）和具广

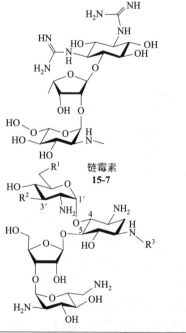

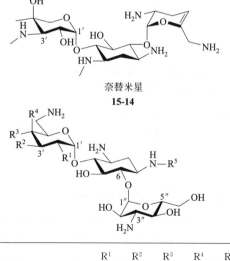

		R^1	R^2	R^3	R^4	R^5
15-10	庆大霉素 B	OH	NHCH$_3$	OH	CH$_3$	H
15-11	卡那霉素 A	OH	OH	OH	H	H
15-11	卡那霉素 B	OH	NH$_2$	OH	H	H
15-12	妥布霉素	NH$_2$	H	H	H	H
15-13	阿贝卡星	NH$_2$	H	H	H	AHB

AHB：（S）-4-氨基-2-羟基丁酰基

		R^1	R^2	R^3
15-8	新霉素 B	NH$_2$	OH	H
15-9	巴龙霉素	OH	OH	H

图 15-3 氨基糖苷类抗生素的结构

谱抗菌活性的卡那霉素（Kanamycin，**15-11**，图 15-3）、妥布霉素（Tobramycin，**15-12**，图 15-3）及其相关衍生物等，其抗菌机理为氨基糖环结构作用于细菌的核糖体，与 30S 亚基上的 16SrRNA 解码区的 A 位点选择性结合，使细菌蛋白质转录时发生读码错误而呈现杀菌作用。

由于人类对该类抗生素的长久使用及滥用，致使细菌对其产生了耐药性，这很大程度上削弱了该类抗生素的疗效，从而大大限制其在临床上的应用。该类抗生素产生耐药性的主要机制是细菌过度表达氨基糖苷修饰酶（AME）。近年来，为了对抗耐药性，人们其后又通过半合成的方法对已有抗生素进行改造上市了一些此类新的抗生素，如阿贝卡星[34]（Arbekacin，**15-13**，图 15-3）[35]和奈替米星（Netilmicin，**15-14**，图 15-3）等。

2010 年，一些公司和学术机构利用新的技术成功地将一个候选化合物 ACHN-490 推向了临床试验，用于复杂性尿路感染的疗效评价，目前正处在临床 II 期，是一个很有前景的对多重耐药革兰阴性菌均敏感的半合成氨基糖苷类抗生素，并可能成为下一代的称为 neoglycoside 的氨基糖苷类抗生素[36]。

15. 2. 2. 2　糖肽类抗生素

糖肽类抗生素具有高度修饰的七肽骨架，通过与细菌细胞壁五肽末端 D-丙氨酰-D-丙氨酸残基结合产生抗菌活性。糖肽类抗生素对几乎所有的革兰阳性细菌有活性，其中，对甲氧西林耐药葡萄球菌、肺炎链球菌和肠球菌有较强的抗菌活性。

万古霉素（Vancomycin，**15-15**，图 15-4）[37]是美国 Lilly 公司开发的糖肽类抗生素，来自东方链霉菌（*Streptomyces Orientalis*）或土壤丝菌属（*Amycolatopsis Orientalis*），主要用于葡萄球菌（包括耐青霉素和耐新青霉素株）、难辨梭状芽孢杆菌等所致的系统感染和肠道感染，如心内膜炎、败血症、伪膜性肠炎等。万古霉素的药力较强，在临床上常用作经 β-内酰胺类抗生素或其他抗生素治疗失败以后的最后手段，被国际抗生素专家誉为"人类对付顽固性耐药菌株的最后一道防线"。但是由于抗生素的滥用，已出现了可抵抗万古霉素的细菌，如万古霉素耐药金黄色葡萄球菌（VRSA）、肠球菌（VRE）、万古霉素耐药金敏葡菌（VISA）和糖肽类抗生素耐药金敏葡菌（GISA），这给临床治疗带来了极大困难。对万古霉素的结构修饰是提高其抗菌活性的重要方法。因此，新型糖肽类抗生素已成为国内外同行研究的热点。

去甲万古霉素（Norvancomycin，**15-16**，图 15-4）[38]是万古霉素脱掉 N-56 位甲基得到的产物，其活性比万古霉素略强，仅对革兰阳性菌（如化脓性链球菌、肺炎链球菌、金黄色葡萄球菌和表皮葡萄球菌）有强大杀菌作用。其抗菌机制为阻碍细菌细胞壁合成。研究发现，细菌对去甲万古霉素不产生耐药性，且去甲万古霉素与其他抗生素无交叉耐药性。

替考拉宁（Teicoplanin，**15-17**，图 15-4）[39]又称太谷霉素，是特定的游动放线菌经发酵、提取后得到的一种糖肽类抗生素，对革兰阳性菌（包括需氧菌和厌氧菌）有良好的抗菌活性。替考拉宁是一种与万古霉素结构极相似的糖肽复合物，但在肽骨架上多了脂肪酸侧链，提高了亲脂性，更易于渗入组织和细胞，因此替考拉宁在治疗上表现出比万古霉素更多的优势，如毒副作用较低；半衰期较长，每天只需注射一次；可采用静脉注射或肌内注射方式给药等。替考拉宁的肽聚糖亚单位中的末端以 D-丙氨酰-D-丙氨酸的顺序相连，形成细菌物细胞壁，阻碍转糖基反应，从而耐抑制粘肽的形成。

万古霉素、去甲万古霉素和替考拉宁是目前临床使用的糖肽类抗生素，主要用于治疗革兰阳性菌引起的感染性疾病，曾被誉为"王牌抗生素"。但是不断产生的耐药性明显降低了这类抗生素的抗菌活性。目前克服糖肽类抗生素耐药的主要策略主要有：一方面，为了提高抗生素与细菌靶点的亲和力，在糖肽类抗生素 C-3″ 位和 C-30 位上分别引入亲脂性的脂肪酰胺和氨基侧链，从而增强抗菌活性；另一方面，糖肽类抗生素的二聚体与五肽末端 D-丙氨酰-D-丙氨酸残基的亲和力大，抗菌活性强，因此，使糖肽类抗生素形成二聚体是克服细菌耐药性的另一种新策略，但亟待解决的问题是在保持二聚体生物活性的前提下，如何降低二聚体的肾毒性[40]。

15.2.2.3 寡糖类抗生素

晚霉素（Everninomycin）是 Orthosomycin 家族的一类结构复杂的寡糖类抗生素，对耐青霉素的葡萄球菌和耐万古霉素的肠球菌有良好的抑制活性[41]。晚霉素中最有代表性的是依维米星（Ziracin，**15-18**，图 15-4）[42]，它是从 *Micromosospora carbonace* 中分离得到的由 2 个原酸酯、1 个硝基糖、1 个亚甲基二氧基团和 2 个芳香酯残基构成的整个分子包含 35 个手性原子的化合物，由美国 Schering-Plough 公司开发，主要通过抑制蛋白质合成对耐药性革兰阳性菌具有抑制作用。依维米星不但对抵抗革兰阳性菌有很高的活性，而且对耐甲氧西林的葡萄球菌素、耐万古霉素的肠球菌素也有很高的活性。虽然在进行用于抵抗革兰阳性菌感染的Ⅲ期临床试验研究后，综合考虑其安全性和有效性的平衡进而于 2000 年终止对其继续开发，使得依维米星没有成为药物，但这也为以后开发抗菌素提供了新思路。

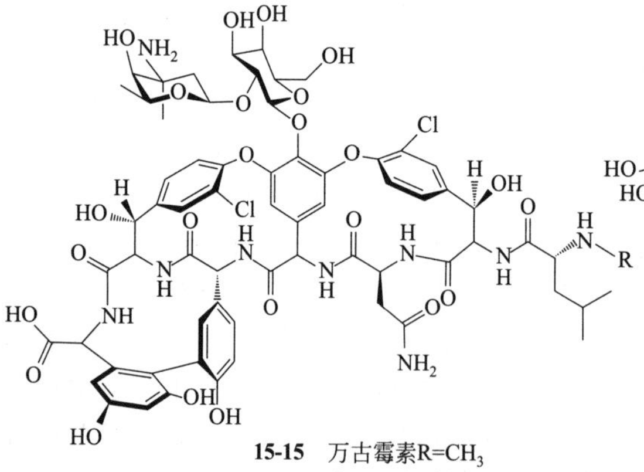

15-15　万古霉素R=CH₃
15-16　去甲万古霉素R=H
15-17　替考拉宁 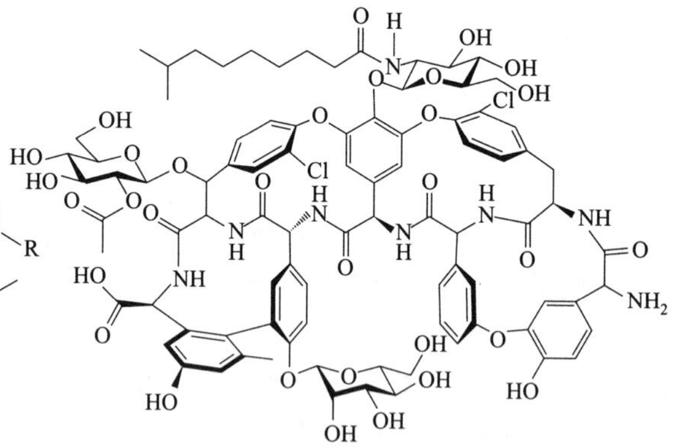
15-18　依维米星 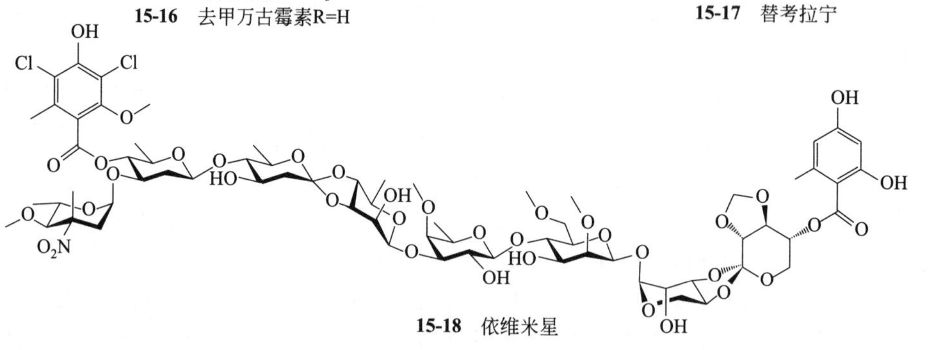

图 15-4　几种抗生素的结构

美国 Neose 公司开发的 3′-唾液酸基乳糖类似物药物 NE-0080 是一种合成幽门螺旋杆菌黏附胃黏膜细胞表面寡糖的重复片段，通过阻断幽门螺旋杆菌黏附减少及清除幽门螺旋杆菌，进而发挥抗胃溃疡活性。但在 2002 年完成其Ⅱ期对胃溃疡的疗效评价后因结果不理想而终止对其进一步的开发[43]。其他的由 Neose 公司开发的药物还有治疗儿童中耳炎的 NE-1503 和抑制器官移植中超级免疫排斥反应的 NE-501。

虽然以上这些寡糖类抗生素最终都没有能走向临床应用，但这些寡糖类抗生素至少在体外和体内的疗效均一定程度上获得了证明。相信在不久的将来，随着糖化学和糖生物学的发展，此类药物必将走向临床应用。

15.2.3 糖尿病治疗药物

糖尿病（Diabetes mellitus，DM）是一种由遗传、环境等多种因素导致的内分泌代谢紊乱疾病，是由于体内胰岛素缺乏或在靶细胞不能发挥正常生理作用而引起的以血液循环中葡萄糖浓度异常升高及尿糖、血糖过高时出现典型的"三多一少"症状（即多饮、多尿、多食及体重减少），严重者出现酮症或酸中毒。糖尿病的基本特征是长期高血糖。根据临床表现，糖尿病主要分为两大类：胰岛素依赖型糖尿病（Insulin-dependent diabetes mellitus，IDDM）即 1 型糖尿病和非胰岛素依赖型糖尿病（Noninsulin-dependent diabetes mellitus，NIDDM）即 2 型糖尿病。其中在糖尿病患者群中，一般 1 型占 5%，在成年人中发病较多；2 型占 95%，在青少年时期发病为多[44]。

15.2.3.1 上市的治疗糖尿病的糖类药物

目前上市的治疗糖尿病的糖类药物有三种，即阿卡波糖、伏格列波糖和米格列醇，它们均为 α-糖苷酶的抑制剂，其中阿卡波糖和米格列醇是由 Bayer AG 公司利用微生物发酵法和化学合成-生物转化-化学合成的方法研制开发的，伏格列波糖则是由日本武田药品公司利用全合成方法研制开发的。下面我们将分别对它们分别进行介绍。

阿卡波糖（Acarbose，**15-19**，图 15-5）[45]是真菌 *Actinoplanes utahensis* 的发酵产物，是一个与麦芽四糖类似的复合低聚糖（伪四糖），包括 acarviose 和麦芽糖两部分，其中 acarviose 是对葡萄糖苷酶的抑制效应其主要作用的部位，由具不饱和 C7-环多醇的井冈霉醇胺（Valiolamine）和 4-氨基-4,6-双脱氧葡萄糖通过类似于 N-糖苷键的氨基桥连接在一起而组成[46]。阿卡波糖口服有效，对 1 和 2 型糖尿病均有效，是目前 2 型糖尿病的治疗药物。研究证明阿卡波糖是一种可逆的、竞争性的 α-糖苷酶的抑制剂，在小肠刷状缘与葡萄糖淀粉酶、蔗糖酶及胰腺 α-淀粉酶产生竞争性结合，干扰消化道中食物多糖类 1,4-糖苷键的水解，延缓葡萄糖和蔗糖的吸收，因此餐后血糖升高的峰值明显降低。这种抑制是可逆性的，所以阿卡波糖仅能推迟复杂碳水化合物的消化，而不完全阻断葡萄糖的吸收[47]。其不良反应主要为疼痛、腹泻、肠胃气胀等，不适于肾脏功能不全的人群，而且剂量不能太高，否则会导致肝脏酶活性的异常[48]。

伏格列波糖（Voglibose，**15-20**，图 15-5）[49]是一种 1999 年在中国上市的新型的 α-葡萄糖苷酶抑制剂类口服降糖药，可改善糖尿病患者餐后高血糖。伏格列波糖和阿卡波糖类似，主要用于 2 型糖尿病的治疗，但效果比阿卡波糖强 190～270 倍，而且对消化道的 α-糖苷酶没有影响。另外，伏格列波糖的副作用较阿卡波糖的低，其副作用仅是腹胀和排气增多，且仅为 10%，症状很低，一般不会出现低血糖，也未见有对肝、肾功能影响的报道[50]。伏格列波糖主要抑制麦芽糖酶和蔗糖酶（对淀粉酶的抑制作用较小），在碳水化合物消化的最后一步，抑制双糖降解为单糖，从而减缓葡萄糖的形成[51]。

米格列醇（Miglitol，**15-21**，图 15-5）[52]是 1-脱氧氮杂-D-葡萄糖（Deoxynojirimycin）的衍生物，对胰淀粉酶和 α-葡萄糖苷酶具有高亲和力，能够抑制二糖、多糖和复合糖的水解，延缓葡萄糖和其他单糖的吸收，降糖效果比阿卡波糖和伏格列波糖更为有效。米格列醇主要用于 2 型糖尿病的治疗，通过抑制 α-葡萄糖苷酶减少复合糖消化率，延缓葡萄糖从吸收的复合碳水化合物中释放，从而控制餐后葡萄糖吸收、防止血糖升高。米格列醇与磺酰脲类及双胍类药物相比，毒副作用明显减少，这是由于它在体内不被代谢，口服后经尿迅速排出体外。米格列醇不抑制 α-淀粉酶，所以在肠道中不会残留未被吸收的寡糖，消除了阿卡波糖严重的肠道副作用。米格列醇安全有效，副作用较小，且耐受性良好，已经成为治疗 2 型糖尿病的首选药物[53]。

15. 2. 3. 2 在研的治疗糖尿病的糖类药物

D-塔格糖（D-Tagatose，**15-22**，图 15-5）[54]是一种果糖差向异构体，通过异构化半乳糖制得，口服有效，由 Spherix 公司开发，用于治疗 2 型糖尿病。它可通过调节糖原的代谢和抑制蔗糖酶以及麦芽糖酶而发挥作用，目前尚处于临床 2 期试验。D-塔格糖不会造成慢性和遗传毒理性病变，因此在食品中使用是安全可靠的，2001 年，D-塔格糖被美国食品与药物管理局（FDA）确定为普遍公认安全食品（GRAS）。D-塔格糖不像其他 2 型糖尿病治疗药物引起体重增加、低血糖和水肿等副作用，它既能减肥又能引起高密度脂蛋白胆固醇水平的升高而不引起低血糖。此外，它还是一种益生元（Prebiotic），具有抗氧化作用，但缺点是须大量使用，这样会引起胃肠道的不适。

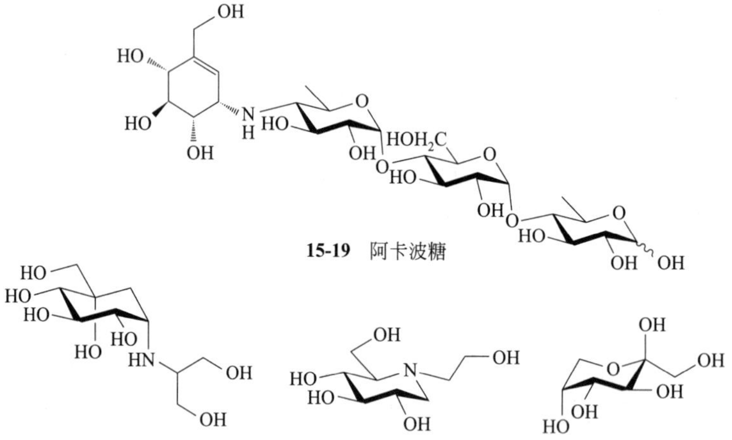

15-19 阿卡波糖

15-20 伏格列波糖　**15-21** 米格列醇　**15-22** D-塔格糖

图 15-5 几种治疗糖尿病的糖类药物的结构

DYN12[55]是一个小分子，它能降低糖尿病大鼠血浆中 3-脱氧葡糖酮（3-Deoxyglucosone，3-DG）的浓度，降幅为 50%。3-DG 的反应活性很强，可以与蛋白质交联，从而引起它们的改变或者功能丧失。研究证实 3-DG 是引起高聚糖最终产物（Advanced glycation end product，AGE）形成的因子之一，而 AGE 参与了糖尿病肾病、动脉粥样硬化和一些其他的疾病。

15. 2. 4 神经系统疾病治疗药物

神经系统疾病是发生于中枢神经系统、周围神经系统、植物神经系统的以感觉、运动、意识、植物神经功能障碍为主要表现的疾病，包括神经退行性疾病［如帕金森病（Parkinson's disease，PD）、阿尔茨海默症（Alzheimer's disease，AD）等］、精神类疾病和神经损伤。多种糖类物质正用于或者正在开发成为上述疾病的治疗药物。

托吡酯（Topiramate，**15-23**，图 15-6）[56]是一个经二丙酮基修饰和硫酸化修饰的 D-果糖衍生物，是一种新型具有广谱抗癫痫作用的药物。托吡酯于 1986 年首次在实验室合成，具有理想的药代动力学特征，1996 年经 FDA 批准上市，主要用于辅助治疗儿童部分癫痫发作，后来还被批准用于儿童和青年的癫痫大发作。托吡酯是基于糖类化合物开发的新药中最具代表性的例子之一，其确切的作用机理目前还不十分清楚，一般认为有以下几点[57,58]：①阻断电压依赖性钠通道，限制神经元持续重复放电，从而减少癫痫样放电的持续时间和每次放电产生的动作电位数目；②增强 γ-氨基丁酸酯（GABA）介导的中枢神经抑制作用；③抑制 α-氨基-3-羟基-甲基异噁唑-4-丙酸（AMPA）受体对大脑皮层、海马和小脑皮层神经元的钙内流均有抑制作用，从而对神经元起保护作用；④阻滞 AMPA/KA 型谷氨酸受体的作用，减轻兴奋性神经毒性；⑤轻度抑制碳酸酐酶从而产生抗惊厥作用。

硫酸软骨素（Chondroitin sulfate，CS，**15-24**，图 15-6）是来自动物喉骨、鼻软骨、气管等富含软骨组织的一类重要酸性高分子黏性多糖，具有多种重要生物活性。CS 在神经痛、偏头痛等的治疗中具有很好的效果，其机理为 CS 可直接补充软骨的基质成分、减轻软骨成分的降解、促进软骨细胞的代谢、恢复软骨细胞基质分泌功能、抑制关节内多种胶原酶的活性。此外，CS 还具有抗纤维化活性，可通过抗氧化活性机制清除自由基和延缓衰老。在动物实验中已经证实 CS 可以促进中枢神经的损伤修复，有望开发成新一代的中枢损伤修复药物[59]。

血脑屏障（Blood brain barrier，BBB)[60]是存在于脑组织和血液之间的一个复杂细胞系统，能控制血脑两侧的物质转运，从而保证中枢神经组织内环境的稳定。许多分子较大、水溶性较高的药物不能穿透 BBB，而那些脂溶性高、分配系数大的药物以及分子量小、血浆蛋白结合率低的药物易于透过 BBB，因而要求中枢神经活性物质具有较好的脂溶性，因此基于糖脂开发中枢神经药物成了一种自然的选择。Sygen（**15-25**，图 15-6)[61,62]是一种糖基鞘磷脂，其主要成分是神经节苷脂类化合物 GM1，主要用于治疗卒中、脊索损伤等急性创伤和 PD 等慢性病。Sygen 由意大利的 FIDIA 制药公司开发，最初原料药是从牛的脑组织中提取的，但是由于受疯牛病等因素影响，目前是由大规模化学合成法制备的。从 1999 年开始进入治疗 PD 的 II 期临床研究，至今仍未结束。

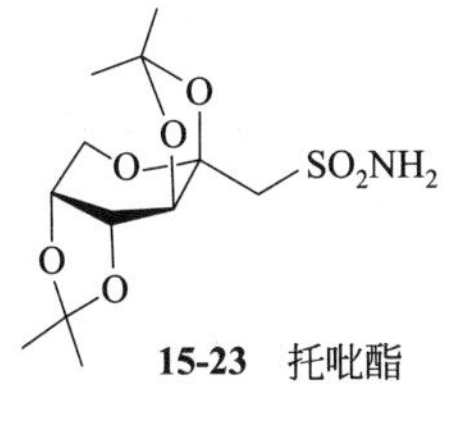

15-23 托吡酯 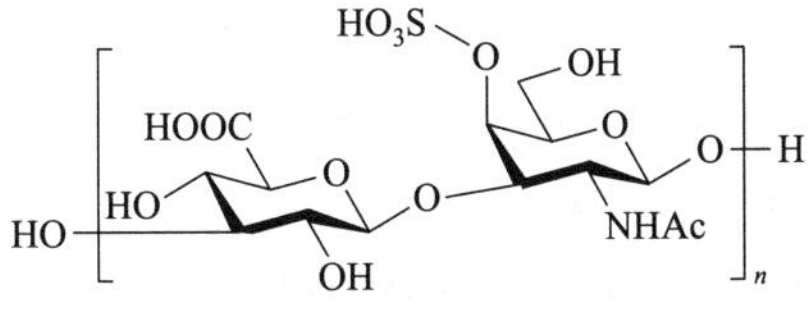　　　　**15-24** 硫酸软骨素

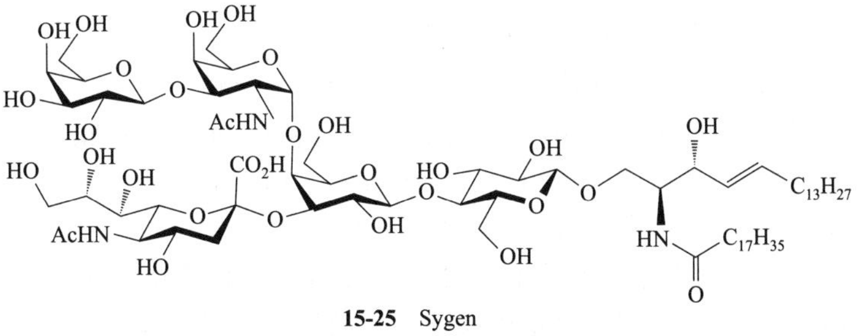

15-25 Sygen

图 15-6　几种治疗神经性疾病的糖类药物的结构

AZD-103（Scyllo-inositol）是一种抗 AD 的糖类药物，由 Elan 公司和 Transition Therapeutics 公司联合开发。研究发现，AZD-103 能够通过靶向 Aβ_{1-42} 的 C-末端两位氨基酸（IA），抑制 Aβ_{1-42} 的聚集，并且能够将已经聚集的 Aβ_{1-42} 解聚，减少 Aβ_{1-42} 神经毒性结构的形成及其在脑部的集聚，从而预防进一步的认知损坏或记忆丧失[63]。研究发现，不论是已经出现病状或尚未发病的 APP/PS1 转基因鼠，口服 AZD-103 后都能够改善 AD 的发展。在

Ⅱ期临床试验 AZD-103 的两个较高剂量组由于副作用被取消，但是这项研究将以低剂量继续进行下去[64]。

15.3　糖类药物的发展方向

15.3.1　开辟广泛的糖类药物来源

15.3.1.1　糖库的建立

生物技术的迅猛发展，使得生物分子的总数不断增多，DNA、RNA 和肽类都已建立了各自的数据库，随后又建立了相应的分子库。生物分子库以及组合化学在药物的筛选中具有不可估量的作用，因此要发展糖药物，建立糖库是势在必行的。

一些容量不太大的糖库在自然界是广泛存在的，例如糖蛋白中 N-糖链的糖库、鞘糖脂类的糖库等。尤其糖蛋白上有多种不同的糖型，即早年所谓的糖链的微观不均一性，长期以来给糖蛋白及糖链的研究带来了很大的困难。但是，实际上这些糖型就起了到糖库的作用。此外，在细胞表面还存在许多不同结构和不同类型的糖复合物（如糖蛋白和糖脂），客观上也是一个巨大的糖库，只是很难得到纯的样品库进行应用，因为这些糖库中的分子与其他生物分子混杂在一起，难以分离。另外，从某种意义来看哺乳动物的乳汁是一个天然的生物分子库[65]，初乳中含有婴儿不能合成的免疫球蛋白、蛋白水解酶抑制剂等大分子，还含有大量的寡糖。近年来，在人乳汁中已鉴定出 40 余种中性寡糖和约 45 种酸性寡糖，某些寡糖的聚合度达到 13，发现这些寡糖中有相当数量的是含 L-岩藻糖，而且某些寡糖可以有效地抑制一些微生物及其产生的毒素对婴儿的感染，因此乳汁有可能成为一个有开发前途的糖库。

建立不同类型的糖库目前具有可操作性的最简单的方法就是使用酶解、化学降解或部分水解法。例如目前利用该方法进行小分子肝素研究，使用亚硝酸或不同性的肝素酶作用于蛋白聚糖中的肝素或类肝素类型的糖胺聚糖，便可得到一系列不同序列、不同结构的降解产物，这种糖胺聚糖降解产物的混合物就是一个类型的糖库。采用适宜的分析、分离和活性测定方法，就有可能筛选到活性更高的肝素寡糖。又比如，对植物和一些微生物的多糖进行部分酸（碱）水解，可以得到包含一系列不同生物活性的寡糖的糖库。再比如，在细胞表面存在着不同类型的鞘糖脂，如果对分离得到的鞘糖脂混合物用内切糖苷水解酶断裂糖链和神经酰胺间的键，就能得到含有相当种类的鞘糖脂糖链库。

第二种建立糖库的方法是合成法。由于糖类结构的复杂性，目前寡糖及糖缀合物的合成还没有一种通用、简便的方法。采用合成方法构建寡糖库，虽然难度很大，但是可以获得较纯净的糖库。近年来，一些寡糖的药用价值得到肯定，糖类的合成技术也迅速发展，不仅有能连续操作的寡糖固相合成技术[66]，糖化学家又提出了以单甲氧基聚乙二醇为载体的液相合成技术[67]，均为寡糖库的建设提供了快捷、实用的方法和策略。此外，寡糖的组合合成技术、固相法和液相法也有研究，但是进展不大，尚处于初级阶段。

第三种方法，便是通过寡糖的酶催化合成法建立糖库。与化学法相比，酶法免除了糖基化过程中所必需的保护和脱保护基团及端基活化等步骤，并且显示出了高度的区域选择性和立体选择性。可用于寡糖合成的酶包括糖苷水解酶、糖基转移酶及近期研究较热的通过基因敲除等基因技术构建的新型糖苷合成酶。可以利用糖苷水解酶的逆向反应，促使糖苷键的形成。目前已有用乳糖酶合成可诱导双歧杆菌产生的半乳寡聚糖。此外，由于糖蛋白中的一些糖肽结构表现出了特有的生物学活性（如特定的抗原性），使得近年来糖肽的合成研究得到快速发展，糖肽也成为另一类建库的对象。

在各种类型的糖库建成之后，在进行药物筛选时，需要建立专一有效的活性测定和糖库结构表征的方法，才能从库中筛选出具有良好活性的寡糖和糖缀合物，然后再进行分离和结构鉴定。所以说，糖库的建立只是糖库筛选的第一阶段，其后还要进一步进行结构改造和优化等研究。

在基因组学、蛋白质组学的研究之后，旨在研究糖类化合物的结构和功能关系的糖组学的研究热潮也已兴起，糖的微阵列研究及糖芯片的研发也亟需构建大量的糖库。因此，糖库的建立不仅有利于糖类药物的研究和发展，而且也将会促进糖类结构的解析和功能的研究。

15.3.1.2　糖类药物的模拟

由于糖类化合物合成的难度较高，以及建立肽库和核酸库技术的成熟，因此，可以设法利用其他类型的分子库来筛选糖类化合物的模拟物。例如，利用噬菌体展示技术从随机肽库中筛选糖类模拟物，研究发现可替代糖类和凝集素或糖类诱导的抗体结合的糖链；此外，也可从 DNA、RNA 库中筛选能和糖结合蛋白相互作用的核酸类化合物。因此，此类研究不仅能为药物研究提供更多的糖类分子，而且还可以为生物分子结构和功能多样性提供研究对象。

除了利用生物分子库来筛选糖类化合物的模拟物以外，利用计算机辅助药物设计，通过模拟和比较结构和受体结合位点，也可以从已知结构的化合物中筛选出糖类药物的模拟物。例如，L-岩藻糖基化的甘草甜素可以模拟和保持的 SLe^x 活性。

15.3.1.3　海洋糖类药物资源的开发

海洋资源的研究和开发相对滞后于植物和微生物的研究和开发。海洋生物的种类众多，藻类作为药物具有巨大的研究潜力。例如海藻中有许多酸性糖类化合物都可以作为凝集素的配体，有可能用作抗炎药物。此外，还有很多酸性糖类化合物能呈现抗肿瘤和抗 HIV 的活性。藻类中有相当部分是酸性多糖，在结构上和蛋白聚糖上的糖胺聚糖类似，而且表现出了多种相关的生物活性[68]。上述研究结果只是海洋药物研究中很少的一部分，其中丰富的海洋糖类药物资源还有待进行更深入的挖掘。

15.3.2　改造已有的药物

已经上市的众多药物（包括糖类药物）很多都可以改造，糖基的引入可能有利于提高药效、降低毒副作用。进行糖类药物的修饰或糖类化合物改造其他药物分子，主要的途径有以下几种。

15.3.2.1　多价糖类药物

越来越多的研究表明，活性分子的受体通常是二聚体乃至多聚体，而且受体还能在膜上流动，聚集成斑、成帽。因此，多价的配体可能呈现出更高的生物活性。例如多价抗原的免疫效果比单体更好。在糖类和糖蛋白结合的相互作用时，也有类似的情况。例如肝脏实质细胞表面半乳糖结合蛋白的配体每增加一价结合常数增加 1000 倍[69]，因此多价的糖复合物有其广阔的开发应用前景。再比如，在合成多价锗药物时，除了使用线性的合成高聚物外，还使用了树枝形状的高聚物[70]。糖类化合物中是普遍存在这种多价或成簇效应，因此利用蛋白质或其他一些合成或天然高聚物作为骨架的多价或簇状缀合物及模拟物，已成为糖类药物或其模拟物设计的一种行之有效的方法。

15.3.2.2 使用糖类导向和定位药物

在某种意义上说，糖类药物的副作用一般比其他药物小，而且糖类化合物所具有的特殊的细胞靶向定位到机体中特定的部位的作用的发挥，不仅能进一步减小副作用，而且能降低糖类药物的使用剂量。一些糖类激素（如促甲状腺素和促黄体激素等）、微生物（如幽门螺旋杆菌等）以及微生物分泌外毒素的作用都带有靶向和定位传送特点，这是由于在这些糖类激素和微生物上都带有特定结构的糖类或某种糖类结合专一性的凝集素，它们是天然的生物导弹，已有研究利用此类特性发展药物的靶向输送系统。以此为借鉴，使用特定结构的糖类也可以实现药物的靶向定位作用。例如将半乳糖和一些药物同时连接到某些大分子上，所得的偶联产物就有可能专一地投送到肝脏的实质细胞中，达到靶向给药以治疗肝脏疾病的目的。利用同样的原理还可以将核酸类药物传送进肝脏。可使有些肝病发生时，细胞表面的半乳糖结合蛋白的数量有所降低。

15.3.2.3 使用糖类修饰，延长药物在体内的寿命

通常延长药物在体内的寿命主要有以下几种途径：①保护蛋白类药物的稳定性，使其在体液内不被降解；②避免内吞；③减少被肾脏的排泄；④药物以一种可解离的复合物的形式存在，成为某种缓冲体系。这几种方法都可以通过使用糖类化合物的修饰来实现，通过基因工程的方法，在蛋白质中一些酶切位点附近引进糖基化位点，从而使酶切位点因糖链的引入而被屏蔽，进而使蛋白类药物得到保护[71]。如果在糖蛋白的糖链非还原端是一些不被细胞表面的糖结合蛋白识别的单糖（如唾液酸、糖醛酸等），则它们就不易被一些脏器所清除，就能延长其在体液中的寿命。颗粒巨噬细胞集落刺激因子（GM-CSF）上糖链的存在可提高其在体内的半衰期[72]，可能就是因为糖链的存在而使其不易被肾脏排泄的结果。

15.3.3 其他发展方向

纵观目前糖类药物的研究现状，鉴于糖所具有的特殊结构和性质，小分子流感病毒抑制剂、寡糖及多糖的抗转移活性利用合成寡糖缀合物发展糖类疫苗（如抗病毒、抗菌、抗HIV和抗肿瘤疫苗），将是糖类药物未来发展的重点方向。再者，利用糖（如糖蛋白、抗生素等）对药物进行糖基修饰以及剂型改造，优化药物的代谢性质，以及作为靶向输送药物的材料应用于剂型的配伍也将是未来糖类化合物开发应用与药物领域的主要方向。此外，糖类农药的开发及基于结构和靶点的糖类药物设计也是其重要的发展方向。

15.4 糖类药物面临的挑战

如前文所述，糖类药物在过去的几十年里，取得了长足的进步，目前已有许多糖类药物被应用于多种疾病的预防和治疗中，糖类药物将以其特殊的结构和性质在许多特殊的疾病中发挥特殊的作用。尽管如此，不可否认，糖类药物的发展仍然面临着以下几个难题和挑战。

15.4.1 加快糖类药物的制备

众所周知，药物研究需要大量化合物以供活性筛选，然而由于糖类化合物合成效率低、生物合成量较少，天然糖类化合物分离纯化困难，解析非常费时，使得糖类化合物的制备成为制约糖类药物发展的一大瓶颈。无论从天然资源中分离，还是用化学法和酶法制备，都应能够高选择性、高收率、简单快速、低成本地制备复杂寡糖及糖缀合物，以满足生物学和临

床研究的需要。

15. 4. 2 改善糖类药物生物利用度

由于糖是一种高极性分子，因而很难被动扩散通过小肠上皮细胞导致口服生物利用度低；此外，糖类药物注射给药的血清清除速率快等问题都是亟待解决的问题。

15. 4. 3 建立糖类药物安全性和有效性的评价机制

如何建立有效、公认的评价模型来证明新型药物的安全性和有效性也是糖类药物发展面临一大挑战。

上述几个问题是未来糖类药物进一步发展所必须面对和解决的，也许随着科学发展的整体进步，这些问题会在发展中逐步得到解决。

15. 5 结语

近几十年来，与糖相关的各个学科的发展都是巨大的，糖化学中糖类合成方法和新策略的突破及糖类结构分析方法的进步、糖生物学的飞速发展、糖类化合物结构多样性和复杂性逐渐被阐明，它们所担负的众多生物学功能已为主流科学家所认识，糖科学的研究已成为世界范围内的一个研究热点。在药物化学领域，糖类药物研究也愈来愈被重视，而糖类化合物也被认为是当前发现药物先导物的重要来源之一。

总而言之，寻找和开发糖类药物的新药用价值，获益的将不仅仅是药物科学，对我们更好地了解生命过程也是大有裨益的。我们期待更多糖类药物的诞生，为人类的健康生活造福。

参 考 文 献

[1] Wermuth C G. Meditional Chemistry for the 21st Century (IUPAC Chemistry for the 21st Century). London：Black well Scientific Publications，1992：38-84.

[2] Dove A. The bitter sweet Promise of glycobiology [J]. Nat Biotechnol, 2001, 19 (10)：913-917.

[3] Klesov AA，Witczak ZJ，David P. Carbohydrate Drug Design. Oxford Univ Pr，2006.

[4] Wong CH. Carbohydrate-based Drug Discovery, Wiley-VCH Verlag GmbH & Co. KGaA, 2003.

[5] 蔡孟深，李中军. 糖化学——基础、反应、合成、分离及结构 [J]. 北京：化学工业出版社，2007.

[6] 方志杰. 糖类药物合成制备 [M]. 北京：化学工业出版社，2009.

[7] Varki A. Biological roles of oligosaccharides：all of the theories are correct [J]. Glycobiology, 1993, 3 (2)：97-130.

[8] Bailar Ⅲ JC，Gornik HL. Cancer undefeated. N Engl J Med，1997, 336 (22)：1569-1574.

[9] Ren L，Perera C，Hemar Y. Antitumor activity of mushroom polysaccharides: a review [J]. Food Funct, 2012, 3 (11)：1118-1130.

[10] Zhong K，Liu L，Tong L，et al. Rheological properties and antitumor activity of schizophyllan produced with solid-state fermentation [J]. Int J Biol Macromol, 2013, 62：13-17.

[11] 王振河，霍云凤. 裂褶菌及裂褶菌多糖研究进展 [J]. 微生物学杂志，2006，26 (1)：73-76.

[12] 雷鹏程，洪纯，余聪等. 云芝多糖药理作用的研究进展 [J]. 微量元素与健康研究，2006，23 (2)：53-55.

[13] 邵祥龙，苏日娜，李伟立. 茯苓多糖抗肿瘤作用研究进展 [J]. 北京中医药，2009，28 (4)：315-317.

[14] 纪芳，李鹏飞，徐胜元等. 羧甲基茯苓多糖的制备及体内抗肿瘤作用的实验研究 [J]. 中国微生物学杂志，2003，15（6）：333-334.

[15] Platt D，Raz A. Modulation of the lung colonization of B16-F1 melanoma cells by citrus pectin [J]. J Natl Cancer Inst，1992，84（6）：438-442.

[16] Pienta KJ，Naik H，Akhtar A，et al. Inhibition of spontaneous metastasis in a rat prostate cancer model by oral administration of modified citrus pectin [J]. J Natl Cancer Inst，1995，87（5）：348-353.

[17] Inohara H，Raz A. Effects of natural complex carbohydrate (citrus pectin) on murine melanoma cell properties related to galectin-3 functions [J]. Glycoconj J，1994，11（6）：527-532.

[18] Hulett MD，Freeman C，Hamdorf BJ，et al. Cloning of mammalian heparanase, an important enzyme in tumor invasion and metastasis [J]. Nat Med，1999，5（7）：803-809.

[19] Parish CR，Freeman C，Brown KJ，et al. Identification of sulfated oligosaccharide-based inhibitors of tumor growth and metastasis using novel in vitro assays for angiogenesis and heparanase activity [J]. Cancer Res，1999，59（14）：3433-3441.

[20] Rosenthal MA，Rischin D，McArthur G，et al. Treatment with the novel anti-angiogenic agent PI-88 is associated with immune-mediated thrombocytopenia [J]. Ann Oncol，2002，13（5）：770-776.

[21] Khachigian LM，Parish CR. Phosphomannopentaose sulfate (PI-88)：heparan sulfate mimetic with clinical potential in multiple vascular pathologies [J]. Cardiovasc Drug Rev，2004，22（1）：1-6.

[22] Miller MC，Klyosov A，Mayo KH. The alpha-galactomannan Davanat binds galectin-1 at a site different from the conventional galectin carbohydrate binding domain [J]. Glycobiology，2009，19（9）：1034-1045.

[23] Miller MC，Klyosov AA，Mayo KH. Structural features for α-galactomannan binding to galectin-1 [J]. Glycobiology，2012，22（4）：543-551.

[24] Li QN，Liu HY，Xin XL，et al. Marine-derived oligosaccharide sulfate (JG3) suppresses heparanase-driven cell adhesion events in heparanase over-expressing CHO-K1 cells [J]. Aeta Pharmaeol Sin，2009，30（7）：1033-1038.

[25] Miao B，Chen Y，Li J，et al. Oligomannurarate sulfate, a novel antimitotic agent, exerts anti-cancer activity by binding to tubulin on novel site [J]. Cancer Biol Ther，2010，10（1）：89-98.

[26] Brown JR，Crawford BE，Esko JD. Glycan antagonists and inhibitors：a fount for drug discovery [J]. Crit Rev Biochem Mol Biol，2007，42（6）：481-515.

[27] Qiu H，Yang B，Pei ZC，et al. WSS25 inhibits growth of xenografted hepatocellular cancer cells in nude mice by disrupting angiogenesis via blocking bone morphogenetic protein (BMP)/Smad/Id1 signaling [J]. J Biol Chem，2010，285（42）：32638-32646.

[28] Omura GA，Blessing JA，Vaccarello L，et al. Randomized trial of cisplatin versus cisplatin plus mitolactol versus cisplatin plus ifosfamide in advanced squamous carcinoma of the cervix：a Gynecologic Oncology Group study [J]. J Clin Oncol，1997，15（1）：165-171.

[29] 于珊，秦宝福. 苦马豆素国内外研究进展 [J]. 中国农村小康科技，2006，6：63-67.

[30] Goss PE，Reid CL，Bailey D，et al. Phase IB clinical trial of the oligosaccharide processing inhibitor swainsonine in patients with advanced malignancies [J]. Clin Cancer Res，1997，3（7）：1077-1086.

[31] Roberts JD，Klein JL，Palmantier R，et al. The role of protein glycosylation inhibitors in the prevention of metastasis and therapy of cancer [J]. Cancer Detect Prev，1998，22（5）：455-462.

[32] Magalhães A，Gomes J，Ismail MN，et al. Fut2-null mice display an altered glycosylation profile and impaired BabA-mediated Helicobacter pylori adhesion to gastric mucosa [J]. Glycobiology，2009，19（12）：1525-1536.

[33] Mulvey G，Kitov PI，Marcato P，et al. Glycan mimicry as a basis for novel anti-infective drugs [J].

Biochimie, 2001, 83 (8): 841-847.

[34] Kondo S, Hotta K. Semisynthetic aminoglycoside antibiotics: Development and enzymatic modifications [J]. J Infect Chemother, 1999, 5 (1): 1-9.

[35] Kondo S, Shibahara S, Usui T, et al. New 2″-amino derivatives of arbekacin, potent aminoglycoside antibiotics against methicillin-resistant Staphylococcus aureus [J]. J Antibiot, 1993, 46 (3): 531-534.

[36] Dozzo P, Moser HE. New aminoglycoside antibiotics [J]. Expert Opin Ther Pat, 2010, 20 (10): 1321-1341.

[37] Stevens DL. The role of vancomycin in the treatment paradigm [J]. Clin Infect Dis, 2006, 42 Suppl 1: S51-S57.

[38] Yan H, Qi D, Cheng X, Song Z, et al. Antibiotic activities and affinities for bacterial cell wall analogue of N-demethylvancomycin and its derivatives [J]. J Antibiot (Tokyo), 1998, 51 (8): 750-756.

[39] McComas CC, Crowley BM, Hwang I, et al. Synthesis and evaluation of methyl ether derivatives of the vancomycin, teicoplanin, and ristocetin aglycon methyl esters [J]. Bioorg Med Chem Lett, 2003, 13 (17): 2933-2936.

[40] 鞠永静, 马淑涛. 糖肽类抗生素的研究进展 [J]. 中国医科大学学报, 2008, 39 (2): 188-192.

[41] Bronson JJ, Barrett JF. Quinolone, everninomycin, glycylcycline, carbapenem, lipopeptide and cephem antibacterials in clinical development [J]. Curr Med Chem, 2001, 8 (14): 1775-1793.

[42] Ganguly AK. Ziracin, a novel oligosaccharide antibiotic [J]. J Antibiot (Tokyo), 2000, 53 (10): 1038-1044.

[43] 张树政. 糖生物工程 [M]. 北京: 化学工业出版社, 2012.

[44] Israili ZH. Advances in the treatment of type 2 diabetes mellitus [J]. Am J Ther, 2011, 8 (2): 117-152.

[45] Balfour JA, McTavish D. Acarbose. An update of its pharmacology and therapeutic use in diabetes mellitus [J]. Drugs, 1993, 46 (6): 1025-1054.

[46] Zhang CS, Stratmann A, Block O, et al. Biosynthesis of the C (7)-cyclitol moiety of acarbose in Actinoplanes species SE50/110. 7-O-phosphorylation of the initial cyclitol precursor leads to proposal of a new biosynthetic pathway [J]. J Biol Chem, 2002, 277 (25): 22853-22862.

[47] Scheen AJ. Clinical efficacy of acarbose in diabetes mellitus: a critical review of controlled trials [J]. Diabetes Metab, 1998, 24 (4): 311-320.

[48] 陈新文, 韩加情. 阿卡波糖的临床应用及不良反应 [J]. 药物流行病学杂志, 2005, 14 (2): 70-72.

[49] Göke B, Fuder H, Wieckhorst G, et al. Voglibose (AO-128) is an efficient alpha-glucosidase inhibitor and mobilizes the endogenous GLP-1 reserve [J]. Digestion, 1995, 56 (6): 493-501.

[50] Blicklé JF, Andres E, Brogard JM. Current status of the treatment of type 2 diabetes mellitus. Alpha-glucosidase inhibitors [J]. Rev Med Interne, 1999, 20 (Supply. 3): 379-383.

[51] 徐志彪, 俞伟男. 伏格列波糖治疗 2 型糖尿病的有效性和安全性——附 50 例临床观察 [J]. 山东医药工业, 2000, 19 (1): 53-54.

[52] Scott LJ, Spencer CM. Miglitol: a review of its therapeutic potential in type 2 diabetes mellitus [J]. Drugs, 2000, 59 (3): 512-549.

[53] Campbell LK, Baker DE, Campbell RK. Miglitol: assessment of its role in the treatment of patients with diabetes mellitus [J]. Ann Pharmacother, 2000, 34 (11): 1291-1301.

[54] Donner TW, Wilber JF, Ostrowski D. D-tagatose, a novel hexose: acute effects on carbohydrate tolerance in subjects with and without type 2 diabetes [J]. Diabete Obesity and Metab, 1999, 1 (5): 285-291.

[55] Kappler F, Schwartz ML, Su B, et al. DYN 12, a small molecule inhibitor of the enzyme amadorase,

lowers plasma 3-deoxyglucosone levels in diabetic rats [J]. Diabetes Technol Ther, 2001, 3 (4): 609-616.

[56] Faught E, Wilder BJ, Ramsay RE, et al. Topiramate placebo-controlled dose-ranging trial in refractory partial epilepsy using 200-, 400-, and 600-mg daily dosages. Topiramate YD Study Group [J]. Neurology, 1996, 46 (6): 1684-1690.

[57] Poulsen CF, Simeone TA, Maar TE, et al. Modulation by topiramate of AMPA and kainate mediated calcium influx in cultured cerebral cortical, hippocampal and cerebellar neurons [J]. Neurochem Res, 2004, 29 (1): 275-282.

[58] Privitera MD. Topiramate: a new antiepileptic drug [J]. Annpharmacother, 1997, 31 (10): 1164-1173.

[59] Emmanuel P, Cedric D, Dulce PG, et al. Chondroitin Sulfate: Structure, Role and Pharmacological Activity [J]. Advances in Pharmacology, 2006, 53, 167-186.

[60] McAllister MS, Krizanac-Bengez L, Macchia F, et al. Mechanisms of glucose transport at the blood-brain barrier: an in vitro study [J]. Brain Res, 2001, 904 (1): 20-30.

[61] Schneider JS, Roeltgen DP, Rothblat DS, et al. GM1 ganglioside treatment of Parkinson's disease: an open pilot study of safety and efficacy [J]. Neurology, 1995, 45 (6): 1149-1154.

[62] Geisler FH. Clinical trials of pharmacotherapy for spinal cord injury [J]. Ann N Y Acad Sci, 1998, 845: 374-381.

[63] Townsend M, Cleary JP, Mehta T, et al. Orally available compound prevents deficits in memory caused by the Alzheimer amyloid-beta oligomers [J]. Ann Neurol, 2006, 60 (6): 668-676.

[64] Hawkes CA, Deng LH, Shaw JE, et al. Small molecule beta-amyloid inhibitors that stabilize protofibrillar structures in vitro improve cognition and pathology in a mouse model of Alzheimer's disease [J]. Eur J Neurosci, 2010, 31 (2): 203-213.

[65] Stahl B, Thurl S, Zeng J, et al. Oligosaccharides from human milk as revealed by matrix-assisted laserdesorption/ionization mass spectrometry [J]. Anal Biochem, 1994, 233, 218.

[66] Danisefsky SJ, McClur KF, Randolph JT, et al. A strategy for the solid-phase synthesis of oligosaccharides [J]. Science, 1993, 260 (5112): 1307-1309.

[67] Gravert DJ, Jenda KD. Synthesis on soluble polymers: new reactions and the construction of small molecules [J]. Curr Opin Chem Biol, 1997, 1 (1): 107-113.

[68] Mourao PAS, Vieira P. Sulfated polysaccharides from Echiroderms reveal unique structures and new potential as bioactive polymers [J]. Trends Glycosci Glycotech, 1995, 7: 235-246.

[69] Yarema, KJ; Bertozzi, CR Chemical Approaches to Glycobiology and Emerging Carbohydrate-Based Therapeutic Agents [J]. Curr . Opin. Chem. Biol. 1998, 2 (1): 49-61.

[70] Zanini D, Roy R. Synthesis of new α-thiosialodendrimers and their binding properties to the sialic acid specific lectin from Limax flavus [J]. J Amer Chem Soc, 1997, 119 (9): 2088-2095.

[71] Nishi T, Ttoh S. Qualitative improvement of therapeutic glycoproteinsby glycotechnology [J]. Trends Glycosci Glycotech, 1992, 4, 336-344.

[72] Okamoto M, Nakai M, Nakayama C, et al. Purification and characterization of three forms of differently glycosylated recombinant human granulocyte macrophage colony-stimulating factor [J]. Arch Biochem Biophy, 1991, 286 (2): 562-568.

16 一氧化氮供体偶氮鎓二醇盐的 O^2-保护策略及其应用研究进展

Research Progress in O^2-protection and Application of Nitric Oxide Donor Diazeniumdiolates

黄张建 赖宜生 彭司勋 张奕华❶

16.1 引言

20 世纪 80 年代哺乳动物体内一氧化氮（NO）生理作用的发现是生命科学史上的重大进展。1998 年，美国学者 Furchgott、Ingnarro 和 Murad 因各自在 NO 生物学研究中获得重大发现而分享当年诺贝尔生理学和医学奖[1]。大量的研究表明，NO 作为信使物质或效应分子在体内多个系统包括心血管系统[2,3]、神经系统[4]、免疫系统[5,6]等发挥极其重要的生理功能；NO 生成不足或 NO 信号传导异常与多种疾病的形成和发展密切相关。设计和研究 NO 供体型药物正是在这一背景下应运而生的新药研究领域[7~14]。鉴于 NO 的生理作用极其广泛，此类药物研究应考虑如何选择性地在靶部位（一般为病变部位）释放 NO，而在正常组织器官中不释放或者仅释放少量的 NO，从而最大限度地避免 NO 在非靶部位带来的副作用。

NO 供体型药物一般由 NO 供体（NO donor）及相关药物（或某种活性基团）组成。NO 供体有多种结构类型，其中偶氮鎓二醇盐（Diazeniumdiolates，NONOates）在靶向释

❶ 通讯作者，张奕华，中国药科大学新药研究中心（江苏南京，210009），教授，博士生导师。研究方向：一氧化氮供体药物。电话：025-83271015，E-mail：zyhtgd@163.com。

放 NO 方面优势明显[13,15]。

偶氮镓二醇盐早于 1960 年就被合成，但直到 NO 的生理作用被发现后才得到重视[16]。研究表明，偶氮镓二醇盐在生理条件下不稳定，极易释放两分子的 NO，半衰期从数秒钟到数小时不等[17]。然而，一旦将 O^2 原子（与氮镓离子相连的 O 称之为 O^1，与烯键氮原子相连的 O 为 O^2）适当修饰后，便能形成稳定的前体。该类前体可在体内某些特定酶作用下脱除 O^2 的保护基，从而靶向性地释放 NO（图 16-1）。

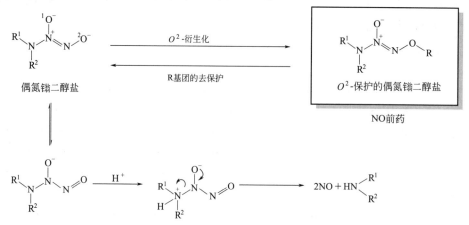

图 16-1　偶氮镓二醇盐的结构、释放 NO 的机制及其 O^2-保护策略

本文主要综述偶氮镓二醇盐的相关化学和 O^2-保护策略及其在肿瘤、心血管、炎症等治疗药物方面的研究进展。

16.2　偶氮镓二醇盐的相关化学

16.2.1　偶氮镓二醇盐的结构及性质

广义来讲，偶氮镓二醇盐指的是化合物 X-N(O)＝NO⁻ M⁺，其中 X 可以是 C、N、O 或 S[18]，尤以 N 最为常见；M 可以是钠盐、钾盐、钙盐或铵盐等[19]。值得一提的是，偶氮镓二醇的二价铜盐[20]是以 Cu^{2+} 与 O^1 和 O^2 共同配位的形式存在，而其他的金属离子如锰[21]和钴[22]则不能和偶氮镓二醇阴离子部分形成盐。在偶氮镓二醇盐中，固态钠盐不仅相对比较稳定，而且更易于制备与保存，因此受到人们重视。此外，不同的偶氮镓二醇盐在释放 NO 机理方面也存在差异，通常仲胺类偶氮镓二醇钠盐主要释放 NO，而以伯胺形成的偶氮镓二醇钠盐除了释放 NO 外，还可 pH 依赖性地释放 NO 的质子化物 HNO（Nitroxyl）[23]。

本文主要涉及仲胺形成的偶氮镓二醇盐。其中部分代表性化合物的结构及其在生理条件下的半衰期如图 16-2 所示。

16.2.2　偶氮镓二醇盐的化学合成

偶氮镓二醇盐的合成最早由无机化学家 Drago 报道[24]，其制备方法是在 −78℃下将 NO 气体通入二乙胺的乙醚溶液，反应制得二乙胺偶氮镓二醇的二乙胺铵盐，该铵盐再经乙醇和乙醇钠处理，得到相应的钠盐。为了克服低温合成的不足，Drago 进一步改用高压法，将 NO 气体在 4～5 个大气压下和二乙胺、甲醇钠一同反应，得到二乙胺偶氮镓二醇钠盐，

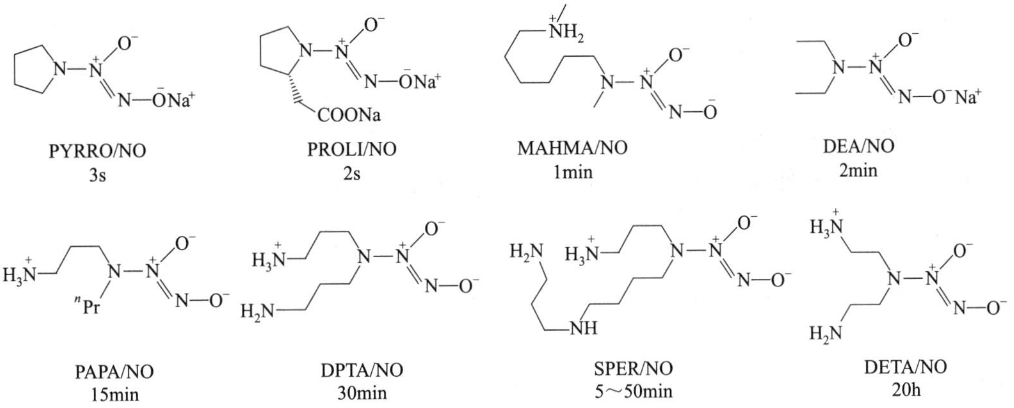

PYRRO/NO
3s
PROLI/NO
2s
MAHMA/NO
1min
DEA/NO
2min
PAPA/NO
15min
DPTA/NO
30min
SPER/NO
5～50min
DETA/NO
20h

图 16-2　常见的仲胺类偶氮鎓二醇钠盐和内鎓铵盐及其在生理条件下的半衰期（0.1mol/L 磷酸盐缓冲液，pH7.4，37℃）

并探讨了 NO 和不同的仲胺和伯胺之间的反应[25]。然而，由于 NO 是一种腐蚀性气体，采用高压法制备偶氮鎓二醇盐时需要特殊的反应釜。为此，德国 Lehmann 教授开发了一套名为“NOtizer”高压设备，专门用于制备各类偶氮鎓二醇盐（图 16-3）[26]，并系统地研究了各类仲胺和 NO 反应的速率以及不同仲胺偶氮鎓二醇盐的半衰期[27]。然而，随着研究的深入，发现高压法存在两大缺点（图 16-4）：（1）不能使用乙腈作为反应溶剂，因为乙腈可以在甲醇钠的作用下和 NO 反应，可以生成三（偶氮鎓二醇钠）甲烷（Methane trisdiazeniumdiolate）[28]；（2）NO在相对较高的压力下（80psi❶）可以和甲醇钠反应，产生甲酸钠[29]，影响偶氮鎓二醇钠盐的质量。

在线监控器
保护罩
N₂、NO和
真空阀门
压力和温
度指示器
搅拌器
反应室

图 16-3　“NOtizer”示意

CH₃CN
NO
NaOMe
CH₃ONa
4NO
80psi
HCOONa+2N₂O+H₂O
收率7.7%
methane trisdiazeniumdiolate
收率85%(基于消耗掉的甲醇钠计)

图 16-4　高压法制备偶氮鎓二醇盐涉及的副反应

针对高压法和低温法制备偶氮鎓二醇钠盐时存在的不足，本课题组发展了纳米二氧化钛催化的常温、常压制备方法。考虑到纳米二氧化钛（TiO_2）具有吸附 NO 气体的性质，我们将一定比例的纳米 TiO_2 加入到仲胺、甲醇钠、甲醇以及乙醚混合溶液中，超声混合均

❶　1psi＝6894.76Pa。

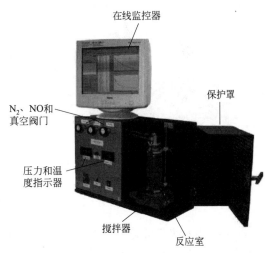

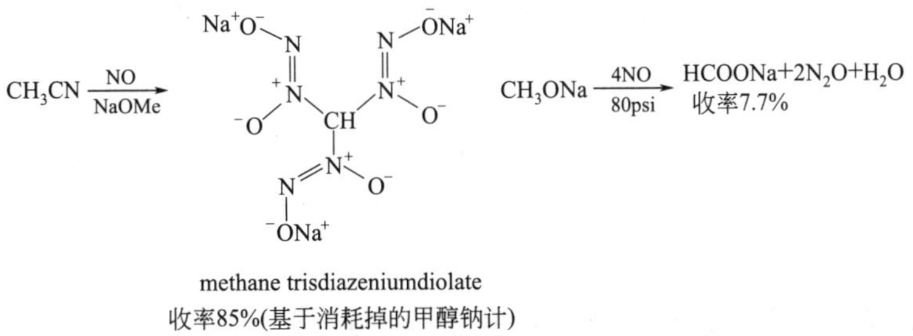

匀，再在常温、常压下通入 NO 气体进行反应，即可便捷地制备结构多样的偶氮鎓二醇钠盐[30,31]。其可能的反应机理是：当 NO 吸附在 TiO_2 表面时，形成的优势构型是 Ti-NO 或者 Ti-cis-N_2O_2，在 Ti-N 之间有一个明显的极化过程，使得 Ti 原子区域的电子云密度增加，N 原子的电子云密度降低，导致 NO 或 N_2O_2 带有部分正电荷（δ^+）。正电荷的存在加速了 NO 或 N_2O_2 和仲胺 N 原子上孤对电子的反应速率，从而有效地促进了偶氮鎓二醇盐的形成（图 16-5）。由于该法不在高压条件下进行，前面提及的 NO 和乙腈、NO 和甲醇钠的副反应很难发生，故产品的纯度相比于高压方法更高。此外，我们还发现，芳香胺和 NO 气体在纳米 TiO_2 存在下得到的不是相应的芳香胺的偶氮鎓二醇盐，而是 N-亚硝基-N-苯胲铵（Cuppferon）。其形成原因可能是 NO 与芳香胺反应，首先得到芳基自由基，再与带有部分正电荷的 NO 或 N_2O_2 反应，生成 Cuppferon（图 16-5）[30]。该方法的意义在于：（1）使原先工艺、设备要求苛刻的 NO 供体偶氮鎓二醇盐制备变得简便、易行；（2）有利于构建结构类型多样的偶氮鎓二醇钠盐化合物库，促进对 NO 供体型药物的广泛、深入研究。此项成果已申请了中国专利，并得到授权[31]。

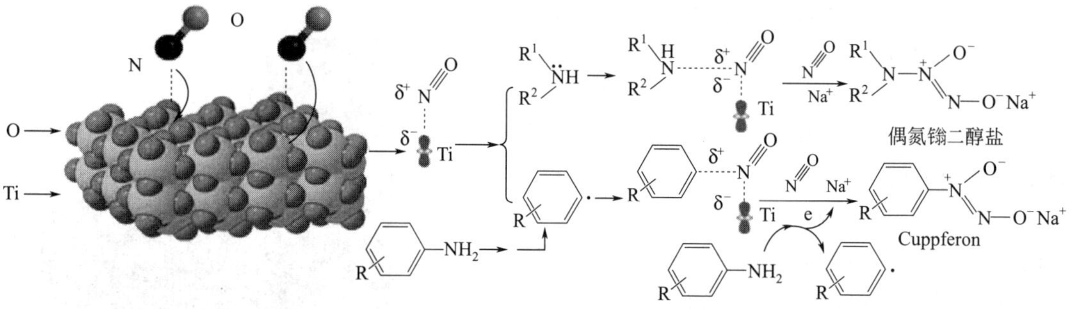

图 16-5　纳米 TiO_2 催化 NO 气体在常压下和不同胺反应的机理

　　除了在偶氮鎓二醇盐合成方法上进行改进之外，在胺基的类型上也进行了扩展。Keefer 等利用苯甲脒为原料，经两步反应制备了苯甲脒偶氮鎓二醇钠盐（**16-2**，图 16-6）[32]。

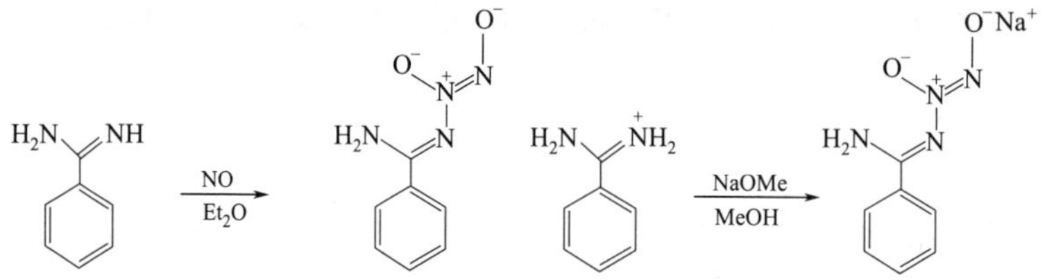

图 16-6　苯咪偶氮鎓二醇盐的合成

16.3　偶氮鎓二醇盐 O^2-保护策略的应用

　　前已述及，将偶氮鎓二醇盐 O^2 原子以不同的 R 基团保护即可实现不同的靶向策略。常用的 O^2-保护策略有以下几种：（1）经谷胱甘肽 S 转移酶（GST）/谷胱甘肽（GSH）系统活化的 O^2-(2,4-二硝基苯基)保护；（2）经糖苷酶活化的 O^2-糖基保护；（3）经 P450 酶活化的 O^2-乙烯基保护；（4）经酯酶水解的 O^2-酰氧甲基保护；（5）经碱性环境或者碱性物质作用的 O^2-磺酰基乙基保护；（6）其他保护。下面分别加以介绍。

16.3.1 O^2-(2,4-二硝基苯基） 保护

偶氮鎓二醇盐的 O^2-(2,4-二硝基苯基) 保护策略最先由美国国家肿瘤研究所（NCI）Keefer 小组提出。其主要思路是基于 2,4-二硝基氯苯（CDNB）是一个具有细胞毒作用的化合物，它作为 GST 的底物可以和一分子的 GSH 反应，形成迈森海姆复合物（Meisenheimer complex），随后脱除氯离子，形成稳定的加成产物 DNP-SG（图 16-7）[33]。在该 S_NAr 反应中，氯离子作为一个离去基团；而偶氮鎓二醇盐阴离子也可以看作是一种离去基团，其离去能力介于 F 和 Cl 之间[29]。为此，该小组采用2,4-二硝基苯基修饰偶氮鎓二醇盐的 O^2 原子，获得了以 JS-K 为代表的具有靶向抗肿瘤活性的一系列化合物（图 16-7）[34]。

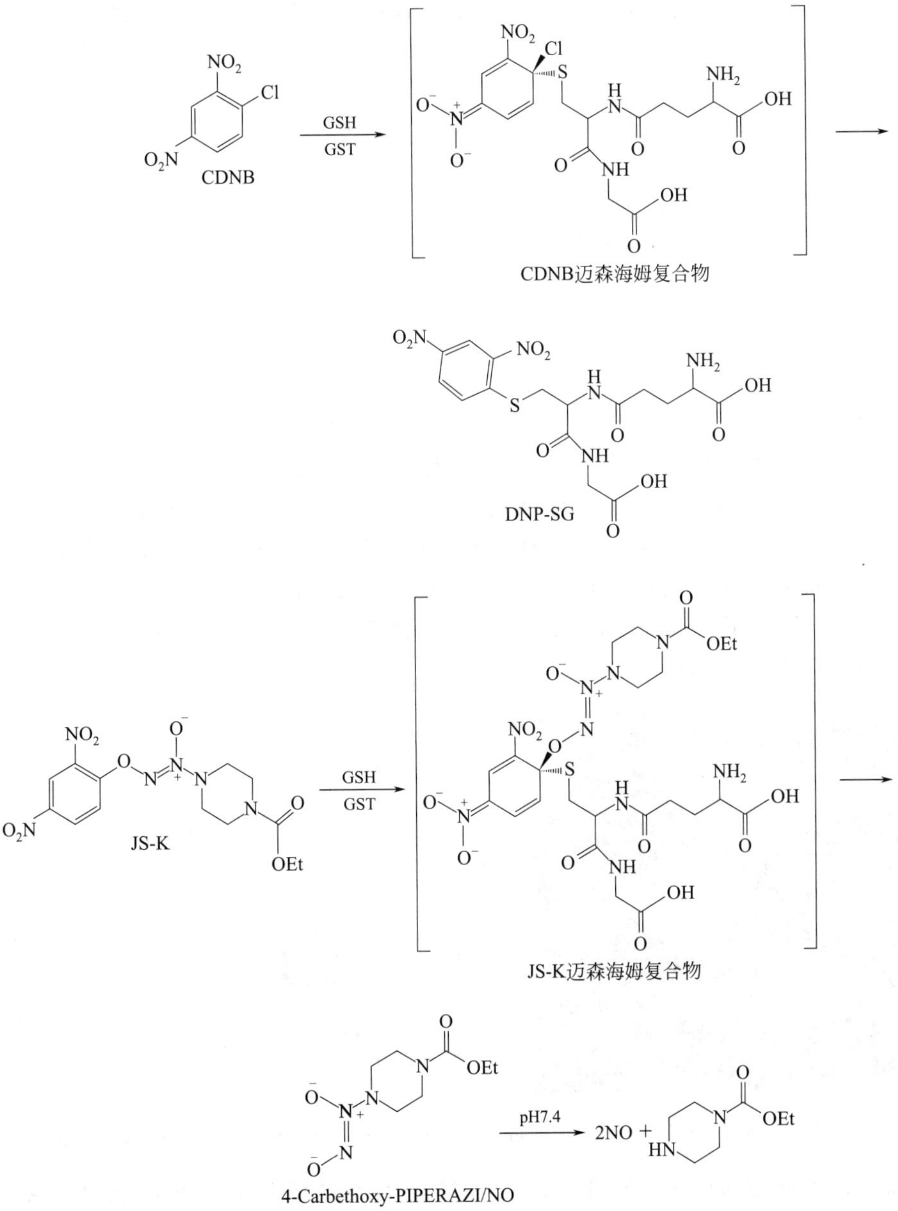

图 16-7 CDNB、JS-K 分别和 GSH/GST 的反应机理

研究表明，JS-K 在 GSH/GST 作用下，可选择性地在急性髓白血病 HL-60 细胞内释放NO，杀伤癌细胞，而不影响正常细胞。体内试验表明，JS-K 能显著抑制白血病 HL-60 细胞和前列腺癌细胞 PC-3 裸鼠移植瘤的生长，且不引发小鼠血压下降等副作用。作用机制研究表明，JS-K 通过浓度和半胱氨酸蛋白水解酶（Caspase）依赖方式诱导肿瘤细胞凋亡。此外，JS-K 还激活了 MAPK 家族中的成员如 ERK，JNK 和 p38 及其下游效应子 C-Jun 和AP-1[33]。值得一提的是，JS-K 不仅抑制肿瘤的生长，而且还可以逆转肿瘤细胞对其他抗癌药如砷类和顺铂类药物的耐药性[35]。JS-K 的临床前研究得到 NCI 高度重视，曾被列入其快速研发计划（RAID）。

其后，Keefer 小组还对 JS-K 的哌嗪环和苯基进行结构修饰改造[36~38]，得到两个代表性化合物 **16-3** 和 **16-4**（图 16-8）。其中，**16-3** 是 JS-K 哌嗪环扩成七元环的类似物，而 **16-4** 则是 JS-K 苯环上 2 位为腈基的类似物。化合物 **16-3** 不仅保留了 JS-K 的体内外抗非小细胞肺癌的活性，而且在 GSH 存在下半衰期比 JS-K 长。研究表明，它可通过激活 SAPK/JNK 通路和上调该通路下游信号子 ATF3，体外诱导非小细胞肺癌 H1703 细胞的凋亡[37]；而化合物 **16-4** 体内抗非小细胞肺癌细胞 H1703 的活性较强[38]。

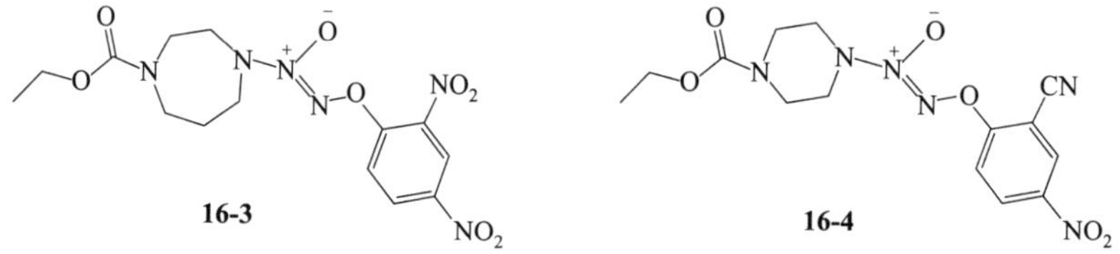

16-3　　　　　　　　　　　　　　　　　　**16-4**

图 16-8　JS-K 的两个活性类似物 **16-3** 和 **16-4**

前已述及，JS-K 可以在 GST 催化下与一分子 GSH 反应。GST 存在 α，μ，π 等多种亚型，其中 GSTπ 与肿瘤的关系极为密切，在人体上皮来源的恶性肿瘤如胃肠癌、食管癌、肺癌、膀胱癌、甲状腺癌、乳腺癌等癌细胞中表达较高[39]。然而，JS-K 的分子模拟研究和NO 释放试验发现，JS-K 对 GSTα 具有较好的选择性[40]（图 16-9）。进一步研究发现，降低偶氮鎓二醇盐片段中的胺基位阻和增加芳香基的位阻均有利于提高对 GSTπ 的选择性。因此，Keerfer 等由 JS-K 合成了对 GSTπ 有较高选择性的 PABA/NO。研究显示，PABA/NO对人卵巢癌模型有较强的抑制活性[41]。

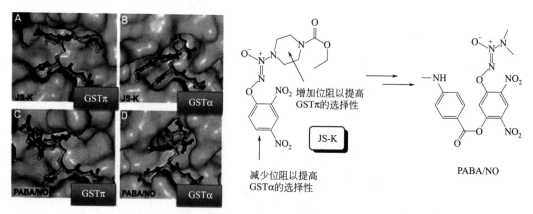

图 16-9　JS-K-GSH、PABA/NO-GSH 分别与 GSTα 和 GSTπ 分子模拟对接的示意

然而，随着研究的深入，发现即使在 GST 不存在的情况下，JS-K 和 PABA/NO 也可以和 GSH 反应，并释放 NO[38]。这提示 JS-K 和 PABA/NO 给药后在血液循环系统中有可

能和 GSH 反应，并降解、释放 NO，从而引起毒副作用。此外，由于 PABA/NO 及其衍生物的稳定性和水溶性差等原因[41]，JS-K 与 PABA/NO 至今未进入临床研究。由此可见，JS-K 和 PABA/NO 虽然开辟了一条研究 NO 供体型抗癌新途径，但其靶向性和特异性还有待提高。

我们课题组基于先前齐墩果酸衍生物的研究[42,43]，设计、合成了一系列 O^2-(2,4-二硝基苯基) 偶氮鎓二醇盐的齐墩果酸衍生物 (图 16-10)[44]。其中化合物 **16-5** 的抗肿瘤活性尤为突出，并具有如下特点：(1) 其结构中苯基的 5 位是胺基取代，这种 C-N 键取代比 PABA/NO 中相应的 C-O 键更为稳定。另外，N 原子与苯环形成 p-π 共轭，增加了苯环的电子云密度，降低了苯环 1 位和 GSH 发生 S_NAr 反应的活性。这些因素使得化合物 **16-5** 无论在 GSH 存在下还是在血浆中的稳定性均大于 JS-K 和 PABA/NO；(2) 由于齐墩果酸片断的 28 位羧基连接半乳糖基，所以该化合物的水溶性比 JS-K 和 PABA/NO 有所提高；(3) 由于齐墩果酸全身给药可以选择性地在肝脏分布、代谢[45]，所以化合物 **16-5** 作为齐墩果酸的衍生物也可能有较强的肝脏靶向性。实验结果证明了我们的设计思想是正确的，**16-5** 的体内外抗肝肿瘤活性和安全性均优于 JS-K 和 PABA/NO。

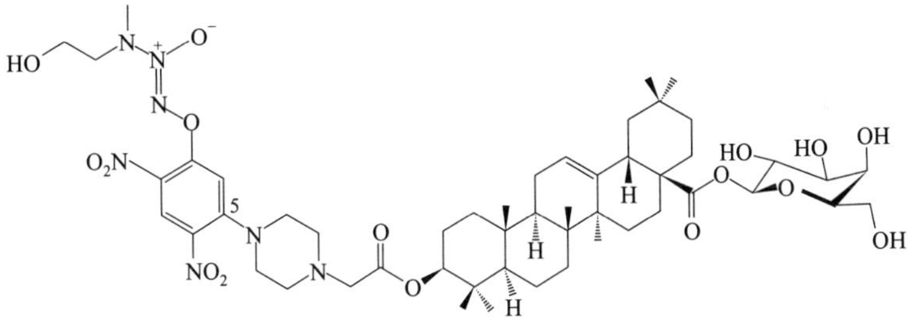

图 16-10　化合物 **16-5** 的结构

16.3.2　O^2-糖基保护

偶氮鎓二醇盐 O^2-糖基保护的思路是基于该类化合物可以在相应糖苷酶的作用下水解，释放偶氮鎓二醇盐 O^2 阴离子，后者在生理条件下进一步释放两分子 NO，发挥生物活性 (图 16-11)。佐治亚州立大学的王鹏课题组首次设计、合成了 O^2-糖基修饰的化合物 **16-6** 和 **16-7**，研究了它们在相应的糖苷酶存在下释放 NO 的速率[46]；并通过将 LacZ 基因转染至胶质肉瘤 9L 细胞，使得 9L 细胞表达产生 β-半乳糖苷酶，揭示了该类化合物可以在肿瘤细胞表面表达的单糖转运蛋白作用下进入肿瘤细胞，进而被 β-半乳糖苷酶活化降解，释放 NO，产生靶向性抗肿瘤活性[47]。其后，该小组还设计、合成了 O^2-唾液酸保护的偶氮鎓二醇盐衍生物 **16-8**，发现 **16-8** 可以选择性地在唾液酸苷酶的作用下释放 NO，提示此类化合物有可能靶向释放 NO 到流感病毒[48]。

Keefer 小组也对 O^2-糖基保护的偶氮鎓二醇盐进行了研究，发现该类化合物的一个重要化学特性，即在碱性条件 (pH12~14) 下易被水解，释放偶氮鎓二醇盐阴离子，其水解速率和 OH^- 的浓度成线性相关[49]。研究表明，O^2-(N-乙酰基) 氨基葡萄糖偶氮鎓二醇盐衍生物 **16-9a** 和 **16-9b** 可以通过细胞表面的甘露糖受体转入被利什曼虫感染的巨噬细胞，进而在巨噬细胞碱性环境下水解，释放出 NO，产生抗利什曼虫作用[50]。

本课题组在前期研究中发现，呋咱氮氧化物类齐墩果酸衍生物 ZCVI4 和 ZCVI4-2 具有良好的体内外抗肝癌活性，且对肝正常细胞的毒性较小，体内试验表明 ZCVI4 和 ZCVI4-2

的抗肿瘤活性较强[42,43]。随后，我们开展了 O^2-糖基修饰的偶氮鎓二醇盐/齐墩果酸衍生物研究（图 16-12），主要基于以下几点考虑：①ZCVI4 中的 NO 供体部分是呋咱氮氧化物，而该类供体在 NO 释放量以及靶向性方面均不如偶氮鎓二醇盐；②经半乳糖等修饰的产物有望通过与肝细胞表面的去唾液酸糖蛋白受体（ASGP-R，其与糖结合的特异性关键在于半乳糖基，故又称之为半乳糖特异性受体）等作用，从而靶向转运到肝脏[51]；③糖基对于水溶性贡献比较大，有利于后期制剂的开发。研究表明，O^2-糖基偶氮鎓二醇盐/齐墩果酸衍生物 16-10 具有较好的选择性抗肝癌细胞增殖活性，且可以在肝肿瘤细胞 HepG2 中释放高浓度的 NO，而在正常肝细胞 LO-2 中释放量较少；NO 清除剂血红蛋白的预处理可以降低 16-10 对肝肿瘤细胞的增殖抑制作用。这些结果提示，16-10 的抗肝癌作用与 NO 选择性地在肿瘤细胞中的释放密切相关。进一步研究表明，16-10 具有较高的体内抗肝肿瘤活性和相对较好的安全性[52,53]。

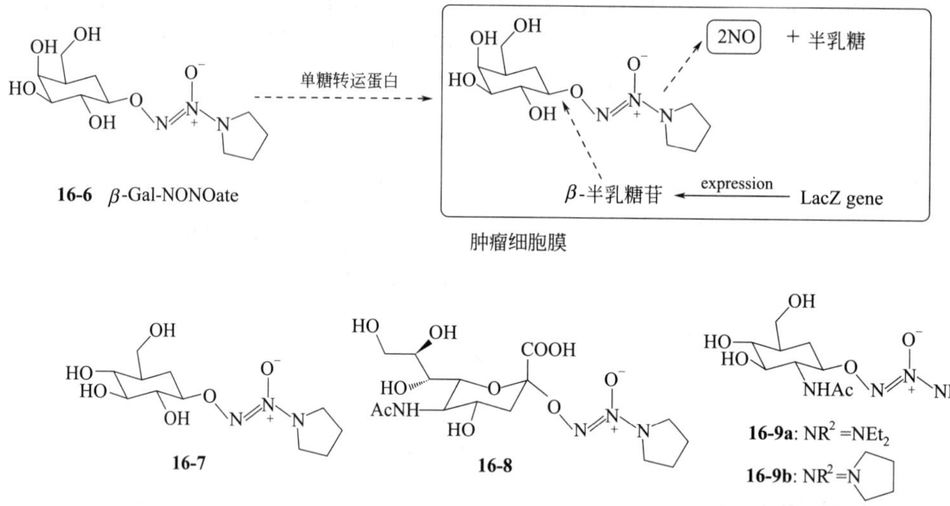

图 16-11　O^2-糖基修饰的偶氮鎓二醇盐 16-6～16-9，以及 16-6 在细胞内释放 NO 的可能机制

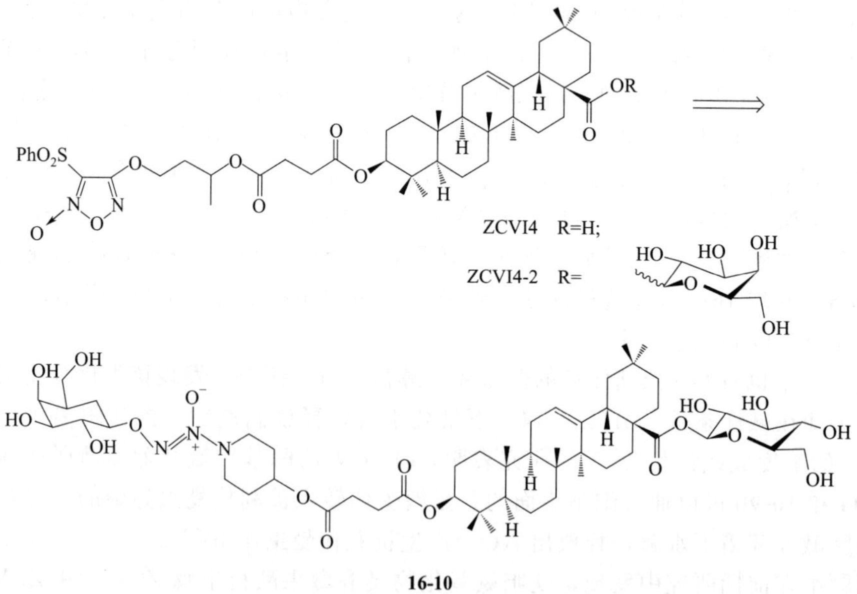

图 16-12　基于 O^2-糖基化修饰的偶氮鎓二醇盐/齐墩果酸衍生物 16-10

16.3.3　O^2-乙烯基保护

Keefer 课题组报道[54]，NO 供体型前药 V-PYRRO/NO 能被肝脏中的 P450 家族特异性代谢，因此具有良好的肝脏靶向性。如图 16-13 所示，V-PYRRO/NO 首先被 P450 代谢成环氧化合物 **16-11**，再在环氧水解酶作用下转化成双羟基化合物 **16-12**，并迅速被降解成 PYRRO/NO 和 2-羟基乙醛，前者在生理条件下迅速释放两分子 NO 和仲胺。研究显示，V-PYRRO/NO 能抑制金属镉和肿瘤坏死因子 α 诱导的小鼠肝脏细胞的凋亡和毒性[55]，保护肝脏在器官移植中免受缺血再灌注损伤[56]；此外，还能保护对乙酰氨基酚诱导的肝脏和肾脏毒性[57]。

进一步对 V-PYRRO/NO 结构修饰和改造，合成了化合物 V-PROLI/NO（图 16-13)[58]。这样做主要基于以下考虑：①从 V-PYRRO/NO 衍生成 V-PROLI/NO，仅在吡咯烷的 α 位引入一个羧基，整体的结构并未多大变化，这样可以确保 V-PROLI/NO 肝脏的选择性代谢，事实证明也确实如此；②羧基的引入既可有利于增加水溶性，也为进一步与多肽、聚合物衍生创造了条件；③此外，引入羧基可降低化合物的毒性，V-PYRRO/NO 代谢释放 NO 的同时也释放有毒的吡咯烷，而 V-PROLI/NO 降解释放 NO，同时产生人体内含有的氨基酸-脯氨酸，因此可避免 V-PYRRO/NO 潜在的代谢毒性。利用 ^{14}C 标记的手段证实了 V-PROLI/NO 可以被脯氨酸转运蛋白有效地转运至多种细胞中，并在细胞内被代谢释放 NO[59]。其后的研究表明，V-PROLI/NO 可以在 Cyp1a1 的介导下释放 NO，从而降低了三氧化二砷对大鼠肝细胞的毒性[60]。研究还发现，V-PROLI/NO 的肌氨酸类似物 V-SARCO/NO（图 16-13)[61]具有更好的细胞穿透性，可以在 HepG2 和 CaCo-2 细胞中释放更多的 NO[59]。

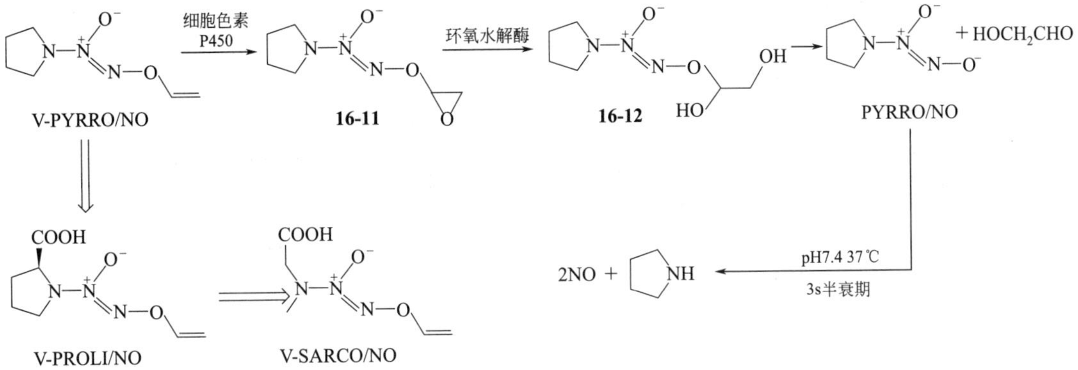

图 16-13　V-PYRRO/NO、V-PROLI/NO 和 V-SARCO/NO 的
结构及 V-PYRRO/NO 的可能代谢途径

16.3.4　O^2-酰氧甲基保护

化合物 **16-13** 和 **16-14** 是偶氮鎓二醇盐 O^2-乙酰氧甲基保护的衍生物，它们在 37℃、pH7.4 的磷酸盐缓冲液中存放 16h 后几乎没有观察到降解，而它们的母体偶氮鎓二醇盐在相同条件下半衰期分别只有 2min 和 3s；研究发现，这两个化合物能在猪的肝脏酯酶作用下迅速降解（图 16-14)[62]。研究还表明，**16-13** 和 **16-14** 对 NO 敏感的人白血病 HL-60 细胞的 IC_{50} 分别为 $8.3\mu mol/L$ 和 $6.4\mu mol/L$，而其母体 $IC_{50} > 600\mu mol/L$，提示乙酰氧甲基保护的偶氮鎓二醇盐前药有较好的体外抗白血病活性[62]。

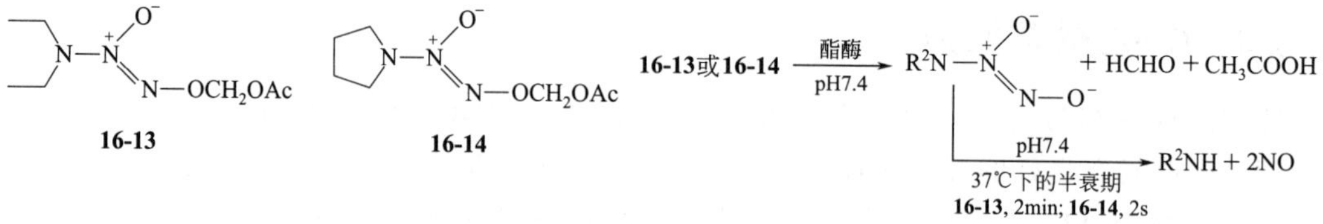

图 16-14　O^2-乙酰氧甲基保护的偶氮鎓二醇盐 **16-13** 和 **16-14** 及其酯酶代谢

　　O^2-乙酰氧甲基保护策略已应用于偶氮鎓二醇盐与已知药物的杂合研究。偶氮鎓二醇盐与非甾体抗炎药如阿司匹林、布洛芬和吲哚美辛等杂合得到化合物 **16-15**～**16-17**（图 16-15）[63]。这些杂合物能特异性地被酯酶代谢。体外药理评价显示，**16-15**～**16-17** 对 COX-1 以及 COX-2 无抑制活性（IC$_{50}$＞100μmol/L），但在角叉菜胶致大鼠足跖肿胀试验中 **16-15** 和 **16-16** 显示出比母体化合物更强的抗炎活性，IC$_{50}$ 分别为 552μmol/kg 和 174μmol/kg（阿司匹林和布洛芬的 IC$_{50}$ 分别为 714μmol/kg 和 326μmol/kg）。**16-15**～**16-17** 体内致溃疡指数分别为 0.8、0 和 1.3，远小于它们的母体化合物（阿司匹林、布洛芬和吲哚美辛分别为 57、46 和 34）。研究结果提示，**16-15** 释放的阿司匹林和 NO 可有效地预防血栓的形成以及预防卒中和心肌梗死的发生。类似地，应用乙酰氧甲基保护的策略将 1,4-二氢吡啶类钙离子通道调节剂与偶氮鎓二醇盐偶联，得到前药 **16-18** 和 **16-19**，它们能被猪肝脏酯酶或者血清酯酶代谢，发挥药理作用[64]。

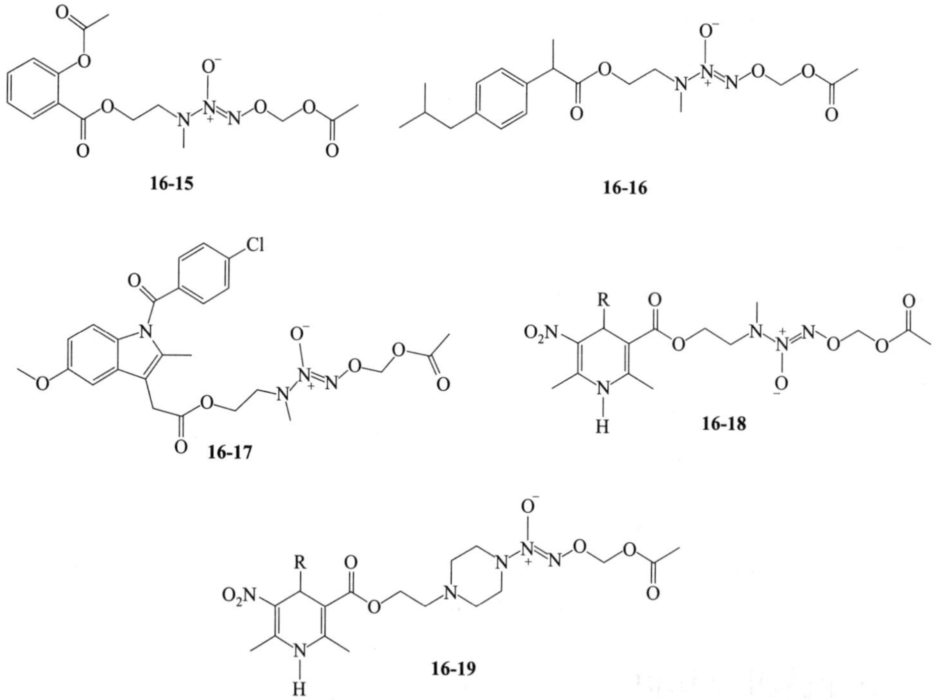

图 16-15　O^2-酰氧甲基保护的偶氮鎓二醇盐 **16-15**～**16-19**

　　对 O^2-乙酰氧甲基保护策略进一步拓展，利用母体化合物中本身已有的或者构建出来的羧基，与 O^2-氯甲基偶氮鎓二醇盐偶联，可得到酰氧甲基保护的偶氮鎓二醇盐前药，这种前药也对酯酶敏感。例如，利用这种策略将 5-FU 与偶氮鎓二醇盐偶联得到前药 **16-20** 和 **16-21**（图 16-16），它们对人前列腺癌 DU145 细胞和人宫颈癌 HeLa 细胞的毒性比母体 5-FU 更强[65]；将 E-2-苯基-3-(4-甲磺酰基苯基) 丙烯酸（一种非甾体抗炎化合物，具有 COX 和

/或 5-LOX 抑制活性）中的羧基与偶氮鎓二醇盐偶联得到前药 **16-22**，它们能释放 NO，并选择性地抑制 COX-2，提示其心血管副作用和致溃疡的可能性较小[66]。

16-20

16-21

16-22

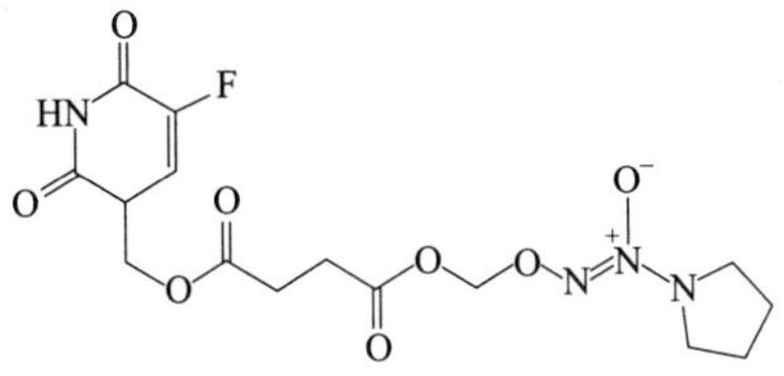

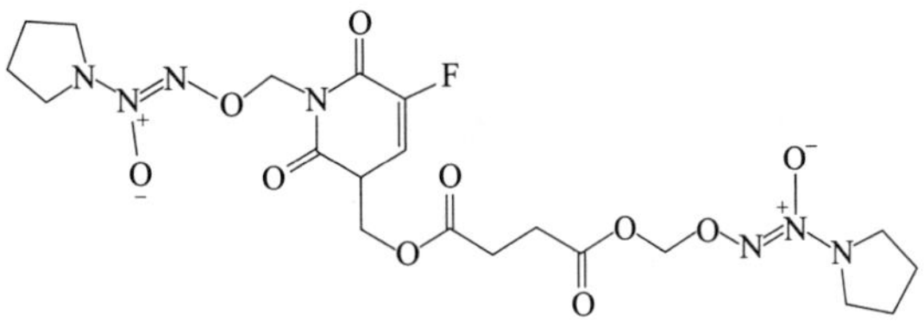

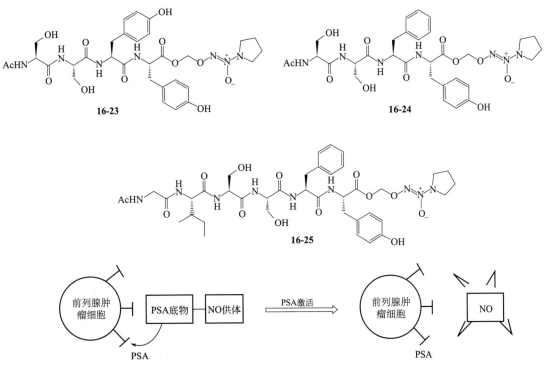

图 16-16　酰氧甲基保护的偶氮鎓二醇盐化合物 **16-20**～**16-22**

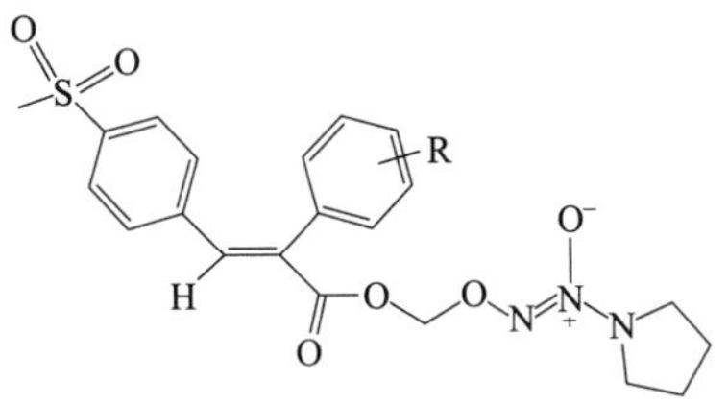

O^2-乙酰氧甲基保护策略的另一个例子是利用小分子肽的羧基和 O^2-氯甲基偶氮鎓二醇盐偶联。王鹏课题组[67]将一系列前列腺特异抗原（PSA）底物类似物小分子肽如 Ser-Ser-Tyr-Tyr、Ser-Ser-Phe-Tyr 及 Gly-Ile-Ser-Ser-Phe-Tyr 与偶氮鎓二醇盐偶联，制得化合物 **16-23**～**16-25**（图 16-17）。结果发现，这些前药能被 α 糜蛋白酶或者前列腺特异抗原所活化，进而靶向性释放 NO，达到杀伤前列腺癌细胞的目的[67]。

16-23

16-24

16-25

图 16-17　NO 供体型前列腺特异抗原底物类似物

小分子肽 **16-23**～**16-25** 及其可能的抗肿瘤作用机制

以上这些例子表明，O^2-酰氧甲基保护策略适用范围比较广，尤其适用于含羧基的化合物进行偶氮鎓二醇盐类衍生化。但需要注意的是，O^2-酰氧甲基保护的偶氮鎓二醇盐对酯酶敏感，而酯酶的种类比较多，且分布比较广，所以这类衍生物靶向性释放 NO 的能力相对较弱。此外，这类化合物在酯酶作用下除了释放出母体和偶氮鎓二醇盐阴离子外，还释放有毒的甲醛，因此其应用可能受到限制。

16.3.5　O^2-磺酰基乙基保护

最近，本课题组与加拿大阿尔伯塔大学的 Knaus 课题组合作，成功开发出 O^2-磺酰基乙基保护的偶氮鎓二醇盐（图 16-18），简介如下。

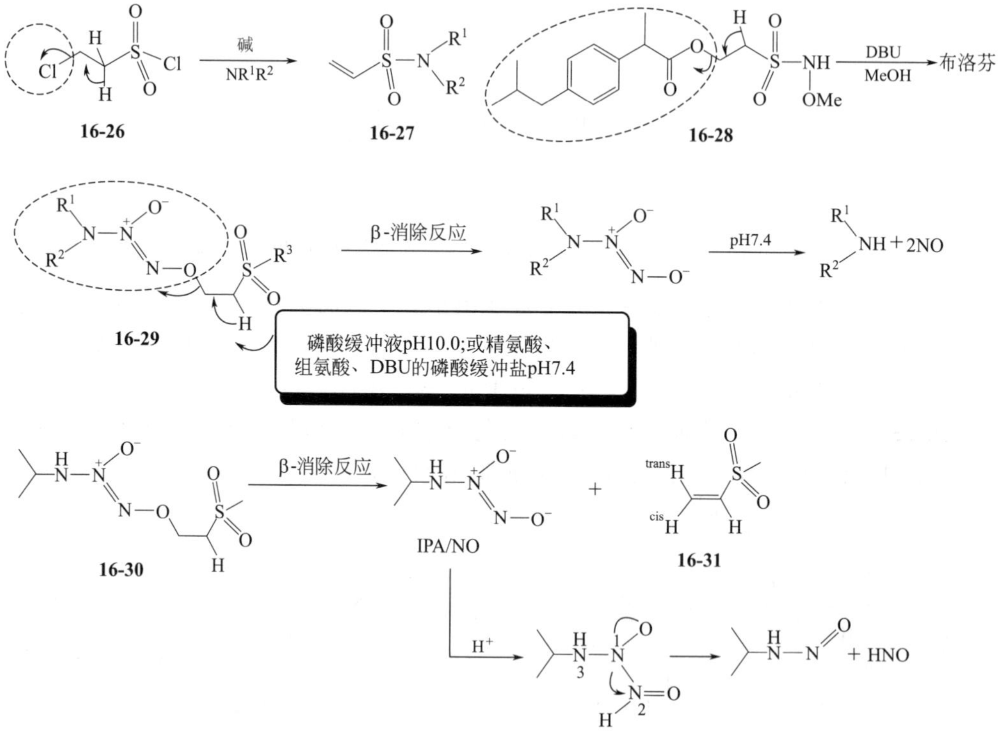

图 16-18　O^2-磺酰基乙基保护的偶氮鎓二醇盐的设计及代谢机理

基于前期研究结果：（1）2-氯乙基磺酰氯（**16-26**）和胺在碱的存在下反应除了得到预期的 2-氯乙基磺酰胺外，还因 2 位氯原子发生 β-消除反应，生成乙烯基化合物 **16-27**；（2）磺酰基乙基布洛芬酯（**16-28**）可在有机碱中发生 β-消除，释放出母体布洛芬[68]；我们设想，将偶氮鎓二醇盐作为离去基团，取代磺酰基乙基的 2 位氯原子，生成的化合物 **16-29** 可能在碱性条件下发生 β-消除，释放偶氮鎓二醇盐，后者进一步释放 NO，产生药理活性。我们通过实验验证了这一假设的正确性。NO 释放研究表明，除了在预期的碱性条件下，一些天然的碱性氨基酸如精氨酸和组氨酸在 pH7.4 的 PBS 溶液中也能促进 **16-28** 发生 β-消除，生成偶氮鎓二醇盐，进而释放 NO[69]。基于上述保护策略，我们还合成了异丙胺偶氮鎓二醇盐（IPA/NO）的衍生物 **16-30**[70]。利用核磁技术研究发现，**16-30** 在碱性条件下发生 β-消除反应，释放乙烯基化合物 **16-31** 和 IPA/NO，后者在生理条件下更倾向于在 N^2 原子上发生质子化，主要释放 HNO（NO 的质子化形式）[23]。进一步研究表明，化合物 **16-30** 显示较强的体外正性心肌的作用（Positive inotropic effect），增加心肌收缩力和舒张速率，但无任何心率的变时性作用（Chronotropic effect）；此外，**16-30** 还显示较好的体内降血压作用[70]。这些结果提示，该化合物可能是潜在的抗心衰前药。

16.3.6　O^2-其他保护

已知 β-内酰胺酶（β-Lactamase）水解 β-内酰胺类抗菌药物（如青霉素类，头孢菌素类以及一些结构类似的化合物）的 β-内酰胺环，使细菌对该类药物产生耐药。如图 16-19 所示，β-内酰胺酶水解苄基头孢菌素（Cefaloram，头孢洛仑）和头孢噻吩（Cefalotin）时，3′位的基团离去。这是一种最常见的耐药机制，约占各种机制的 80%。基于此耐药机制，曾设计过相关的前药[71,72]。其后，王鹏课题组制备了由 β-内酰胺酶活化的头孢菌素 3′-NO 供体型前药（sin-1），但未报道其抗菌活性[73]。Kelso 课题组设计合成了头孢菌素 3′-偶氮鎓二醇盐的前药 **16-32a**（图 16-19）[74]，发现它可以在青霉素水解酶 Penicillinase 存在下，在 pH7.0 释放较多量的 NO；此外，**16-32a** 预处理氨苄西林（50μg/mL）的 *P. aeruginosa* 菌株细胞提取物，与无 β-内酰胺酶表达的 *E. coli.* 菌株细胞提取液在类似条件下进行比较，前者释放的 NO 较后者多得多。更重要的是，**16-32a** 剂量依赖性地对 *P. aeruginosa* 菌株的生物被膜产生膜分散活性（Biofilms dispersing effects）。进一步研究表明，**16-32a** 的一系列类似物也具有良好的活性，其中 **16-32b** 的生物被膜分散活性和 **16-32a** 相当[75]。

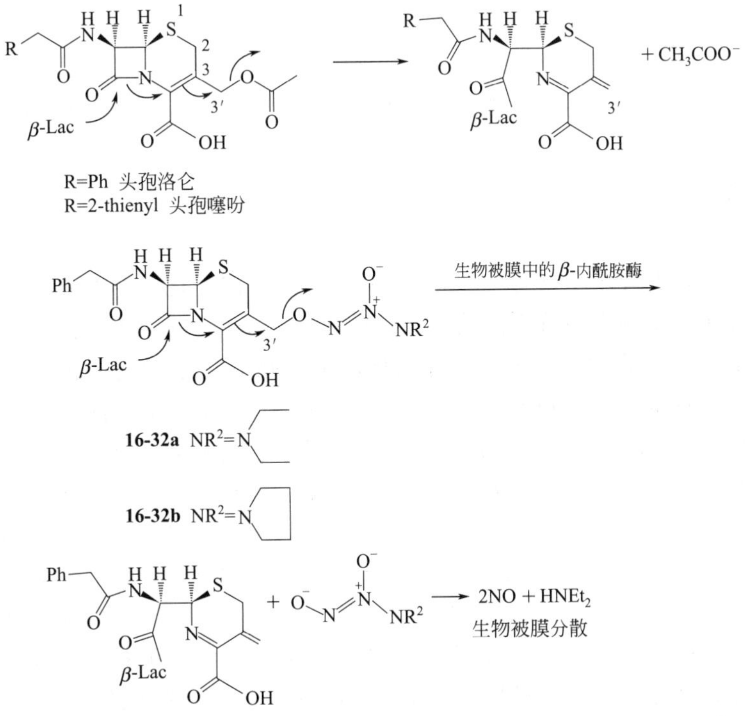

图 16-19　头孢菌素 3′-偶氮鎓二醇盐前药 **16-32a** 和 **16-32b** 的设计和可能的作用机制

NAD（P）H：醌氧化还原酶 1（NQO1）是一个含 274 个氨基酸的黄素蛋白，又称 DT-黄递酶（DT-Diaphorase），可催化双电子还原以及降解醌及其衍生物的毒性，从而保护细胞对抗氧化还原循环以及氧化应激。鉴于 DT-黄递酶在多种肿瘤细胞中过度表达，人们设计了靶向黄递酶的前药。如图 16-20 中的化合物 **16-33** 和 **16-34**[76,77]，可在 DT-黄递酶作用下，发生电子转移，从而使 10 位的抗肿瘤活性基团离去，达到靶向抗肿瘤的目的。受此启发，Chakrapani 课题组设计、合成了靶向 DT-黄递酶的偶氮鎓二醇盐的前药 **16-35**，其作用机制如图 16-20 所示。体外研究表明，在 DT-黄递酶存在下，**16-35** 迅速降解，释放大量的 NO，有效抑制了人腺癌细胞的增殖（IC_{50} 为 $0.25\mu mol/L$）[78]。

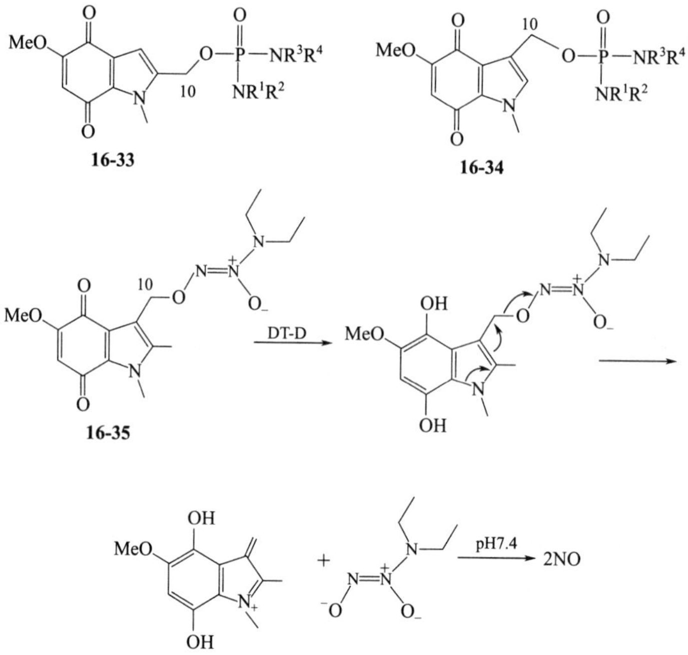

图 16-20 靶向 DT-黄递酶的前药 **16-33**～**16-35** 的结构及 **16-35** 的作用机制

16.4 结语

偶氮鎓二醇盐自发现至今已有 50 多年的历史，由于该类化合物在靶向性释放 NO 方面的优势，近十多年来受到人们特别的关注。从前述的例子我们不难发现，偶氮鎓二醇盐 O^2-保护的实质是某种形式的 O^2-烷基化或芳基化，生成相对化学稳定的前药。但在生理条件下，此类前药可经特定的酶（或特殊微环境）作用，脱去保护基，回到原先的偶氮鎓二醇盐，后者自发释放 NO，从而达到靶向性作用的目的。在研究此类 NO 前药时，我们认为以下几点值得注意：（1）O^2-保护的偶氮鎓二醇盐在生理条件下是相对稳定性和特定条件不稳定性的平衡。它在无（或很少量）特异性酶的环境中应该是化学稳定的，但在高表达或过度表达的特定酶的情况下（如在肿瘤细胞中）不稳定。前述的 JS-K 和化合物 **16-5** 的稳定性比较研究很好地诠释了这一点[39]。（2）制备偶氮鎓二醇盐时，仲胺部分需要谨慎选择。偶氮鎓二醇盐在体内可释放两分子 NO 和相应的仲胺，若释放的 NO 未与下游信号通路蛋白作用，有可能和仲胺反应，生成亚硝胺。已知一些仲胺形成的亚硝胺具有一定的致癌活性[79]，因此选择仲胺结构时需要慎重，尽量优先考虑一些无毒的或毒性较小的天然产物脯氨醇、脯氨酸或其他化合物如桥环仲胺（如 7-Azabenzobicyclo [2.2.1] heptanes）等[80]；（3）虽然目前有一些特异性的 NO 检测探针[81]，但 O^2-保护的偶氮鎓二醇盐的靶向性（器官水平、细胞水平、分子水平）验证还有待深入研究；（4）已知持续低浓度的 NO（pmol/L～nmol/L）可以促进肿瘤细胞的生长，而高浓度的 NO（$\mu mol/L$～mmol/L）则产生抗肿瘤作用[82]。那么如何能保证将足够量的 NO（$\mu mol/L$～mmol/L）靶向转运至肿瘤细胞呢？目前我们课题组正在利用聚合物转运偶氮鎓二醇盐的思路[83～85]试图解决这一难题。具体做法是，利用聚合物或者高分子中的仲胺片段和 NO 反应，合成聚合物的偶氮鎓二醇盐，再利用物理化学手段将其制成纳米颗粒，使之转运至靶部位后，在特定酶（或微环境）作用下裂解，同时释放大量的 NO。

总之，偶氮鎓二醇盐是一种具有良好应用前景的 NO 供体。随着新的 O^2-保护策略和 NO 检测技术的发展，我们相信，偶氮鎓二醇盐在靶向作用的药物研究中将发挥越来越大的作用。

参 考 文 献

[1] SoRelle R. Nobel prize awarded to scientists for nitric oxide discoveries. Circulation，1998，98（22）：2365-2366.

[2] Palmer RMJ，Ferrige AG，Moncada S. Nitric oxide release accounts for the biological activity of endothelium-derivedrelaxing factor. Nature，1987，327（6122）：524-526.

[3] Moncada S，Radomski MW，Palmer RMJ. Endothelium-derived relaxing factor：identification as nitric oxide androle in the control of vascular tone and platelet function. BiochemPharmacol，1988，37（13）：2495-2501.

[4] Garthwaite J，Charles SL，Chess-Williams R. Endothelium-derived relaxing factor release on activation of NMD Areceptors suggests role as intercellular messenger in the brain. Nature，1988，336（6197）：385-388.

[5] Marletta MA，Yoon PS，Iyengar R，et al. Macrophage oxidation of L-arginine to nitriteand nitrate：nitric oxide is an intermediate. Biochemistry，1988，27（24）：8706-8711.

[6] Hibbs JB，Taintor RR，Vavrin Z，et al. Nitric oxide：a cytotoxic activated macrophage effector molecule. Biochem Biophys Res Commun，1988，157（1）：87-94.

[7] Miller MR，Megson IL. Recent developments in nitric oxide donor drugs. British J Pharmacol，2007，151（3）：305-321.

[8] 赖宜生，张奕华. 抗肿瘤新领域——一氧化氮供体型药物研究. //彭司勋. 药物化学进展（7）. 北京：化学工业出版社，2011，134-166.

[9] 张奕华，彭司勋. 一氧化氮供体型新药研究. 药学学报，2009，44（11）：1200-1210.

[10] 赖宜生，张奕华，彭司勋. 一氧化氮供体型药物研究进展. 中国药学年鉴，2008，71-77.

[11] 张奕华，季晖，彭司勋. NO 供体型心血管药物研究的新进展. //彭司勋. 药物化学进展（5）. 北京：化学工业出版社，2007，288-302.

[12] 张奕华，季晖，彭司勋. 一类新型的抗炎镇痛药物——一氧化氮供体型非甾体抗炎药. 药学学报，2007，42（4）：352-357.

[13] 张奕华，田季德，彭司勋. 靶向作用的一氧化氮供体及其相关药物. 药学学报，2006，41（6）：481-486.

[14] 张奕华，彭司勋. 一氧化氮供体型创新药物的研究进展. 中国药科大学学报，2006，37（5）：387-396.

[15] Keefer LK. Progress toward clinical application of the nitric oxide-releasing diazeniumdiolates. Annu Rev Pharmacol Toxicol，2003，43：585-607.

[16] Keefer LK. Fifty years of diazeniumdiolateresearch. From laboratory curiosityto broad-spectrum biomedical advances. ACS ChemBiol，2011，6（11）：1147-1155.

[17] Keefer LK，Nims RW，Davies KM，et al. "NONOates"（1-substituted diazen-1-ium-1,2-diolates）as nitric oxide donors：convenient nitric oxide dosage forms. Methods Enzymol，1996，268：281-293.

[18] Maragos CM，Morley D，Wink DA，et al. Complexes of NO with nucleophiles as agents for the con-

trolled biological release of nitric oxide. Vasorelaxant effects. J Med Chem，1991，34（11）：3242-3247.

[19] Longhi R，Drago R. Metal-Containing Compounds of the Anion（C_2H_5）$_2NN_2O_2^-$. Inorg Chem，1963，2（1）：85-88.

[20] Christodoulou D，George C，and Keefer LK. Anunusual bi-tri-binuclear sandwich complex formed in the reaction of $CuCl_2$ with the Et_2N-$N_2O_2^-$ ion. J Chem Soc Chem Commun，1993，（11）：937-939.

[21] Piciulo PL，Scheidt WR. Synthesis of nitrosylmanganese porphyrins：use of the novel reagent，N_2O_2 amine adducts. Inorg Nucl Chem Lett，1975，11（5）：309-311.

[22] Hassanin HA，Hannibal L，Jacobsen DW，et al. Mechanistic studies on thereaction between R_2N-NONOates and aquacobalamin：evidence fordirect transfer of a nitroxyl group from R_2N-NONOates to cobalt（Ⅲ）centers. Angew Chem Int Ed，2009，48（47）：8909-8913.

[23] Salmon DJ，Torres de Holding CL，Thomas L，et al. HNO and NO release from a primary amine-based diazeniumdiolateas a function of pH. Inorg Chem，2011，50（8）：3262-3270.

[24] Drago RS，Pauli FE. The Reaction of nitrogen（Ⅱ）oxide with diethylamine. J Am Chem Soc，1960，82（1）：96-98.

[25] Drago R and Karstetier BR. The Reaction of nitrogen（Ⅱ）oxide with various primary and secondary amines. J Am Chem Soc，1961，83（8）：1819-1822.

[26] Konter J，Abuo-Rahma GEDAAH，El-Emam A，et al. The NOtizer-a device for the convenient preparation of diazen-1-ium-1,2-diolates. Methods in Enzymol，2005，396：17-26.

[27] Konter J，Abuo-Rahma GEDAAH，El-Emam A，et al. Synthesis of diazen-1-ium-1,2-diolates monitored by the "NOtizer" apparatus：relationship between formation rates，molecular structure and the release of nitric oxide. Eur J Org Chem，2007，（4）：616-624.

[28] Arnold EV，Citro ML，Keefer LK，et al. A nitric oxide-releasing polydiazeniumdiolate derived from acetonitrile. Org Lett，2002，4（8）：1323-1325.

[29] DeRosa F，Keefer LK and Hrabie JA. Nitric oxide reacts with methoxide. J Org Chem，2008，73（3）：1139-1142.

[30] Huang Z，Zhang Y，Fang L，et al. Nanometre-sized titanium dioxide-catalyzed reactions of nitric oxide with aliphatic cyclic and aromatic amines. Chem Commun，2009，45（13）：1763-1765.

[31] 张奕华，黄张建，赖宜生等. 一种制备偶氮镓二醇钠盐的方法. 专利号：ZL 200810020204.6，2010-04-14.

[32] Biswas D，Deschamps JR，Keefer LK，et al. Nitrogen-bound diazeniumdiolated amidines. Chem Commun，2010，46（31）：5799-5801.

[33] Shami PJ，Saavedra JE，Wang LY，et al. JS-K，a glutathione/glutathione S-transferase-activated nitric oxide donor of the diazeniumdiolate class with potent antineoplastic activity. Mol Cancer Ther，2003，2（4）：409-417.

[34] Saavedra JE，Srinivasan A，Bonifant CL，et al. The Secondary amine/nitric oxide complex ion R2N[N(O)NO]$^-$ as nucleophile and leaving group in S_NAr reactions. J Org Chem，2001，66（9）：3090-3098.

[35] Liu J，Li C，Qu W，et al. Nitric oxide prodrugs and metallochemotherapeutics：JS-K and CB-3-100 enhance arsenic and cisplatin cytolethality by increasing cellular accumulation. Mol Cancer Ther，2004，3（6）：709-714.

[36] Chakrapani H，Kalathur RC，Maciag AE，et al. Synthesis，mechanistic studies，and anti-proliferative activity of glutathione/glutathione S-transferase-activated nitric oxide prodrugs. Bioorg Med Chem，2008，16（22）：9764-9771.

[37]　Maciag AE，Nandurdikar RS，Hong SY，et al. Activation of the c-Jun n-terminal kinase/activating transcription factor 3（ATF3）pathway characterizes effective arylated diazeniumdiolate-based nitric oxide-releasing anticancer prodrugs. J Med Chem，2011，54（22）：7751-7758.

[38]　Nandurdikar RS，MaciagAE，Holland RJ，et al. Structural modifications modulate stability of gluta-thione-activated arylated diazeniumdiolate prodrugs. Bioorg Med Chem，2012，20（9）：3094-3099.

[39]　McIlwain CC，Townsend DM，Tew KD. Glutathione S-transferase polymorphisms：cancer incidence and therapy. Oncogene，2006，25（11）：1639-1648.

[40]　Findlay VJ，Townsend DM，Saavedra JE，et al. Tumor cell responses to a novel glutathione S-trans-ferase～activated nitric oxide-releasing prodrug. Mol Pharmacol，2004，65（5）：1070-1079.

[41]　Saavedra JE，Srinivasan A，Buzard GS，et al. PABA/NO as an anticancer lead：analogue synthesis，structure revision，solution chemistry，reactivity toward glutathione，and in vitro activity. J Med Chem，2006，49（3）：1157-1164.

[42]　Chen L，Zhang Y，Kong X，et al. Design，synthesis and anti-hepatocellular carcinoma activity of nitric oxide-releasing derivatives of oleanolic acid. J Med Chem，2008，51（15）：4834-4838.

[43]　Huang Z，Zhang Y，Zhao L，et al. Synthesis and anti-human hepatocellular carcinoma activity of new nitric oxide-releasing glycosyl derivatives of oleanolic acid. Org Biomol Chem，2010，8（3）：632-639.

[44]　Fu J，Liu L，Huang Z，et al. Hybrid molecule from O^2-(2,4-dinitrophenyl) diazeniumdiolate and oleanolic acid：a GSTπ activated nitric oxide prodrug with selective anti-human hepatocellular carcino-ma activity and improved stability. J Med Chem，2013，56（11）：4641-4655.

[45]　Jeong DW，Kim YH，Kim HH，et al. Dose-linear pharmacokinetics of oleanolic acid after intravenous and oral administration in rats. Biopharm Drug Dispos，2007，28（2）：51-57.

[46]　WuX，Tang X，Xian M，et al. Glycosylated diazeniumdiolates：a novel class of enzyme-activated ni-tric oxide donors. Tetrahedron Lett，2001，42（23）：3779-3782.

[47]　Chen C，Shi Y，Li S，et al. A glycosylated nitric oxide donor，beta-gal-NONOate，and its site-specific antitumor activity. Arch Pharm Chem Life Sci，2006，339（7）：366-371.

[48]　Cai TB，Lu D，Landerholm M，et al. Sialated diazeniumdiolate：anew sialidase-activated nitric oxide donor. Org Lett，2004，6（23）：4203-4205.

[49]　Showalter BM，Reynolds MM，Valdez CA，et al. Diazeniumdiolate ions as leaving groups in anomeric displacement reactions：aprotection-deprotection strategy for ionic diazeniumdiolates. J Am Chem Soc，2005，127（41）：14188-14189.

[50]　Valdez CA，Saavedra JE，Showalter BM，et al. Hydrolytic reactivity trends among potential prodrugs of the O^2-glycosylated diazeniumdiolate family. Targeting nitric oxide to macrophages for antileishma-nial activity. J Med Chem，2008，51（13）：3961-3970.

[51]　Dini L，Pagliara P，Carla EC. Phagocytosis of apoptotic cells by liver：a morphological study. Microsc Res Tech，2002，57（6）：530-540.

[52]　Huang Z，Fu J，Liu L，et al. Glycosylated diazeniumdiolate-based oleanolic acid derivatives：synthe-sis，in vitro and in vivo biological evaluation as anti-human hepatocellular carcinoma agents. Org Bio-mol Chem，2012，10（19）：3882-3891.

[53]　Saavedra JE，Billiar TR，Williams DL，et al. Targeting nitric oxide (NO) delivery in vivo. design of a liver-selective NO donor prodrug that blocks tumor necrosis factor-α-induced apoptosis and toxicity in the liver. J Med Chem，1997，40（13）：1947-1954.

[54]　张奕华，赖宜生，黄张建等. 糖基化修饰的一氧化氮供体型齐墩果酸类化合物、其制备方法及用途. ZL 200810196043.6，2012-05-30.

[55]　Qu W，Liu J，Fuquay R，et al. The nitric oxide prodrug，V-PYRRO/NO，protects against cadmium

toxicity and apoptosis at the cellular level. Nitric Oxide, 2005, 12 (2): 114-120.

[56] Ricciardi R, Foley DP, Quarfordt SH, et al. V-Pyrro/NO: An hepato-selective nitric oxide donor improves porcine liver hemodynamics and function after ischemia reperfusion. Transplantation, 2001, 71 (2): 193-198.

[57] Li C, Liu J, Saavedra JE, et al. The nitric oxide donor, V-PYRRO/NO, protects against acetaminophen-induced nephrotoxicity in mice. Toxicology, 2003, 189 (3): 173-180.

[58] Chakrapani H, Showalter BM, Kong L, et al. V-PROLI/NO, a prodrug of the nitric oxide donor, PROLI/NO. Orglett, 2007, 9 (17): 3409-3412.

[59] Hong SY, Borchert GL, Maciag AE, et al. The nitric oxide prodrug V-PROLI/NO inhibits cellular uptake of proline. ACS Med Chem Lett, 2010, 1 (8): 386-389.

[60] Qu W, Cheng L, Dill AL, et al. Nitric oxide donor, V-PROLI/NO, provides protection against arsenical induced toxicity in rat liver cells: Requirement for Cyp1a1. Chem Biol Interact, 2011, 193 (1): 88-96.

[61] Hong SY, Nandurdikar RS, Keefer LK, et al. An improved synthesis of V-PROLI/NO, a cytochrome P450-activated nitric oxide prodrug. Tetrahedron Lett, 2009, 50 (31): 4545-4548.

[62] Saavedra JE, Shami PJ, Wang LY, et al. Esterase-sensitive nitric oxide donors of the diazeniumdiolate family. In vitro antileukemic activity. J Med Chem, 2000, 43 (2): 261-269.

[63] Velazquez CA, Praveen Rao PN, Citro ML, et al. O^2-Acetoxymethyl-protected diazeniumdiolate-based NSAIDs (NONO-NSAIDs): synthesis, nitric oxide release, and biological evaluation studies. Bioorg MedChem, 2007, 15 (14): 4767-4774.

[64] Velazquez CA, Knaus EE. Synthesis and biological evaluation of 1,4-dihydropyridine calcium channel modulators having a diazen-1-ium-1,2-diolate nitric oxide donor moiety for the potential treatment of congestive heart failure. Bioorg Med Chem, 2004, 12 (14): 3831-3840.

[65] Cai TB, Tang XP, Nagorski J, et al. Synthesis and cytotoxicity of 5-fluorouracil/diazeniumdiolate conjugates. Bioorg Med Chem, 2003, 11 (23): 4971-4975.

[66] Khaled R, Abdellatif A, Dong Y, et al. Novel (E)-2-(aryl)-3-(4-methanesulfonylphenyl) acrylic ester prodrugs possessing a diazen-1-ium-1,2-diolate moiety: design, synthesis, cyclooxygenase inhibition, and nitric oxide release studies. Bioorg Med Chem, 2007, 15 (21): 6796-6801.

[67] Tang XP, Xian M, Trikha M, et al. Synthesis of peptide-diazeniumdiolate conjugates: towards enzyme activated antitumor agents. Tetrahedron Lett, 2001, 42 (14): 2625-2629.

[68] Huang Z, Velazquez CA, Abdellatif KRA, et al. Ethanesulfohydroxamic acid ester prodrugs of nonsteroidal antiinflammatory drugs (NSAIDs): synthesis, nitric oxide and nitroxyl release, cyclooxygenase inhibition, anti-inflammatory, and ulcerogenicity index studies. J Med Chem, 2011, 54 (5): 1356-1364.

[69] Huang Z, Knaus EE. O^2-(N-Hydroxy(methoxy)-2-ethanesulfonamido) protected diazen-1-ium-1,2-diolates: nitric oxide release via a base-induced β-elimination cleavage. Org Lett, 2011, 13 (5): 1178-1181.

[70] Huang Z, Kaur J, Bhardwaj A, et al. O^2-Sulfonylethyl protected isopropylamine diazen-1-ium-1,2-diolates as Nitroxyl (HNO) donors: synthesis, β-elimination fragmentation, HNO release, positive inotropic properties, and blood pressure lowering studies. J Med Chem, 2012, 55 (22), 10262-10271.

[71] Pratt RF, Faraci WS. Direct observation by proton NMR of cephalosporoate intermediates in aqueous solution during the hydrazinolysis and beta-lactamase-catalyzed hydrolysis of cephalosporins with 3′ leaving groups: kinetics and equilibria of the 3′ elimination reaction. J Am Chem Soc, 1986, 108 (17): 5328-5333.

[72] Smyth TP，O'Donnell ME，O'Connor MJ，et al. Beta-lactamase-dependent prodrugs-recent developments. Tetrahedron，2000，56（31）：5699-5707.

[73] Tang W，Cai T，Wang PG. Synthesis of beta-Lactamase activated nitric oxide donors. Bioorg Med Chem Lett，2003，13（10）：1687-1690.

[74] Barraud N，Kardak BG，Yepuri NR，et al. Cephalosporin-3′-diazeniumdiolates：targeted NO-donor prodrugs for dispersing bacterial biofilms. Angew Chem Int Ed，2012，51（36）：9057-9060.

[75] Yepuri NR，Barraud N，Mohammadi NS，et al. Synthesis of cephalosporin-3′-diazeniumdiolates：biofilm dispersing NO-donor prodrugs activated by β-lactamase. Chem Commun，2013，49（42）：4791-4793.

[76] Hernick M，Flader C，Borch RF. Design，synthesis，and biological evaluation of indolequinone phosphoramidate prodrugs targeted to DT-diaphorase. J Med Chem，2002，45（16）：3540-3548.

[77] Hernick M，Borch RF. Studies on the mechanisms of activation of indolequinone phosphoramidate prodrugs. J Med Chem，2003，46（1）：148-154.

[78] Sharma K，Iyer A，Sengupta K，et al. INDQ/NO，a bioreductively activated nitric oxide prodrug. Org Lett，2013，15（11）：2636-2639.

[79] Ohwada T，Ishikawa S，Mine Y，et al. 7-Azabicyclo［2.2.1］heptane as a structural motif to block mutagenicity of nitrosamines. Bioorg Med Chem，2011，19（8）：2726-2741.

[80] Bhardwaj A，Huang Z，Kaur J，et al. A diazen-1-ium-1,2-diolate analog of 7-azabenzobicyclo［2.2.1］heptane：Synthesis，nitric oxide and nitroxyl release，in vitro hemodynamic，and anti-hypertensive studies. Bioorg Med Chem Lett，2013，23（9）：2769-2774.

[81] Kojima H，Urano Y，Kikuchi K，et al. Fluorescent indicators for imaging nitric oxide production. Angew Chem Int Ed，1999，38（21）：3209-3212.

[82] Pavlos CM，Xu H，Toscano JP. Controlled photochemical release of nitric oxide from O^2-substituted diazeniumdiolates. Free Radic Biol Med，2004，37（6）：745-752.

[83] Safdar S，Taite LJ. Targeted diazeniumdiolates：localized nitric oxide release from glioma-specific peptides and proteins. Int J Pharm，2012，422（1-2）：264-270.

[84] Hong S，Kim J，Na YS，et al. Poly（norepinephrine）：ultrasmoothmaterial-independent surfacechemistry and nanodepot for nitric oxide. Angew Chem Int Ed，2013，52（35）：9187-9191.

[85] Lu Y，Slomberg DL，Schoenfisch MH. Nitric oxide-releasing chitosan oligosaccharides as antibacterial agents. Biomaterials，2014，35（5）：1716-1724.

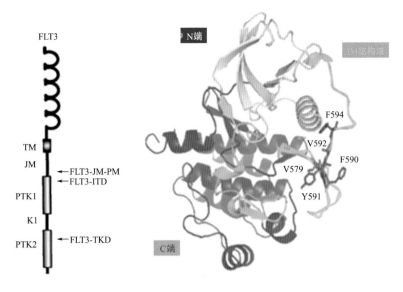

图3-2 FLT3结构示意及晶体结构

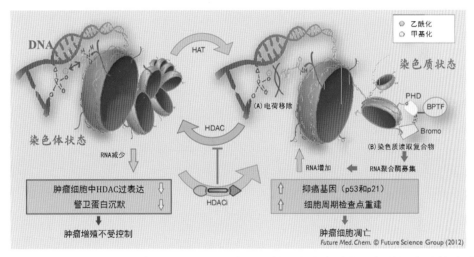

图5-1 组蛋白乙酰化状态在HAT和HDAC作用下的平衡存在过程及与基因表达的关系

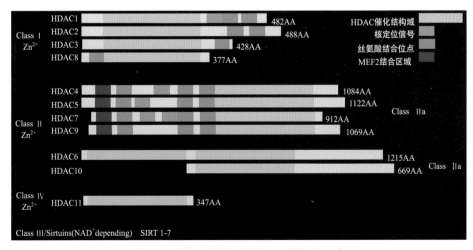

图5-2 不同亚型组蛋白去乙酰化酶示意

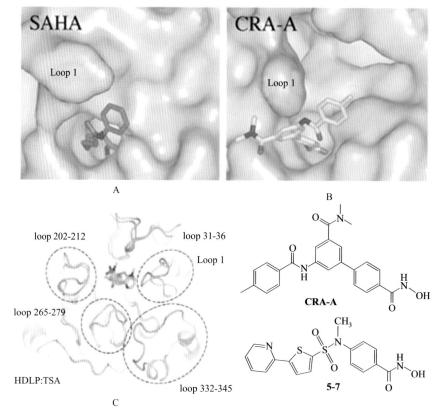

图5-8 HDAC8与底物的共晶结构

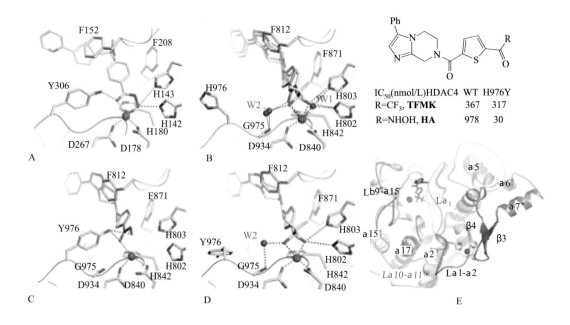

图5-10 HDAC4与底物共晶结构